# 中药化学

丁林生　孟正木　主编

东南大学出版社
·南京·

## 内 容 提 要

本书由中药化学成分、中药化学结构鉴定波谱知识和中药化学实验三部分组成。着重介绍中药重要化学成分结构类型、理化性质、提取、分离和结构鉴定的基本理论和基本方法。上编分十章，第一章叙述本学科的任务、内容、目的、成分简介和一般研究方法；从第二章起按苷类、黄酮类、生物碱类、萜类、皂苷类等化学成分分章进行叙述。中编分四章，依次对紫外光谱、红外光谱、核磁共振氢谱、核磁共振碳谱和质谱的基本原理、重要参数和中药各类成分的波谱特性及其在中药化学中的应用进行介绍。下编介绍了十一个化学实验。书末的附录可供薄层色谱、提取分离时参考。

**图书在版编目（CIP）数据**

中药化学／丁林生，孟正本主编．—南京：东南大学出版社，2004.12(2022.7 重印)

ISBN 978-7-81089-733-4

Ⅰ．中… Ⅱ．①丁… ②孟… Ⅲ．中药成分 Ⅳ．R284

中国版本图书馆 CIP 数据核字(2004)第 098015 号

东南大学出版社出版发行

（南京四牌楼 2 号　邮编 210096）

出版人：江建中

江苏省新华书店经销　常州市武进第三印刷有限公司印刷

开本：787mm×1092mm　1/16　印张：21　字数：524 千字

2005 年 1 月第 1 版　2022 年 7 月第 9 次印刷

ISBN 978-7-81089-733-4/R·63

印数：27501~28500 册　定价：42.00 元

（凡因印装质量问题，可直接向读者服务部调换。电话：025-83792328）

# 前　　言

本书内容分为上编中药化学成分，中编中药化学结构鉴定波谱知识（UV、IR、$^1H$、$^{13}C$ – NMR、MS）和下编中药化学实验三部分。以编者多年从事各层次天然药物化学、中药化学、波谱解析教学的讲稿为基础撰写而成，并综合参考姚新生主编的《天然药物化学》、《有机化合物波谱解析》，北京医学院等主编的《中草药成分化学》，分别由肖崇厚主编和张秀琴主编的《中药化学》，杨其蒀主编的《天然药物化学》及 R. M. 西尔弗斯坦等合著的《有机化合物光谱鉴定》，洪山海编著的《光谱解析法在有机化学中的应用》，陈德恒著的《有机结构分析》及赵天增编著的《核磁共振氢谱》和沈其丰主编的《核磁共振碳谱》等书以及中国药科大学原中草药化学教研室合编的实验内容。

本书针对成人初学者的实际情况和需要，上编系统地介绍了中药化学成分的结构类别、理化性质、提取分离方法和原理。中编较全面地介绍了四谱的特性、化合物功能基与 UV、IR 行为和四谱中涉及的主要参数如波长、波数（$cm^{-1}$）、化学位移（$\delta$）、偶合常数、裂分在结构测定中的应用及其影响因素等知识。下编选择了 11 个实验，就中药中重要成分的提取、分离、鉴定及操作方法作了详细的论述，力求培养学生具有提取、分离、成分鉴定、结构分析的理论知识和技能。并为进一步开展中药化学成分研究、促进中药现代化及创制新药打下良好的工作基础。在各章编写中力求简明扼要、图文并茂，叙述尽量由浅入深、通俗易懂。书后附录列出实验中常用的主要试剂和数据以供参考。

本书是药学类专科教材，主要供药学、中药类专业（大专）学生使用，也可作为专升本及本科学生的参考书。

本书编写过程中得到中国药科大学成教院、东南大学出版社的大力支持和关心，尚有丁惠萍、王奇志、王保光、刘玥辉、张云天参与了部分编写工作，在此一并表示衷心的感谢。由于作者水平有限，书中的错误与不当之处在所难免，敬请读者予以指正。

编　者

2004 年 7 月 16 日

# 前言

# 目　　录

## 上编　中药化学成分

## 中编 中药化学结构鉴定波谱知识

## 下编 中药化学实验



## 附　　录

# 上　编　中药化学成分

## 第一章　绪　　论

中药是我国劳动人民在几千年的历史发展过程中，通过长期与疾病作斗争的实践而积累的宝贵财富。记载中药的书籍称为本草，古代就有炎帝神农氏（公元前2700年）尝百草、著《本草经》之说，《诗经》（公元前770）中已记载有目前仍在应用的草药数十种。秦汉三国时（公元前221年—公元265年）的《神农本草经》已记载药物365种，经过历代的发展，到明代李时珍的《本草纲目》（1596年）已记载药物1892种，清代赵学敏的《本草纲目拾遗》（1765年）又补充遗漏药物716种、附药205种，使本草药物达到2813种。

新中国成立后，国家特别重视中医药的整理和发展，如1977年出版的《中药大辞典》收载的中草药达到5767种。1982年国家组织了两万多人的专业队伍，进行了近十年的全国范围内的中药资源大普查，汇总的数据表明，我国药用植物、动物、矿物的资源种类达一万余种。据权威著作统计，目前常用和一般的药用植物有五六千种。我国各地目前实际应用的中药约四千种，各地药材公司经营的药材约千种，而中医通常使用的中药约五百种。

我国在加入WTO后，中药的研究和中药现代化受到广泛的关注，而中药化学成分是中药治疗疾病的物质基础，也是中药现代化的重要依据。

### 第一节　中药化学的任务和研究内容及目的

#### 一、中药化学的含义

中药化学是一门结合中医中药基本理论，运用现代化学原理和现代技术研究中药化学成分的学科。它主要的研究内容是中药化学成分的结构特征、理化性质、提取分离和结构测定。此外，有关中药化学成分的生源途径、有效成分的结构修饰、构效关系的研究和新药的研制等亦是中药化学的研究内容。

任何一种中药的化学成分都是十分复杂的，中药成分的这种复杂性，反映出中药药效的多样性。如《本草纲目》记载大黄主治“下淤血、血闭、寒热、破症瘕积聚，留饮宿食，荡涤肠胃，推陈致新，通利水谷，调中化食，安和五脏……”一味中药有多方面的作用，从目前对大黄化学成分的一些研究结果，可做出部分解释，如大黄的泻下活性成分主要是番泻苷，抑菌活性成分主要是游离蒽醌，而大黄中的芪类成分则可能是抗高血脂症的有效成分，苯丁酮苷类成分则有较弱的镇痛抗炎作用，鞣质类成分则具有收敛止泻作用及明显地降低血清尿素氮的作用等等。又如鸦片中吗啡生物碱具有显著的镇痛作用，可待因具止咳作用，那可汀亦具镇咳作用且无成瘾性，罂粟碱具较强的解痉作用等。

中药复杂的化学成分中，对某种症状具有生物活性的成分称为有效成分，而无生物活性的成分则为无效成分。有效成分和无效成分之间是相对的。随着科学的发展，过去通常被视为无效成分的蛋白质、多糖和油脂等，现在发现它们中有的也具有生物活性，如自中药天花粉中得到的天花粉蛋白具有中期妊娠引产、治疗恶性葡萄胎和绒癌作用，而且对艾滋病毒亦有抑制作用。自黄芪和人参中得到的黄芪多糖和人参多糖都具有增强机体免疫的作用等。反之，过去认为的有效成分也可随着研究的深入得到修正和完善，如麝香中抗炎活性成分过去认为是麝香酮，但近年的实验证明应是多肽类化合物。中药中的有效成分一般是指具有生物活性的单一化学成分。若是尚未提纯和分离成单体的混合物，其整体构成的化学成分类型明确，且具有生物活性者则称为有效部位。

## 二、中药化学研究的内容和目的

中药研究的涉及面很广，包括中药的栽培、采收加工，中药材的鉴定、炮制，中药化学成分、药理的分析和中药制剂等，在诸方面的研究工作中，都需要具有中药化学的知识和实验技能。

（一）为控制中药材、中药饮片和中药制剂的质量提供科学依据

中药治疗疾病的物质基础是中药中有效成分的有无和含量的高低。病人应用中药治病时直接接触的是中药材、中药饮片或中药制剂，为了控制它们的质量，保证用药的安全有效，它们都应有各自的质量标准（目前中药饮片尚无完整的质量标准），而质量标准的制定与中药化学成分有关，尤其是其中有效成分的鉴定和含量测定等项目。

1. 中药材与化学成分的关系

中药中有效成分的含量受药材产地、采收季节、加工方法和贮藏条件的影响等而有所变化。如麻黄生物碱含量大同产的要比其他地区产的含量高；春季麻黄的生物碱的含量很低，八九月份含量最高，随后又逐渐降低。又如曼陀罗中生物碱含量在早晨以叶片中最高，而在傍晚则以根中含量最高等。

中药材常常存在同名异物或同物异名的现象，或是以假充真、以劣充优的现象，故对中药要进行鉴定，包括性状鉴别、显微鉴别、理化鉴别和指纹图谱鉴别等。在这些鉴别方法中，有很多都与中药材的化学成分相关。如中药秦皮为木犀科白蜡树属植物的树皮，含 6,7－二羟基香豆素及其 6－O－葡萄糖苷，这些成分在紫外光灯下显强烈的蓝色荧光，甚至在日光下亦可见到。市场上曾有以胡桃科胡桃楸（核桃楸）树皮冒充秦皮应用，但它不含上述化学成分，无荧光可见。此种鉴别方法早在唐朝苏恭（659 年）编的《新修本草》中已有记载，认为“取皮渍水便碧色，出纸看之皆青色者是真”。

中药在贮藏过程中，常可能因温度、日光、空气、水分和虫蛀等因素影响，使某些有效成分遭到破坏而失去药效，如苷类化合物发生水解、挥发油氧化变质等，故必须了解中药有效成分的理化性质，有针对性地采用相应的贮藏方法。

2. 中药炮制与化学成分的关系

中药炮制是古老的化学制药方法，它来自中医辨证用药的总结。有些中药为了提高药效，降低毒副反应，或改变药性、气味，在临床应用前需先进行炮制。炮制所产生的结果，都与中药化学成分的量和质的变化有关。因此，研究中药炮制前后化学成分的物理或化学变化，对说明中药炮制原理、合理改进炮制方法及工艺，从而控制中药饮片的规格和质量是密切相关的。如附子炮制去毒的原理就是使附子中有毒成分乌头碱水解成乌头原碱，其毒性仅为前者的二千

分之一。为控制炮制品的质量，避免在炮制过程中总生物碱的流失，我国药典规定制川乌中乌头碱的含量不得少于0.20％。

3. 中药制剂与化学成分的关系

中药制剂多为复方制剂，其化学成分极为复杂。在制剂制备过程中，涉及配方药材的品质、炮制加工方法、制剂制备工艺和剂型种类等问题。在这些问题中都必须保证有效成分的保留和无效成分的去除，使制成的制剂体积小、携带和服用方便，而且有效成分含量高，易于被人体吸收和发挥药效等。为了达到这些目的，就要控制生产过程中每个环节，保证有效成分得到充分保留。控制有效成分的含量一般选用制剂配方中君药、臣药的主要有效成分为标准进行。含量测定的方法应快速、准确、灵敏度高，如用紫外色谱、高压液相色谱、薄层色谱、红外色谱和气相色谱等。

例如银黄注射剂是由金银花和黄芩两味中药提取有效部位配制而成的。其中金银花的主要有效成分之一是绿原酸，黄芩的主要有效成分之一是黄芩苷。这两种主要有效成分都可用紫外分光光度法测定，测定方法快速而准确，可作为生产过程中各步骤及制剂质量控制方法。

（二）寻找新的药物资源和开发新药

1. 寻找新的药物资源

当从中药中分离出一种有效成分后，根据有效成分的化学结构和性质，可用来检查其他植物中是否也含有此种成分，若有则可以开发为新的药源。如从毛茛科中药黄连中得到抗菌消炎的有效成分小檗碱，并开发成盐酸小檗碱片（以往称黄连素）供临床应用。但黄连生长周期长，用其作提取原料，生产成本高，而且造成黄连药源紧张。后来发现小檗科植物三颗针、防己科植物古山龙等多种科属植物中也含有此成分，而且这些植物临床应用较少，故目前都以三颗针、古山龙为提取小檗碱的主要原料。

又如自石蒜科石蒜属植物石蒜、紫花石蒜、红花石蒜等植物鳞茎中得到的石蒜碱、伪石蒜碱具有抗癌活性，加兰他敏具有抗胆碱酯酶活性，后来发现我国福建漳州产水仙属植物水仙鳞茎中亦含这类成分。

再如从太平洋红豆杉树皮中得到的紫杉醇（红豆杉醇）是一种临床有明显效用的抗癌药。但植物树皮中含量极少，只有百万分之二，而且该植物属于濒临绝种的植物，生长慢，树皮薄，分布面极窄，为了解决植物来源的问题，我国和世界各国进行了多方面的研究，发现在红豆杉针叶和小枝中含有可供紫杉醇半合成的前体物质巴马亭Ⅲ和去乙酰基巴马亭Ⅲ，含量达到千分之一，缓解了植物来源紧张的问题。

值得引起注意的是当一种中药的某种成分被开发成药物后，往往会产生乱砍滥伐的现象，造成原料来源的极度贫乏，甚至绝种。如中药延胡索中的镇痛成分延胡索乙素（四氢巴马汀）临床效果较好，但该成分在延胡索中含量很低。后来发现广东、广西产的黄藤的茎藤中含有巴马汀，经过氢化即成四氢巴马汀。而且该原料中巴马汀含量高，植物资源丰富，价格便宜，故20世纪大量砍伐黄藤作为提取原料，结果经过约二十年的光景，黄藤的产量就极低了。又如上述可提取紫杉醇的红豆杉植物资源更少，如不立法控制采伐，则短时期内就有绝种的可能。

2. 开发新药

人们在与疾病作斗争的过程中，会创制出一些新的药物。如2002年12月1日起实施的《药品注册管理办法》（试行）中将中药的新药范围规定为11类，主要涉及中药材的代用品、中药材新的药用部位、中药和天然药物的制剂及有效成分、有效部位制成的制剂等。在所有的新药开发研究中都离不开中药化学的理论和技能。

如中药青蒿(黄花蒿)为《神农本草经》收载的下品药,在《肘后备急方》(333 年)中记有用“青蒿一握,水二升捣汁服”治疟疾寒热,并一直沿用至今。说明青蒿中含有抗疟的活性成分,而且该成分加热时可能会被破坏。我国学者将青蒿进行低温提取、分离,得到抗疟有效成分青蒿素(为倍半萜类化合物),并进一步通过构效关系研究证明其活性基团为结构中的过氧基,而内酯环中的羰基与活性无关,将其还原成羟基后,其抗疟活性反而得以提高,再将羟基制成衍生物后活性更强。从而制成了多种抗疟药物供临床根据需要选用,如双氢青蒿素(口服制剂)、蒿甲醚(油溶性注射剂)和青蒿琥酯(水溶性注射剂)。

又如古柯叶中含有的古柯碱具有较强的局部麻醉作用,但毒性较大,通过构效关系研究,发现普鲁卡因不但结构较古柯碱简单,而且毒性也低,现已广泛用作局部麻醉药。

再如香菇中含有的香菇嘌呤具有降低胆固醇的生物活性,若将其分子中的羧基甲基化或丙基化,生成相应的甲酯和丙酯等,其降低胆固醇的活性可提高 10 倍。

(三) 探索中药防治疾病的原理

中医药理论是几千年来以病理状态下的人为研究对象而形成的理论体系。近代应用现代科学技术,观察中药化学成分在人体内的吸收、分布和排泄过程,研究有效成分的化学结构、理化性质和生理活性之间的关系,用以逐步阐明中医药防治疾病的原理,从而推动中西医药的结合。对中医药理论科学的认识,需要大量化学和药理学等方面的研究,而研究的第一步,就是要运用中药化学知识,将中药的有效成分和主要化学成分提取分离并确定其结构,从而为进一步进行药理学、生物化学等方面的研究做好物质基础工作。

例如中医认为“肾为先天之本”是阴阳之根;“脾为后天之本”是气血生化之源。“夫精者,生之本也,人之有生,全赖此气”,由此可见精、气、血、津(液)是构成人体的基本物质,也是各脏腑功能活动的物质基础,与脾胃有着直接关系,当脏腑虚损时,“虚则补之”,中药补益药可以补气血、补五脏、强身、延年。这类药物能显著改善机体的核酸代谢,能影响靶器官或其他细胞染色体上的 DNA,增强 mRNA 和 rRNA 的合成,进而促进蛋白质的合成,以调节机体代谢。具体如补气药人参,性甘微寒,滋补五脏,明目,益智。应用人参提取物给大鼠腹腔注射,能明显促进肝细胞核和胞浆 RNA 及血清蛋白质的生物合成。从人参中分得一个有效部位,称蛋白质合成因子,其中含有几种人参皂苷、多糖和其他成分,具有明显地促进血清、肝脏、骨髓、睾丸等的核糖核酸、脱氧核糖核酸、蛋白质、脂质和糖的生物合成作用,并能提高机体免疫功能。临床曾用于治疗消化系统的癌症,特别是胃癌,取得了较好的疗效。亦有报道人参皂苷 $Rb_1$ 对中枢神经有抑制作用,可以镇静安神,并可促进蛋白质 RNA、DNA 合成;人参皂苷 $Rg_1$ 有中枢兴奋作用,可改善学习记忆和抗疲劳,人参皂苷的这些活性,恰与人参的强壮、益智、安神作用相符合。

中药除个别单用外,多数以复方制剂应用,所以我们不仅要研究单味药的有效成分,还应对复方进行化学和药理学的研究。中药复方的活性成分和作用机理比单方要复杂得多,复方在临床上的效果必然是各种成分相互间复合作用的综合结果,而阐明这些相互作用则是揭示中药药效本质的重要方面。

中药复合作用,从化学成分角度看,可以是各味中药有效成分共同作用的结果,也可能是中药化学成分之间发生一些化学变化,产生新化合物作用的结果。如白头翁汤由白头翁、黄连、黄柏、秦皮组成,用于治疗痢疾,单味药研究表明白头翁中的白头翁皂苷、黄连和黄柏中的小檗碱、秦皮中的香豆素类成分(七叶苷和七叶内酯)都具有抑菌或抑制阿米巴原虫的作用。而对白头翁汤中化学成分的分离结果看,这些成分并未发生结构的改变,故白头翁汤治疗痢疾应是这些有效成分共同作用的结果。又如麻黄汤由麻黄、桂枝、杏仁、甘草组成,现已知麻黄中麻黄碱具有平喘作用；桂枝中桂皮醛具有镇痛、解热作用；杏仁中苦杏仁苷被酶或酸水解产生苯甲醛和氢氰酸，而后者具有止咳作用；甘草中甘草酸（甘草皂苷）和甘草次酸具有解毒、抗菌、消炎等作用。这些均与麻黄汤治疗头颈强痛、恶寒、发热、咳嗽等症状相符。日本学者原田等研究麻黄汤时发现一种新化合物（A），是由麻黄碱与苯甲醛和桂皮醛缩合而成的，具有麻黄碱、桂皮醛和苦杏仁苷类似的药理作用。

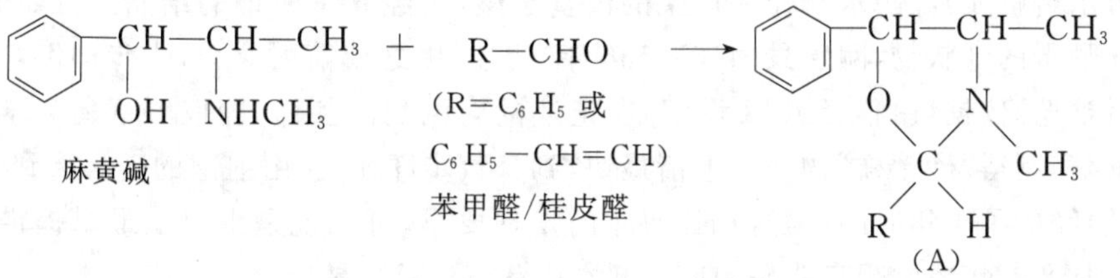


再如人参白虎汤中人参或知母单用可降低血糖，而两味药合用则其降血糖作用反而不如单用（表明存在拮抗作用）。但人参或知母与无降血糖作用的石膏同用时，则降血糖作用更明显。是哪些因素引起它们之间作用的改变至今未能说明。因此，对中药复方的研究需多方面科研人员的共同协作，才能逐步解决。

## 第二节　中药化学的发展概况

我国在历代本草的发展过程中，也发现了一些化学现象，进而在总结实践经验的过程中找出规律，逐渐地发展了无机化学、有机化学、生物化学、合成化学等方面的化学学科内容，中药化学是在此基础上进一步分支出来的学科，它与天然药物化学基本上是同一性质的学科。

在我国本草中收载了不少的矿物药，有些还是通过化学方法制备的。如砒霜（$As_4O_6$）为毒药，中外曾用含微量砷的制剂为变质剂、强壮药，近代有报道其能诱导癌细胞凋亡，用于急性早幼粒细胞白血病的治疗。而砒霜的制法在《本草衍义》（1116 年）就有较详细的记载："将生砒（砷矿石）就置火上，以器覆之，令烟上飞，著器凝结。"又如我国历代有不少帝王为求长生不老，使"炼丹术"为之盛行，但同时也制备出一些无机药物，如葛洪《抱朴子》中记载的由水银、硝石、白矾等炼制的红升丹和黄升丹均为氧化汞（HgO），只是晶形不同而产生不同的颜色。《证类本草》（宋，1108 年）所载的灵砂、《本草纲目》所载的银朱都是用"硫黄同汞升炼而成"的硫化汞（HgS），与丹砂（本经上品药）组成相同，但丹砂为天然的辰砂矿。《本草拾遗》（739 年）首先收载的轻粉为氯化亚汞（现称甘汞，$Hg_2Cl_2$），《本草纲目》记述其制备方法有三种，其中一种方法为"用水银一两，白矾二两，食盐一两，同研不见星，铺于铁器内，以小乌盆覆之，以灰盐水和，封固盆口，以炭打二炷香，取开则粉升于盆上矣。其白如雪，轻盈可爱。一两汞可升粉八钱"。

$$12Hg + 12NaCl + 4KAl(SO_4)_2 + 3O_2 \longrightarrow 6Hg_2Cl_2 + 2K_2SO_4 + 6Na_2SO_4 + 2Al_2O_3$$

在我国本草中还收载了不少与有机化学有关的有机药物，如青黛，《药性本草》（627—649 年），用于解毒、解热，和大黄末敷疮；《开宝本草》（宋，973—974 年），用以解小儿疳积杀虫。近代研究发现青黛中含有少量靛玉红，具有抗癌活性，而进一步化学合成的衍生物甲异靛的抗癌活性更强。李时珍认为青黛是制蓝时的靛花。"蓝"为本经上品药，用于解毒、杀虫，《名医别录》（549 年）用于染色。《本草纲目》记载制蓝植物有五种（现确定的有十字花科菘蓝、蓼科蓼蓝、爵床科马蓝和豆科木蓝四种），"诸蓝不同而作靛则一也"。具体制蓝法是将含"蓝"植物捣烂，"以水浸一宿，入石灰搅至千下，澄去水，则青黑色，用染青碧，其搅起浮沫，掠出阴干，谓之靛花，即青黛”。这种制备方法可以理解为经植物中酶的酶解、发酵产酸的酸解及加石灰的碱解，使含蓝植物中的吲哚醇苷类水解产生吲哚醇，再经空气氧化而产生靛青（靛蓝），即蓝靛和青黛的主要成分。又如清热解毒药百药煎是由五倍子等药材粗末加酒曲拌和经发酵制得的，在《医学入门》（明，李挺，1575 年）记有“五倍子粗末，并矾曲和匀，如作酒曲样，入瓷器内遮不见风，候生白取出”，《本草纲目》记“看药上长出长霜，药则已成矣”。长霜即没食子中主要成分鞣酸（为可水解鞣质）经酶水解作用产生的没食子酸，再经升华所得的结晶。再如射网为乌头茎、根捣汁晒干的膏状物，陶宏景（456—536 年）记述“以之傅箭射禽兽，十步即倒，中人亦死”。《本草纲目拾遗》依据《白猿经》（17 世纪）所记述的射网制法甚详，即取鲜草乌头压汁，以绢过滤，反复浓缩，制得“砂糖样”物质，“上箭最快，到身数步即死”。由射网的膏状物到砂糖样的结晶（乌头碱）经历了千年时间，但这仍比吗啡的发现要早，可以说是世界上最早提得的生物碱。而欧洲直到 1833 年才发现乌头碱，1860 年才制得乌头碱结晶。

从上述的一些实例中可以看到本草中的这些无机药物和有机药物的制备都处在当时世界的领先地位。在 17 世纪后，由于欧洲进行了宗教改革并向资本主义发展，使科学技术发展很快，而我国仍处于封建社会，严重阻碍了社会生产力和科学技术的发展，使原先领先的优势变得停滞不前，直至落后于世界水平。如上述这些药物结构的确定都是由国外学者完成的。

我国中药和天然药物的近代研究和开发，可说是从 20 世纪 20 年代由研究麻黄碱开始的，30 年代以研究延胡索取得的成绩较大，发现了延胡索乙素、丁素和戊素等止痛活性成分。40 年代从防己中发现了去甲粉防己碱，直到 50 年代才第一次以化学方法鉴定其结构。

新中国成立后，我国对中药和天然药物化学成分的生产和研究得到了较快的发展。在生产方面，我国陆续生产了麻黄碱、芦丁（芸香苷）、洋地黄毒苷、咖啡因、小檗碱、粉防己碱、加兰他敏、山道年等药物。对原先完全依赖进口的一些药物也能自行生产，如去乙酰毛花洋地黄苷丙（西地兰）、异羟基洋地黄毒苷（狄戈辛）、麦角新碱、秋水仙碱、阿托品、东莨菪碱、长春新碱、薄荷脑、利血平、水飞蓟素、奎宁、奎尼丁等。此外，还研究开发了一些新药，如青蒿素、石杉碱甲、丁公藤碱Ⅱ、樟柳碱、亮菌甲素、蔊菜素、毛冬青甲素、川楝素、3-乙酰乌头碱、芫花酯甲、天花粉蛋白、联苯双酯和鹤草酚等。

在研究工作方面，1957 年我国科学工作者首次用化学降解等方法，确定了去甲粉防己碱（防己诺林碱）的结构。1961～1962 年从南瓜子中提取出了抗血吸虫活性成分南瓜子氨酸，确定其结构并进行了合成。1963 年通过化学降解和核磁共振法确定了一叶萩碱的结构。1964 年确定了青风藤碱的结构等。进入 20 世纪 80 年代时，由于广泛应用现代设备及新技术，有力地促进了中药化学和天然药物化学的研究进程，如在 80 年代，从天然药物研究中发现新的天然化合物八百多种，发表天然药物生物活性研究论文两千余篇。90 年代起每年可研究发现一百多种新的天然化合物，并有四百余篇相关论文发表。

国外有关天然药物化学方面的发展史，古代要落后于中国，但进入 18 世纪后比中国快。在欧洲，1769 年瑞典药师、化学家 Scheele，将酒石（酒石酸氢钾）转化为钙盐，再用硫酸分解制备酒石酸，揭开了从天然药物中分离有机化学成分的序幕。1804～1806 年，法国药师 Derosne 和德国药师 Sertuner 自鸦片中分离出吗啡，从 1925 年阐明其化学结构，到 1952 年全合成成功，共花了 150 年的时间。随着分离技术和结构测定技术的不断发展，自天然药物中发现并鉴定新化合物的速度逐渐加快，如从 1952 年 Muller 等发现自蛇根草中分离得到的利血平生物碱具有镇静降压作用，到 1956 年 Woodward R. B. 合成利血平，前后只用了 4 年左右的时间。自 20 世纪 50 年代末期从长春花中发现长春碱后，国际上越来越重视天然药物化学成分的研究，并取得很大的进展。以生物碱为例，1952 年以前的一百多年中仅发现 950 种，1952～1962 年发现 1107 种，而 1962～1972 年发现 3443 种，目前已发现的生物碱总数达万种左右。

此外，国际上在“化学药害”的顾虑下盛行“回归自然”的风气，也希望能从天然药物中发现攻克疑难病症的新药或新骨架的先导化合物，所以有很多国家，如美国、俄国、日本、印度等对天然药物和中药的研究越来越重视。尤其是日本，对中药的研究成果较为丰富，他们目前的研究注重应用分子生物学和分子药理学的原理来研究中药，并注意吸收中医中药的传统经验和理论。他们对大批中药的化学成分进行了较深入的研究，如人参、葛根、芍药、柴胡、桔梗、酸枣仁、附子等，并发现了它们的主要有效成分。同时对中药的一些古方也进行了深入研究。

## 第三节　中药各类化学成分简介

中药中所含的化学成分很复杂，这主要是由于生物在生长过程中除了必需的营养物质（如糖类、蛋白质、脂肪、维生素、矿物质和水）外，还发生了一系列的新陈代谢生化过程，形成和积累了各种各样、含量不等的次生代谢产物。这些化学物质就是中药中所含的各类化学成分。在以后各章中我们将讲述主要的苷类、生物碱类、萜类和挥发油，它们有很多化学成分都具有重要的生理活性，另外一些对防治人体疾病普遍意义次重要的化学成分类型将在本节中作介绍。

### 一、苷类

苷是糖的端基碳和非糖化合物相连的一类化合物，可被酸、酶或碱水解成糖和非糖化合物（称苷元）。重要的苷元有黄酮类、蒽醌类、香豆素类、甾类和萜类的化合物。

苷类中的大多数化合物可溶于水、乙醇、甲醇，难溶于乙醚、氯仿、苯等亲脂性的有机溶剂。游离的苷元则一般难溶于水，溶于有机溶剂。

### 二、生物碱类

生物碱是含氮原子的一类（除氨基酸蛋白质）有机化合物，通常是生物体的次生代谢产物，多具有碱性，可与酸生成盐。游离状态的生物碱多数是亲脂性化合物，溶于有机溶剂，不溶或难溶于水。少数是亲水性化合物，溶于水和亲水性有机溶剂，难溶于亲脂性有机溶剂。生物碱盐的溶解性能与水溶性生物碱类似，即溶于水和亲水性有机溶剂，难溶于亲脂性有机溶剂。

### 三、萜类

萜类可视为由异戊二烯缩合成的一类化合物或它们的含氧衍生物。多数以游离状态存在，也有与糖缩合成苷存在的。

游离的萜类多为亲脂性化合物，难溶或不溶于水，溶于有机溶剂。

### 四、挥发油

挥发油是一类可随水蒸气蒸馏的油状液体混合物，一般具有特殊的气味，常温下可挥发。

挥发油为亲脂性的混合物，易溶于亲脂性有机溶剂，在高浓度的亲水性有机溶剂（如乙醇）中可溶，而在水中溶解度极小。

## 五、糖类

糖是生物体中常见的一类营养物质和构成细胞壁的化学组分。糖类存在的形式有单糖、低聚糖、多糖和苷类等。

（一）单糖类

单糖常见的有五碳糖、六碳糖，少见的有四碳糖、七碳糖和八碳糖。单糖除羟基糖外，尚有氨基糖、去氧糖（6-去氧糖、2,6-去氧糖）、糖醛酸、糖酸、糖醇和酰基糖及甲氧基糖等。单糖具有旋光性，一般有甜味，易溶于水，难溶于无水乙醇，不溶于乙醚、苯等亲脂性有机溶剂。

（二）低聚糖类

低聚糖是由2～10个单糖通过苷键聚合而成的。三糖以上构成的低聚糖有直糖链和支糖链之分。低聚糖结构中有游离的半缩醛羟基存在时具还原性（又称还原性低聚糖），无半缩醛羟基存在时不具还原性（又称非还原性低聚糖）。低聚糖易溶于水，难溶于乙醇，不溶于其他有机溶剂。有的低聚糖具有甜味。

（三）多糖类

多糖通常指10个以上单糖通过苷键聚合而成的化合物。若构成的单糖种类只有一种时称匀多糖；若是两种以上时称杂多糖。构成的多糖结构中如有糖醛酸存在，具有酸性，称为酸性多糖，如果胶、树胶、粘液质等；构成的多糖结构中如有氨基糖存在，具有碱性，称为碱性多糖，如甲壳素（壳聚糖）等；构成多糖的单糖如既不含羧基，又不含氨基，则此种多糖为中性，称中性多糖，如淀粉、菊淀粉、纤维素等。

多糖由于分子较大，已失去糖的一般性质，无甜味，无还原性，多不溶于水和有机溶剂。有的可溶于热水，形成胶体溶液，如淀粉、树胶、粘液质、果胶等。而纤维素和甲壳素是构成植物和动物支持组织的组成成分，不溶于热水。多糖的水溶液中加入乙醇，可使多糖沉淀析出。酸性多糖因具有羧基，可被铅盐或钙盐沉淀。

## 六、氨基酸、蛋白质和酶

（一）氨基酸

氨基酸分子中同时含有氨基和羧基，根据这两个基团的相对位置分为α-氨基酸、β-氨基酸、γ-氨基酸等。在生物体中有游离存在的，也有缩合成蛋白质和酶存在的。构成蛋白质的氨基酸大多是α-氨基酸。

氨基酸多数可溶于水和稀醇，难溶于有机溶剂，具酸性和碱性。不同氨基酸具有不同的等电点，在等电点时，其水溶性最小，可以析出沉淀。

（二）蛋白质和酶

蛋白质是由α-氨基酸通过肽键结合而成的高分子化合物。酶是生物体内具有催化能力的特殊蛋白质。

蛋白质多数能溶于水形成胶体溶液，少数可溶于稀醇，不溶于其他有机溶剂。蛋白质亦具有等电点。蛋白质在酸、碱、热、重金属盐、紫外线等因素作用下可发生不可逆变性反应，凝聚成沉淀析出；在中性盐（如氯化钠、硫酸铵、硫酸钠等）作用下，或水溶液加入乙醇时可使蛋白质沉淀析出，但这种沉淀加水又可溶解，属于可逆性变性。

酶在生物体中起各种各样的催化作用，多数是对生物体有利的，但有一种水解酶对中药化学成分苷类的存在不利。在植物细胞破碎后，水解酶和苷类接触（原不存在于同一细胞内），且在适当温度和湿度下，使苷发生水解产生糖和苷元，有可能失去原有成分的生物活性，故在提取时通常要防止发生酶解反应。但有时亦需利用酶的水解作用获得次生苷。

## 七、有机酸

有机酸是分子中含有羧基的一类化合物，在生物体内除少数游离存在外，多数以钾盐、镁盐或钙盐等形式存在，有的与生物碱成盐，也有少数与醇类结合成酯存在。

有机酸可分为脂肪族有机酸和芳香族有机酸。脂肪族有机酸又有一元酸（如奎宁酸、当归酸）和多元酸（如琥珀酸、乌头酸）之分。

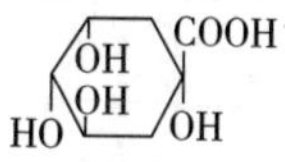
奎宁酸

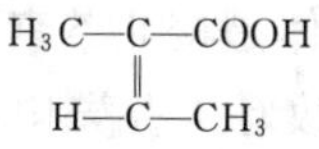
当归酸

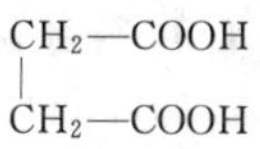
琥珀酸（丁二酸）

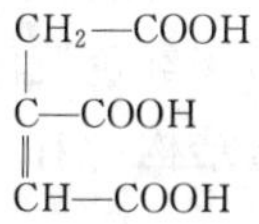
乌头酸

有机酸的溶解度因分子大小而异，小分子有机酸（碳原子数少于或等于 8 的低级脂肪酸）一般易溶于水、乙醇等，难溶于亲脂性有机溶剂；大分子有机酸（碳原子数大于 8 的高级脂肪酸和芳香族有机酸）则易溶于有机溶剂，难溶于水。有机酸可与 2 价以上的金属盐类产生沉淀，如醋酸铅、氢氧化钡、氢氧化钙等。不溶于水的有机酸可与一价金属的碱溶液生成水溶性盐类，加酸又可恢复成原化合物自水溶液中分出。

## 八、鞣质

鞣质又称单宁，是一类分子量较大（500～3000）的复杂多元酚类化合物。根据其结构特征，分为可水解鞣质、缩合鞣质和复合鞣质三类。

### （一）可水解鞣质

这类鞣质是由多元醇和没食子酸或其缩合物缩合而成的，结构中具有酯键和苷键，易被酸、碱、酶（鞣酶或苦杏仁苷酶）水解。根据水解后的产物又分为没食子酸鞣质和鞣花酸鞣质。前者水解后产生没食子酸或其缩合物，如间双没食子酸、对双没食子酸等；后者水解后主要产生逆没食子酸（鞣花酸），而逆没食子酸往往是由鞣质水解产生的黄没食子酸或六羟基联苯二甲酸脱水缩合而成的。中药五倍子含 60%～70%的五倍子鞣质，为没食子酸鞣质的混合物。

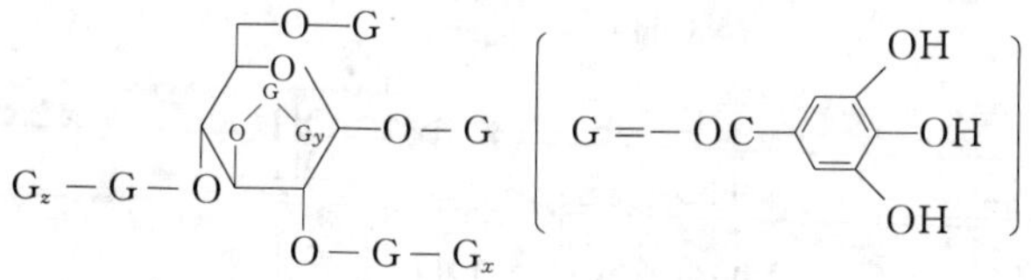
五倍子鞣质

| | $x+y+z$ | 含量（%） |
|---|---|---|
| 五没食子酰葡萄糖 | 0 | 4 |
| 六没食子酰葡萄糖 | 1 | 12 |
| 七没食子酰葡萄糖 | 2 | 19 |
| 八没食子酰葡萄糖 | 3 | 25 |
| 九没食子酰葡萄糖 | 4 | 20 |
| 十～十一没食子酰葡萄糖 | 5～6 | 21 |

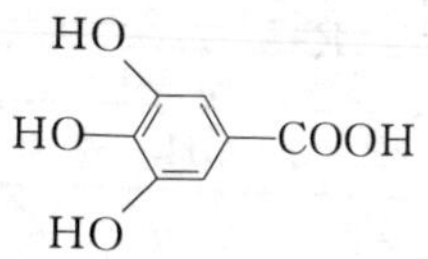
没食子酸

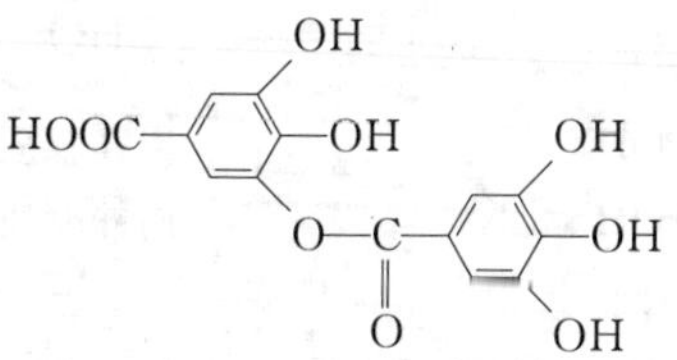
间双没食子酸

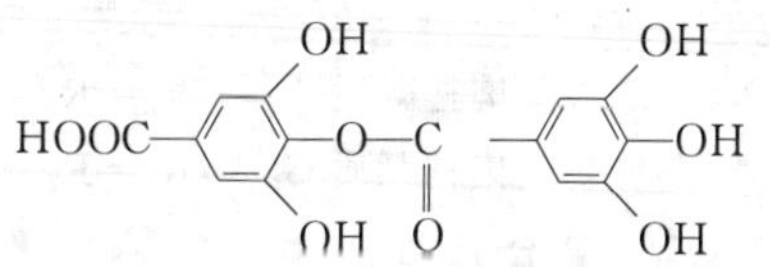
对双没食子酸

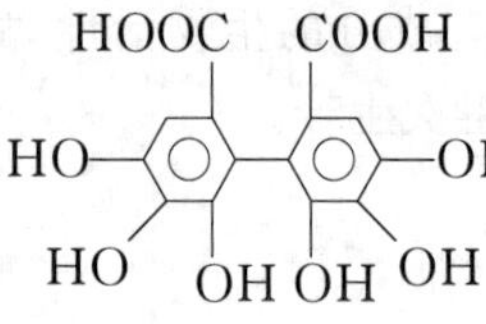

六羟基联苯二甲酸

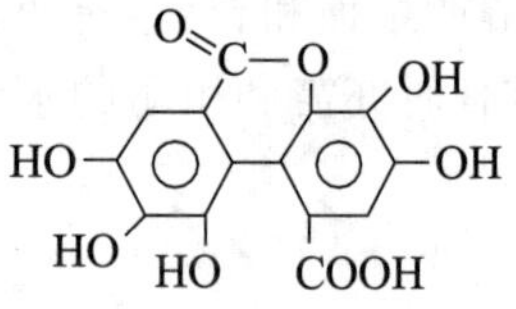

黄没食子酸

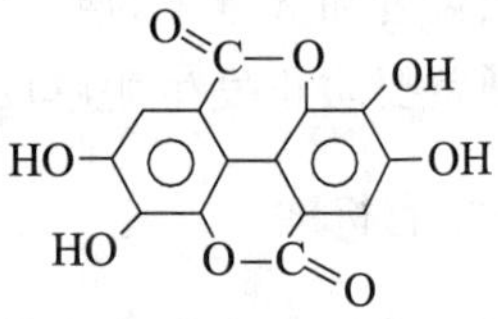

逆没食子酸

（二）缩合鞣质

缩合鞣质通常是由黄烷-3-醇类化合物儿茶素通过碳-碳键聚合而成的。结构中不具有酯键和苷键，不能被水解，其水溶液与空气接触或久置，可进一步缩合成分子量更大，且难溶于水的无定形暗红色沉淀鞣红。有的缩合鞣质的前体是棓儿茶素。

儿茶素结构中有 2 个手性碳原子（$C_2$ 和 $C_3$），故有 4 种异构体。

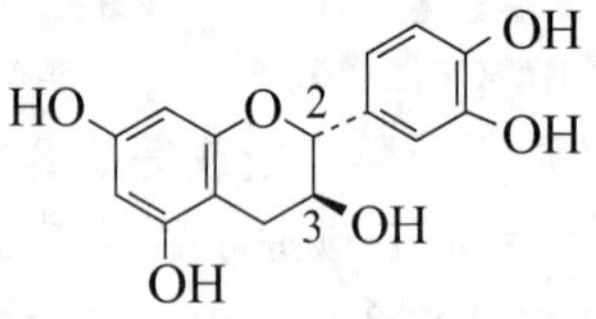

（+）-儿茶素（2*R*、3*S*）

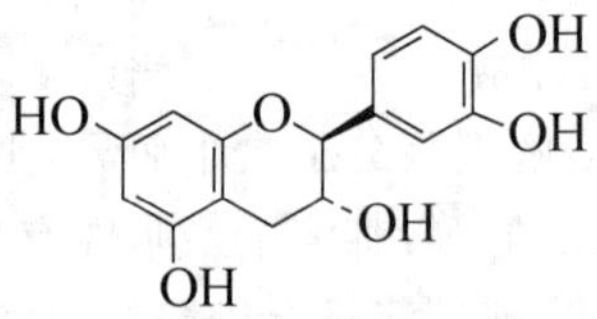

（−）-儿茶素（2*S*、3*R*）

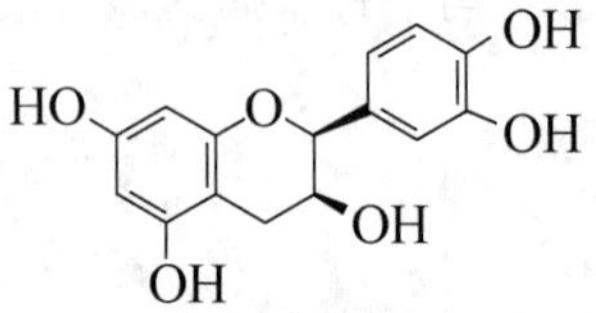

（+）-表儿茶素（2*S*、3*S*）

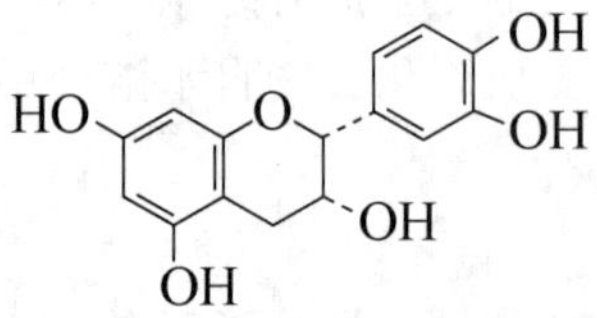

（−）-表儿茶素（2*R*、3*R*）

缩合鞣质按其聚合度有二聚体、三聚体……六聚体等。通常只有三聚体以上才具有鞣质的性质。如肉桂鞣质 $A_1$、$G_1$、$B_2$、$D_1$ 的结构如下。

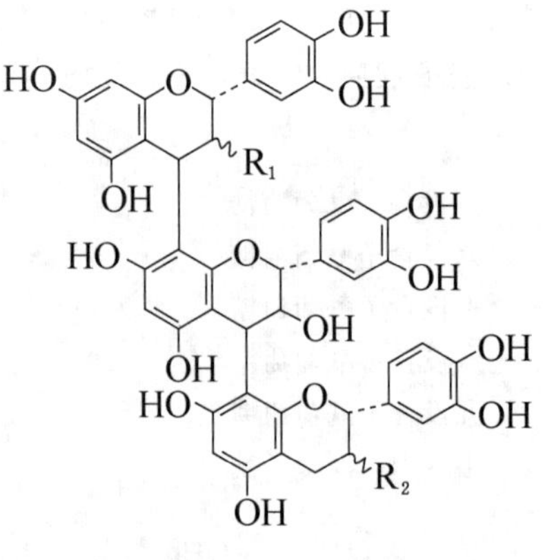

肉桂鞣质 $A_1$　$R_1=R_2=\alpha$—OH

肉桂鞣质 $G_1$　$R_1=R_2=\beta$—OH

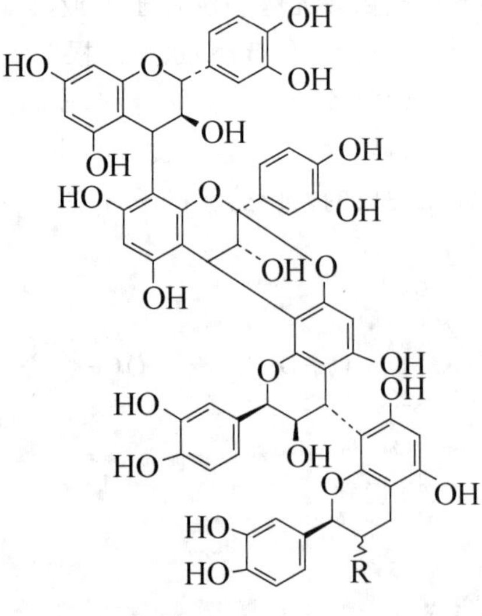

肉桂鞣质 $B_2$　$R=\beta$—OH

肉桂鞣质 $D_1$　$R=\alpha$—OH

（三）复合鞣质

复合鞣质指既具有可水解鞣质的结构和性质，又具有缩合鞣质的结构和性质的一类复合型鞣质，通常结构较为复杂。

鞣质大多为无定形粉末，能溶于水或甲醇、乙醇、丙酮、乙酸乙酯等极性较大的有机溶剂，不溶于乙醚、氯仿、苯等极性小的亲脂性有机溶剂，但可溶于乙醚和乙醇的混合溶剂。鞣质结构中多具有邻二酚羟基或邻三酚羟基，故具有强还原性，在空气中，尤其在碱性条件下极易被氧化，遇Fehling试剂亦可被氧化。鞣质水溶液可与蛋白质、生物碱、重金属盐（如汞盐、铅盐）和碱土金属（如氢氧化钙、氢氧化钡）产生沉淀。可水解鞣质和缩合鞣质可用表1-1中的方法区别。

**表1-1　可水解鞣质和缩合鞣质的区别方法**

| 试　剂 | 可水解鞣质 | 缩合鞣质 |
|---|---|---|
| 与稀酸共沸 | 无沉淀 | 暗红色鞣红沉淀 |
| 三氯化铁试剂 | 蓝或蓝黑色 | 绿或墨绿色 |
| 石灰水溶液 | 青灰色沉淀 | 棕色或红棕色沉淀 |
| 溴水 | 无沉淀 | 黄色或橙红色沉淀 |
| 醋酸铅试剂 | 沉淀 | 沉淀（可溶于稀醋酸） |

植物体中的鞣质一般为无效成分，在提取分离其他有效成分时需将其去除，尤其在制备中药注射剂时必须将其去除，因为注射剂中若有少量鞣质存在，肌肉注射时可引起局部硬结和疼痛，静脉注射时则可引起凝血。此外，鞣质的存在可使液体制剂在灭菌和贮藏过程中发生氧化，产生混浊或沉淀或变色。去除鞣质的方法很多，如二次灭菌法、明胶（蛋白质类）沉淀法、聚酰胺吸附法（聚酰胺在吸附鞣质的同时亦可吸附其他酚类化合物，但其他酚类化合物被吸附的能力比鞣质弱，故可被醇液解吸附而与鞣质分离）等，实验室也可采用铅盐沉淀法等去除鞣质。

## 九、树脂类

树脂是一些高等植物树脂道的分泌物在空气中干燥形成的一种无定形固体或半固体物质，是一类高分子的脂肪族或芳香族化合物的复杂混合物（此点与多糖类的树胶不同）。树脂在植物体内大多与挥发油、树胶、有机酸等混合存在，与挥发油混存的称油树脂（如松油脂）；与树胶混存的称胶树脂（如阿魏）；与有机酸共存的称香树脂（如安息香树脂）；与糖结合存在的称糖树脂（如牵牛子脂）。

树脂是混合物，其化学组成有下列几类化合物：

（1）树脂酸类：主要是二萜酸或三萜酸及其衍生物，结构中具有羧基，可溶于碱水。

（2）树脂醇类：有树脂醇与树脂鞣酚两类，前者具有醇羟基，后者具有酚羟基，可用三氯化铁试剂区别这两类化合物，后者可显色。树脂醇类在植物体中大多与树脂酸或芳香酸（如苯甲酸、水杨酸、桂皮酸等）或鞣酸结合成酯存在，极少数游离存在。

（3）树脂烃类：为一类结构复杂的中性化合物，性质很稳定，不能成盐或酯，不能被酸或碱水解，与大多数化学试剂不起反应。

（4）树脂酯类：由树脂醇与树脂酸、芳香酸、鞣酸缩合而成的酯类称树脂酯类，可被苛性碱液皂化分解。

树脂不溶于水及石油醚，溶于乙醇、乙醚、氯仿、二硫化碳等有机溶剂。树脂质脆，受热后先软化后成为胶体，有黏性，燃烧时产生浓烟和明亮的火焰。

植物体中的树脂多为无效成分，一般在提取分离其他有效成分时，需将其去除，去除方法主要根据其性质进行，如树脂酸类可用碱溶法或铅盐沉淀法去除。而整个树脂可利用其为脂溶性混合物、不溶于水的性质，采用醇溶水沉淀法去除；也可利用其可溶于乙醚、氯仿等的性质，采用亲脂性有机溶剂萃取法，从而与水溶性成分分离。此外，活性炭吸附法也可用于提取液中少量树脂的去除。

## 十、油脂与蜡

### （一）油脂

油脂通常指高级脂肪酸的甘油酯类。常温下呈液体状态的称脂肪油，呈固体状态的称脂肪。一般饱和脂肪酸甘油酯类多为脂肪，而不饱和脂肪酸含量高的甘油酯类多为脂肪油。油脂在植物体中通常存在于种子中，动物体中有的亦含有脂肪。

油脂不溶于水，易溶于亲脂性有机溶剂，难溶于冷乙醇（蓖麻油、巴豆油例外），可溶于热乙醇。油脂化学成分具有酯键，可被苛性碱液皂化，也可被空气氧化而酸败。油脂加热至290～340℃会分解，产生的甘油部分脱水、氧化成丙烯醛而有特殊的刺激性臭味。

### （二）蜡

蜡是由饱和或不饱和高级脂肪酸和高级一元醇缩合而成的酯类化合物。在常温下多为固体，比油脂硬而脆。蜡往往分布在植物茎、叶、果皮和种子的表面起保护作用。

蜡不溶于水和冷乙醇，溶于亲脂性有机溶剂和热乙醇。化学性质比油脂稳定，不易皂化，不酸败，高温时不产生丙烯醛。

中药中的油脂和蜡通常属于无效成分，在提取分离有效成分的过程中常需将其去除。对含油脂多的种子类药材，可在提取前用压榨法将油榨出，榨油后的药渣仍含少量油脂，可用溶剂（如石油醚、苯、乙醚等亲脂性溶剂）脱脂；对于非种子类药材含有的少量油脂可先脱脂后提取，也可在提取后用亲脂性溶剂萃取法去除油脂。此外也可采用醇溶水沉法、活性炭吸附法、石蜡脱脂法等将提取液中的油脂和蜡去除。

## 十一、色素类

色素是药材中普遍存在的有色化合物，其结构类型多种多样。根据其溶解度可分为水溶性色素和脂溶性色素两类，水溶性色素包括黄酮类、醌类及其他一些共轭系统大且有助色团的各类化合物；脂溶性色素主要是叶绿素和胡萝卜素类（四萜类）化合物。

叶绿素是植物进行光合作用的色素，从植物中分得的叶绿素约有 10 种。在高等植物中主要为叶绿素 a 和 b，其比例为 3∶1。叶绿素是由卟啉环和植物醇组成的酯。胡萝卜素类主要为四萜类的共轭多烯化合物，根据结构又有烯（如 $\alpha$-、$\beta$-和 $\gamma$-三种胡萝卜素等）、醇（如叶黄素）、酮（如辣椒红素）等多种类型。

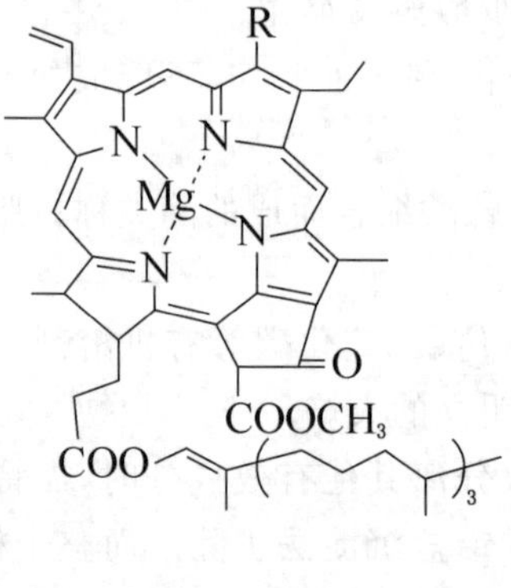


叶绿素 a: R=$CH_3$

叶绿素 b: R=CHO

叶绿素不溶于水，难溶于甲醇，可溶于石油醚，易溶于二硫化碳、乙醚、氯仿等亲脂性有机溶剂，在丙酮、乙醇中也易于溶解，但在50%以下的乙醇中则不溶。胡萝卜素类不溶于水，难溶于甲醇和乙醇（叶黄素可溶于乙醇），溶于亲脂性有机溶剂。

在提取分离药材中有效成分时，脂溶性色素通常为无效成分，且对分离干扰较大，故必须去除。如去除叶绿素可采用醇提水沉法或析胶法（见强心苷），这都是利用在50%以下的稀乙醇中叶绿素不溶解的性质进行的；若叶绿素含量少时，也可用亲脂性溶剂萃取法去除。此外也可应用氧化镁、氧化铝、碳酸钙、活性炭和粘土等吸附法去除脂溶性色素。

## 第四节　中药化学成分的提取与分离

进行中药化学成分各方面的研究工作，首先需将这些成分通过提取、分离得到单一成分。即使只是为了制备中药制剂，有时也需尽量除去无效成分，得到有效成分或有效部位后再制成制剂，以保证制剂的质量和小巧的体积。

### 一、中药化学成分的提取

中药化学成分的提取方法通常是根据中药化学成分的性质进行的。一般常用的提取方法有溶剂提取法、水蒸气蒸馏法和升华法。水蒸气蒸馏法适用于具有挥发性的化合物，如挥发油、液体生物碱、一些小分子的固体化合物（如某些苯醌、萘醌、香豆素、苯丙烯类）等。升华法适用于具有升华性的化合物，如小分子醌类（苯醌、萘醌、蒽醌）、生物碱（如麻黄碱、咖啡碱）、香豆素等。升华法由于耗用热能大，且常混有植物在升华过程中焦化而产生的焦油，故现在在提取方法中几乎不用，而是在分离过程中时有应用。事实上提取方法中应用最多的是溶剂提取法。

溶剂提取法是利用中药各类化学成分在不同溶剂中的溶解度大小所进行的方法。溶剂通常分为水、亲水性有机溶剂和亲脂性有机溶剂三类，亲水性有机溶剂主要指能与水任意混溶的甲醇、乙醇和丙酮，而亲脂性有机溶剂主要指石油醚、苯、氯仿和乙醚，而乙酸乙酯和正丁醇可视为具中等极性的有机溶剂。一些常见溶剂的亲水性或亲脂性强弱排列如下：

亲脂性（非极性）

强————→弱

| 石油醚 | 苯 | 氯仿 | 乙醚 | 乙酸乙酯 | 正丁醇 | 丙酮 | 乙醇 | 甲醇 | 水 |
|---|---|---|---|---|---|---|---|---|---|
| （Petr | $C_6H_6$ | $CHCl_3$ | $Et_2O$ | EtOAc | *n*-BuOH | $Me_2CO$ | EtOH | MeOH | $H_2O$） |

弱————→强

亲水性（极性）

在这些溶剂中由于乙醚在水中的溶解度比氯仿的要大，在提取时因有水存在故极性比氯仿强，若没有水存在时则极性比氯仿弱，常用溶剂性质见附录2。

在液—液萃取时，萃取用的两相溶剂应是不能任意混溶的，可参见附录5。

通常亲脂性中药化学成分易溶于亲脂性溶剂，难溶于亲水性溶剂；反之则亲水性的中药化学成分易溶于亲水性溶剂，难溶于亲脂性溶剂，这就是“相似相溶”的原则（见表1-2）。

**表 1-2 中药化学成分及其较适用的提取溶剂**

| 中药成分的极性 | | 中药成分的类型 | 适用的提取溶剂 |
|---|---|---|---|
| 强亲脂性(非极性) | | 挥发油、脂肪油、蜡、脂溶性色素、甾醇、个别苷元 | 石油醚、已烷 |
| 亲脂性 | | 苷元、脂溶性生物碱、树脂、醌、有机酸、某些苷类 | 乙醚、氯仿 |
| 中等极性 | 小 | 某些苷类(如强心苷等) | 氯仿-乙醇(2∶1) |
| | 中 | 某些苷类(如黄酮苷等) | 乙酸乙酯 |
| | 大 | 某些苷类(如皂苷、蒽醌苷等)、水溶性生物碱 | 正丁醇、异戊醇 |
| 亲水性 | | 极性很大的苷类、糖类、氨基酸、某些生物碱盐 | 丙酮、乙醇、甲醇 |
| 强亲水性 | | 蛋白质、多糖(粘液质、树胶、果胶)、糖、氨基酸、无机盐 | 水 |

化合物是亲脂性还是亲水性,通常根据其极性大小来判断,极性小的化合物亲脂性强,极性大的化合物则亲水性强。化合物极性大小与它们的基本结构、官能团的多少和种类有关。一般原则是:① 化合物结构碳原子数目多,而官能团少者极性小,如同系物中碳原子数目多的极性比碳原子数目少的极性小。② 母核相同时,取代基极性小则化合物极性小,取代基极性大则化合物极性大。取代基数目越多,化合物极性越大。常见的官能基极性大小如下所示:$-CH_3$、$-CH_2-$<$-CH=CH-$<$-OCH_3$、$-OCH_2-$<$-NO_2$<$-N(CH_3)_2$<$-COOR$<$-CO-$<$-CHO$<$-SH$<$-NH_2$<$-NHCO-$<$-OH$<$Ar-OH$<$-COOH$。③ 分子中双键数目相同时,孤立双键的极性小于共轭双键的。④ 分子中羟基数目相同时,能形成分子内氢键的极性小于不能形成分子内氢键的;邻二酚羟基的极性小于对二酚羟基,又小于间二酚羟基。

实际上在提取过程中,由于中药成分复杂,有时会产生助溶作用,使一些成分的溶解度增大,这种情况在加热的提取方法中更为明显。

在用水为提取溶剂提取中药化学成分时,对一些亲脂性成分一般提取不出来,虽然有时因其他成分的助溶作用可提出一些,但总体来说是提取不完全的。如果亲脂性成分具有酸性或碱性时,改用碱水或酸水为提取溶剂,这些化合物中的酸性成分(具羧基、酚羟基,甚至具内酯环的成分)或碱性成分(具碱性氮原子的成分)则分别以盐的形式被提出。

用亲水性溶剂(常用乙醇)为提取溶剂时,除大分子水溶性成分(如蛋白质和多糖等)不能被提出外,其他小分子的水溶性化合物和脂溶性化合物都可能被提出。

用亲脂性溶剂(常用苯、氯仿或乙醚)为提取溶剂时,通常提出亲脂性化学成分。有些具酸性或碱性的亲脂性成分在药材中常以盐的形式存在,用亲脂性溶剂提取时,则不能被提出。若要提取它们可以先将药材用酸水或碱水湿润,使它们转变成游离状态而被提取。

## 二、中药化学成分的分离

用溶剂提取法提取后的提取液,经过回收溶剂操作,得到的浸膏或浓缩液仍为混合物,除含有有效成分外,尚含有大量的无效成分,必须经过进一步的分离,去除无效成分得到有效部位或单一的化合物。分离的方法很多,主要是根据化学成分的溶解性、酸碱性、官能基、极性等的差异进行的。

### (一) 根据溶解性不同进行分离

常用的方法有醇溶水沉淀法(用于去除脂溶性杂质)、水溶醇沉淀法(用于去除水溶性杂质)、碱溶酸沉淀法(用于分离亲脂性酸性化合物)、酸溶碱沉淀法(用于分离亲脂性碱性化合物)、液-液萃取法(分离亲水性和亲脂性化合物)、系统溶剂提取法(用于分离亲脂性强弱不同的混合物)、分级沉淀法和分步结晶法(用于分离极性大小或溶解度存在差异的混合物)、盐析法[利用加入中性盐如 NaCl、$(NH_4)_2SO_4$,降低化合物溶解度的方法]等。

(二)根据酸碱性不同进行分离

常用的方法为 pH 梯度萃取法(用于分离亲脂性酸性或碱性强弱不同的混合物)和离子交换法(阳离子交换树脂用于分离碱性化合物,阴离子交换树脂用于分离酸性化合物),而碱溶酸沉淀和酸溶碱沉淀法亦属于此类分离方法。

(三)根据官能团不同进行分离

混合物中各组分之间如存在官能团不同,可选择适当试剂使其中的某种官能团与之反应,生成水溶性衍生物或沉淀,从而得到分离。如铅盐沉淀法(中性醋酸铅可与具羧基、邻二酚羟基等基团的化合物产生沉淀;碱式醋酸铅可与具羧基、酚羟基的化合物,甚至某些中性化合物产生沉淀)、钙盐沉淀法(用于沉淀具羧基的化合物)、硼酸络合法(用于分离具邻二酚羟基的亲脂性化合物)、亚硫氢钠加成法和吉拉德(Girard)试剂缩合法(用于分离具羰基的醛、酮类化合物)、苛性碱成盐法(用于分离具酚羟基或内酯环的亲脂性化合物)、生物碱试剂沉淀法(用于分离水溶性生物碱,常用试剂如雷氏铵盐、硅钨酸等)。此外,在吸附色谱法分离极性较大的化合物时,也可将具羧基的化合物制成甲酯、具羟基的化合物制成甲氧基等极性较小的衍生物后再进行分离。

(四)采用不同色谱法进行分离

色谱法是获得单体化合物最有效的分离方法。不同的色谱法具有不同的分离原理,如:

1. 根据极性大小不同分离的色谱法

根据极性大小不同分离的色谱法是吸附色谱法,常用的吸附剂有硅胶、氧化铝、聚酰胺、活性炭等,它们的吸附原理各有不同。硅胶、氧化铝是极性吸附剂,洗脱溶剂的极性通常由小至大逐渐递增,化合物洗脱顺序按极性由小至大依次洗脱。活性炭为非极性吸附剂,一般洗脱溶剂的极性由大至小逐渐递减。聚酰胺通常用于分离具有酚羟基的化合物,洗脱溶剂的极性通常由大至小(由水至稀醇,再至浓醇)逐渐递减,化合物主要按酚羟基由少至多的顺序洗脱。此外,大孔吸附树脂吸附色谱法应用越来越多,大孔树脂有极性和非极性之分,其洗脱溶剂和化合物洗脱顺序类似上述的极性吸附剂和非极性吸附剂。气相色谱(GC)和高压液相色谱(HPLC)法中也有利用吸附原理进行的。

2. 根据分配系数差异分离的色谱法

根据分配系数不同分离的色谱法是分配色谱法(被分离的化合物一般的按流动相和固定相中分配系数由大至小的顺序洗脱),有正相分配色谱和反相分配色谱两类。前者固定相常用的是水、甲酰胺等,洗脱溶剂的极性由小至大逐渐递增(一般类似吸附色谱法,化合物按极性由小至大依次洗脱)。后者固定相常用的是硅油、液体石蜡等,洗脱溶剂的极性由大至小逐渐递减(其洗脱顺序可视为按化合物极性由大至小进行)。此外,利用分配系数进行的色谱法尚有液滴逆流色谱(DCCC)、高速逆流色谱(HSCCC)、气相色谱和高压液相色谱等,反流分布(CCD)亦可视为属于此类分离方法。

3. 根据分子大小不同进行的色谱法

根据分子大小不同进行的色谱法是凝胶过滤法。常用的凝胶有水中膨胀的葡聚糖凝胶(Sephadex G)和在水或有机溶剂中皆能膨胀的羟丙基葡聚糖凝胶(Sephadex LH－20),前者主要用于分离水溶性化合物，后者可用于分离水溶性和脂溶性化合物。洗脱溶剂前者可用水或盐水等，后者用水、稀醇至浓醇的顺序洗脱。化合物洗脱顺序按分子量由大至小依次洗脱，但若分子量差异小时，则按化合物极性由小至大的顺序洗脱。

4. 根据物质解离程度不同进行的色谱法

属于此种性质的色谱法是离子交换色谱法。可用于分离不同强度的酸性或碱性化合物，交换在离子交换树脂上的化合物离子（碱性化合物的阳离子交换在阳离子交换树脂上，酸性化合物的阴离子交换在阴离子交换树脂上），当用 pH 不同的碱或酸进行碱化或酸化时（碱化时由弱碱至强碱，酸化时由弱酸至强酸），碱性化合物阳离子按碱性由弱至强逐渐游离，酸性化合物阴离子按酸性由弱至强逐渐游离。在每次碱化或酸化后，用适当的有机溶剂将游离的碱性化合物或酸性化合物洗脱下来，从而达到分离目的。

除上述的分离方法外，还有分馏法或减压分馏法（用于液体混合物中各不同沸点组分的分离）、透析法或电透析法（用于去除提取物中的小分子化合物，如无机盐、单糖等），结晶法或重结晶法（用于去除单体化合物中混存的微量杂质）、超临界流体萃取法（SFE，用于分离化合物，由于萃取温度较低，故本法特别适用于受热易破坏的化合物分离）、膜过滤法及双水相萃取法等新分离方法。

# 第二章　苷　　类

## 第一节　苷类概况

### 一、苷类的含义

苷类(glycosides)又称甙类或配糖体，是由糖或糖衍生物的端基碳原子与另一非糖化合物(称为苷元或甙元或配基)连接而成的一类化合物。苷元与糖基端基碳之间连接的原子称苷原子，苷原子与糖基端基碳之间连接的键称苷键。

苷类是一类广泛存在于生物体内的化学成分，目前研究结果表明这类成分在植物中存在更为普遍。差不多植物中存在的各类化学成分只要结构中有羟基、氨基、巯基，甚至碳上的活泼氢存在，都有可能和糖或糖的衍生物的端基羟基脱水缩合成苷类化合物。

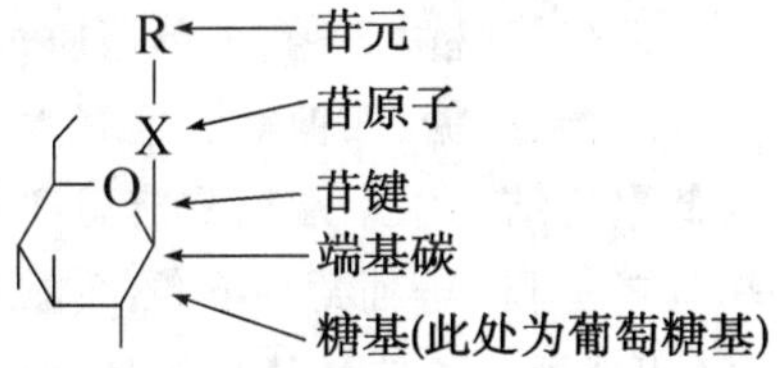


苷类化合物通常在植物的根、果实、树皮中含量较高，有的植物中尚有游离的苷元或苷和苷元同时存在。

不少中药中的苷类化合物是其主要的活性成分，如黄芩中抗菌消炎的活性成分是黄芩苷，大黄泻下作用的活性成分是大黄酸双葡萄糖苷、番泻苷等。

### 二、苷类结构中的糖

苷类化合物结构中都有糖存在，而苷类中的糖通常为单糖或低聚糖。在苷类化合物结构中常见的糖主要有：

(一) 单糖

单糖为多羟基醛或酮，是组成低聚糖、多糖和苷类的基本单元。苷类中的单糖多以五碳或六碳糖存在，属于五碳醛糖的有 L-阿拉伯糖(L-ara)、D-核糖(D-rib)、D-木糖(D-xyl)；属于六碳醛糖的有 D-葡萄糖(D-glu 或 D-glc)、D-甘露糖(D-mann)、D-半乳糖(D-gal)；属于六碳酮糖的有 D-果糖 (D-fru)。此外，尚有去氧糖，例如属于 6-去氧糖的有 L-鼠李糖(L-rha)、D-鸡纳糖(D-quin)；属于 2,6-去氧糖的如 D-洋地黄毒糖(D-dig)、D-加拿大麻糖(D-cym)等。也有一些苷类结构中含有糖醛酸，如葡萄糖醛酸(gluc A)、半乳糖醛酸(gala A)及其他糖的衍生物。

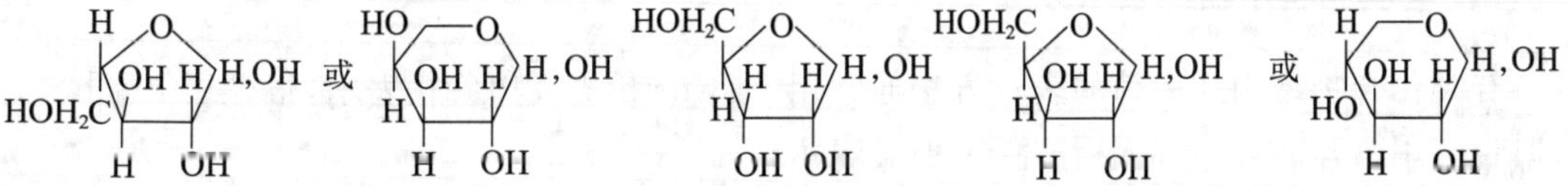

L-阿拉伯糖　　　　D-核糖　　　　D-木糖

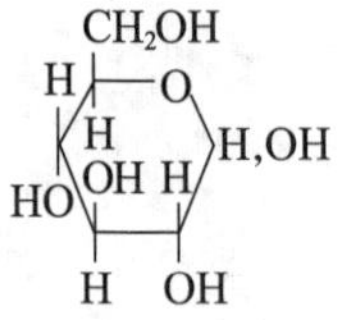

D-葡萄糖

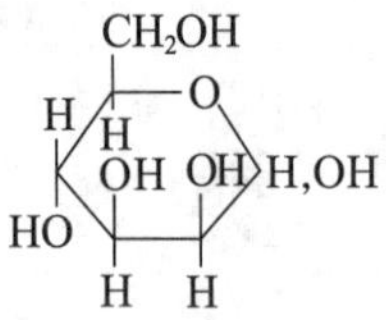

D-甘露糖

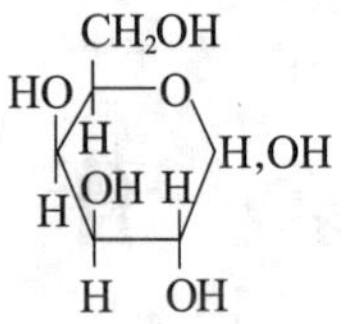

D-半乳糖

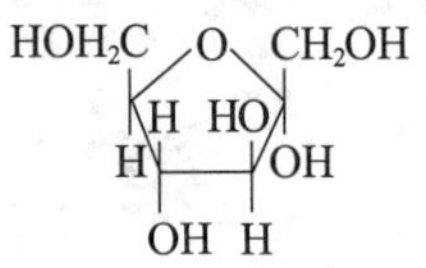

(α)D-果糖

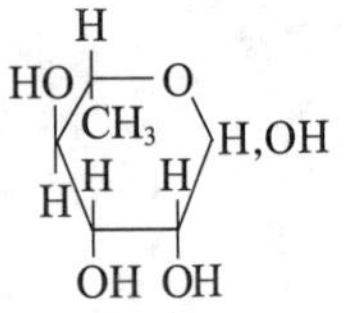

L-鼠李糖

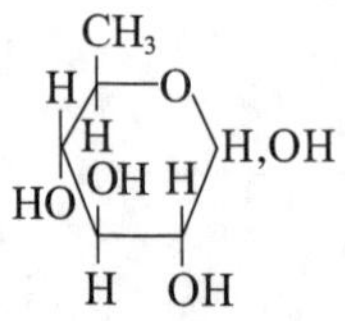

D-鸡纳糖

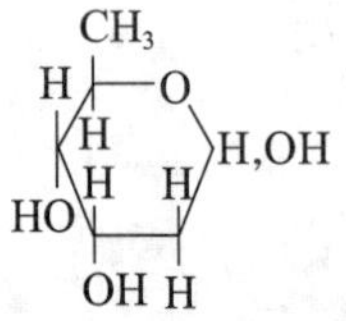

D-洋地黄毒糖

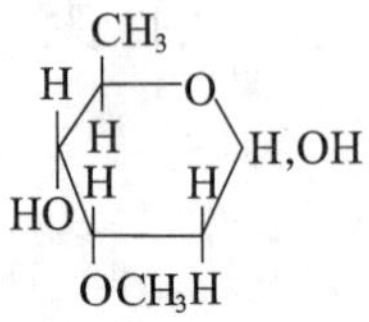

D-加拿大麻糖

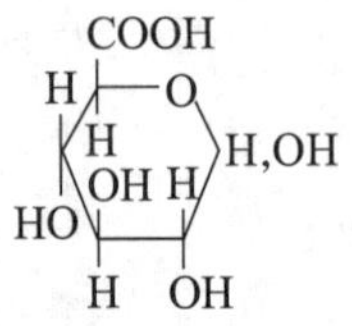

葡萄糖醛酸

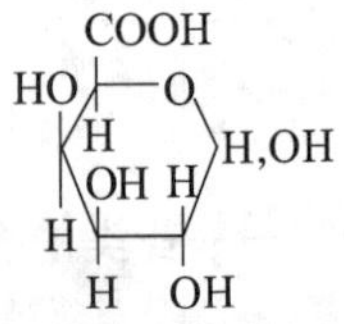

半乳糖醛酸

（二）低聚糖

低聚糖是由 2～9 个单糖通过苷键聚合而成的，有直糖链和支糖链之分。按组成的单糖数分为二糖、三糖、四糖等。低聚糖根据是否具有还原性分为还原性低聚糖和非还原性低聚糖。凡低聚糖结构中末端糖具有游离的醛基或酮基者则具有还原性，如芸香糖(rut)为 L-鼠李糖端基羟基和 D-葡萄糖 6 位羟基脱水缩合而成的双糖，其结构中 D-葡萄糖具有游离的端基羟基(相当于游离的醛基)，故具有还原性。又如蔗糖(suc)为 D-果糖的端基羟基(酮基环合后形成的羟基)和 D-葡萄糖的端基羟基脱水缩合而成的双糖，其结构中无游离的酮基和醛基，故无还原性。

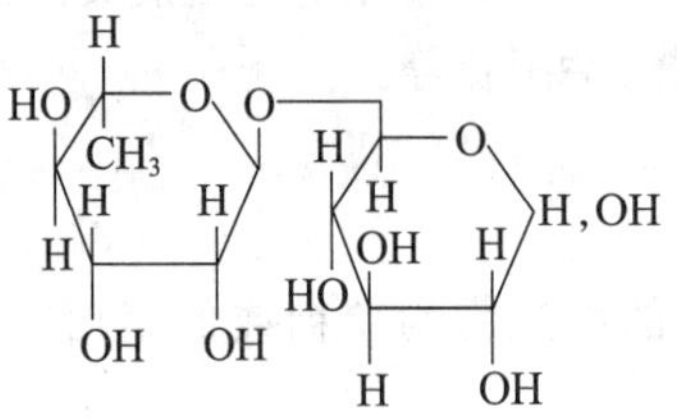

芸香糖

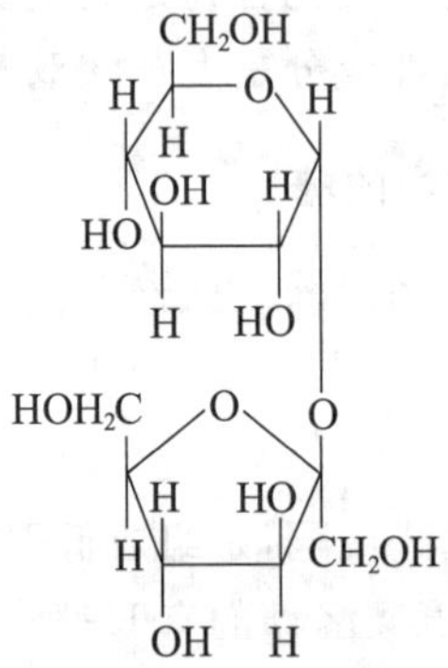

蔗糖

天然界游离的三糖以上的低聚糖都是以蔗糖为基本单位的，故都无还原性。苷类化合物中的低聚糖无还原性，但苷类水解产生的低聚糖由于存在游离的端基羟基，则有还原性。

## 三、苷类结构中糖的表示方法

苷类化合物结构式中糖的表示方法通常用 Haworth 式或构象式表示，很少用 Fischer 式。有时也有用糖基的分子式或糖的英文缩写表示。

单糖的立体结构及 Fischer 式、Haworth 式之间的转变关系以葡萄糖为例表明如下：

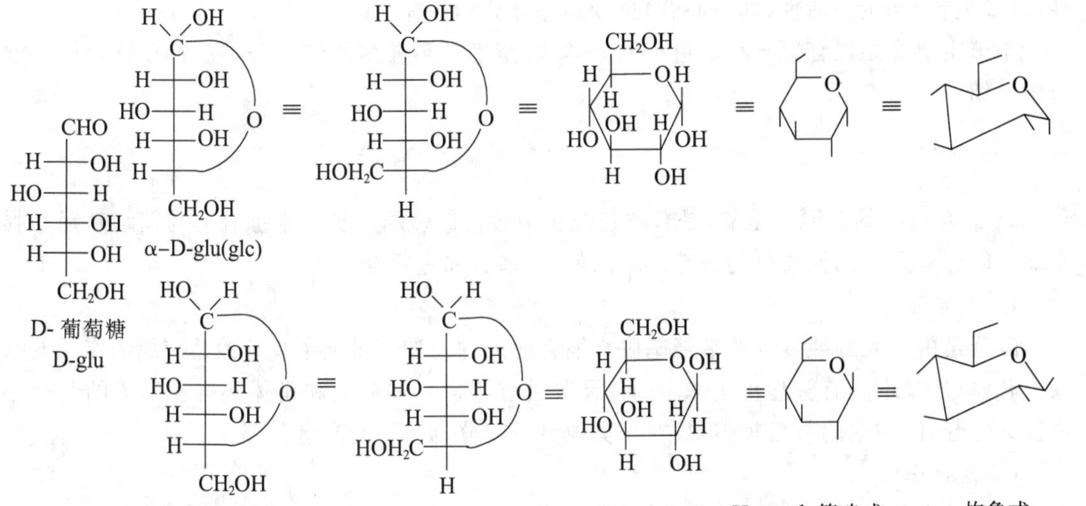


β-D-glu(glc) Fischer 式　　Haworth 式　　Haworth 简略式（H 不表示，OH 用单键表示）　　构象式（优势构象式的简略式）

糖由 Fischer 式写成 Haworth 式时，将氧环的氧原子放在右上角，各碳的顺序依顺时针方向排列。各碳上的基团，Fischer 式中左边的在 Haworth 式中向上，右边的向下。若 Haworth 式中各碳的方向是依逆时针方向排列，则各碳上取代基的方向与顺时针方向排列的相反。

糖的绝对构型：在 Fischer 式中观察最末端手性碳原子上的羟基方向，向右为 D 型，向左为 L 型。在 Haworth 式中，最末端手性碳上的取代基（大基团），向上为 D 型，向下为 L 型。

糖端基碳原子的构型：糖的醛基或酮基在与糖分子中其他碳上的羟基环合时，醛基或酮基成为一个新的手性碳（端基碳），产生一对端基异构体（差向异构体）α-和 β-。在结构式中判定此种异构体时，只要观察端基碳上的羟基和末端手性碳上取代基之间的相对方向，若在同一方向（在 Haworth 式中都向上或都向下）为 β-型，若在异方向（一个向上一个向下）为 α-型。糖与苷元形成苷时，根据糖端基碳的构型分为 α-苷和 β-苷。

**四、苷类结构中的苷元**

苷类结构中的苷元部分结构是多种多样的，如萜类、甾体、黄酮、蒽醌、香豆素、木脂素、生物碱、酚酸等，它们由于性质各异，使生成的苷类性质也往往存在较大差异。但它们存在的共同点是有糖基，故本章介绍的内容多与此有关。

## 第二节　苷的结构和分类

从苷的形成来看，苷是由糖分子中环状半缩醛羟基与非糖化合物分子中的活泼氢原子（如—OH、=NH、—SH 等）脱水缩合而成的环状缩醛（或氮杂缩醛、硫杂缩醛等）衍生物。

苷类化合物的分类由于目的不同，有不同的方式，如按糖的名称分为葡萄糖苷、鼠李糖苷、芸香糖苷等；按糖的数目分为单糖苷、双糖苷、三糖苷等（目前已发现一个苷元最多可连接 9 个糖基）；按苷在生物体中是原存的还是次生的，分为原生苷和次生苷（糖链发生部分水解，糖基数比原生苷少）；按苷原子的种类分为氧苷、硫苷、氮苷与碳苷四类（这种分类方法与苷的性质，尤其是酸催化水解有关）；通常应用最多的是按苷元的种类（如黄酮苷、蒽醌苷、香豆素苷等）、性质(如皂苷)和生物活性(如强心苷)进行的综合分类法等。

本节主要介绍以苷原子种类进行的分类法,至于应用较多的综合分类法将在以后相关章节中介绍。

## 一、氧苷

氧苷(O-苷)的苷原子是氧,是苷类化合物中数目最多的一类。根据苷元与糖端基羟基脱水缩合时苷元羟基的性质分为醇苷、酚苷、氰苷、酯苷和吲哚苷五类。

### (一) 醇苷

醇苷是由苷元醇羟基与糖端羟基脱水缩合而成的。如红景天中具有致适应原的作用的红景天苷,獐牙菜中具有解痉止痛作用的獐牙菜苦苷等。一些萜类和甾体化合物形成的苷类亦可视为醇苷,但因它们数目较多,故在分类中另行划分,如强心苷、皂苷等。

### (二) 酚苷

酚苷是由苷元酚羟基与糖端基羟基脱水缩合而成的。如丹皮中的丹皮苷,其苷元丹皮酚具有抗菌、镇痛、镇静作用,天麻中具有镇静作用的天麻苷等。黄酮苷、蒽醌苷、香豆素苷类亦属于酚苷范畴。

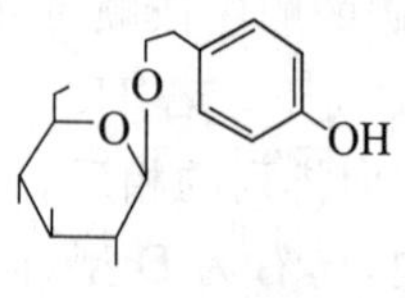


红景天苷

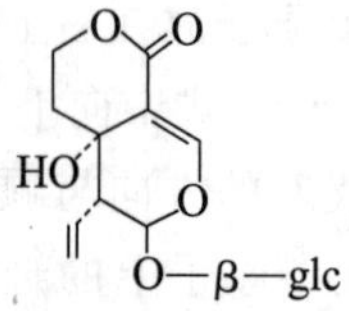


獐牙菜苦苷

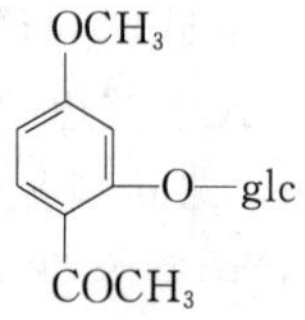


丹皮苷

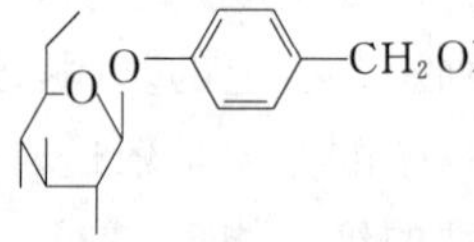


天麻苷

### (三) 氰苷

氰苷是由具羟腈基的苷元(主要是具 $\alpha$-羟腈基的苷元)中的羟基与糖端基羟基脱水缩合而成的。如蔷薇科植物种子中普遍存在的苦杏仁苷,就是一种氰苷,其苷元为 $\alpha$-羟腈的衍生物。

苦杏仁苷是一种双糖苷,原存在于植物中,属于原生苷。当其被植物体中共存的苦杏仁酶水解,失去1分子葡萄糖,生成的野樱皮苷则为次生苷。野樱皮苷若进一步被水解,生成苷元杏仁腈,属 $\alpha$-羟腈衍生物,性质很不稳定,立即分解成苯甲醛和氢氰酸。而后者为有毒化合物,小量具有镇咳作用,故苦杏仁常用作镇咳药,大量服食则易引起中毒,甚至死亡。

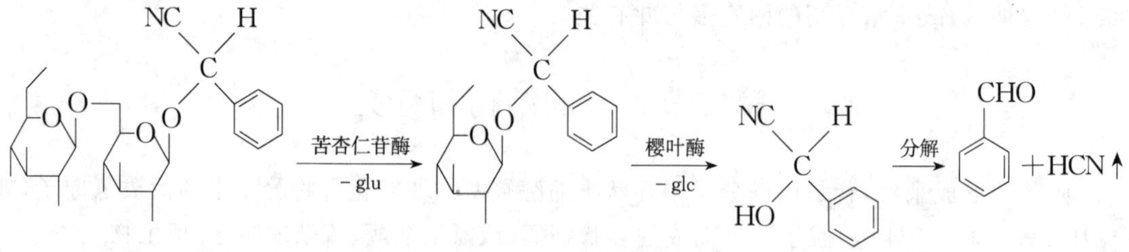


苦杏仁苷　　野樱皮苷　　杏仁腈($\alpha$-羟腈衍生物)

### (四) 酯苷

酯苷是苷元中羧基的羟基与糖端基羟基脱水缩合而成的。这种苷的苷键既具有缩醛的性质,又具有酯的性质,故可被稀酸或稀碱水解。如山慈菇中含有的山慈菇苷A和B皆为酯苷,具有抗霉菌活性。酯苷在酸性皂苷类化合物中较为常见。

（五）吲哚苷

吲哚苷是由羟基吲哚中的羟基与糖端基羟基脱水缩合而成的。

蓼科植物蓼蓝和爵床科植物马蓝中所含的靛苷，十字花科植物菘蓝中所含的菘蓝苷都为吲哚苷类化合物。

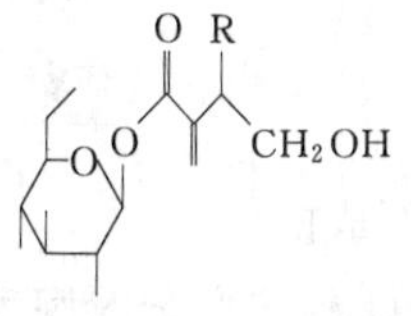

山慈菇苷 A　R=H

山慈菇苷 B　R=OH

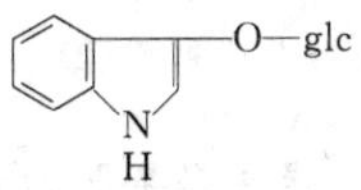

靛苷

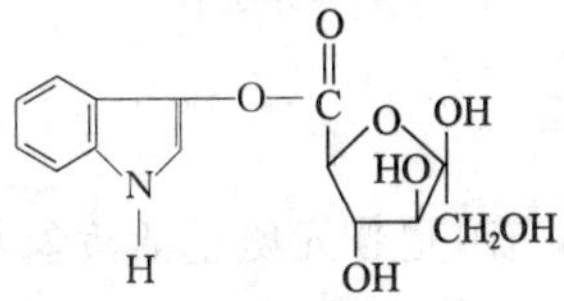

菘蓝苷

中药中具清热解毒、凉血定惊等功效的青黛就是由马蓝、蓼蓝和菘蓝的叶或茎叶加工制备而成的具有蓝色的干燥粉末或块状物。也是自古以来一直应用的天然蓝色染料。

这些含吲哚苷类的植物原料在加工过程中，由于受稀酸或稀碱作用，发生吲哚苷类的水解，产生苷元吲哚醇，进一步被空气氧化产生靛蓝和其异构体靛玉红，此外青黛中尚含一些其他成分。

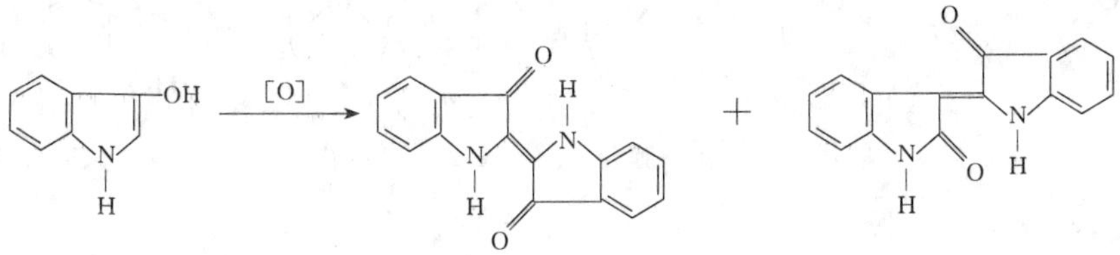

吲哚醇　　靛蓝　　靛玉红

靛玉红为深红色针晶，具有抗慢性粒细胞白血病作用。

## 二、硫苷

硫苷（S-苷）是由苷元上的巯基与糖的端基羟基脱水缩合而成的苷类，又称芥子苷类。主要存在于十字花科植物中，如萝卜中的萝卜苷、黑芥子中的黑芥子苷、白芥子中的白芥子苷等。

芥子苷类具有共同的通式，且都以钾盐存在，白芥子苷结构中还与芥子碱形成季铵盐。芥子苷类在植物中若经伴存的芥子酶水解，产生的苷元立即转变为异硫氰酸酯类，与其他水解产物葡萄糖和硫酸氢钾共存，俗称“芥子油”，具有消炎、止痛作用。

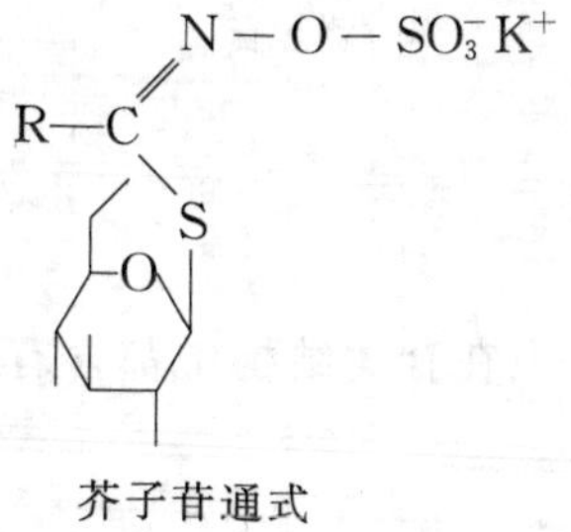

芥子苷通式

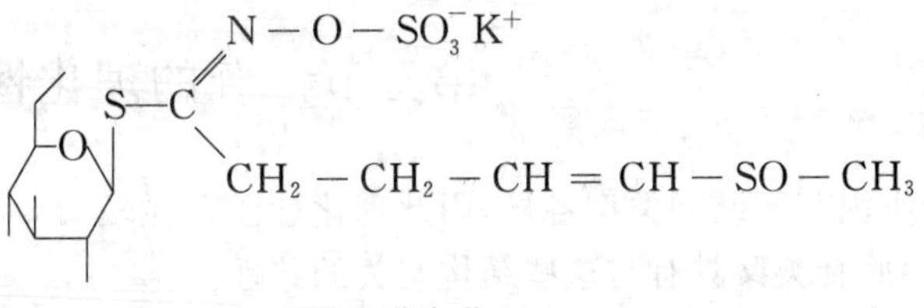

萝卜苷

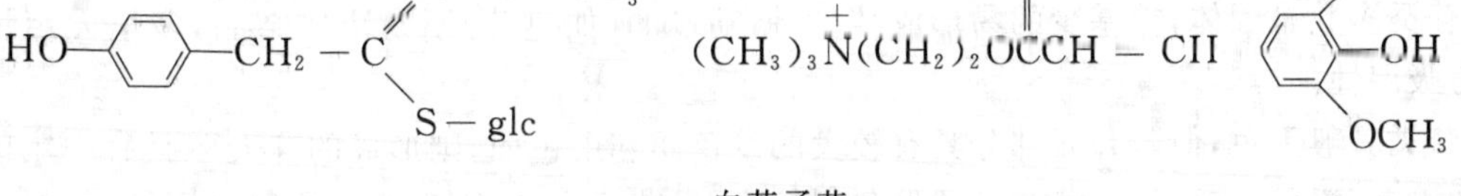

白芥子苷

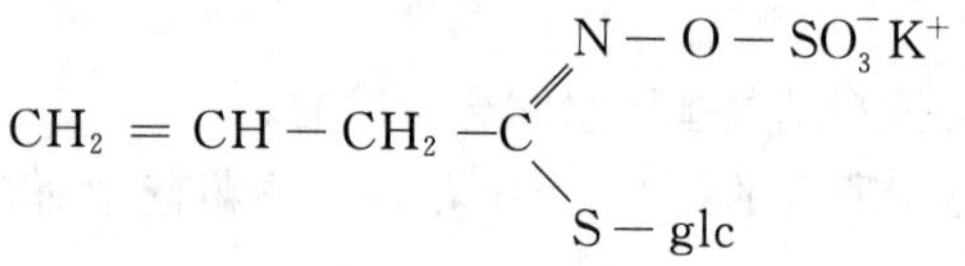

黑芥子苷

**三、氮苷**

氮苷(N-苷)是苷元氨基活泼氢与糖的端基羟基脱水缩合而成的。

氮苷是生物化学领域中的重要物质，核苷类即属于N-苷范畴，它们是嘧啶或嘌呤的核糖或$\alpha$-去氧核糖苷，如腺苷、鸟苷、胞苷等。中药巴豆中的巴豆苷，亦为嘌呤衍生物与D-核糖缩合而成的。朱砂莲块根中的朱砂莲苷亦为一种N-苷，但其苷元为阿朴菲类生物碱。

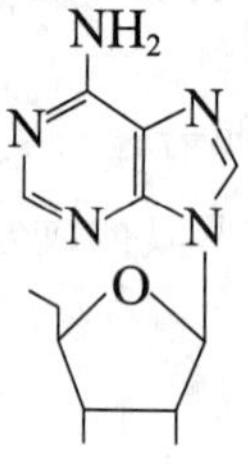

腺苷

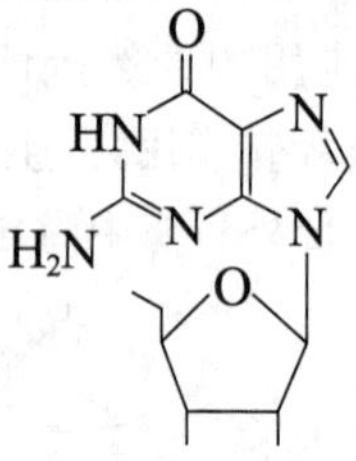

鸟苷

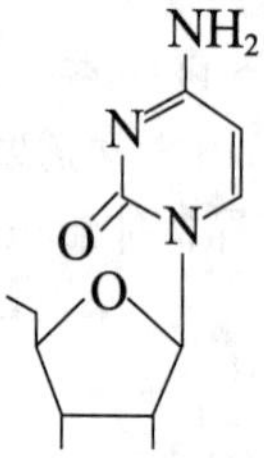

胞苷

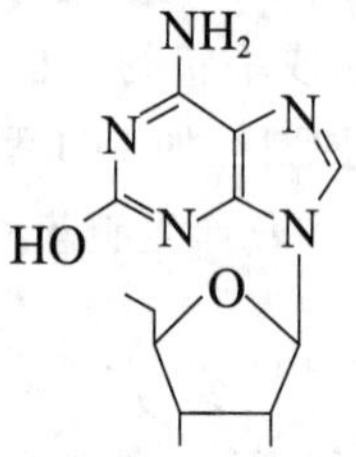

巴豆苷

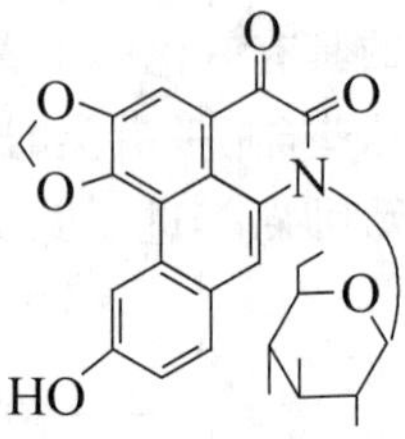

朱砂莲苷

**四、碳苷**

碳苷(C-苷)是苷元碳上活泼氢与糖的端基羟基脱水缩合而成的。常见的碳苷苷元为黄酮类、蒽醌和蒽酮类及没食子酸等化合物。尤以黄酮类化合物的碳苷为多，如牡荆素、葛根素等，芦荟苷为蒽酮碳苷。

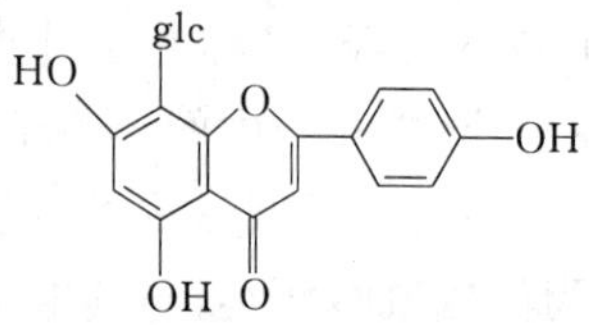

牡荆素

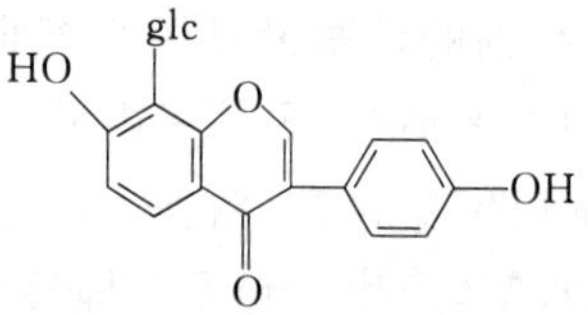

葛根素

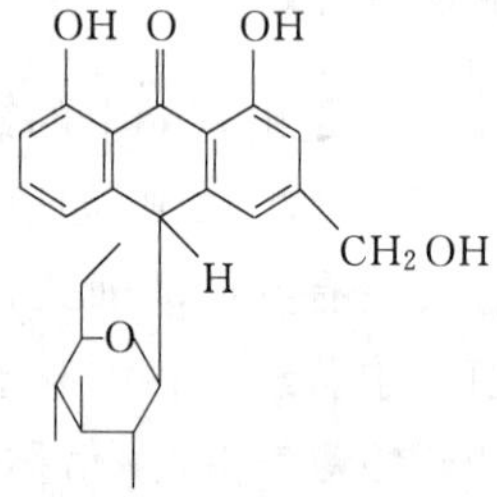

芦荟苷

## 第三节　苷的理化性质

苷类因苷元结构类型各异，因此理化性质存在较大差异。但在苷类结构中都含有糖基及苷键，因此苷类又具有与这些结构有关的共性。

**一、性状**

苷类多数是固体，糖基少的易形成结晶，糖基多的(如皂苷)不易形成结晶，多呈无定形粉末，有吸湿性。

苷类一般无色，但若苷元部分具有较大的发色团和助色团，则形成的苷大多具有一定的颜色，如黄色、橙色、红色等。若苷元的发色团较小，虽苷元有色，而形成的苷则可无色，如七叶内酯呈黄色，但与葡萄糖缩合而成的七叶苷则无色。

苷类一般稍有苦味，但也有例外，如甘草皂苷、甜菊苷具较强的甜味，其甜度比蔗糖高数百倍；而龙胆苦苷则很苦等。

## 二、旋光性

苷类化合物结构中都含有糖基，具手性碳，因此都具有旋光性。苷元部分若有手性碳存在，则苷的旋光度为两者之和，即具加和性。通常苷类多数呈左旋光性。若苷被水解，产生游离的糖分子，常具强右旋光性，因此往往使水解混合物呈右旋光性。

根据苷水解前后旋光性的改变，可以判断苷的存在。但应注意，低聚糖和多糖结构中也存在糖之间缩合的苷键（糖苷键），水解前后产生类似苷类的旋光性改变。但苷类水解后要产生苷元，此点与低聚糖和多糖水解后只产生单糖不同。苷元一般水溶性较小，水解液放冷后常产生絮状沉淀，也可应用一些检识反应来确定苷元。

## 三、溶解性

苷类化合物结构中具有糖基，因此都具有一定的亲水性，在水中可溶解。但苷类在水中的溶解度大小与糖基的种类、数目及苷元结构的特点和极性基团的多少有关，$\alpha$-羟基糖越多，苷元极性越大，则苷的亲水性越强；若是2,6-去氧糖越多，或苷元极性越小，则苷的亲水性越差。如植物体中普遍存在的胡萝卜苷是由极性很小的苷元$\beta$-谷甾醇与1分子葡萄糖形成的苷，在整个分子中，糖基所占苷的比例很小，因此其亲水性很小，相反却具有较强的亲脂性。

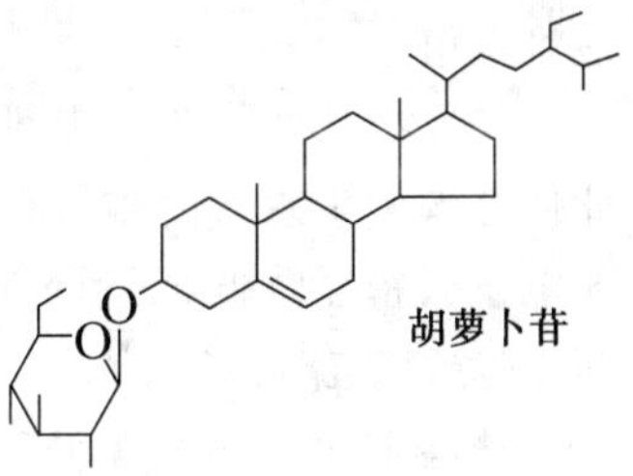

胡萝卜苷

通常在一般情况下，苷类属亲水性成分，可溶于水和甲醇、乙醇、正丁醇等极性（亲水性）有机溶剂，难溶于乙醚、氯仿、苯、石油醚等非极性（亲脂性）有机溶剂。苷元一般具有亲脂性，可溶于氯仿、乙醚、乙酸乙酯、乙醇、甲醇等有机溶剂，难溶于水。

C-苷的溶解性能与O-苷在水或在亲水性、亲脂性的有机溶剂中的溶解度有所不同，一般皆较小。

## 四、苷键的裂解（又称苷键的水解）

苷类结构中的苷键易被酸或酶催化裂解，有的还可被碱催化裂解。苷键裂解产生苷元和糖，而苷和苷元往往性质及生物活性不同，因此在苷的提取分离过程中要防止苷键的裂解。但若苷元具生物活性，则要利用苷键的裂解。此外，在苷类化合物的结构测定工作中，常需将苷键裂解，产生苷元和糖，然后再分别测定它们的结构及彼此之间的连接方式。所以，了解苷键裂解的方法和性质对于了解苷类化合物是非常重要的。

### （一）酸催化裂解

苷键为环状缩醛结构的一部分，易被酸催化水解。其反应历程首先是苷原子质子化，然后发生苷键的断裂，生成苷元和糖的阳碳离子，此阳碳离子在水解溶剂中溶剂化，再失去质子而形成糖分子（在水性溶剂中形成糖分子，若在甲醇溶剂中则形成糖的甲基苷）。

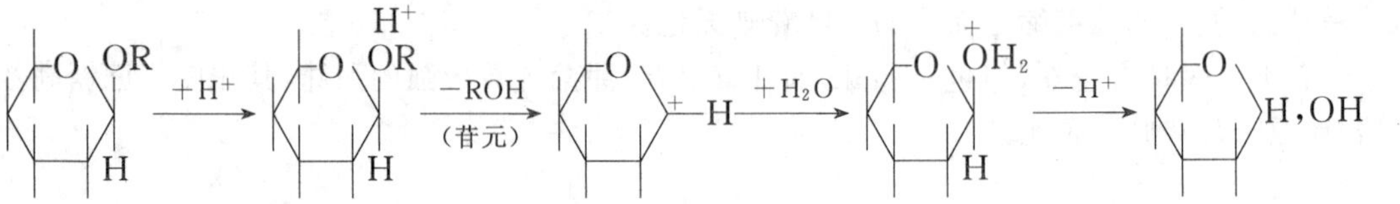

（苷原子质子化）　（糖阳碳离子）　（溶剂化）　（糖分子）

从整个反应历程来看，酸催化水解的难易程度与苷原子是否易质子化有密切关系，而苷原子是否易质子化与苷原子的电子云密度及其空间环境有密切关系。苷元结构有利于苷原子质子化的，易水解。此外，还与糖的类别及结构特征有关。主要有下列一些规律：

（1）苷原子的种类：苷原子碱性越强越易质子化，N易接受质子，容易水解；而C上无共享电子对，不易质子化，很难水解。故其水解顺序是N-苷＞O-苷＞S-苷＞C-苷。

（2）糖环的种类：呋喃糖苷较吡喃糖苷易水解，水解速率大50～100倍。这是因为五元呋喃环的平面性使环上各取代基处于重叠位置，张力大，而形成水解中间体（生成糖阳碳离子）可使张力减小，故有利于水解。

（3）糖的种类：酮糖苷较醛糖苷易水解，这是因为酮糖苷主要以呋喃糖苷形式存在，而醛糖苷主要以吡喃糖苷形式存在。

（4）糖$C_5$上的取代基性质：在吡喃糖苷中，吡喃环$C_5$上的取代基越大越难水解。取代基种类与水解速率大小的关系为：五碳糖苷＞甲基五碳糖苷＞六碳糖苷＞七碳糖苷，而糖醛酸苷最难水解。

（5）糖$C_2$上的取代基性质：糖$C_2$上的取代基种类不同，对端基碳产生的诱导效应不同，因此使苷键发生水解的难易程度也不同。$C_2$上若有较强的吸电子取代基（如氨基），可使苷原子的电子云密度降低，不利于苷原子质子化，则难水解。所以氨基糖苷较难水解，羟基糖苷次之，而$\alpha$-去氧糖苷最易水解。

苷酸催化裂解通常用2%～5%硫酸或盐酸水溶液回流加热进行。对一些在此条件下水解易引起苷元结构改变的，可改用缓和的酸水解法，即应用浓度较低的酸或有机酸，如用0.1%～0.5%硫酸或盐酸，或用1%～5%醋酸等进行水解，水解时短时间加热或在室温放置。也可应用双相水解法，即在水解混合液中加入与水不相溶的比水轻的有机溶剂，然后进行加热水解，使水解产生的苷元转溶到有机溶剂中，避免与酸较长时间接触，从而保持苷元结构不发生改变。此外，也可采用一些其他方法进行，如氧化开裂法、盐酸丙酮法等。

（二）酶催化裂解

苷与适当的酶亦可发生苷键的水解，而且此种方法反应条件温和，专属性强，水解所得苷元结构不会发生改变。酶水解法还可用于了解苷键的构型。或使多糖苷发生部分糖苷键水解，得到次生苷或低聚糖，从而获得苷元和糖、糖和糖之间的连接信息，有助于苷结构的确定。

常用于酶水解法的酶有：转化糖酶，水解$\beta$-果糖苷键；麦芽糖酶或淀粉酶，水解$\alpha$-葡萄糖苷键；苦杏仁酶，水解$\beta$-葡萄糖苷键，但此种酶专属性较低，有些其他六碳醛糖也能被其水解。纤维素酶亦是$\beta$-葡萄糖苷水解酶。

芥子苷较难为酸水解，易为芥子苷酶水解。其水解产物不是真正的含有巯基的苷元，而是它的重排产物异硫氰酸酯类衍生物或是分解产物硫和腈衍生物。至于产生何种水解产物，与酶水解时的pH条件有关，中性时产生异硫氰酸酯类，而在酸性时（pH＝3～4）则产生硫和腈。

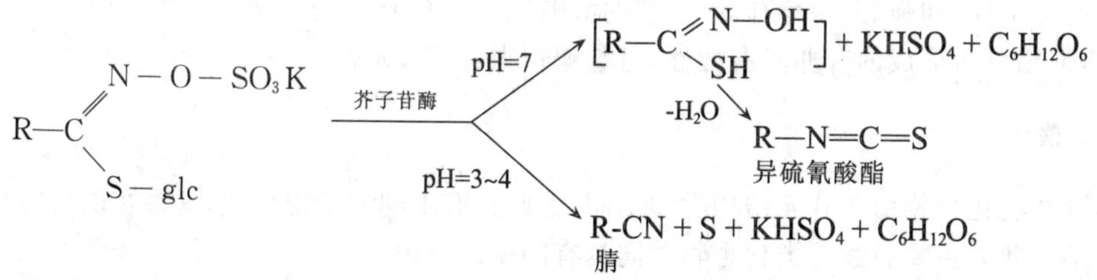


酶水解法通常是在苷类化合物的水溶液中，加入适量的某一种酶，在 37°C 左右或室温放置一定时间即可。

（三）碱催化裂解

碱催化水解对某些苷类化合物可发生。如酯苷结构，其苷键具有酯的性质，因此易被碱催化水解。此外，尚有一些苷类，其苷键虽是环状缩醛型的醚键，对碱性试剂稳定，但由于苷元是酚类或是有羰基共轭的烯醇类等，其与糖缩合的羟基都具有一定的酸性，因此也可被稀碱催化水解。

（四）氧化裂解法

氧化裂解法主要用于苷类用酸水解时苷元结构易发生改变，或是难被酸水解的 C-苷类化合物的结构研究。

常用的一种氧化裂解法是 Smith 降解法。此法主要利用过碘酸能氧化具有邻二醇或邻三醇结构的化合物，而具有邻羟基酮或醛结构的化合物、或邻氨基酮或醛结构的化合物，也可被过碘酸氧化。苷类化合物中的糖基具有上述结构，因此可用过碘酸氧化，使糖环开裂产生二元醛和甲酸，二元醛不稳定易于缩合，故再用四氢硼钠还原成二元醇，然后用酸调 pH 至 2 左右，室温放置，使具直链型缩醛结构的苷发生水解，得到原始构型的苷元和甘油、羟乙醛。

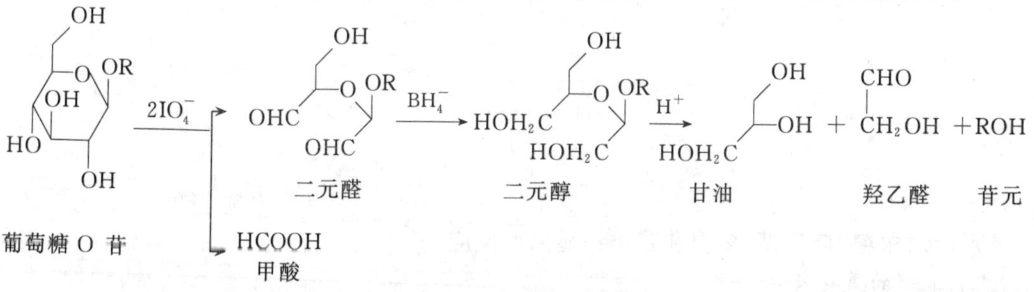


C-苷用 Smith 降解法水解，最终得到的是多一个醛基的苷元，此点与上述 O-苷不同。

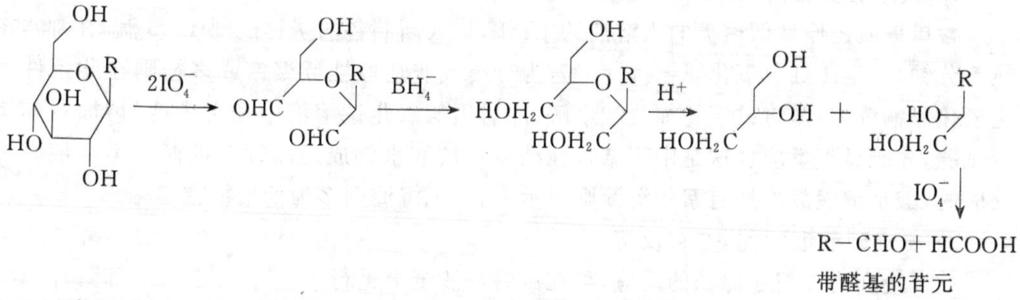


Smith 降解法对于苷元具有邻二醇结构的苷类不适用，因其苷元也易发生过碘酸氧化。

## 五、酸碱性

苷类化合物有的具有酸性（如黄酮苷、蒽醌苷、香豆素苷等），有的具有碱性（如某些生物碱苷)，有的为中性(如强心苷、皂苷等)。苷的酸碱性主要由苷元的酸碱性产生。糖基部分一般为中性，但糖醛酸形成的苷亦具有酸性，氨基糖苷则可具有碱性。

## 六、检识

不同苷类化合物由于苷元结构类型不同，因此具有不同的检识反应，这将在以后的有关章节中介绍。此处主要叙述苷类化合物共同具有的糖的检识反应。

### (一) 酚醛缩合反应(Molish 反应)

该反应是将糖或苷的水溶液(或乙醇液)约 1 mL 置于试管中，加 3% α-萘酚乙醇溶液1～2 滴，混匀后再沿试管壁加入浓硫酸约 1 mL，浓硫酸沉于试管底部，而样品液在浓硫酸上方，两液层的交界面呈现紫红色环。

此反应对苷(或低聚糖、多糖)类首先产生水解反应，生成单糖，然后浓硫酸使单糖脱水生成糠醛衍生物，其醛基与 α-萘酚缩合，经氧化生成紫红色的缩合产物。

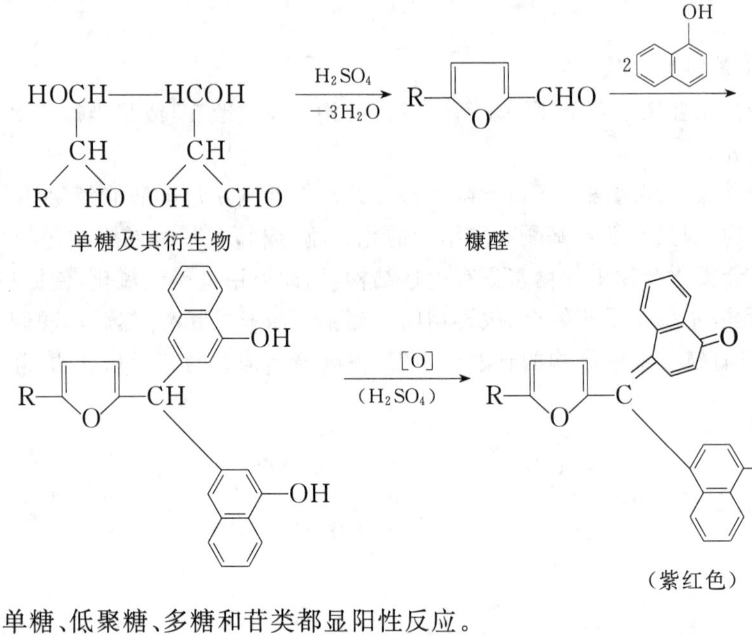


此反应对单糖、低聚糖、多糖和苷类都显阳性反应。

### (二) 单糖的氧化反应

1. 碱性酒石酸铜(Fehling)反应

含单糖或还原性低聚糖的水溶液约 1 mL，加入新制备的费林试剂 4～5 滴，在沸水浴上加热 5 分钟，产生砖红色氧化亚铜沉淀。若为苷类或非还原性低聚糖或多糖则在此条件下不产生氧化亚铜沉淀，需将试液先加盐酸水解，冷后用氢氧化钠溶液中和至中性，再加费林试剂进行试验，才能显正反应。这是由于结合性糖或苷被酸水解成还原性单糖而产生反应。进行此反应时，酸水解液放冷后有絮状沉淀则表示为苷，无沉淀则多为低聚糖或多糖。

2. 氨性硝酸银(Tollen's)反应

此反应亦为检识还原糖的反应，可在试管或滤纸上进行。

### (三) 苯胺-邻苯二甲酸试剂反应

此反应主要用于层析检识还原糖，通常在喷试剂后，于 100～105℃加热显色。

### (四) 糖的色谱检识

可用纸色谱或硅胶薄层色谱法进行。展开剂常用的为正丁醇-冰醋酸-水(4∶1∶5 上层；

或 4∶1∶1)、乙酸乙酯-吡啶-水(2∶1∶2)。显色剂用苯胺-邻苯二甲酸试剂或茴香醛试剂,喷后都需在 100～105℃加热显色。

## 第四节 苷的提取

自植物中提取苷类,由于苷类的性质各异,很难有统一的方法。通常是根据苷类化合物的溶解性能、酸碱性、有无特殊的官能团和极性大小等诸多因素综合考虑后设计提取分离的方法。在以后的章节中将有针对性地提供各种苷类的提取分离方法,此处仅将一些苷类提取中应注意的事项及未知某种苷类时可采用的方法介绍于下。

苷类提取时首先应尽量避免苷键的裂解,尤其是提取原生苷时。苷键易被酸或酶催化裂解,而植物体中常含有酸性成分,同时又含有可使苷发生水解的酶,虽然水解酶与苷不存在于同一细胞中,但药材经粉碎后细胞被破坏,就有可能发生接触而发生水解。防止酸水解的办法是在提取溶剂中加入适量的弱碱(如碳酸钠等);防止酶水解可采用热乙醇或沸水提取。但苷提取时若要提取次生苷,则要利用水解酶的活性,使原生苷被酶水解时失去部分糖而生成次生苷,其方法通常是在药材粗粉中加入适量温水拌匀,然后堆放 24 小时左右,即可发生酶解,然后再用适当的有机溶剂进行提取。

提取苷一般选用乙醇为溶剂,也可选用甲醇或其他溶剂,这都由提取者决定。提取液中除含有苷类成分外,尚含有植物体中与苷共存的其他亲脂性和亲水性成分,因此尚需通过适当的操作将其去除,得到总苷。

在未知总苷类型和杂质种类时,通常可以采用系统溶剂提取法,按各类化合物极性不同,由极性小至极性大的次序进行提取分离,然后对各部分进行进一步的分析。具体流程如下:

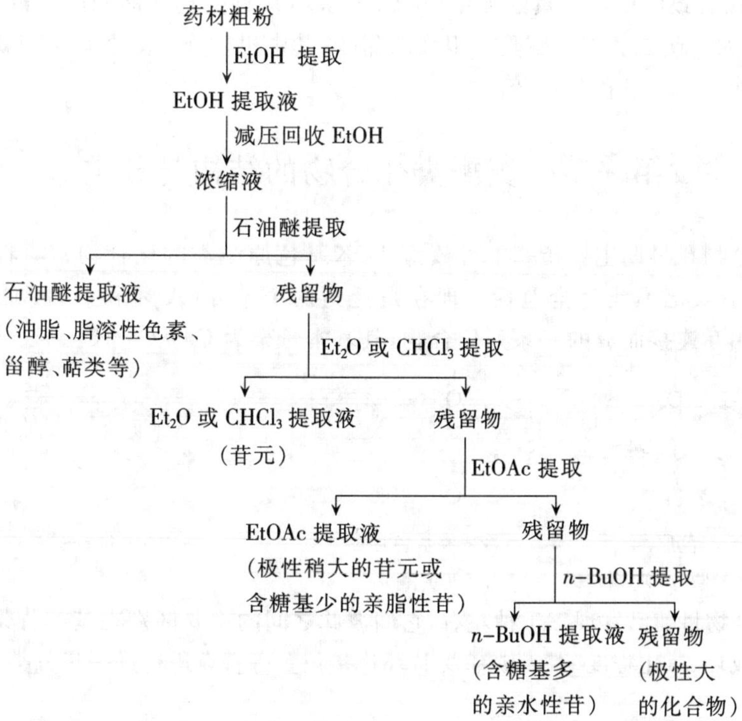

# 第三章 黄酮类化合物

黄酮类化合物(flavonoids)是广泛存在于植物界的一类化合物，它们不仅是一些植物药的有效或无效成分，也是人们日常食用的蔬菜和水果中的成分。该类化合物在植物体中常以游离状态或与糖缩合成苷存在，通常在花、叶、果实等组织中多为苷类，而在木质部等坚硬组织中多为游离的苷元。黄酮类化合物往往与植物的生长发育、开花结果，以及抵御异物的侵入有关。

黄酮类化合物多数具有颜色，古代曾作天然染料应用。其生理活性是多方面的，如在心血管系统方面葛根素、金丝桃苷、牡荆素、槲皮素等具有扩张冠状血管的作用。柠檬素、水蓼素、石吊兰素等有降低血压作用。葛根中的葛根苷、大豆素有治疗心肌缺血及缓解高血压患者头痛的作用。芸香苷(芦丁)、槲皮素、槲皮苷、橙皮苷等具有维生素P样的作用，能降低血管脆性及异常的通透性。银杏叶中的银杏总黄酮主含双黄酮类化合物银杏素、异银杏素等，具有降低血胆固醇作用。儿茶素和水飞蓟种子中的水飞蓟素等对急慢性肝炎的治疗都有较好的疗效，并有保肝作用。异黄酮类化合物结构类似己烯雌酚，故有相似的雌性激素作用，如大豆素、染料木素、金雀花素等。大豆素和异甘草素具有解痉作用。黄芩中的黄芩苷、黄芩素具有抗菌作用，其他木犀草素、槲皮素、鼠李素等亦有相同作用。槲皮素、桑色素、二氢槲皮素及山柰酚等有抗病毒作用，甘草查耳酮A对艾滋病毒也有抑制作用。牡荆素、桑色素、儿茶素等尚具有较强的抗癌作用。此外，有些黄酮尚具有止咳、祛痰和平喘作用，如杜鹃素、紫花杜鹃素等。营实中的营实苷A有致泻作用。黄酮类化合物不仅具有多种生理功能和药用价值，有些还有其他方面的作用，如一些二氢查耳酮具有很强的甜味，其中柑橘苷二氢查耳酮和新橙皮苷二氢查耳酮分别比蔗糖甜300倍和2000倍。

## 第一节 黄酮类化合物的结构与分类

黄酮类化合物在早期主要指基本母核为2-苯基色原酮类的化合物。随着该类化合物的不断发现，上述含义已不能完全包括。现在是泛指两个苯环(A环和B环)通过中央三碳链(环状或链状)相互连接而成的一系列化合物，其基本骨架为$C_6—C_3—C_6$。

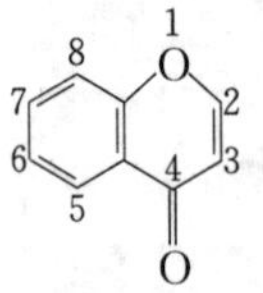


色原酮
(苯骈γ-吡酮)

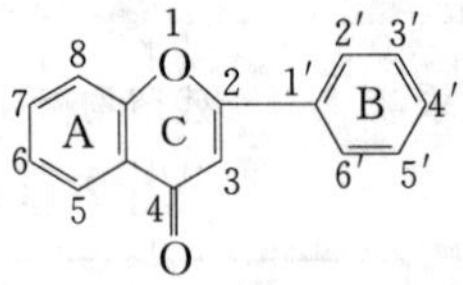


2-苯基色原酮
(黄酮)

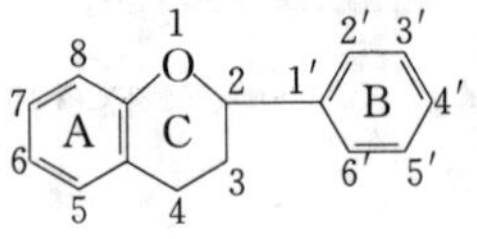


$C_6—C_3—C_6$

黄酮类化合物目前已发现三千种左右，它们彼此之间的主要区别在基本骨架的C部分。根据C部分是否成环、氧化程度、有无碳基及B环连接位置等特点进行进一步分类(见表3-1)。

**表 3-1　黄酮类化合物的主要结构类型**

| 类　型 | 基本结构 | 类　型 | 基本结构 |
|---|---|---|---|
| 黄酮 | 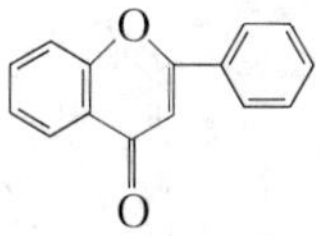 | 二氢查耳酮 | 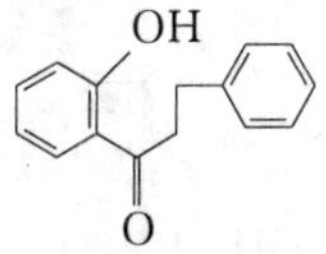 |
| 黄酮醇 | 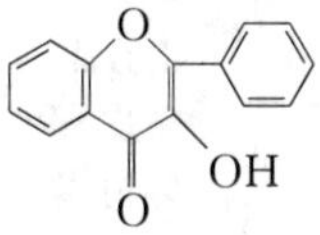 | 花色素 | 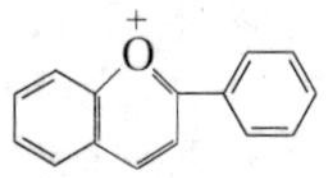 |
| 二氢黄酮 | 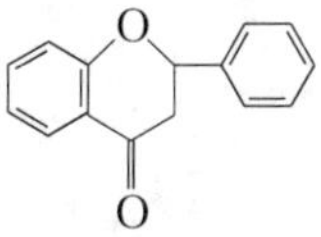 | 黄烷-3-醇 | 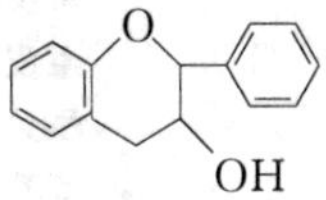 |
| 二氢黄酮醇 | 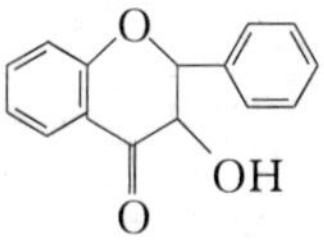 | 黄烷-3,4-二醇 | 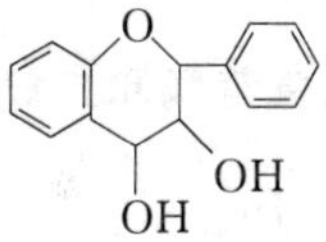 |
| 异黄酮 | 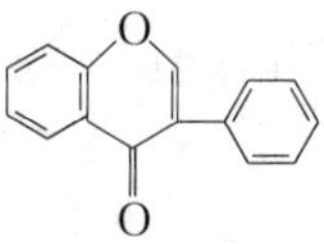 | 双苯吡酮<br>（屾酮） | 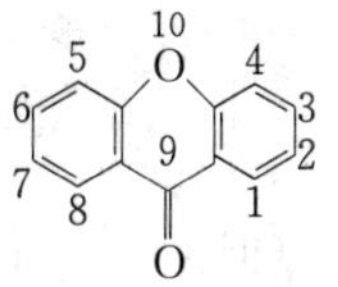 |
| 二氢异黄酮 | 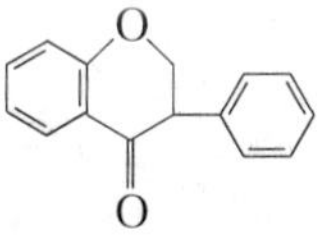 | 噢哢<br>（橙酮） | 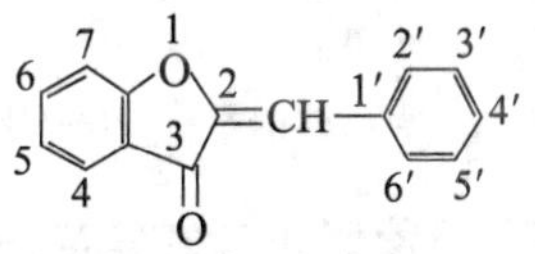 |
| 查耳酮 | 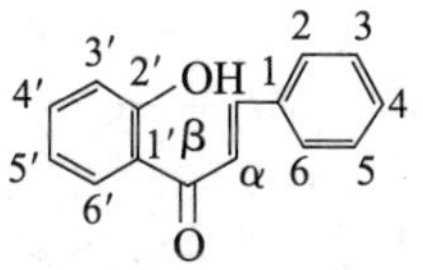 | 异噢哢 | 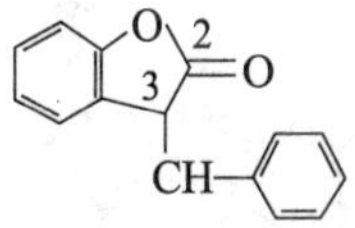 |

天然黄酮类化合物多为上述各种母核的衍生物，在 A 环和 B 环上常有羟基、甲氧基、异戊烯基等取代基存在。

此外，尚有由两分子黄酮或两分子二氢黄酮，或一分子黄酮与一分子二氢黄酮按C—C或C—O—C键方式连接而成的双黄酮类化合物，如存在于银杏叶中的银杏素、异银杏素，双黄酮类化合物多发现于裸子植物。另有少数黄酮类化合物与非黄酮类化合物聚合，如水飞蓟素是由一分子黄酮与一分子苯丙素结合而成的黄酮木脂体类化合物；而榕碱和异榕碱则是由黄酮与含氮杂环结合而成的生物碱型黄酮。

天然黄酮类化合物大部分以苷的形式存在，由于糖的种类、数量、连接位置及方式不同，形成各种苷类。组成苷的糖常见的有 D-葡萄糖、D-半乳糖、L-鼠李糖、L-阿拉伯糖、D-木糖及 D-葡萄糖醛酸等单糖，或由它们组成的双糖或三糖等。糖连接的位置与苷元的结构类型有关。如黄酮醇苷类，糖多连接在 3-,7-,3′-,4′-形成单糖链苷，或 3,7-及 3,4′-和 7,4′-形成双糖链苷。黄酮类化合物的苷类除多数为 O-苷外，亦有以 C-苷存在的，如牡荆素、大豆苷和葛根素等，C-苷中糖基多连接在 $C_6$ 位或 $C_8$ 位上。

下面列举一些天然药物中常见的黄酮类化合物。

## 一、黄酮和黄酮醇类

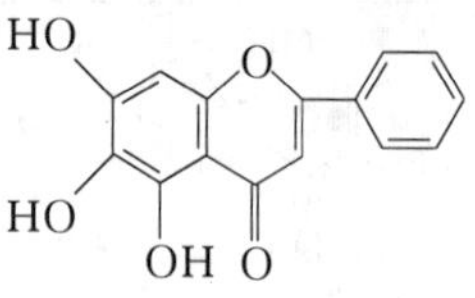

黄芩素

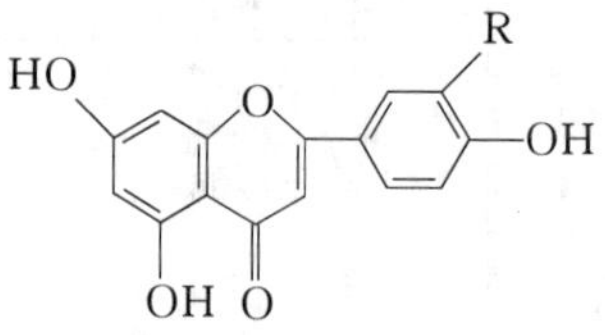

木犀草素　R＝OH
芹菜素　R＝H

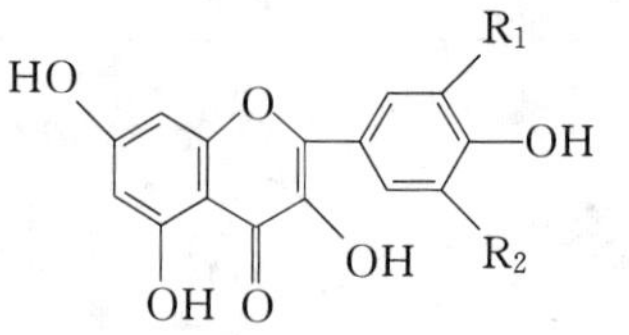

山柰酚　$R_1=R_2=H$
槲皮素　$R_1=OH$　$R_2=H$
杨梅素　$R_1=R_2=OH$

| | | |
|---|---|---|
| 金丝桃苷 | 槲皮素 | $-3-O-\beta-D-glc$ |
| 芸香苷(芦丁) | 槲皮素 | $-3-O-\beta-D-glc-\alpha-L-rha$ |
| 牡荆素 | 芹菜素 | $-8-C-\beta-D-glc$ |
| 黄芩苷 | 黄芩素 | $-7-O-\beta-D-gluc\ A$ |

## 二、二氢黄酮和二氢黄酮醇类

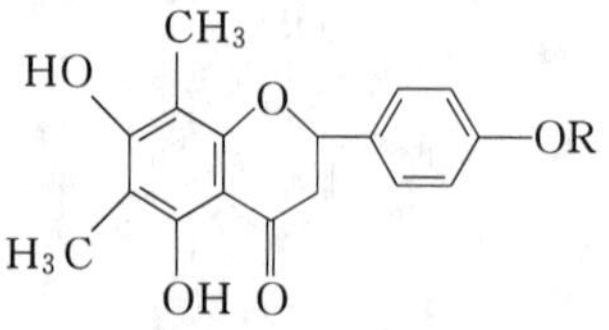

杜鹃素　R＝H
紫花杜鹃素　$R=CH_3$

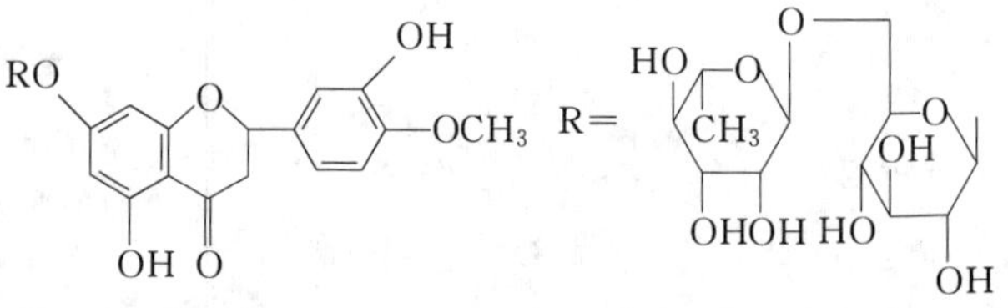

橙皮苷

## 三、异黄酮和二氢异黄酮类

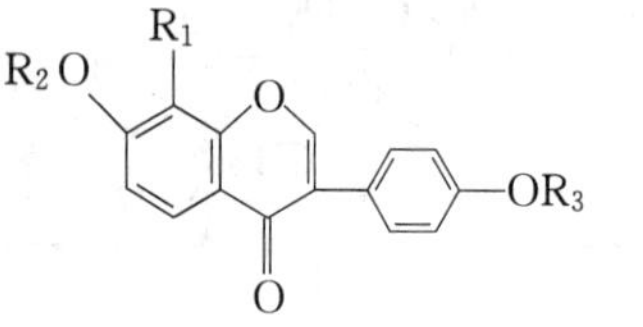

大豆素　$R_1=R_2=R_3=H$
大豆苷　$R_1=R_3=H$　$R_2=glc$
葛根素　$R_2=R_3=H$　$R_1=glc$

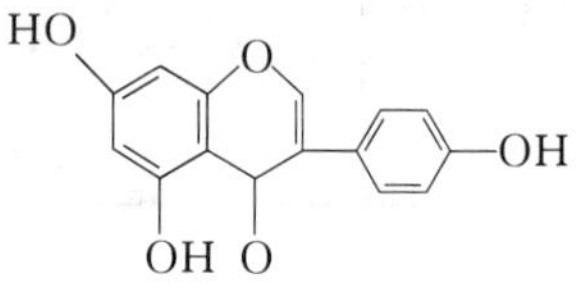

染料木素

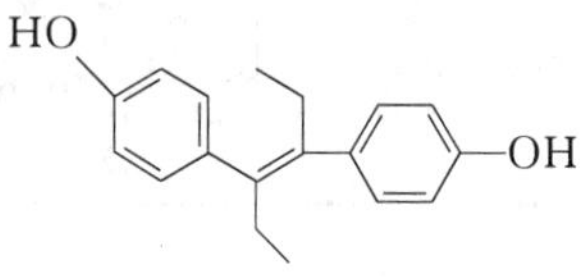

己烯雌酚

## 四、查耳酮和二氢查耳酮类

查耳酮为苯甲醛缩苯乙酮类化合物，其2′-羟基衍生物为二氢黄酮开环后的异构体，两者在酸碱作用下可以相互转化。

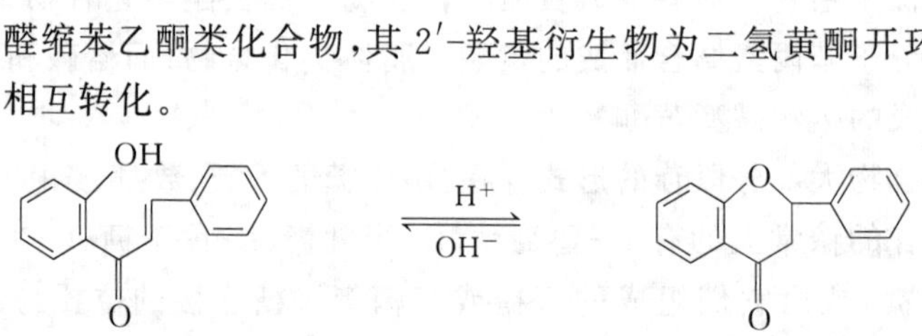

2′-羟基查耳酮(深黄色)　　　二氢黄酮(无色)

中药红花在不同开花时期内其颜色发生不同的变化，开花初期为淡黄色，中期为深黄色，而后期为红色和深红色，其原因是红花中所含的黄酮类化合物结构发生了转变。初期主要含有无色的二氢黄酮类化合物新红花苷和微量的查耳酮类化合物红花苷，故呈淡黄色；中期主要含有红花苷，故呈深黄色；后期或采收干燥过程中由于植物体中酶的作用，使红花苷氧化成醌式红花苷，故变为红色或深红色。

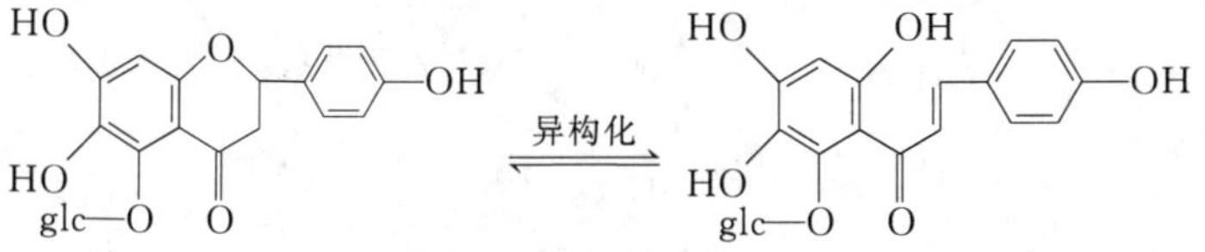


新红花苷（无色）　　　　红花苷（深黄色）

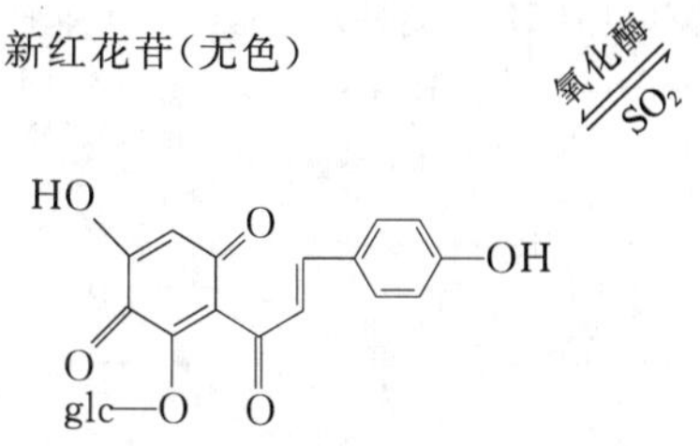


醌式红花苷（红色）

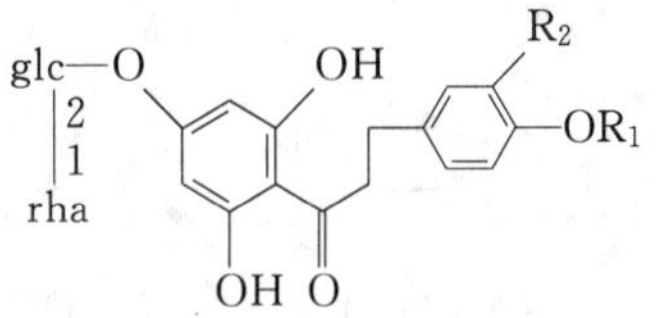

柑橘苷二氢查耳酮　　$R_1=R_2=H$

新橙皮苷二氢查耳酮　　$R_1=CH_3$　　$R_2=OH$

## 五、花色素和黄烷醇类

花色素类又称花青素类，广泛存在于植物的花、果等部位，是形成植物蓝、红、紫等颜色的一类水溶性色素，它们多以苷的形式存在，故又称为花色苷类。植物中存在的花色素类化合物，最常见的有矢车菊素、飞燕草素和天竺葵素等。

黄烷醇类是花色素类的还原产物，又称无色花色素类。根据C环羟基位置分为黄烷-3-醇和黄烷-3,4-二醇。常见的化合物有（+）儿茶素、（-）表儿茶素、无色矢车菊素等。黄烷醇类是形成缩合鞣质的基本单元。

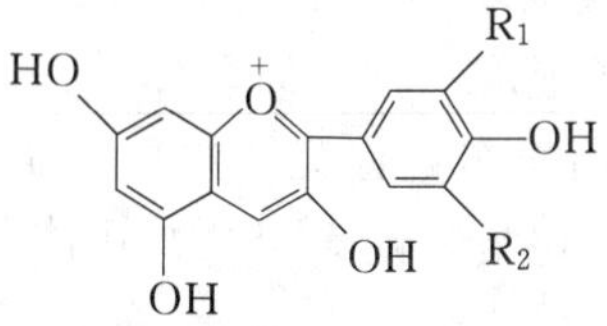

矢车菊素 $R_1=OH$　$R_2=H$

飞燕草素 $R_1=R_2=OH$

天竺葵素 $R_1=R_2=H$

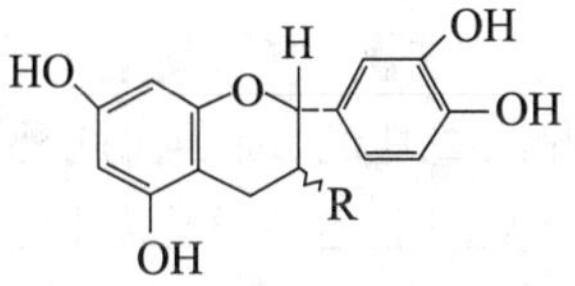

（+）儿茶素 $R=\beta$—OH

（-）表儿茶素 $R=\alpha$—OH

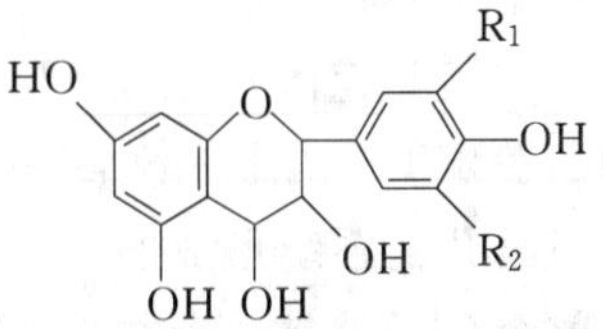

无色矢车菊素 $R_1=OH$　$R_2=H$

无色飞燕草素 $R_1=R_2=OH$

无色天竺葵素 $R_1=R_2=H$

## 六、其他类

如中药石韦、知母和芒果叶中含有的芒果苷和异芒果苷为𠮿酮类化合物；决明子中的红镰霉素等为苯骈色原酮类化合物；凯刺种子和果实中的凯林为呋喃色原酮类化合物；银杏素等为双黄酮类化合物；水飞蓟素为黄酮木脂体类化合物；榕碱及异榕碱为生物碱型黄酮等。

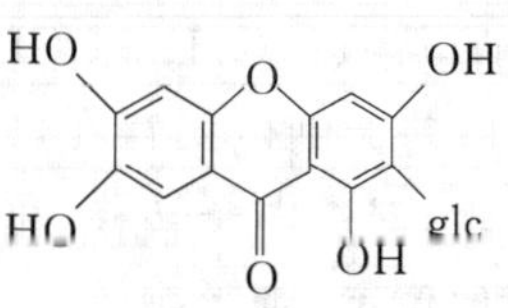

芒果苷

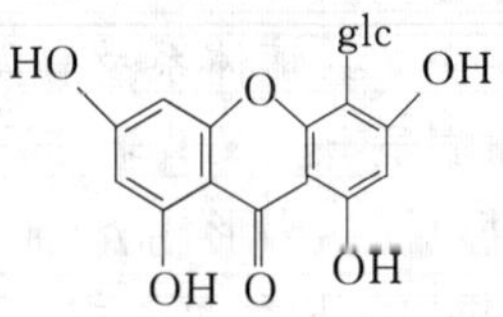

异芒果苷

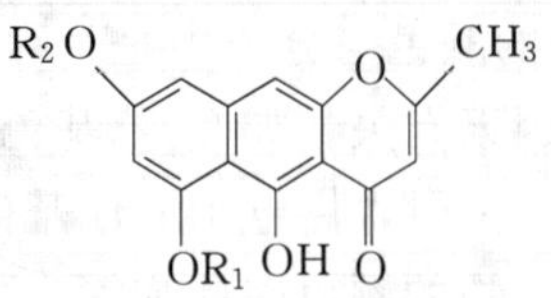

红镰霉素　　$R_1=H$　$R_2=CH_3$

去甲红镰霉素 $R_1=R_2=H$

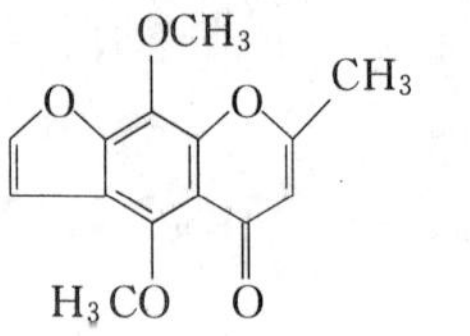

凯林

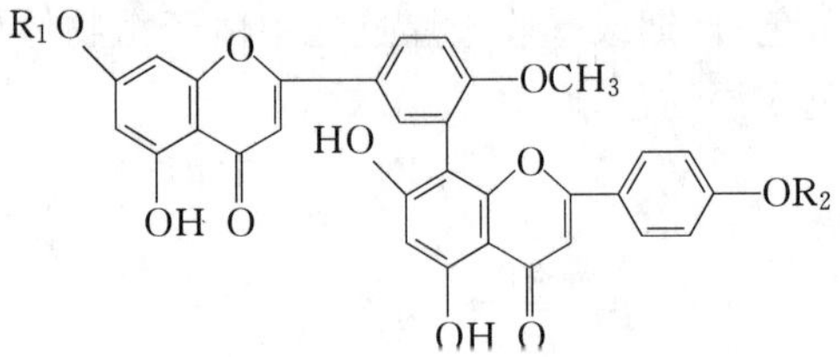

银杏素　$R_1=CH_3$　$R_2=H$

异银杏素　$R_1=H$　$R_2=CH_3$

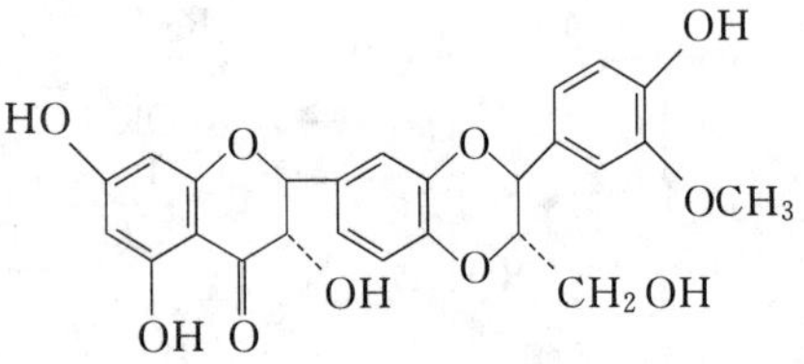

水飞蓟素

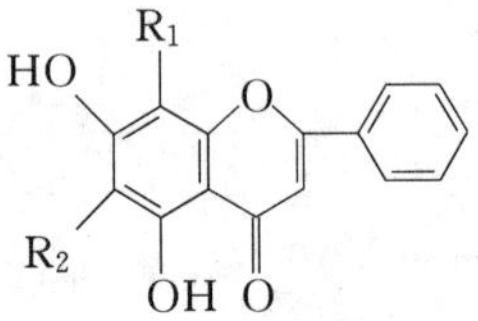

榕碱　$R_1=$ 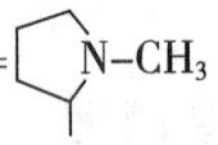 $R_2=H$

异榕碱　$R_1=H$　$R_2=$ 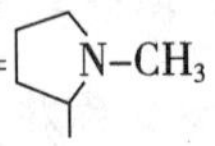

## 第二节　黄酮类化合物的理化性质

黄酮类化合物的理化性质有很多是与其结构中是否存在交叉共轭体系密切相关的。黄酮类化合物的交叉共轭体系是指2-苯基色原酮结构中存在的苯甲酰共轭系统(A环与4-位羰基的共轭系统)与桂皮酰共轭系统(B环通过2,3位双键与4-位羰基的共轭系统)共有4-位羰基。具有交叉共轭体系,由于可发生电子云的转移,使整个分子形成一种平面型分子。具有此种结构的黄酮类化合物有黄酮、黄酮醇、查耳酮、噢哢。此外,屾酮亦具有交叉共轭体系,是由两个苯甲酰共轭系统形成的。而二氢类的上述各类化合物及黄烷类等则无交叉共轭体系。花色素类整个分子就是一个共轭的平面型分子。

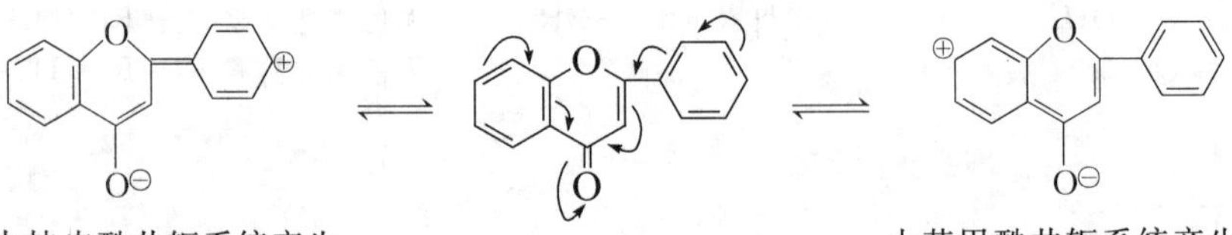

由桂皮酰共轭系统产生　　　　由苯甲酰共轭系统产生

### 一、性状

黄酮类化合物多为结晶性固体,少数(某些黄酮苷)为无定形粉末。

黄酮类化合物的颜色与分子中是否存在交叉共轭体系及有无助色团(—OH、—$OCH_3$等),及其数目、位置等因素有关。如2-苯基色原酮虽有交叉共轭体系,但若无助色团存在,则近无色,但若在7-或4′-位引入供电子取代基(助色团),因形成$p-\pi$共轭,促进电子转移、重排,使共轭系统增大,化合物的颜色因此加深。但供电子取代基若引入其他位置,则影响较小。

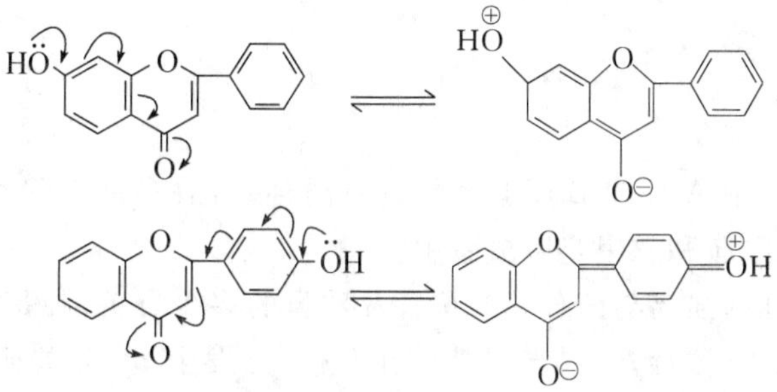

通常，黄酮、黄酮醇及它们的苷类多显灰黄至黄色，查耳酮为黄至橙黄色。

无交叉共轭体系的二氢黄酮、二氢黄酮醇、二氢异黄酮、黄烷醇等为无色化合物。异黄酮共轭系统虽比二氢类黄酮增加，但无交叉共轭体系，故为无色或微显黄色。

花色素类化合物的颜色随 pH 的不同而变化，酸性条件下（$pH<7$）显红色，碱性条件下显紫色（$pH=8.5$）或蓝色（$pH>8.5$）。

## 二、旋光性

具有交叉共轭体系或整个分子为共轭系统的黄酮类化合物结构中无手性碳原子，故无旋光性。反之则有旋光性，如二氢黄酮、二氢黄酮醇、二氢异黄酮、黄烷醇等。各种黄酮类化合物与糖缩合成苷后，不论苷元有无旋光性，其苷类都具有旋光性，且多为左旋体。

## 三、溶解性

黄酮类化合物在各种溶剂中的溶解性能与其结构及存在状态（苷或苷元、单糖苷、双糖苷或三糖苷等）有着很大的关系。

一般游离苷元难溶于水，易溶于甲醇、乙醇、乙酸乙酯、乙醚等有机溶剂，含酚羟基者尚可溶于稀碱水溶液中。其中黄酮、黄酮醇、查耳酮等平面型分子，因分子间排列紧密，分子间引力较大，故更难溶于水；而二氢黄酮、二氢黄酮醇等由于分子中 C 环 2,3 位双键被氢化，为非平面型分子，近似于半椅式结构，分子间排列不紧密，分子间引力降低，有利于水分子进入，故水中溶解度稍微增大；异黄酮类也非平面型分子，故亲水性也稍大；而花色素类虽是平面型分子，但因其是以离子形式存在的，具有盐的通性，故亲水性强，水中溶解度较大。

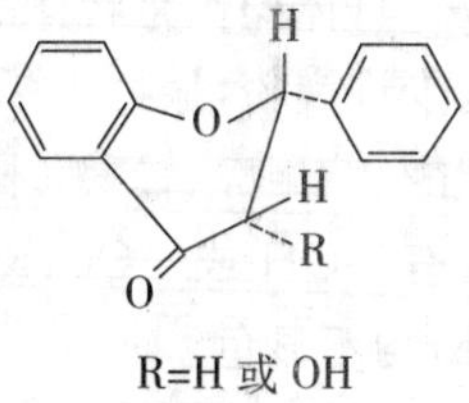

R=H 或 OH

二氢黄酮类的非平面型结构

游离黄酮苷元的母核上引入羟基，则水溶性增加，脂溶性降低，羟基引入越多，则水溶性增加越大；若母核上引入甲氧基或异戊烯基，则脂溶性增加，水溶性降低。如 5,6,7,8,3′,4′-六甲氧基黄酮（川陈皮素）甚至可溶于石油醚。

黄酮苷类一般易溶于热水、甲醇、乙醇等强极性溶剂中，而难溶或不溶于石油醚、苯、乙醚、氯仿等非极性或弱极性有机溶剂中，但有些黄酮苷类化合物，在乙酸乙酯中亦具有一定的溶解度。苷类分子中糖基的数目多少和结合位置，对溶解度亦有一定的影响，一般多糖苷的水溶性比糖基少的要大；3-O-糖苷的水溶性比 7-O-糖苷的水溶性大，如 3,5,7,8,3′,4′-六羟基黄酮（棉黄素）的 3-O-葡萄糖苷的水溶性比 7-O-葡萄糖苷的要大。其原因为 3-O 糖基的存在，产生了较大的立体障碍，使平面型分子变成非平面型分子的关系。

## 四、酸碱性

（一）酸性

黄酮类化合物分子中A环或B环上多数具有酚羟基，故多具有酸性，可溶于碱性水溶液及吡啶中，也可溶于甲酰胺和二甲基甲酰胺中。

黄酮类化合物酸性的强弱与酚羟基的位置及数目的多少有关，凡是具有交叉共轭体系的黄酮类化合物，其7或4′-位羟基，因与羰基处在对位，可发生 $p-\pi$ 共轭，酸性增强。而5-位羟基因与4-位羰基形成分子内氢键，酸性最弱。其他位置羟基的酸性强弱则介于这两种情况之间。若酚羟基数目增加，则酸性亦有增强。常可采用pH梯度萃取法来分离酸性强弱不同的游离黄酮和水溶性小的苷类。黄酮类化合物酸性强弱与酚羟基之间的关系如下：

7,4′-二OH＞7-或4′-OH＞一般酚OH＞5-OH，

分别可溶于：5％$NaHCO_3$、5％$Na_2CO_3$、1％NaOH、5％NaOH。

（二）碱性

黄酮类化合物分子中γ-吡喃酮环上的1-位氧原子，具有未共用电子对，且能通过2,3-位双键与4-位羰基发生 $p-\pi$ 共轭，故表现出微弱的碱性，可溶于浓无机酸（浓硫酸、浓盐酸）生成锌盐。但锌盐性质不稳定，加水即分解为原化合物。而生成的锌盐，常因黄酮类化合物不同，显示不同的颜色，可用于鉴别。

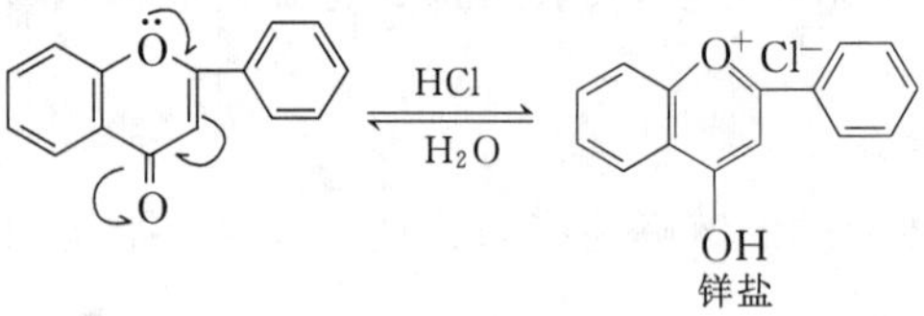


## 五、检识

（一）显色或沉淀反应检识

黄酮类化合物的检识反应较多，这些反应多与分子中的酚羟基及γ-吡喃酮环有关。

1. 还原反应

（1）盐酸镁粉（或锌粉）反应：此反应是鉴定黄酮类化合物最常用，且专属性较强的显色反应。具体操作是将样品的甲醇或乙醇溶液1～2 mL置于试管中，加入几滴浓盐酸摇匀，再加入少许镁粉，振摇1～2分钟（必要时可微热）即可显红色（或在泡沫处观察是否显红色）。多数黄酮、黄酮醇、二氢黄酮及二氢黄酮醇类化合物显橙红至紫红色，少数显紫色至蓝紫色。B环上有—OH或—$OCH_3$取代基者，颜色较深，但查耳酮、噢哢、黄烷醇类不显色，异黄酮除少数例外，均不显色。

此反应的机理，过去认为是生成花色素类苷元及其二聚体，在酸性条件下显红色。现认为是结构中羰基被还原，并转变为阳碳离子而显色。

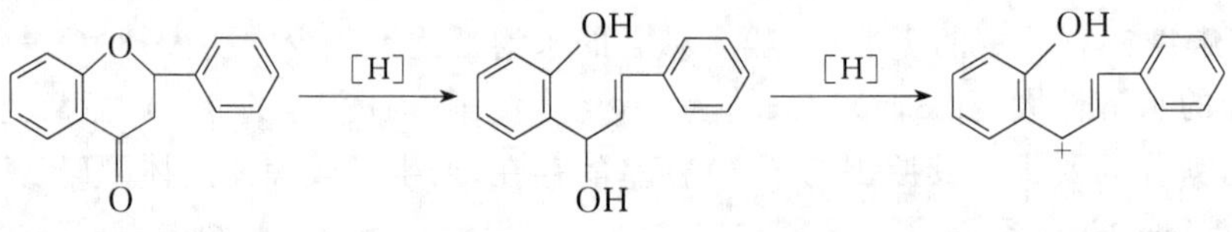


进行此反应时，由于花色素及某些橙酮、查耳酮等在浓盐酸酸性条件下，也会发生色变，故应注意反应过程中加酸时是否已经色变，然后再注意观察加镁粉后的反应情况。

(2) 四氢硼钠反应：此反应是用于检查二氢黄酮和二氢黄酮醇类化合物的专属性反应。具体操作是将样品的甲醇液 1 mL 置于试管中，再加等量 2%$NaBH_4$甲醇液，1 分钟后加浓盐酸或浓硫酸数滴，阳性反应结果是显紫红至紫色。此反应也可在滤纸上进行。此反应对其他黄酮类化合物都不能产生阳性反应。其反应机理亦是羰基被还原，产生阳碳离子。样品化合物若 A 环与 B 环上有一个以上—OH 或—$OCH_3$取代基，则反应产生的颜色加深。

近来有报道二氢黄酮类化合物可与磷钼酸试剂反应呈现棕褐色，而其他黄酮类化合物无此反应，故亦为特征鉴别反应。

2. 金属盐类试剂的络合反应

黄酮类化合物分子结构中如具有 3-羟基、4-羰基，或 5-羟基、4-羰基，或邻二酚羟基者，可与许多金属盐类试剂如铝盐、锆盐、镁盐、锶盐、铅盐等反应，生成有色的络合物或沉淀。

(1) 锆盐-枸橼酸反应：此反应可用于区别黄酮类化合物结构中是具有 3-羟基、4-羰基，还是具有 5-羟基、4-羰基。

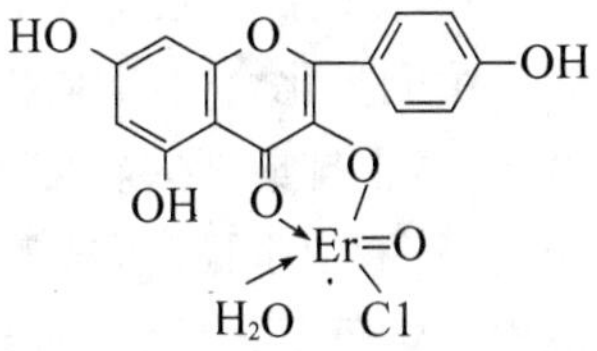


具体操作是将样品的甲醇溶液约 1 mL 置试管中，加 2%二氯氧锆($ZrOCl_2$)的甲醇溶液数滴，若黄酮类化合物结构中具有上述结构即可与试剂反应生成黄色的锆络合物。但 3-羟基、4-羰基络合物的稳定性大于 5-羟基、4-羰基络合物，故当在反应液中加入 2%枸橼酸甲醇溶液后，具 3-羟基者，溶液仍呈鲜黄色，而只具 5-羟基者则络合物分解，其黄色溶液显著褪色(必要时可在沸水浴上加热后观察)。反应也可在滤纸上进行，得到的锆盐络合物多呈黄绿色，有荧光。

此反应对二氢黄酮醇的 3-羟基不产生反应。

(2) 铅盐反应：黄酮类化合物分子中具有邻二酚羟基者，或既有 3-羟基又有 5-羟基者可与醋酸铅产生黄至红色沉淀。若无上述结构，只有一般酚羟基者，则不与醋酸铅产生沉淀，但可与碱式醋酸铅产生有色沉淀。

具体操作是将样品的醇溶液或水溶液约 1 mL 置试管中，加入 1%醋酸铅或碱式醋酸铅水溶液数滴，即生成有色沉淀。

(3) 氯化锶反应：此反应亦是检识邻二酚羟基的反应。具有邻二酚羟基的黄酮类化合物与氯化锶($SrCl_2$)在氨性甲醇溶液中反应，生成绿色至棕色乃至黑色沉淀。

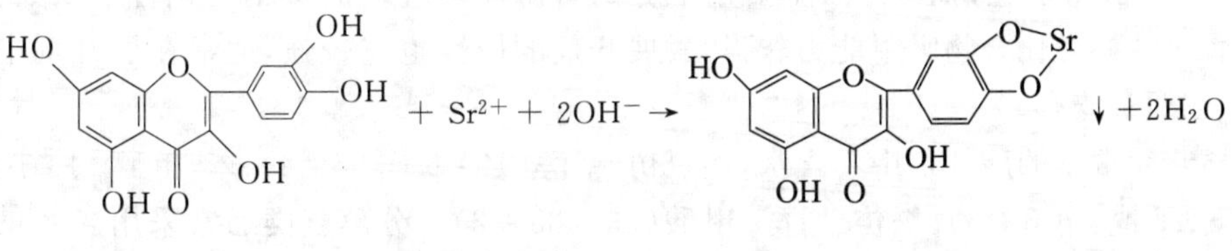


具体操作是取约 1 mg 样品置试管中，加入 1 mL 甲醇使其溶解(必要时可在水浴上加热)，加入 3 滴 0.01 mol/L 氯化锶甲醇溶液，再加 3 滴已用氨蒸气饱和的甲醇溶液，观察有无沉淀产生。

(4) 醋酸镁反应：此反应可用于区别二氢黄酮(醇)类化合物与其他类黄酮。

方法是在滤纸上滴加样品溶液，再喷醋酸镁甲醇液于其上，加热干燥后在紫外光灯下观察荧光。

二氢黄酮与二氢黄酮醇类显天蓝色荧光，若存在 $C_5$ 位羟基，则色泽更为明显。而黄酮、黄酮醇及异黄酮类等则显黄至橙黄乃至褐色。

(5) 三氯化铝反应：具有 3-羟基、4-羰基，或 5-羟基、4-羰基，或邻二酚羟基的黄酮类化合物，都可与三氯化铝产生络合物。在紫外光下（$\lambda_{max}=415$ nm）显亮黄色荧光，但 4′-羟基黄酮醇或 7,4′-二羟基黄酮醇例外，显天蓝色荧光。

方法是在滤纸上滴加样品的乙醇溶液后喷 1％三氯化铝乙醇溶液，干燥后在紫外光下观察荧光。

具有上述结构特点的黄酮类化合物极为普遍，故此反应常用于它们的定性和定量分析。

(6) 三氯化铁反应：黄酮类化合物绝大多数具有酚羟基，故可用三氯化铁水溶液或醇溶液进行检识。通常在具有氢键缔合的酚羟基时，才呈现明显的颜色。

3. 硼酸反应

具有 5-羟基的黄酮及 2′-羟基的查耳酮，在酸性溶液中能与硼酸反应显黄色，并可能带有荧光，故可与其他结构的类型区别。一般在草酸存在下显黄色并有绿色荧光，而在枸橼酸丙酮存在下则显黄色无荧光。

4. 碱性试剂反应

黄酮类化合物结构中的酚羟基遇适当的碱后可解离成负离子，使氧上的未共用电子对更易转移，重排成新共轭体系，使颜色发生变化。如具邻二酚羟基或 3,4′-二羟基的黄酮类化合物，在碱液中不稳定，易被氧化，由黄色变为深红色，最后生成绿棕色沉淀。又如黄酮醇类在碱液中由黄色变为棕色，而其他黄酮类则不是如此变化的。再如二氢黄酮类化合物易在碱液中使 C 环开环，转变成查耳酮类化合物，从而由无色转变为黄至橙黄色。

（二）色谱法检识

1. 薄层色谱法

薄层色谱法用于黄酮类化合物的检识时，多采用吸附色谱法，常用的是硅胶薄层色谱和聚酰胺薄层色谱。

(1) 硅胶薄层色谱法：此法对弱极性黄酮类化合物的鉴定较好。分离苷元，选用亲脂性溶剂系统，如苯-甲醇（95∶5）、甲苯-氯仿-丙酮（40∶25∶35）或氯仿-甲醇（17∶3 或 14∶1）。分离苷，则应增加溶剂系统的极性，通常是在这些溶剂中加入一定比例的酸，如苯-甲醇-醋酸（7∶1∶1）、乙酸乙酯-丁酮-甲酸-水（5∶3∶1∶1）等。化合物的极性越大，被吸附能力越强，则 $R_f$ 值越小（$R_f$：比移值）。

(2) 聚酰胺薄层色谱法：此法主要用来分离含游离酚羟基的黄酮类化合物及其苷类。由于聚酰胺对黄酮类化合物吸附能力较强，故展开剂的极性也应较强，通常在展开剂中含有醇、酸或水，或两者兼有。

分离苷元常用的展开剂中不含水，如氯仿-甲醇（94∶6 或 96∶4）、苯-甲醇-丁酮（90∶6∶4 或 84∶8∶8 或 4∶3∶3）、氯仿-甲醇-甲酸（63∶38∶2）。分离苷类通常采用含水的展开剂，如甲醇-水（4∶1）、乙醇-水（7∶3 或 1∶1）、丙酮-水（1∶1）、甲醇-醋酸-水（18∶1∶1）或 30％～60％醋酸等。

2. 纸色谱法

纸色谱法可用于分离各种黄酮类化合物及它们的苷类。进行混合物的检识时，可采用单向或双向展开，而以双向展开最为常用。

对于黄酮苷类，双向展开所用的展开剂，一向为醇性展开剂，另一向为水性展开剂。前者如正丁醇-醋酸-水（4∶1∶5，上层，BAW 系统），也可用正丁醇-醋酸-水（4∶1∶1）或水饱和正丁醇等；后者如 2％～5％醋酸，醋酸-浓盐酸-水（30∶3∶10）或 3％氯化钠等。

对于黄酮苷元，除可用上述醇性展开剂外，也可用亲脂性稍强的展开剂，如苯-醋酸-水(125∶72∶3)、氯仿-醋酸-水(13∶6∶1)、苯酚-水(4∶1)等。其水性展开剂一般用浓酸，如醋酸-浓盐酸-水(30∶3∶3)等。

3. 黄酮类化合物色谱法的显色剂

黄酮类化合物的显色剂常用的是1%～2%三氯化铝乙醇溶液，或1%三氯化铁乙醇溶液。在喷显色剂前后可在紫外光灯下观察荧光，并注意其变化。此外，氨蒸气熏或碱水(如10%碳酸钠)处理等法显色亦可应用。

4. 各种色谱法中黄酮类化合物结构和 $R_f$ 值之间的关系

(1) 硅胶薄层色谱法：黄酮类化合物 $R_f$ 值的大小与化合物的极性大小成相反关系，即极性大 $R_f$ 值小，极性小 $R_f$ 值大。化合物极性的大小与分子中极性基团的种类、数目和位置等有关，尤其是羟基，具体情况如下：

① 常见取代基极性顺序为：$R—CH_3 < RH < R—OCH_3 < R—OH < R—O—glc$；

② 同环有二酚羟基时，其极性与酚羟基位置有关，邻位<对位<间位；

③ 羟基若形成分子内氢键时，则极性降低，如5—OH极性<7—OH；

④ 羟基数目、位置相同时，分子共轭系统小的极性小于共轭系统大的，如二氢黄酮较相应的黄酮极性小。

(2) 聚酰胺薄层色谱法：聚酰胺色谱法对化合物吸附力的大小规律与展开剂的性质有关，在不含水的展开剂中，其吸附规律与硅胶的吸附作用相同。在含水的展开剂中，主要与黄酮类化合物结构中酚羟基的数目及位置有关，而与醇羟基的数目和位置几乎关系不大。具体规律是：

① 酚羟基数目越多，被聚酰胺吸附的能力越强；

② 酚羟基数目相同时，被吸附能力是间位>对位>邻位；

③ 酚羟基数目相同时，不能形成分子内氢键者被吸附力大于能形成分子内氢键者；

④ 酚羟基数目、位置相同时，分子内芳香化程度越高，共轭双键越多，被吸附力越强，如查耳酮>二氢黄酮醇。同样理由，黄酮母核类型不同，其被吸附的顺序是黄酮醇>黄酮>二氢黄酮>异黄酮；

⑤ 黄酮苷类化合物，若苷元相同则其被吸附顺序是苷元>单糖苷>双糖苷>三糖苷。

(3) 纸色谱法：纸色谱法为分配色谱，化合物 $R_f$ 值的大小与化合物在流动相和固定相中的分配情况有关，在流动相中分配多而在固定相中分配少，则 $R_f$ 值大；相反，则 $R_f$ 值小。具体情况如下：

① 在醇性溶剂系统中展开，此时流动相是醇性溶剂，而固定相是层析滤纸中的水，流动相的极性比固定相小。其规律是：

黄酮母核类型相同时，取代羟基越多，极性越强，在固定相水中分配越多，$R_f$ 值越小。若羟基甲基化，则极性降低，在流动相中分配多，$R_f$ 值增大。

黄酮苷类化合物，苷元相同时，糖基越多，极性越强，其 $R_f$ 越小，即苷元 $R_f$ 值>单糖苷>双糖苷>三糖苷。如在BAW溶剂系统中展开，多数苷元(花色素苷元例外)$R_f$ 值>0.7，而苷则<0.7。

② 在水性溶剂系统中展开，此时流动相为酸水或盐水，而固定相为水，流动相的极性比固定相大。其规律是：

黄酮苷元类型不同时，平面型分子的 $R_f$ 值比非平面型分子的要小。如用3%～5%醋酸为展开剂，黄酮、黄酮醇、查耳酮等平面型分子几乎停留在原点，$R_f$ 值<0.02。而二氢黄酮、二

氢黄酮醇等非平面型分子因亲水性较强，故 $R_f$ 值较大，在 0.1～0.3 之间。

黄酮苷类化合物，苷元相同时，极性越大，其 $R_f$ 值也越大，故三糖苷 $R_f$ 值＞双糖苷＞单糖苷＞苷元。一般苷类的 $R_f$ 值大于 0.5。此外，糖的结合位置对 $R_f$ 值也有较大影响。

## 第三节　黄酮类化合物的提取与分离

### 一、提取

黄酮类化合物既不具有挥发性，又不具有升华性，故自药材中提取黄酮类化合物，不能应用水蒸气蒸馏法和升华法，只能应用溶剂提取法。

黄酮苷类和极性较大的苷元（如羟基黄酮、双黄酮、橙酮、查耳酮等），一般可用乙醇、甲醇、甲醇-水（1∶1）、丙酮、乙酸乙酯等提取。而多糖苷类则可用沸水进行提取。花色苷类可用 0.1%盐酸提取。但提取其他苷类成分时，应避免加酸，防止发生水解。若要防止酶水解，可按苷类提取法中的方法，事先抑制酶的活性。提取苷元，可用氯仿、乙醚、乙酸乙酯等为溶剂。多甲氧基苷元也可用苯进行提取。

（一）溶剂提取法

乙醇或甲醇是最常用的提取溶剂，它不仅能溶解游离状态的黄酮类化合物，也能溶解它们的苷类化合物。

醇提取液回收醇后，加适量水，依次用乙醚（或氯仿）萃取游离黄酮；乙酸乙酯萃取极性大的苷元和极性小的苷；正丁醇萃取一般黄酮苷类。也可将醇提取液回收醇至浸膏状，拌入硅藻土，烘干、粉碎后置于提取器中依次用石油醚、乙醚或氯仿、乙酸乙酯、丙酮或甲醇提取各种极性的化合物或黄酮类化合物。石油醚通常提出非极性的脂溶性成分，如叶绿素、胡萝卜素类脂溶性色素、甾醇和萜类等。

黄酮苷类具有一定的水溶性，也可用热水提取，提取液减压浓缩至一定体积，冷后有可能析出黄酮苷。也可在减压浓缩后加入 3～4 倍量的乙醇，沉淀多糖和蛋白质等水溶性高分子化合物，过滤后滤液回收乙醇，放冷后再析出黄酮苷。

（二）碱提酸沉淀法

黄酮类化合物结构中多数具有酚羟基，有一定的酸性，可与适当的碱反应生成盐而具有水溶性，故可用碱水（如石灰水、碳酸钠、稀氢氧化钠等）或碱性稀醇提取。提取液加酸酸化后，黄酮类化合物的盐又恢复成原化合物，如水中溶解度小，则可析出沉淀。此种方法称为碱提酸沉淀法，应用此种方法的必要条件是该黄酮类化合物具有酸性，且水溶解度要小，故主要适用于游离的黄酮苷元，而水溶性小的苷类也可应用，如槐花米中的芸香苷（芦丁）冷水中溶解度为 1∶8000，也可用碱提酸沉淀法提取。

此法提取中所用的碱水，若药材原料是花或果实时，由于含有较多的酸性多糖（果胶、粘液质），给提取液的浓缩、过滤等操作带来较大的困难，可选用石灰水作提取溶剂，使酸性多糖生成水不溶性的钙盐沉淀而不被提出。

（三）大孔吸附树脂法

大孔吸附树脂是一类不含交换基团的树脂，为具有网孔和吸附作用的颗粒状高分子化合物，其吸附容量大，且易再生应用，故在制药工业中已有应用。

将药材的水或稀醇提取液，加入到已处理好的大孔吸附树脂（去除了小分子的交联剂、致孔剂和低聚物后的树脂)柱上，依次用水洗去杂质，不同浓度的醇洗下所需的黄酮类化合物，最后用浓醇或丙酮洗脱完全。在洗脱过程中，可用盐酸-镁粉反应或其他检出方法进行监测，控制洗脱剂的用量。

用后的大孔吸附树脂再生方法较简单，用甲醇或乙醇浸泡洗涤即可。如树脂应用时间较长，可用稀矿酸和稀碱浸泡再生。

（四）提取实例

1. 从黄芩中提取黄芩苷

黄芩为唇形科植物黄芩(Scutellaria baicalensis Georgi)的根。具有清热燥湿、泻火、解毒、止血、安胎等功效。

黄芩根的主要有效成分是黄芩苷，具有抗菌消炎作用，临床用于治疗上呼吸道感染、急性扁桃体炎、急性咽炎等疾病。

黄芩中黄芩苷含量4%～5%。为淡黄色针晶(甲醇)，熔点223°C，几乎不溶于水、乙醚、氯仿、苯，难溶于甲醇、乙醇、丙酮，可溶于热醋酸，易溶于碱性溶液。黄芩苷为葡萄糖醛酸苷，对酸稳定，不易为稀酸水解。因结构中含有羧基，在植物体中多以镁盐等形式存在，故可以溶于水。而遇酸成分子状态，不溶于水析出沉淀。其钠盐在中性的50%左右的醇中可溶解。

具体提取工艺如下：

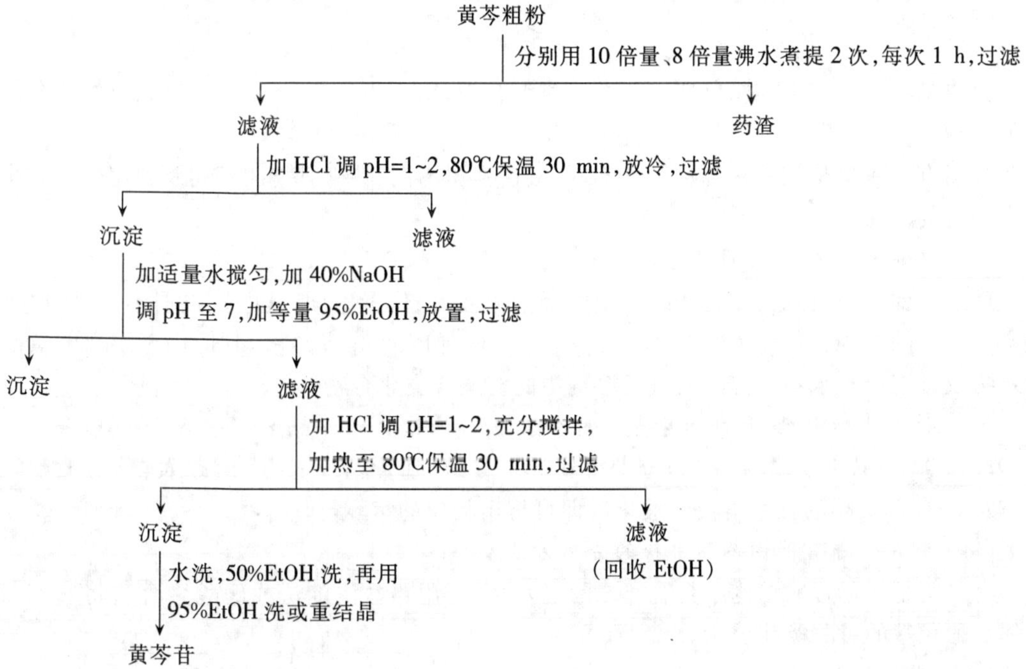


2. 从银杏叶中提取银杏叶总黄酮

银杏叶为银杏科植物银杏(Ginkgo biloba L.)的叶。

银杏叶具有止咳喘、活血止痛作用，临床用于咳嗽气喘、冠心病、心肌梗死、脑血栓的治疗。

银杏叶主要含有黄酮类化合物和二萜内酯类化合物。黄酮类化合物主要为双黄酮，如银杏双黄酮和异银杏双黄酮等，另外有多种黄酮和黄酮醇及黄酮苷类。二萜内酯主要为银杏内酯A、B、C、M等。

银杏叶总黄酮具有与银杏叶相同的功效。

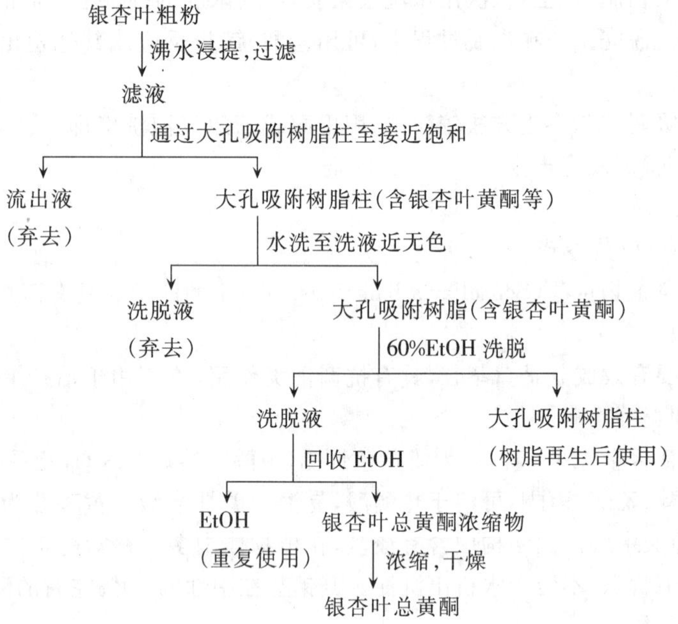


## 二、分离

分离是将通过提取与精制所得的总黄酮混合物，用一些分离方法处理，得到单体化合物结晶的过程。

分离方法主要是利用化合物极性不同、酸性强弱不同、特殊官能团不同及利用分子大小不同等进行的。

### （一）利用酸性强弱不同进行的分离方法

此法主要利用黄酮类化合物结构中酚羟基的数目、位置不同，其酸性强弱不同，因此可以用不同强度的碱将它们分离。具体的方法就是 pH 梯度液-液萃取法，它适用于游离的黄酮类化合物或可溶于与水不相混溶的有机溶剂中的黄酮苷类化合物。

将黄酮类化合物溶于有机溶剂（如乙醚）后，依次用 5% $NaHCO_3$、5% $Na_2CO_3$、0.2% NaOH 及 4%NaOH 水溶液萃取，分别得到 7,4′-二羟基黄酮、7 或 4′-羟基黄酮、一般酚羟基黄酮及 5-羟基黄酮的碱水溶液。酸化后即可析出相应的黄酮类化合物。

### （二）利用特殊官能团不同进行的分离方法

有些黄酮类化合物结构中具有邻二酚羟基，常可用铅盐沉淀法或硼酸络合法将它们与不具邻二酚羟基的黄酮类化合物分离。

1．铅盐沉淀法

具邻二酚羟基的黄酮类化合物可被醋酸铅沉淀（有些具 3,5-二羟基的黄酮类亦可被沉淀），而具一般酚羟基的黄酮类化合物可被碱式醋酸铅沉淀，从而可将两类成分分离。黄酮类化合物与铅盐生成的沉淀，滤集后将其悬浮在乙醇中，通入 $H_2S$ 进行复分解，滤除硫化铅沉淀，滤液经处理可得到黄酮类化合物。上述铅盐沉淀物也可用硫酸盐或磷酸盐，或阳离子交换树脂脱铅。

植物中有些具羧基成分（如酸性多糖类的树胶、粘液质与果胶，有机酸，氨基酸与蛋白质），或具邻二酚羟基成分（如鞣质等）与黄酮类化合物混存时，亦可与醋酸铅产生沉淀。有时也可用此法去除此类杂质。

2. 硼酸络合法

具邻二酚羟基的黄酮类化合物可与硼酸络合，生成易溶于水的络合物，从而可与不具邻二酚羟基的黄酮类化合物分离。硼酸络合物酸化后即可使其分解成原黄酮类化合物与硼酸。

上述两种分离具邻二酚羟基黄酮类化合物的方法适用范围有所不同，铅盐沉淀法主要用于具有一定水溶性的苷类化合物。而硼酸络合法主要用于脂溶性游离黄酮类化合物，即用硼酸水溶液自黄酮类化合物的亲脂性有机溶剂溶液（如乙醚）中萃取具邻二酚羟基的黄酮类化合物，萃取的水溶液加酸酸化，即可析出黄酮类化合物。

（三）利用极性强弱不同进行的分离方法

分离黄酮类化合物主要应用吸附色谱法，常用的吸附剂有硅胶和聚酰胺。此外，也有应用氧化铝、氧化镁、活性炭做吸附剂，或用纤维素和硅藻土做载体的分配色谱法。

1. 硅胶柱色谱法

此法应用范围最广，主要用于分离极性较弱的异黄酮、二氢黄酮、二氢黄酮醇及高度甲基化或乙酰化的黄酮及黄酮醇类。分离极性较大的多羟基黄酮、黄酮醇及其苷类化合物，可用加适量水去活化的硅胶。硅胶中混存的微量金属离子，应预先用浓盐酸处理去除，以免与黄酮类化合物生成络合物，干扰分离结果。

分离黄酮苷元，一般用氯仿-甲醇混合溶剂梯度洗脱。分离黄酮苷，一般用氯仿-甲醇-水混合溶剂洗脱，或用乙酸乙酯-丙酮-水混合溶剂洗脱。

2. 聚酰胺柱色谱法

聚酰胺柱色谱法是分离黄酮类化合物较为理想的方法。聚酰胺对黄酮类化合物的吸附强度主要与分子中酚羟基的数目与位置，及洗脱溶剂与黄酮类化合物或聚酰胺之间形成氢键缔合能力的大小有关。而洗脱溶剂的洗脱能力由弱至强的顺序是：水＜甲醇或乙醇（浓度由低至高）＜丙酮＜稀氢氧化钠水溶液或氨水＜甲酰胺＜二甲基甲酰胺＜尿素水溶液。

聚酰胺柱色谱法用于分离黄酮苷类化合物时，通常用含水洗脱溶剂，即用水和不同浓度的甲醇或乙醇（由低浓度至高浓度）洗脱，黄酮类化合物依次按三糖苷、二糖苷、单糖苷和苷元的顺序洗脱，每类糖苷又按酚羟基数目和位置等影响氢键缔合能力的因素以由弱至强的顺序洗脱。用于分离黄酮苷元混合物时，可用氯仿-甲醇-丁酮-丙酮（40：20：5：1）或苯-石油醚-丁酮-甲醇（60：26：3.5：3.5）等不含水混合溶剂洗脱，黄酮类化合物按极性由弱至强的顺序洗脱。

（四）利用分子大小不同进行的分离方法

利用分子大小不同进行的分离方法是葡聚糖凝胶色谱法。用于黄酮类化合物分离时，主要应用 Sephadex LH－20 和 Sephadex G 两种类型的凝胶。

葡聚糖凝胶色谱法分离黄酮苷类化合物时，主要是起分子筛的作用。洗脱时按苷的分子量由大到小的顺序依次洗脱，即三糖苷先洗脱，二糖苷和单糖苷再依次洗脱，而游离的苷元则最后洗脱。上述两种凝胶皆可用于苷的分离。

此法用于分离游离的黄酮类化合物（苷元）时，由于分子量差异小，故主要起吸附作用。即凝胶对游离黄酮类化合物吸附强度大小主要取决于游离酚羟基的数目多少，越多吸附力越强，越难被洗脱。由于游离黄酮类化合物难溶于水而溶于有机溶剂，故选用凝胶时应选用能在有机溶剂中膨胀的 Sephadex LH－20，而不用只在水中膨胀的凝胶 Sephadex G。

凝胶色谱法中常用的洗脱剂有水溶液和有机溶剂两种类型，前者如碱性水溶液或含盐水溶液，例如 0.1 mol/L $NH_3 \cdot H_2O$、0.5 mol/L NaCl 等；后者如醇及含水醇，或其他有机溶剂，例如甲醇-水（不同比例）、特丁醇-甲醇（3∶1）、乙醇、含水丙酮、甲醇-氯仿等。

下表为一些黄酮类化合物在 Sephadex LH－20 柱上以甲醇为溶剂的相对洗脱速率，表中 $V_e$ 为洗脱样品时需要的溶剂总量或称洗脱体积；$V_o$ 为柱的室体积。$V_e/V_o$ 数值越小，表明该化合物越易被洗脱。其结果表明洗脱顺序依次为三糖苷、双糖苷、单糖苷、三羟基黄酮、四羟基黄酮、五羟基黄酮和六羟基黄酮。

**表 3－2　一些黄酮类化合物在 Sephadex LH－20 柱上（以甲醇为溶剂）的 $V_e/V_o$（相对洗提率）**

| 黄酮类化合物 | 取代基 | $V_e/V_o$ |
|---|---|---|
| 芹菜素 | 5,7,4′-三羟基 | 5.3 |
| 木犀草素 | 5,7,3′,4′-四羟基 | 6.3 |
| 槲皮素 | 3,5,7,3′,4′-五羟基 | 8.3 |
| 杨梅素 | 3,5,7,3′,4′,5′-六羟基 | 9.2 |
| 山柰酚-3-鼠李糖基半乳糖-7-鼠李糖苷 | 三糖苷 | 3.3 |
| 槲皮素-3-芸香糖苷 | 双糖苷 | 4.0 |
| 槲皮素-3-鼠李糖苷 | 单糖苷 | 4.9 |

（五）分离实例

1. 黄芩中黄酮类化合物的分离

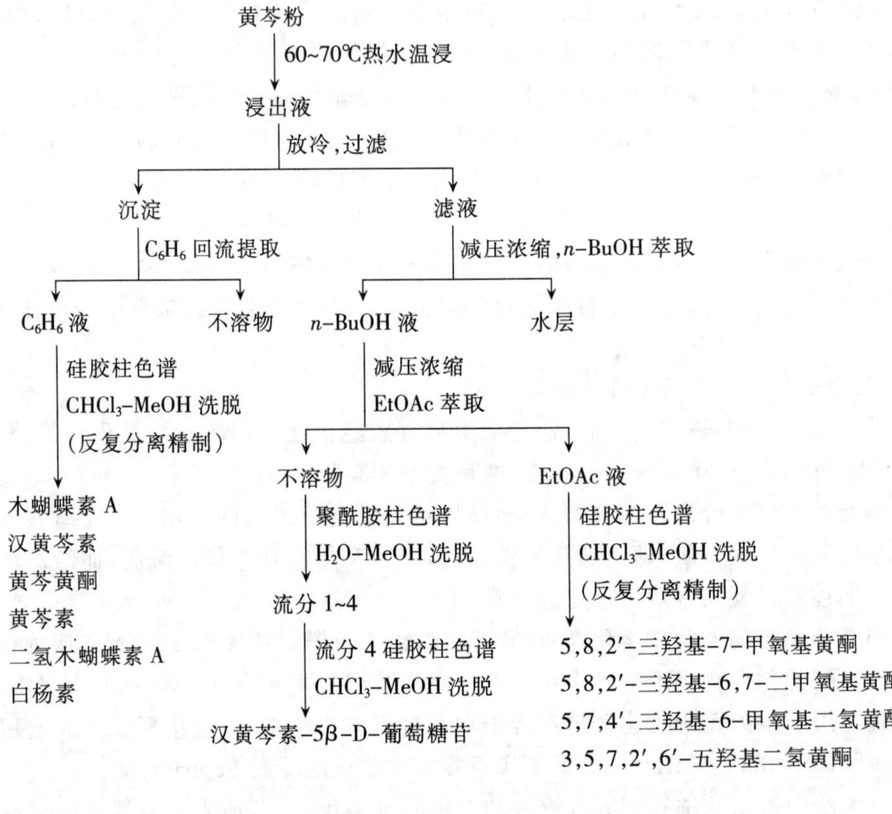

2. 葛根中异黄酮类化合物的分离

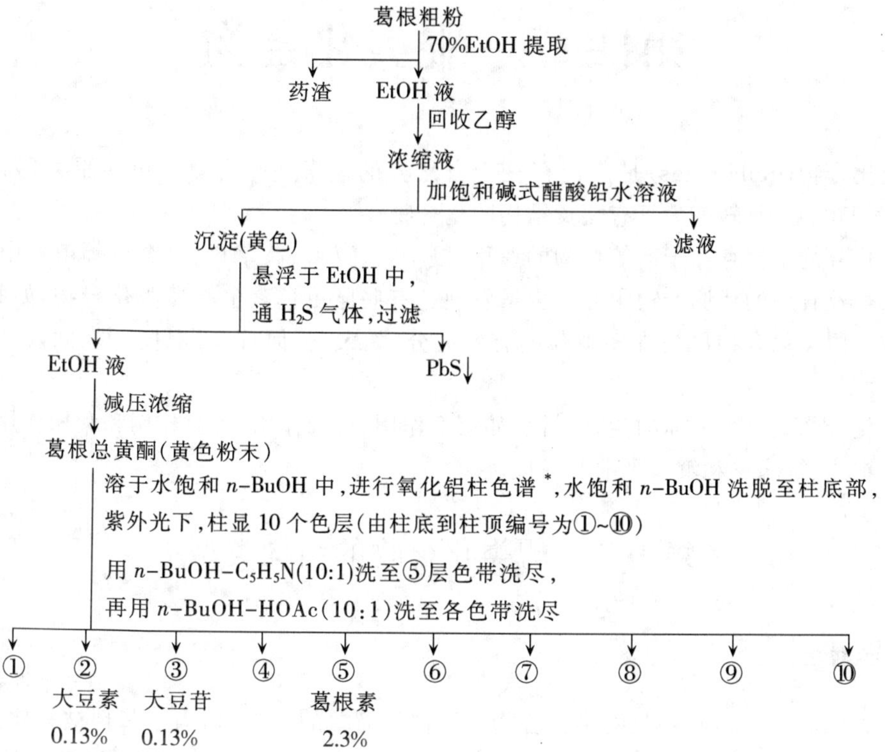


* 黄酮类化合物分离通常不选用氧化铝做吸附剂,因其易与吸附剂生成络合物,使吸附力加强,不易被洗脱。但葛根总黄酮中各组分皆为异黄酮类化合物,结构中不存在易与金属离子产生络合物的 3-羟基-4-羰基、5-羟基-4-羰基或邻二酚羟基等结构,故可用氧化铝做吸附剂。

3. 金钱草中黄酮类化合物的分离

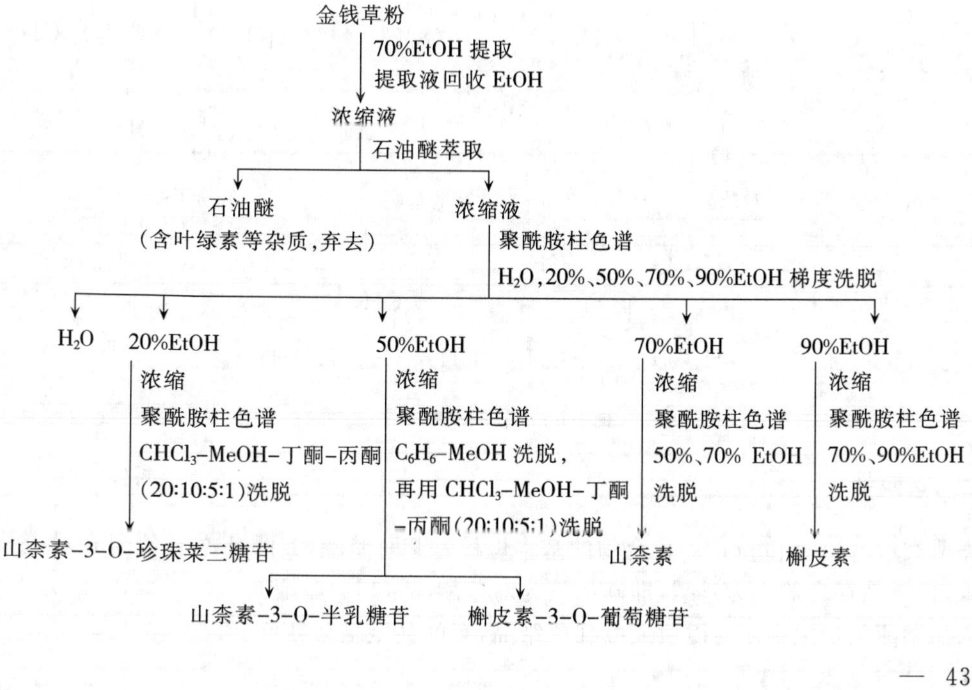

# 第四章　醌类化合物

醌类化合物(quinonoids)是广泛存在于自然界的色素类化合物。包括醌类(如苯醌、萘醌、蒽醌和菲醌)及易转变为具有醌类结构的化合物。

醌类化合物主要存在于高等植物的蓼科、鼠李科、豆科、茜草科、百合科等植物中,在低等植物地衣类及真菌的代谢产物中亦有少量发现。有些昆虫色素也是醌类化合物,如胭脂虫中的胭脂酸。醌类化合物也是许多中药的有效成分,如大黄、何首乌、虎杖、牛西西、决明子、紫草、丹参、芦荟等。

醌类化合物具有多方面的生理活性,如泻下作用、抗菌作用、止血作用和利尿作用等,还有一些具有抗癌、抗病毒和解痉平喘等活性。

## 第一节　醌类化合物的结构类型

### 一、苯醌类

苯醌类(benzoquinones)是醌类化合物中结构最简单的一类,相当于苯环被氧化成醌式结构,有邻苯醌和对苯醌两类。由于邻苯醌结构不稳定,故天然存在的多为对苯醌的衍生物。

天然苯醌类化合物多为黄色或橙黄色结晶。

苯醌类化合物数目不多,如中药凤眼草果实中具抗菌作用的 2,6-二甲氧基苯醌、白花酸藤果果实中具驱绦虫作用的信筒子醌等。此外,广泛存在于生物体中的泛醌类(辅酶 Q 类)具有参与生物体内氧化还原的作用,其中辅酶 $Q_{10}$ 临床用于治疗心脏病、高血压及癌症等。

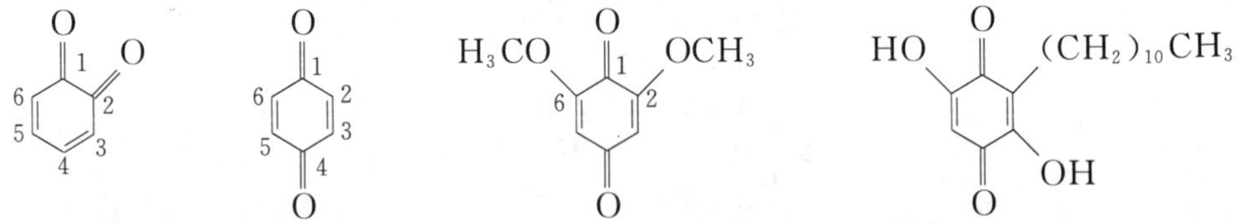


邻苯醌　　对苯醌　　2,6-二甲氧基苯醌　　信筒子醌

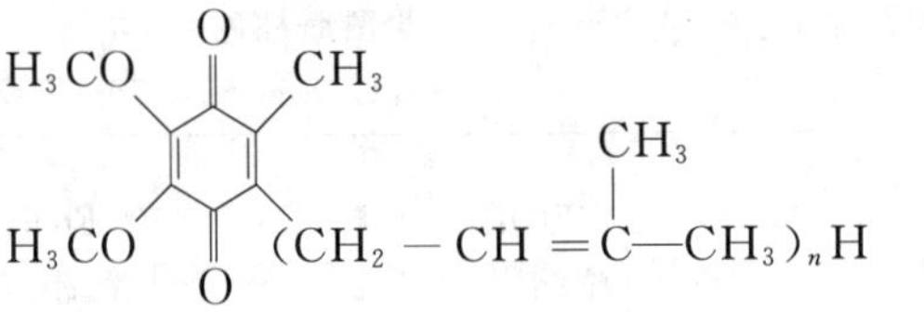


辅酶 $Q_{10}$($n$=10)

### 二、萘醌类

萘醌类(naphthoquinones)化合物的基本母核是苯骈苯醌,其醌环亦有邻醌和对醌两种主要形式,但天然存在的主为对醌,即其母核为对萘醌〔$\alpha$-(1,4)萘醌〕。

天然萘醌的衍生物多为橙黄或橙红色结晶,有的甚至呈紫红色。

中药中含有的萘醌类化合物数目不多，如紫草中含有的具止血、抗菌、抗炎、抗病毒及抗癌作用的紫草素、异紫草素及其酯类衍生物，又如胡桃叶及未成熟果实中含有的具抗菌、抗癌及中枢镇静作用的胡桃醌等。维生素 K 类化合物也属于萘醌类衍生物。

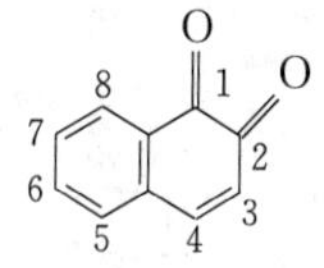


邻萘醌

$\beta$-(1,2)萘醌

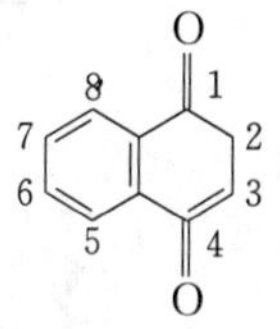


对萘醌

$\alpha$-(1,4)萘醌

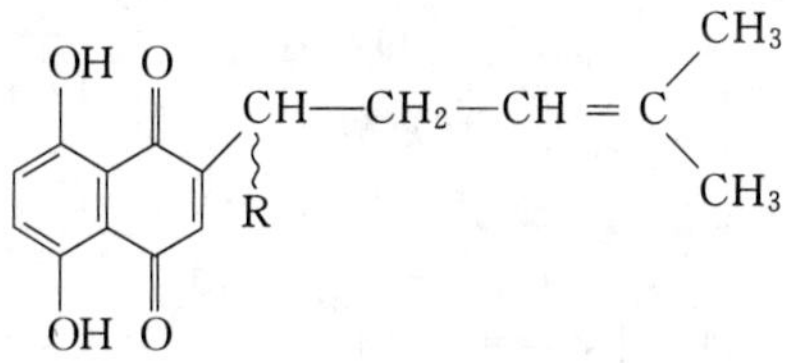


紫草素　　R=$\alpha$-OH

异紫草素　　R=$\beta$-OH

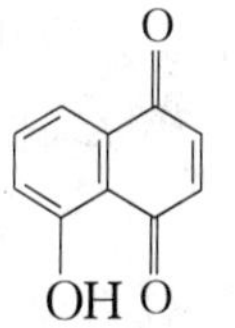


胡桃醌

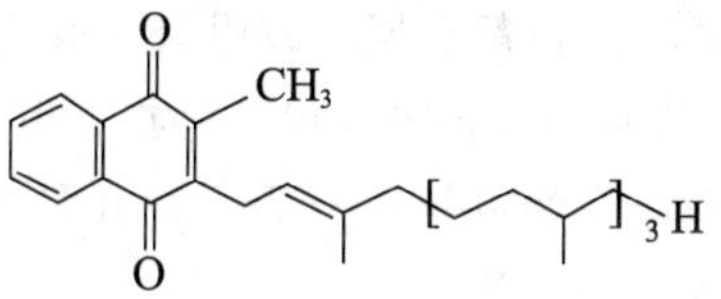


维生素 $K_1$

## 三、菲醌类

菲醌类(phenanthraquinones)化合物的基本母核相当于萘(或部分氢化萘)骈合邻苯醌或对苯醌，而以前种类型为主。如中药丹参根中含有的二十余种脂溶性色素类化合物即为菲醌类化合物，具有扩张冠状动脉和强抑菌作用。其中丹参醌Ⅰ、丹参醌$Ⅱ_A$、丹参醌$Ⅱ_B$等为邻菲醌衍生物，而丹参新醌甲、乙、丙为对菲醌衍生物。其中丹参醌$Ⅱ_A$的磺酸钠盐为人工半合成的水溶性衍生物，临床用其注射剂治疗心绞痛、心肌梗死等冠心病。

丹参中的菲醌类衍生物从生源上看应属于萜类化合物，故又可视为二萜醌类化合物。

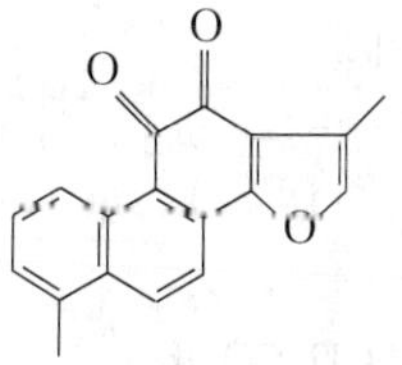


丹参醌Ⅰ

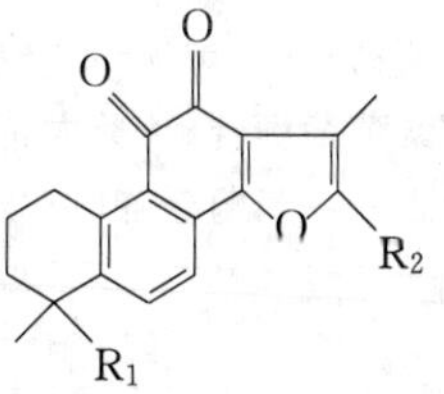


丹参醌$Ⅱ_A$　$R_1=CH_3$　$R_2=H$

丹参醌$Ⅱ_B$　$R_1=CH_2OH$　$R_2=H$

丹参醌$Ⅱ_A$磺酸钠　$R_1=CH_3$　$R_2=SO_3Na$

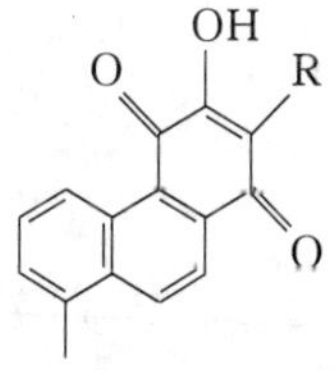


丹参新醌甲　R=CH—$CH_2OH$

丹参新醌乙　R=$CH(CH_3)_2$

丹参新醌丙　R=$CH_3$

## 四、蒽醌类

蒽醌类(anthraquinones)化合物是指蒽核的各种氧化产物，主要是蒽醌衍生物，此外，还包括蒽醌不同程度的还原产物，如氧化蒽酚、蒽酚、蒽酮及蒽酮的二聚体(二蒽酮)等。

天然蒽醌类化合物有两百余种，主要分布在高等植物中，少量存在于地衣及真菌的代谢产物中。许多中药的有效成分即为蒽醌类化合物，如大黄、何首乌、虎杖、决明子等。

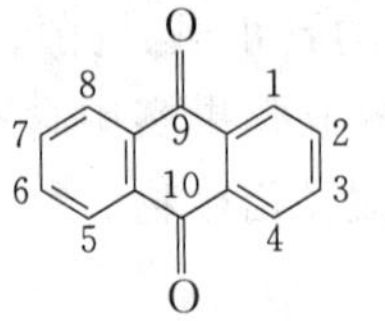

1,4,5,8 位为 $\alpha$ 位

2,3,6,7 位为 $\beta$ 位

9,10 位为中位(meso 位)

蒽醌

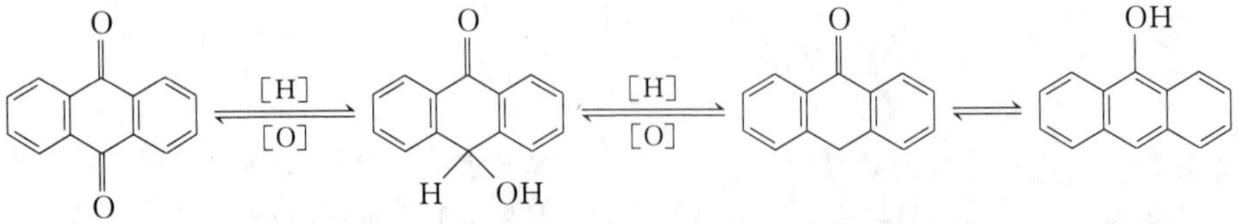

蒽醌　　　　氧化蒽酚　　　　蒽酮　　　　蒽酚

天然蒽醌衍生物在 $\alpha$-位都有羟基或甲氧基取代,在 $\beta$-位除可有上述取代基外,还可有甲基、羟甲基($-CH_2OH$)、醛基和羧基等取代基存在。也有的以氧苷或碳苷形式存在于植物体中。

根据蒽醌及其还原产物母核可分为下面几种类型。

### (一) 蒽醌衍生物

根据羟基在蒽醌母核上的分布情况,可将羟基蒽醌衍生物分为两类:大黄素型和茜草素型。

#### 1. 大黄素型

羟基分布在两侧的苯环上,多数化合物呈黄色。如中药大黄中蒽醌类化合物多数属此种类型,有游离存在的羟基蒽醌,亦有它们与葡萄糖缩合而成的苷类化合物。从巴戟天中得到的1,6-二羟基-2,4-二甲氧基蒽醌,从虎刺中得到的1,3,5-三羟基-2-羧乙基蒽醌等也属此种类型。

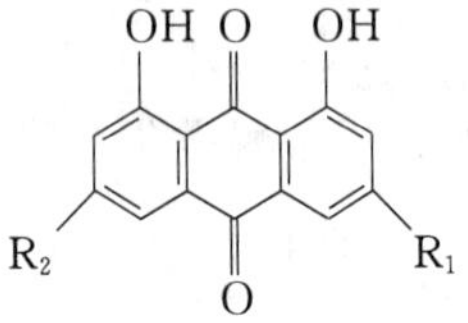

大黄酚　$R_1=CH_3$　$R_2=H$

芦荟大黄素　$R_1=CH_2OH$　$R_2=H$

大黄酸　$R_1=COOH$　$R_2=H$

大黄素　$R_1=CH_3$　$R_2=OH$

大黄素甲醚　$R_1=CH_3$　$R_2=OCH_3$

大黄酚葡萄糖苷(大黄酚-8-O-$\beta$-D-glc)

芦荟大黄素葡萄糖苷(芦荟大黄素-1-O-$\beta$-D-glc)

芦荟大黄素-$\omega$-葡萄糖苷(芦荟大黄素-$\omega$-O-$\beta$-D-glc)

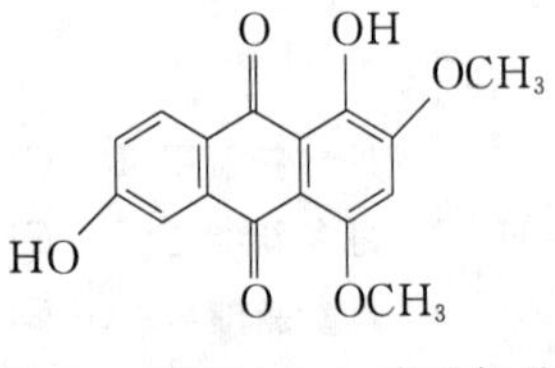

1,6-二羟基-2,4-二甲氧基蒽醌

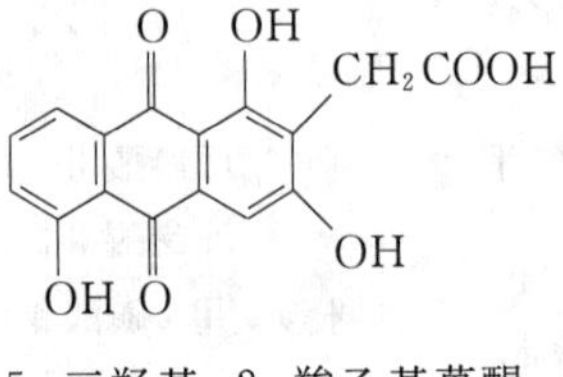

1,3,5-三羟基-2-羧乙基蒽醌

#### 2. 茜草素型

羟基分布在一侧苯环上,化合物颜色较深,多为橙黄色至橙红色。如中药茜草中的茜草素等化合物即为此类型,此外,尚有与木糖或葡萄糖缩合而成的苷类化合物。

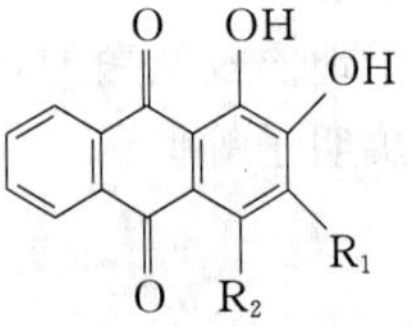

茜草素　$R_1=R_2=H$

羟基茜草素　$R_1=H$　$R_2=OH$

伪羟基茜草素　$R_1=COOH$　$R_2=OH$

（二）蒽酚（或蒽酮）衍生物

蒽酚或蒽酮为蒽醌的还原产物。蒽醌在酸性条件下（如 HCl＋Sn）即可被还原，而蒽酚和蒽酮为互变异构体。

蒽酚或蒽酮的羟基衍生物一般存在于新鲜植物中，对黏膜有较强的刺激作用，且可引起呕吐，但在加工贮藏过程中可以慢慢被氧化成蒽醌而失去此种作用。如在新鲜大黄中含此类成分，但贮存两年以上就检查不出此类成分。

蒽酚或蒽酮衍生物也以游离苷元或苷类（氧苷或碳苷）两种形式存在，中位上的羟基与糖缩合的苷，性质较稳定，只有水解成苷元后才易被氧化。

羟基蒽酚类对真菌有较强的杀灭作用，是治疗皮肤病的有效外用药，如柯桠素治疗疥癣等症效果较好。

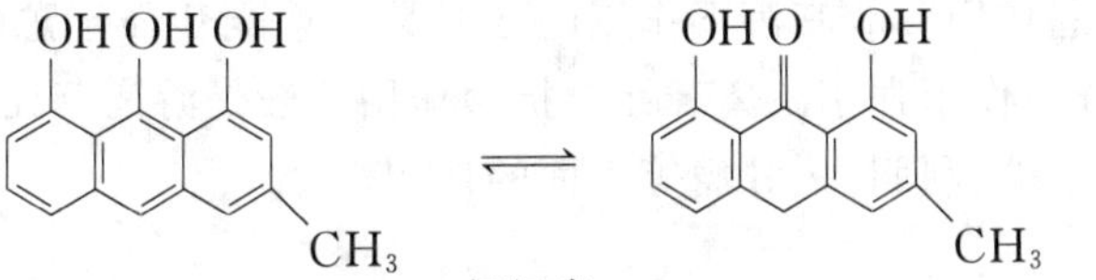

柯桠素

（三）二蒽酮类衍生物

二蒽酮类可以视为是二分子蒽酮相互结合而成的化合物。这类成分在植物体中多以双糖苷的形式存在，如中药大黄和番泻叶中致泻的主要成分番泻苷 A、B、C、D 等均为二蒽酮衍生物。

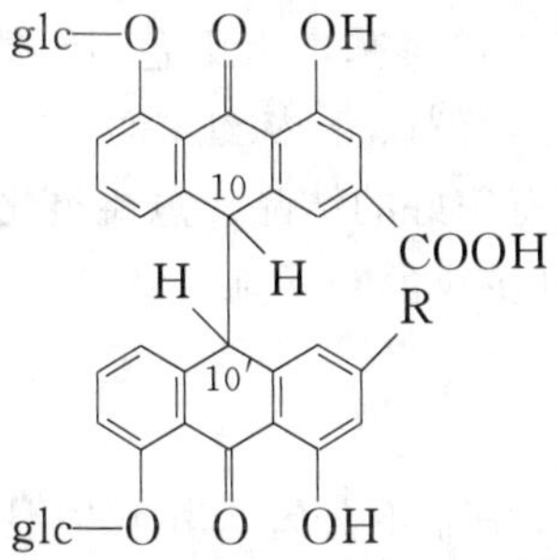

番泻苷 A　R＝COOH

番泻苷 C　R＝$CH_2OH$

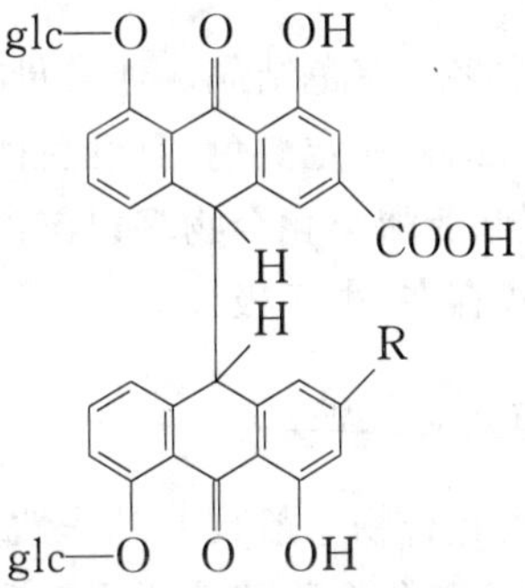

番泻苷 B　R＝COOH

番泻苷 D　R＝$CH_2OH$

番泻苷 A 与 C 及番泻苷 B 与 D 分别具有相同的立体结构，水解后产生的苷元光学活性不同。番泻苷元 A 与 C 由于 $C_{10}-C_{10}'$位为反式连接，具有光学活性；而番泻苷元 B 与 D 的 $C_{10}-C_{10}'$位为顺式连接，且 $C_{10}-C_{10}'$位键的旋转受阻，发生内消旋作用，故无光学活性。其苷由于糖基的影响，具有光学活性。

二蒽酮类化合物结构中的 $C_{10}-C_{10}'$位键与通常的 C—C 键性质不同，易于断裂，生成二分子稳定的蒽酮类化合物。如大黄和番泻叶中番泻苷 A 的致泻作用就是因其在肠内分解为大黄酸蒽酮产生的。此外，二蒽酮 $C_{10}-C_{10}'$位键与氧化剂（如三氯化铁）作用，亦发生断裂，并使产生的蒽酮衍生物氧化成蒽醌衍生物。

二蒽酮衍生物除 $C_{10}-C_{10}'$位结合形式外，尚有其他形式。如金丝桃中得到的金丝桃素为萘骈二蒽酮衍生物（相当于大黄素二蒽酮脱去三分子氢），具有抑制中枢神经及抗病毒作用。

蒽醌类衍生物中的二聚体除二蒽酮外，尚发现有二蒽醌存在于植物体中，如山扁豆中的山扁豆双醌。这类二蒽醌衍生物中的两分子蒽醌都是相同而对称的，由于空间位阻而相互排斥，使两个蒽醌环呈反向排列。

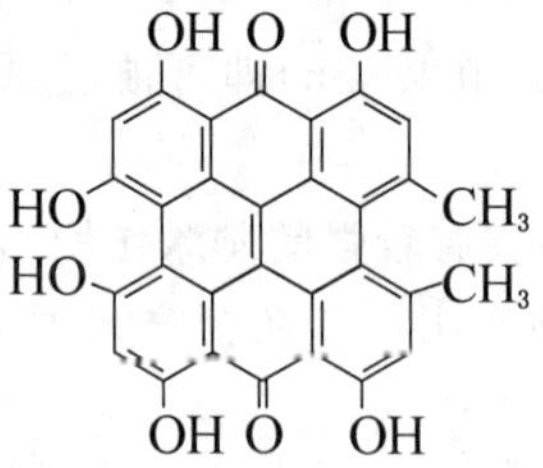

金丝桃素

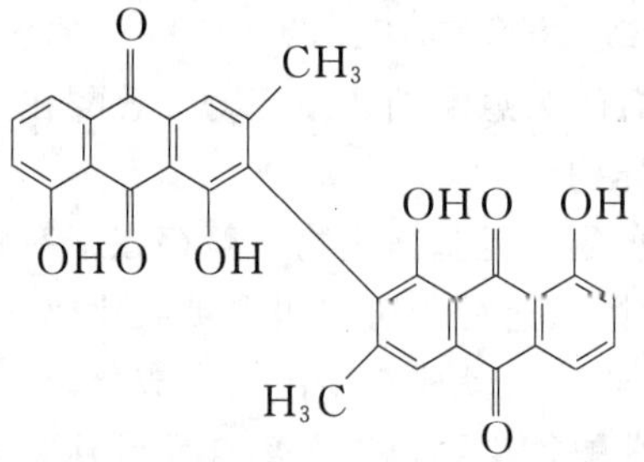

山扁豆双醌

蒽醌类化合物多数具有泻下与抗菌作用。其泻下作用是由于游离的蒽醌类化合物刺激肠壁而产生的，但口服时游离蒽醌类化合物在进入大肠前已被破坏，而苷类在胃酸中不易水解，在肠中水解成苷元而起作用。故其泻下作用的强弱是二蒽酮苷强于蒽醌苷；含羧基的苷类强于不含羧基的苷类；苷类作用强于游离苷元。抗菌作用一般是游离苷元强于苷类。此外，有些蒽醌类化合物尚具有平喘、利胆、抗肿瘤等方面的作用。

## 第二节　醌类化合物的理化性质和检识

### 一、性状

醌类化合物多为有色结晶。通常母核上无酚羟基取代时基本上无色，但随母核上酚羟基等助色团的引入则显一定颜色，且助色团越多颜色越深，有黄、橙、棕红、紫红等色。

苯醌、萘醌和菲醌类化合物多以游离状态存在，具有完好的结晶。蒽醌类化合物在植物体中多以苷的形式存在，由于极性大，较难得到结晶，但其游离的苷元则易结晶。

### 二、升华性及挥发性

游离的醌类化合物一般具有升华性，常压下加热升华而不分解。其升华温度因化合物而异，通常升华温度随化合物酸性增强而升高。

小分子的苯醌和萘醌类化合物具有挥发性，可随水蒸气蒸馏。

游离苷元若具有升华性或挥发性，与糖缩合成苷后，则此性质消失。

### 三、溶解性

游离醌类化合物具亲脂性，易溶于苯、乙醚、氯仿、乙醇、甲醇等有机溶剂，羟基取代的醌类在吡啶、*N*-二甲基甲酰胺等碱性有机溶剂中及碱水中可溶，但不溶或难溶于水。

醌衍生物中的氧苷类化合物极性增大，难溶于苯、乙醚、氯仿等亲脂性有机溶剂，易溶于乙醇、甲醇等亲水性有机溶剂，在热水中溶解度较大，但在冷水中溶解度较小。而碳苷类衍生物在有机溶剂和水中的溶解度都较小，易溶于吡啶。

### 四、酸碱性

(一) 酸性

醌类化合物通常都具有酸性。产生酸性的原因主要是结构中都具有酚羟基，有的尚具有其他的酸性取代基(如羧基)。此外醌环上的羟基亦具有酸性，其羟基类似于烯酸的结构，故表现出与羧基相似的酸性，都可溶于 $NaHCO_3$ 水溶液中。

羟基醌类化合物酸性的强弱与羟基的位置及数目有关。$\beta$-位酚羟基的酸性比 $\alpha$-位酚羟基要强，其原因是 $\beta$-酚羟基与醌环羰基处在对位，易发生电子云的转移而使酸性增强，一般可溶于 $Na_2CO_3$ 水溶液中。而 $\alpha$-酚羟基因与醌环羰基形成分子内氢键缔合，酸性减弱，只能溶于 NaOH 水溶液中。此外，酚羟基数目增加，酸性亦增强。

根据醌类化合物酸性强弱不同，常可采用 pH 梯度萃取法进行分离。下面是游离蒽醌类化合物的酸性强弱及可溶于何种碱水的情况。

结构中的取代基酸性：—COOH＞2 个以上 $\beta$-OH＞1 个 $\beta$-OH＞2 个以上 $\alpha$-OH＞1 个 $\alpha$-OH。

分别可溶的碱水：2.5% $NaHCO_3$、2.5% $Na_2CO_3$、0.5%NaOH 和高于 1%NaOH 浓度的碱液中。

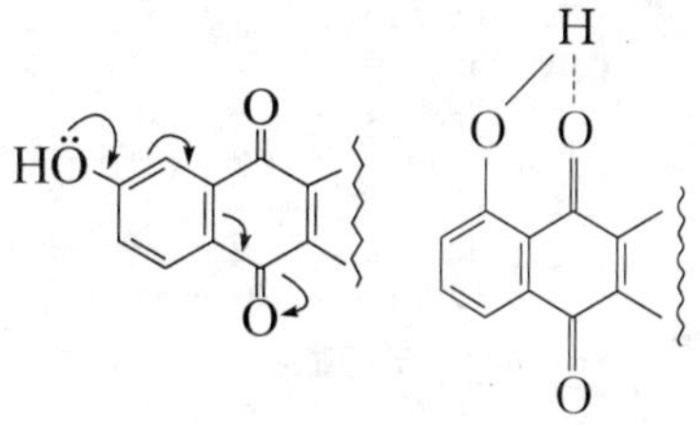

$\beta$-羟基蒽醌　　$\alpha$-羟基蒽醌

（二）碱性

醌类化合物结构中的羰基具有吸引质子的能力，故具有微弱的碱性。表现在可溶于浓硫酸生成锌盐，再转变成阳碳离子而产生明显的颜色变化，如羟基蒽醌产生红至红紫色。产物不稳定，加水稀释即分解为原化合物。

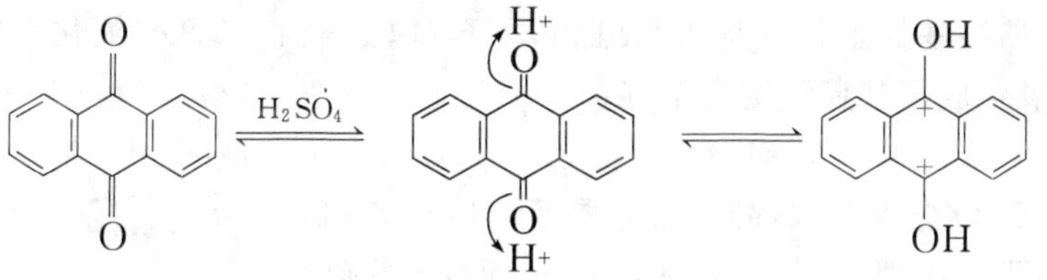

## 五、检识

### （一）显色反应

醌类的显色反应主要利用氧化还原性质及酚羟基性质进行。

1. Feigl 反应

醌类衍生物与醛类及邻二硝基苯在碱性条件下加热反应，生成紫色化合物。在反应中醛类只起传递电子的媒介作用，而醌类化合物含量的高低与反应速度的快慢成比例。

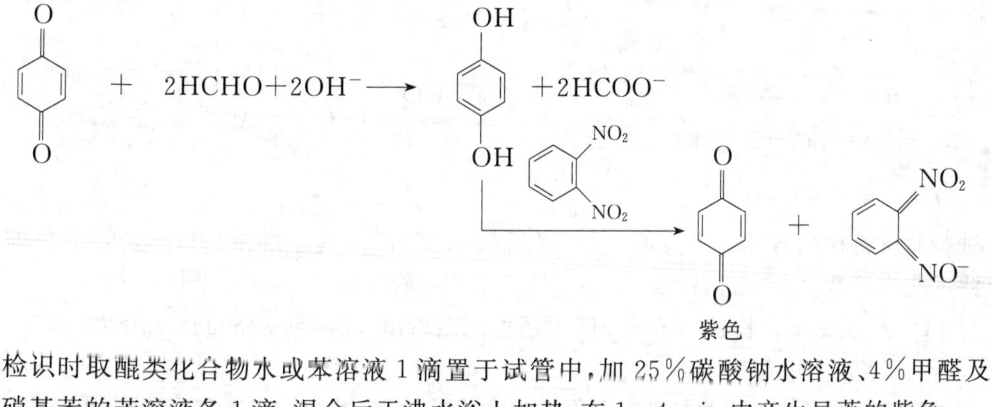

紫色

检识时取醌类化合物水或苯溶液 1 滴置于试管中，加 25%碳酸钠水溶液、4%甲醛及 5%邻二硝基苯的苯溶液各 1 滴，混合后于沸水浴上加热，在 1～4 min 内产生显著的紫色。

2. 无色亚甲蓝显色反应

此反应亦是一种氧化还原反应，常用作苯醌和萘醌类化合物薄层色谱和纸色谱的专用显色剂，样品呈现蓝色。蒽醌类化合物无此反应。无色亚甲蓝溶液的配制法是将 100 mg 亚甲蓝溶于 100 mL 乙醇，加 1 mL 冰醋酸及 1 g 锌粉，缓缓振摇直至蓝色消失即成。

3. 碱液显色反应

羟基醌类在碱性溶液中会发生颜色改变，呈橙、红、紫红色及蓝色，如羟基蒽醌类化合物遇碱液显红至紫红色。羟基蒽醌与碱液的反应称 Borntrager's 反应，其机理如下：

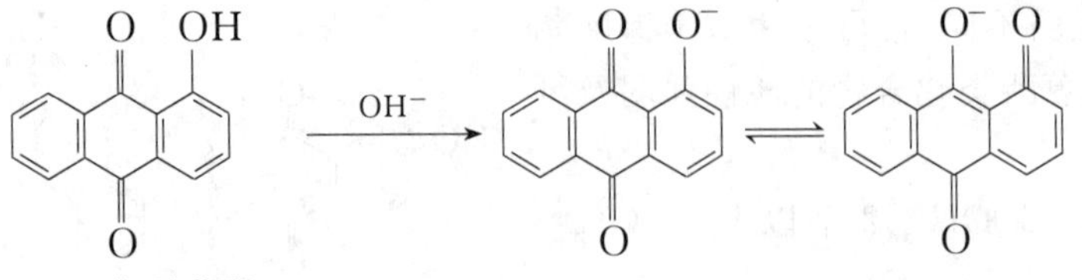

α-羟基蒽醌

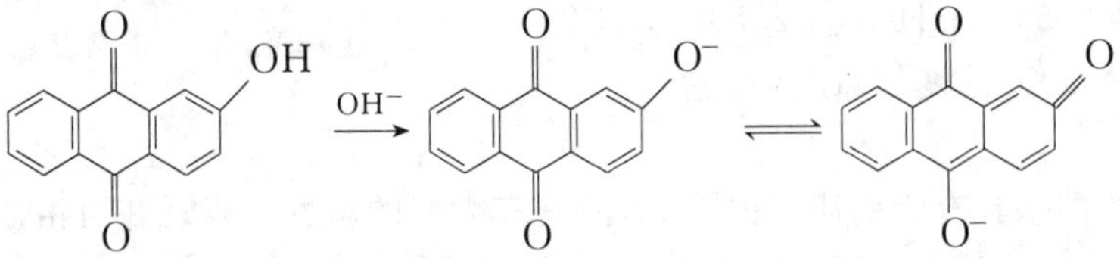

β-羟基蒽醌　　　　红色

此显色反应是由于结构中存在酚羟基和羰基，而且它们处在同一共轭体系中。因此羟基蒽醌及具有游离酚羟基的蒽醌苷均可呈红色，而蒽酚、蒽酮和二蒽酮类化合物与碱液只呈黄色，但若它们被氧化成羟基蒽醌则可呈红色。

Borntrager's 反应：中草药粗粉 0.1 g，加 10% $H_2SO_4$ 水溶液 5 mL，水浴加热 2～10 分钟，冷却后用 2 mL $Et_2O$ 振摇萃取，静置后分取 $Et_2O$ 层，并加入 1 mL 5% NaOH 水溶液，振摇萃取。如有羟基蒽醌存在，醚层由黄色褪为无色，而水层显红色。

4. 金属离子的络合反应

蒽醌类化合物结构中如有 α-酚羟基或邻二酚羟基存在，则可与 $Pb^{2+}$、$Mg^{2+}$ 等金属离子形成有色的络合物。如与醋酸镁反应则生成稳定的橙红、紫红或蓝紫色等络合物。此反应不仅可作为羟基蒽醌的检识，而且可初步判断羟基的位置。如母核 1 个苯环上只有 1 个 α—OH 或 1 个 β—OH，或 2 个 OH 不在同环时，显橙黄至橙色；若 1 个苯环上有 2 个 OH 且处在邻位时显蓝至蓝紫色，处在间位时显橙红至红色，处在对位时显紫红至紫色。其产物可能具有下列结构：

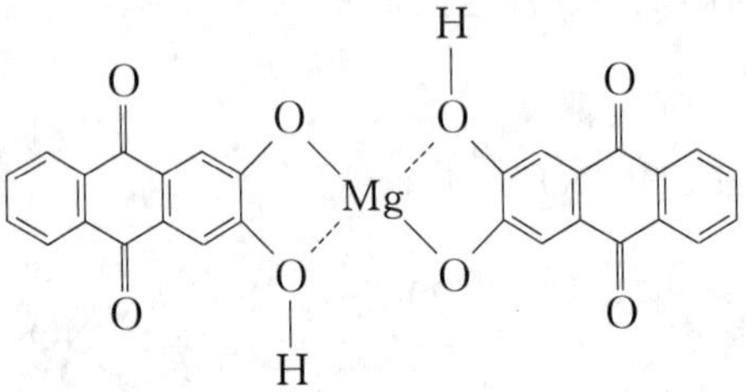

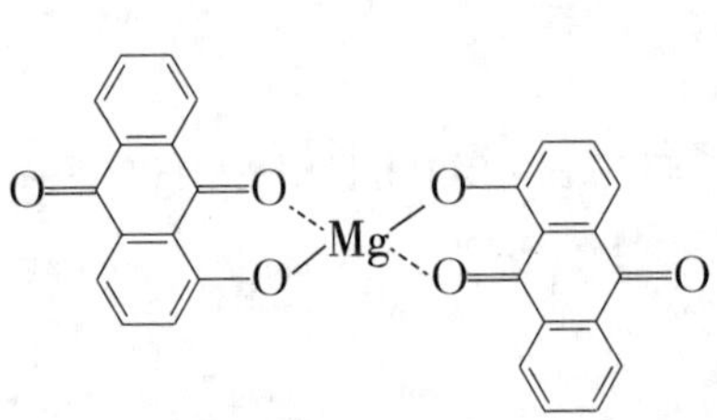

试验时可将样品溶液滴于滤纸上，干燥后喷 0.5% 醋酸镁甲醇液，并于 90℃ 加热即可显色。此反应亦可在试管中进行。

与 $Pb^{2+}$ 形成的络合物在一定的 pH 下还可沉淀析出，故此反应常可用于分离。

5. 对亚硝基二甲苯胺反应

此反应主要用于 $C_{10}$ 位未取代的蒽酮类化合物的检识，尤其是 1,8-二羟基蒽酮衍生物，其酮基对位的亚甲基上的氢活泼，可与 0.1% 对亚硝基二甲苯胺吡啶溶液反应，其缩合产物呈绿色、蓝色等。

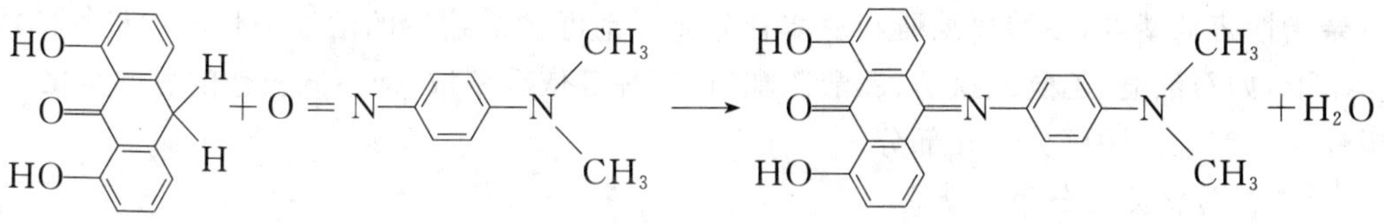

（二）色谱检识

1. 薄层色谱法

蒽醌及其苷类的薄层色谱，多用硅胶作吸附剂。氧化铝因易发生化学吸附使吸附性太强，故不用。聚酰胺薄层色谱亦可应用。

对于游离状态的蒽醌，因极性较弱，可选用亲脂性溶剂系统作展开剂，如石油醚-乙酸乙酯（9：1等）、苯-甲醇（9：1等）。对蒽醌苷类，因其极性较强，可选用极性较大的溶剂系统作展开剂，如氯仿-乙醇（3：1）、乙酸乙酯-甲醇-冰醋酸（100：17：13）等。

蒽醌及其苷类在日光下显黄色，在紫外光下显黄、红、橙色荧光。薄层色谱也可选用其他显色剂，如氨蒸气、喷1%～2%KOH或NaOH乙醇溶液、喷0.5% $MgAc_2$甲醇溶液后90℃加热等。

2. 纸色谱法

游离羟基蒽醌类化合物的纸色谱一般在中性溶剂系统中展开，如用水、乙醇或丙酮等与石油醚、苯等混合，使达到饱和分层后，取极性小的有机溶剂层作展开剂。如石油醚-丙酮-水（1：3：3，上层）；石油醚以97%甲醇饱和液；正丁醇以28%氨水饱和液等。而蒽醌苷类纸色谱需用含水量较大的溶剂系统，如氯仿-甲醇-水（2：1：1，下层）。

纸色谱的显色剂同薄层色谱。但以0.5% $MgAc_2$甲醇液常用。

## 第三节　醌类化合物的提取与分离

醌类化合物由于结构不同，其理化性质存在较大的差异。而且在植物体中，游离醌类及醌与糖缩合的苷类共存，它们在溶剂中的溶解度和化合物之间的极性都存在较大的差异，因此其提取分离也没有统一的方法，但大体上有一些规律可供参考。

### 一、游离醌类的提取

（一）有机溶剂提取法

游离醌类化合物极性都较小，具有亲脂性，故提取时可选用亲脂性有机溶剂，如苯、氯仿等为溶媒。提取液浓缩后，若游离醌类成分含量较高，杂质较少，它们往往析出，再经过重结晶等法精制，即可得到较纯的混合物。

（二）碱提酸沉淀法

具有酸性的游离醌类化合物可用碱水液提取，提取液酸化，原存于碱水中的游离醌的盐又恢复为游离醌类，不溶于水而沉淀析出。

（三）水蒸气蒸馏法

分子量较小的游离苯醌和萘醌类化合物因具有挥发性，故可用水蒸气蒸馏法提取。

### 二、蒽醌类化合物的提取分离

（一）蒽醌类化合物的提取

从药材中提取蒽醌类化合物（包括游离蒽醌和苷）通常用乙醇为溶剂，提取液经浓缩后，再用亲脂性溶剂萃取，使游离蒽醌和蒽醌苷分离。也可将浓缩后的浓缩液用不同极性的溶剂依次萃取，如石油醚、乙醚或氯仿、乙酸乙酯、正丁醇等依次萃取，使不同极性的蒽醌类化合物，按极性由小到大的顺序分为几部分。

（二）蒽醌类化合物的分离

1. 游离蒽醌类化合物与蒽醌苷类的分离

主要利用苷元和苷的极性不同进行，即利用它们在水和亲脂性有机溶剂中的分配系数差异。常用的溶剂系统如 $H_2O$-$C_6H_6$、$H_2O$-$Et_2O$、$H_2O$-$CHCl_3$等。蒽醌苷在水中，而游离蒽醌在亲脂性有机溶剂中。

2. 游离蒽醌衍生物的分离

(1) pH 梯度萃取法：游离蒽醌类化合物的酸性强弱与结构中取代基的种类（如羧基、酚羟基）、酚羟基的位置和数目等因素有关。因此可采用 pH 梯度萃取法将酸性强弱不同的游离蒽醌类化合物分离。即将游离蒽醌的混合物溶于亲脂性有机溶剂，依次用 $NaHCO_3$、$Na_2CO_3$、NaOH 水溶液萃取。

如自大黄中提取分离五种游离蒽醌类化合物，大黄酸、大黄素、芦荟大黄素、大黄素甲醚和大黄酚即用此法进行。

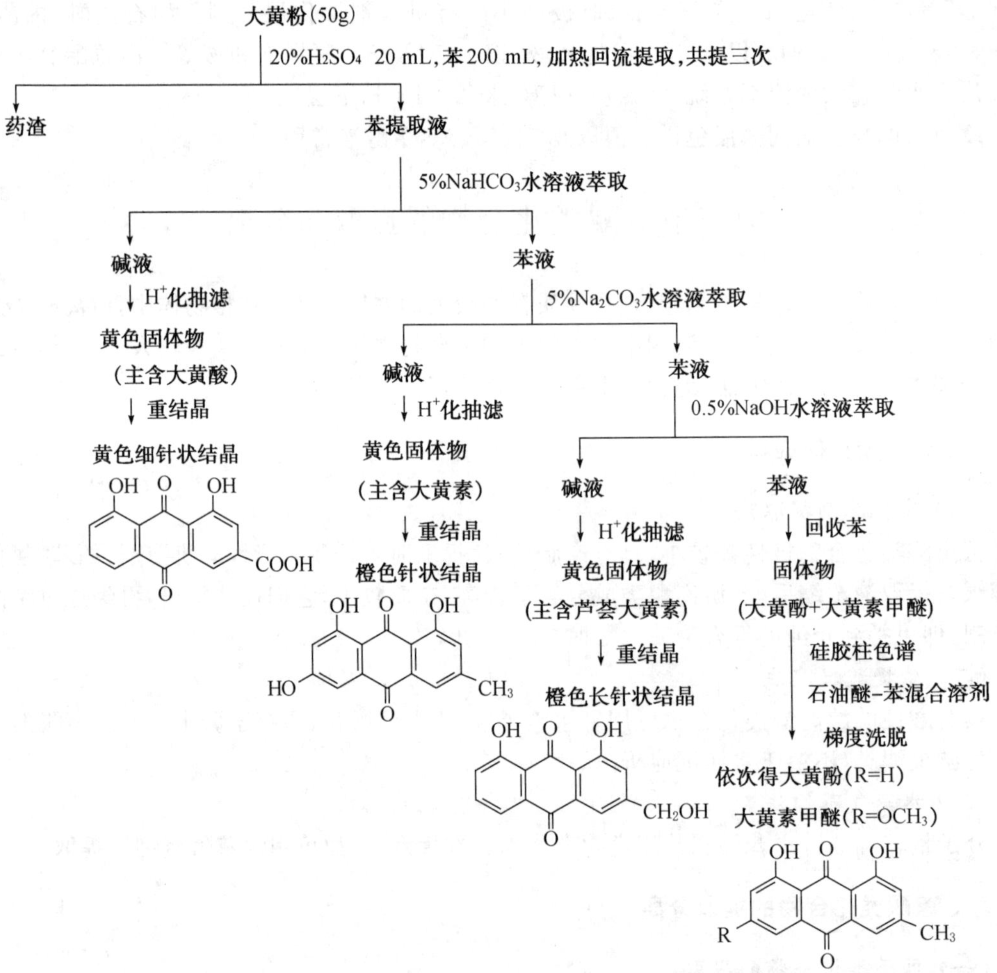

用 pH 梯度萃取法分离大黄中的游离蒽醌，各参考资料中碱的种类和浓度不完全相同。而更主要的是芦荟大黄素用何种碱可以提出，各资料更不相同，如有的是用 $Na_2CO_3$ 多提几次即可提出。

pH 梯度萃取法对于性质相似、酸性强弱差别不明显的羟基蒽醌类化合物的分离存在局限性。故 pH 梯度萃取法分出的成分常不是单一的化合物，而是以某一成分为主的混合物，常需进一步处理，如经多次重结晶，或进行吸附色谱法分离等。

(2) 色谱法：色谱法对于分离羟基蒽醌类化合物是一种较理想的方法。对游离蒽醌类化合物的分离通常采用吸附柱色谱法，吸附剂选用硅胶或聚酰胺等，洗脱剂常用石油醚-乙酸乙酯等溶剂梯度洗脱。

对结构相近的同系物，希望通过一次柱色谱就得到理想的单体化合物，一般是不大可能的。往往需要经过多次色谱处理，并常需改变吸附剂的种类和洗脱剂的种类。

3. 蒽醌苷类的分离

蒽醌苷类一般极性较强，水溶性较大，分离与精制都较困难，通常不易得到纯品。若要得到纯品，一般都需通过色谱法处理。而且在进行色谱分离前，最好先用溶剂法或铅盐法将与蒽醌苷共存的杂质与蒽醌苷类分离。

溶剂法通常用正丁醇等极性大而与水不能任意混溶的溶剂，自蒽醌苷类的水溶液中萃取蒽醌苷，萃取液减压浓缩后的粗蒽醌苷混合物再经色谱法分离。

铅盐法是在含蒽醌苷类的水或稀醇溶液中加入醋酸铅饱和溶液，含 $\alpha$—OH 或邻二酚羟基或羧基的蒽醌苷类与之生成铅盐沉淀。过滤后将沉淀用水洗净，再将沉淀悬浮于水中，通入硫化氢气体使沉淀分解，过滤除去硫化铅沉淀，滤液浓缩至干，即可进行色谱法分离。

(1) 硅胶柱色谱法：通常蒽醌苷类进行硅胶柱色谱法分离时，选用极性较大的洗脱剂，如氯仿-甲醇，乙酸乙酯-甲醇混合溶剂，或它们的含水溶剂洗脱。

(2) 聚酰胺柱色谱法：聚酰胺柱色谱法对分离含羟基的蒽醌苷类较为适用。因为羟基数目和位置不同，聚酰胺对其吸附力的强弱也不同，从而可达到分离的目的。

聚酰胺柱色谱法常用的洗脱剂是含水甲醇或乙醇，由低浓度至高浓度。

(3) 凝胶柱色谱法：凝胶柱色谱法分离蒽醌苷类常选用葡聚糖凝胶 LH-20。此种方法分离时主要依据分子大小不同进行。如大黄蒽醌苷类有一种分离方法就是选用此法，将大黄70%甲醇提取液加到凝胶柱上，用70%甲醇洗脱，分段收集，依次得到二蒽酮苷（番泻苷 B、A、D、C）、蒽醌二葡萄糖苷（大黄酸、芦荟大黄素、大黄酚的二葡萄糖苷）、蒽醌单糖苷（芦荟大黄素、大黄素、大黄素甲醚和大黄酚的葡萄糖苷）、游离苷元（大黄酸、大黄酚、大黄素甲醚、芦荟大黄素及大黄素）。

对于蒽醌苷类的色谱分离法，除上述方法外，亦可应用其他方法，如硅胶反相柱色谱法（吸附剂如 RP-8）等。而通常应用时需几种色谱法共用，如下例：

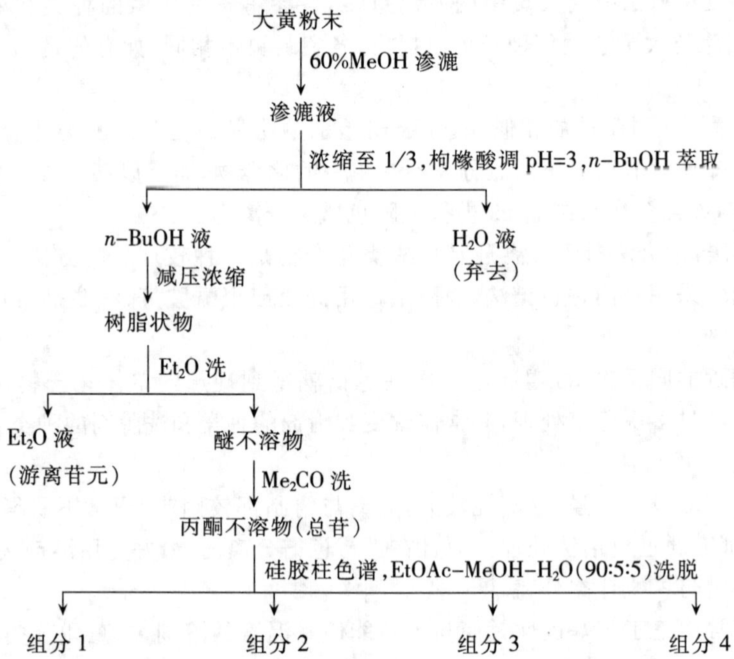


组分 1:聚酰胺柱色谱,甲醇洗脱,依次得到大黄酚葡萄糖苷和大黄酚-1-O-$\beta$-D-葡萄糖苷混合物、大黄素甲醚葡萄糖苷。

组分 2:聚酰胺柱色谱,甲醇洗脱,依次得到芦荟大黄素-$\omega$-O-$\beta$-D-葡萄糖苷、大黄素-1-O-$\beta$-D-葡萄糖苷及大黄素葡萄糖苷。

组分 3:聚酰胺柱色谱,甲醇洗脱,依次得到芦荟大黄素葡萄糖苷及一种未知物。

组分 4:经甲醇重结晶得到大黄酸葡萄糖苷。

# 第五章 苯丙素类化合物

苯丙素(phenylpropanoids)是指由苯环和3个碳原子的直碳链连在一起的化合物($C_6—C_3$)。天然界存在的苯丙素衍生物种类较多,有单分子存在的苯丙烯类及其侧链的氧化产物(苯丙醇、苯丙醛、苯丙酸及其缩酯)和香豆素类,有2至4分子聚合的木脂素类和多分子聚合的木质素类等。

苯丙素类化合物在生物体内的共同生源是莽草酸,通过芳香氨基酸(L-苯丙氨酸和L-酪氨酸),再经脱氨、羟基化、偶合等反应步骤形成各类苯丙素衍生物。

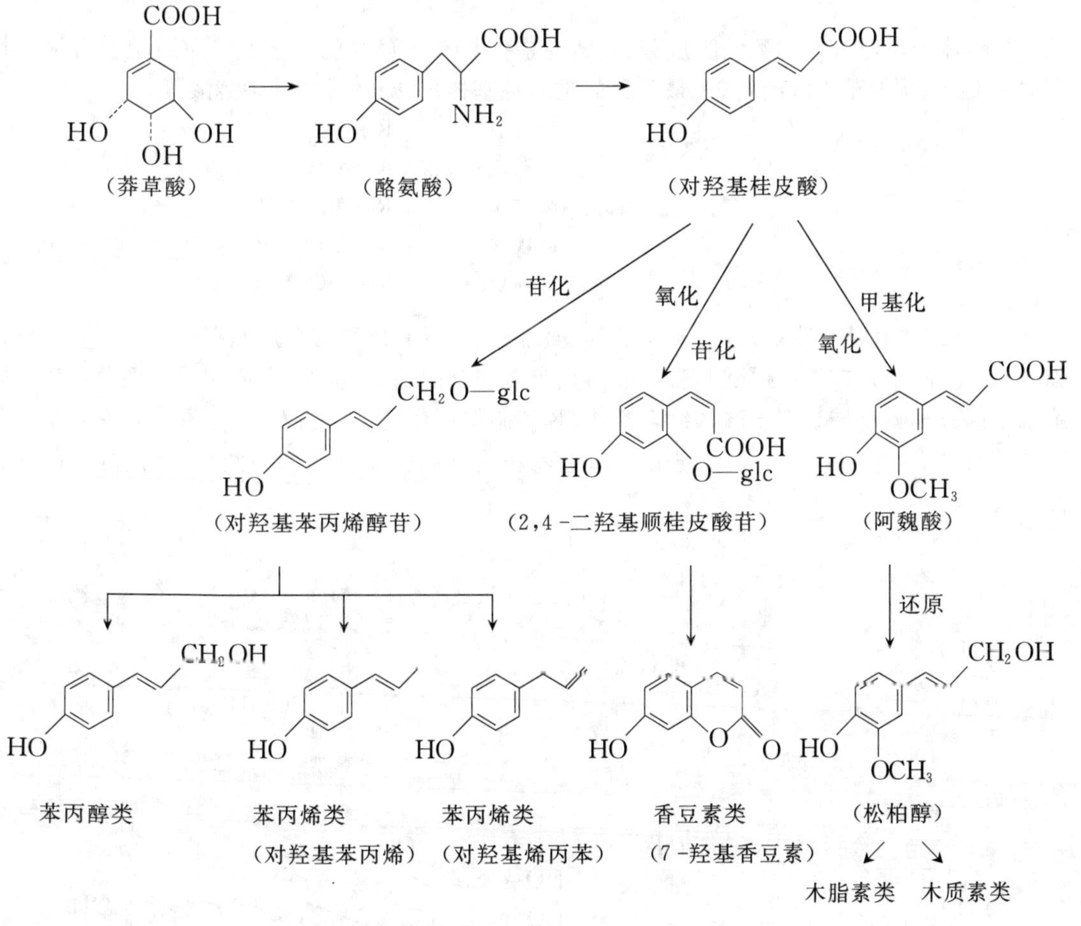


## 第一节 苯丙烯类

苯丙烯类衍生物根据三碳链中双键的位置分为苯丙烯衍生物和烯丙基苯衍生物两类。其结构中通常含有酚羟基或甲氧基等。

分子量较小的苯丙烯类衍生物具有挥发性,常存在于挥发油中,如具抗菌、局部镇痛和健胃作用的丁香油酚即为丁香挥发油的主要有效成分。

苯丙烯类衍生物由于侧链部分存在双键，在植物体中常有多种同分异构体共存，如丁香中丁香油酚和异丁香油酚为双键位置不同的异构体，前者属烯丙基苯衍生物，而后者属苯丙烯衍生物。对于苯丙烯衍生物尚有顺反异构体共存，如石菖蒲挥发油的主成分 α-细辛醚和 β-细辛醚，前者为反式，后者为顺式。这些异构体中双键的形式常可通过波谱法，如 IR、NMR 等确定。

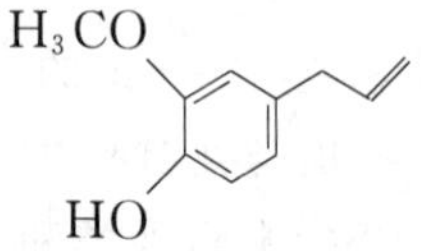


丁香油酚

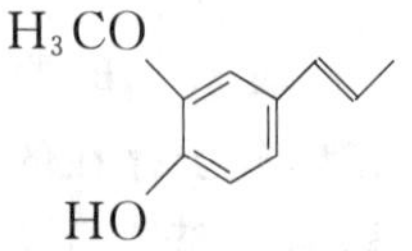


异丁香油酚

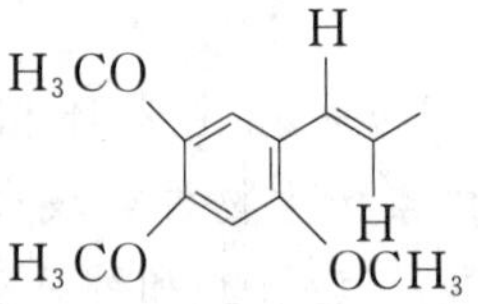


α-细辛醚

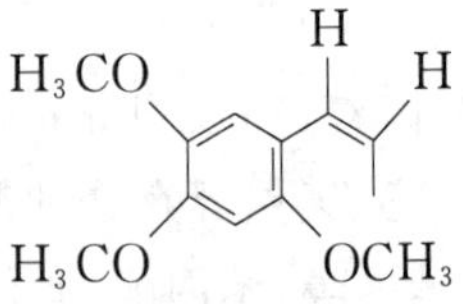


β-细辛醚

## 第二节　苯丙酸类

植物体中广泛分布的酚酸类成分，其结构是指具有酚羟基的芳香酸。而酚酸中有很多具有 $C_6—C_3$ 结构的苯丙酸类，其中最常见的是对羟基桂皮酸、咖啡酸和阿魏酸等。

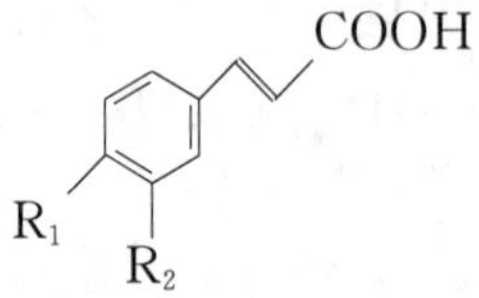


| | | |
|---|---|---|
| 桂皮酸 | $R_1 = R_2 = H$ | |
| 对羟基桂皮酸 | $R_1 = OH$ | $R_2 = H$ |
| 咖啡酸 | $R_1 = R_2 = OH$ | |
| 阿魏酸 | $R_1 = OH$ | $R_2 = OCH_3$ |
| 异阿魏酸 | $R_1 = OCH_3$ | $R_2 = OH$ |

苯丙酸(尤其是咖啡酸)常与不同的醇、氨基酸、糖或有机酸结合成酯存在，如很多中药(茵陈、金银花等)中存在的绿原酸是咖啡酸与奎宁酸缩合的酯，具抗菌、利胆作用。而莱蓟中的莱蓟素是两分子咖啡酸与奎宁酸的缩合产物，具利胆保肝作用。中药女贞、丁香中含有具止血作用的丁香苷，为酚酸还原产物的糖苷。而毛蕊花糖苷则为糖苷的苯丙酸酯，具镇静和降压活性。

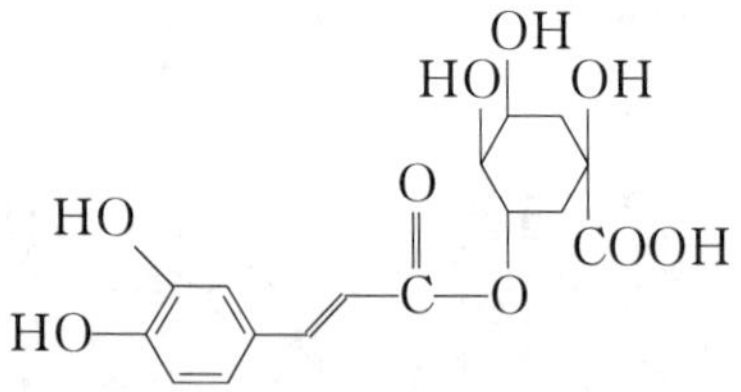


绿原酸

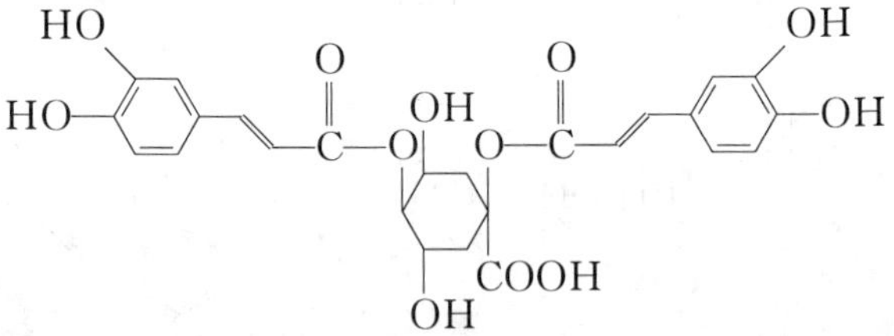


莱蓟素

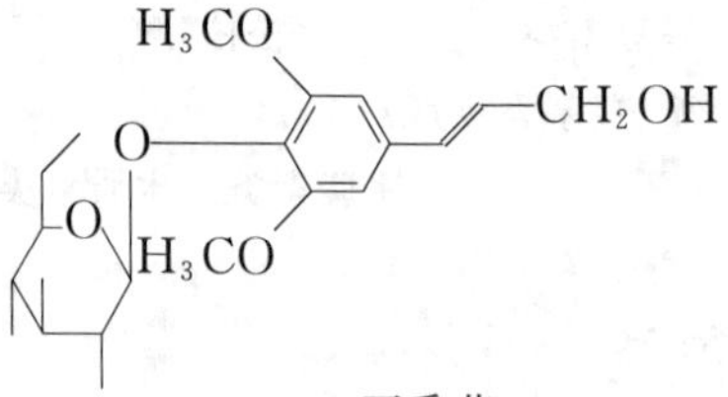


丁香苷

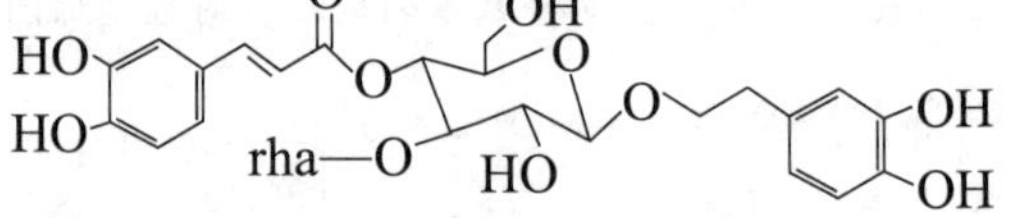


毛蕊花糖苷

中药丹参的水溶性化学成分丹参素甲、乙、丙等亦为苯丙酸衍生物，丹参素甲(又称丹参素)为 D(+)β-(3,4-二羟基苯基)乳酸，丹参素乙和丙分别为丹参素甲的四聚体和二聚体。这类成分都具有耐缺氧、扩张冠状动脉、增加冠脉流量、抑制凝血和促进纤溶等作用，是丹参治疗冠心病的有效成分。

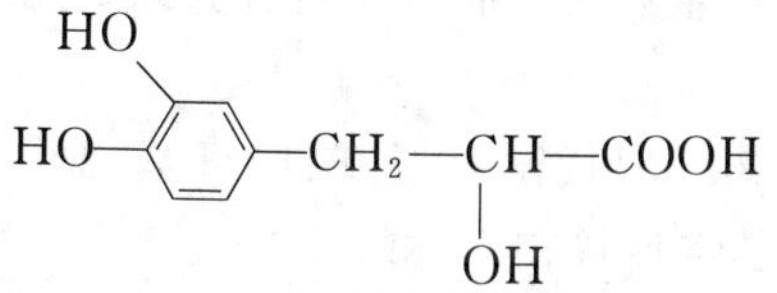

丹参素甲

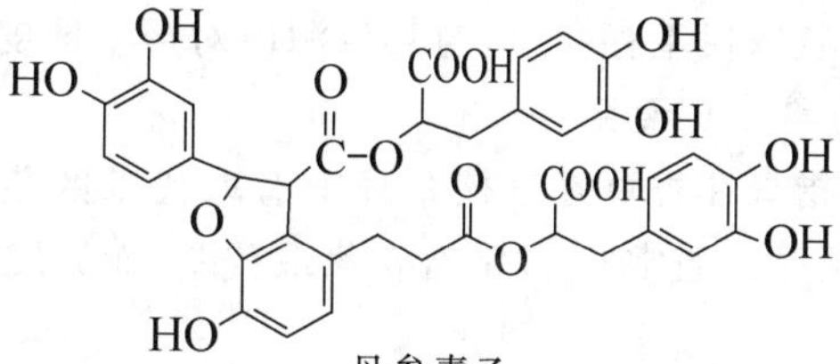

丹参素乙

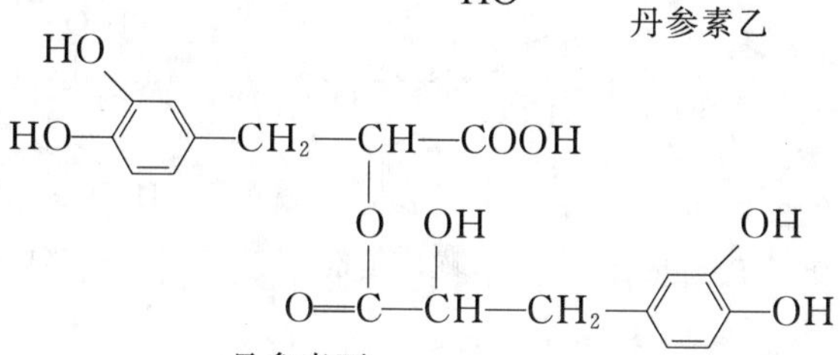

丹参素丙

植物中的苯丙酸类及其衍生物大多具有一定的水溶性，常与其他一些酚酸、鞣质、黄酮苷混存，分离较困难，常需经纤维素、硅胶、大孔树脂或聚酰胺等反复层析才能纯化。

苯丙酸的检识反应主要利用酚羟基的性质进行。如：

(1) 1%～2% $FeCl_3$ 甲醇溶液。

(2) Gepfner 试剂：1%亚硝酸钠溶液与相同体积 10%醋酸混合，喷雾后，空气干燥，再用 0.5 mol/L 苛性碱甲醇溶液处理。

(3) Millon 试剂。

## 第三节　香豆素类

香豆素(coumarin)最早由豆科植物香豆中分得，因具芳香气味而称香豆素。从结构上看，它是顺式邻羟基桂皮酸分子内脱水而成的内酯化合物。广泛存在于高等植物中，尤其是在伞形科、芸香科、菊科、豆科、茄科、瑞香科、木犀科和兰科植物及微生物代谢产物中多见。目前，此类化合物得自天然产物的已有九百多种。

香豆素类化合物具有多方面的生物活性，如秦皮中的七叶内酯和七叶苷具治疗细菌性痢疾作用。蛇床子中的蛇床子素对脚癣、湿疹和阴道滴虫有效。从假密环菌代谢产物中分得的亮菌甲素具治疗胆囊炎作用。白芷中含有的白芷内酯具扩冠作用。补骨脂中的补骨脂内酯类化合物具有光敏作用，能吸收紫外线抗辐射，可用于白癜风病的治疗，其中 8-甲氧基和 5-甲氧基补骨脂内酯的作用更强。岩白菜、矮地菜等中含有的岩白菜素对慢性支气管炎有较好的疗效。紫苜蓿中的双香豆素类成分紫苜蓿酚具抗凝血作用，曾用于血栓病的治疗。某些香豆素类化合物对人和动物有一定的毒性，尤其对肝脏的损伤严重，如粮食霉变后黄曲霉菌代谢产生的黄曲霉素 $B_1$，在极低浓度下就可引起动物肝的损伤并导致癌变。

### 一、香豆素的结构和分类

香豆素的母核是由顺式邻羟基桂皮酸分子内脱水产生的内酯类化合物，可视为苯骈 α-吡喃酮。母核常有羟基、烷氧基、异戊烯基、苯基等取代基存在。尤其是 7 位，有 90%以上的香豆素类

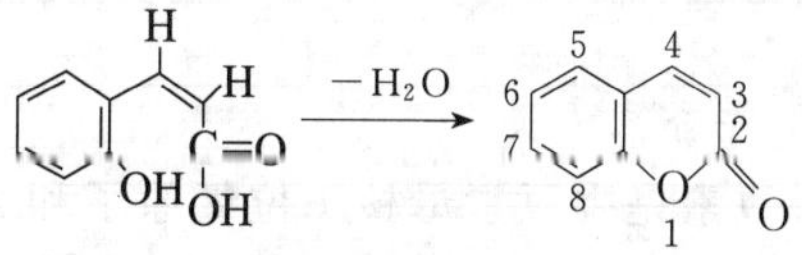

顺邻羟基桂皮酸　香豆素母核(苯骈 α-吡喃酮)

化合物有含氧取代基存在，这与其生源由对羟基桂皮酸产生有关。香豆素可分为以下几类。

（一）简单香豆素类

此类是指只在香豆素母核苯环上有取代基的化合物。取代基有羟基、烷氧基、亚甲二氧基、异戊烯基等。通常 $C_7$ 位常有含氧取代基，而异戊烯基常连接在 $C_6$ 和 $C_8$ 位上。

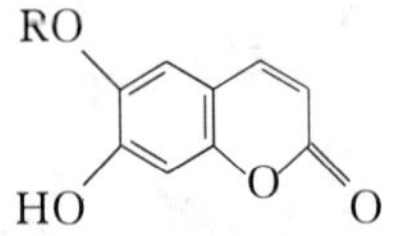

七叶内酯 R＝H
七叶苷 R＝glc

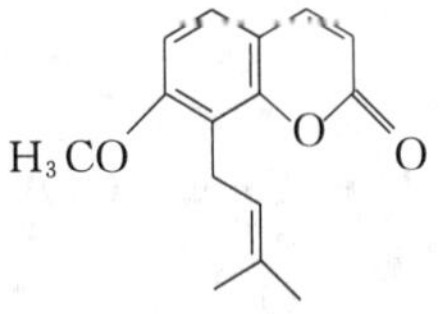

蛇床子素

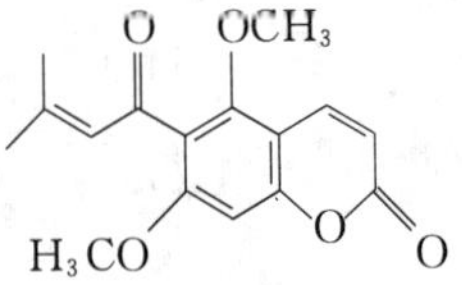

当归内酯

（二）呋喃香豆素类

呋喃香豆素是香豆素母核上的异戊烯基 $C_2{}'$ 位与邻位酚羟基环合而成的。环合后常伴随着失去 3 个碳原子的异丙基。通常是 $C_6$ 或 $C_8$ 异戊烯基与 $C_7$ 羟基环合，$C_6$ 异戊烯基环合的三个环在一直线上，称线型，以补骨脂内酯为代表，又称补骨脂内酯型；$C_8$ 异戊烯基环合的三个环处在一折角线上，称角型，以白芷内酯为代表，又称白芷内酯型。也有少数是 $C_5$、$C_6$ 位的异戊烯基和羟基环合，此种亦为角型。

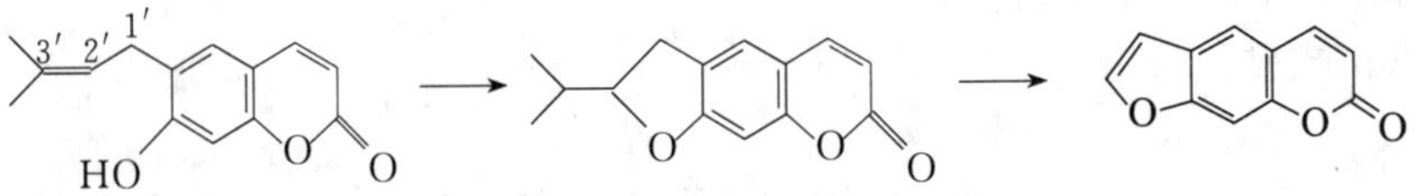


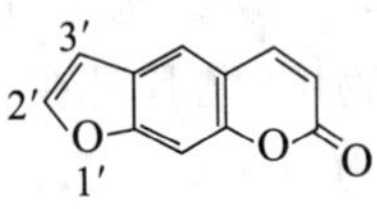

补骨脂内酯

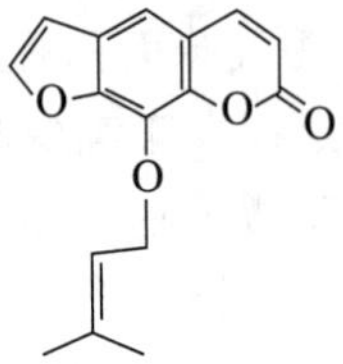
欧前胡内酯

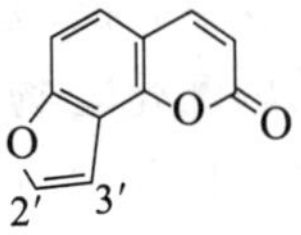

白芷内酯

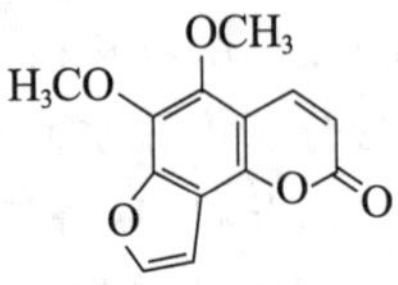

茴芹内酯

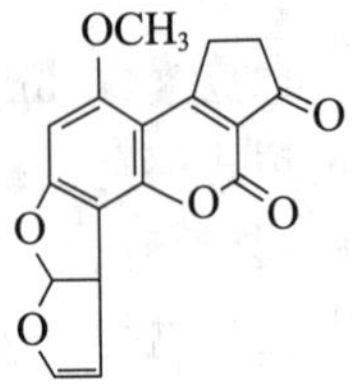

黄曲霉素 $B_1$

（三）吡喃香豆素类

吡喃香豆素是香豆素母核 $C_6$ 或 $C_8$ 位异戊烯基的 $C_3{}'$ 位与邻位酚羟基环合而成的，但环合产物是 2′，2′-二甲基-α-吡喃环结构，它与香豆素母核骈合，亦有线型和角型之分。

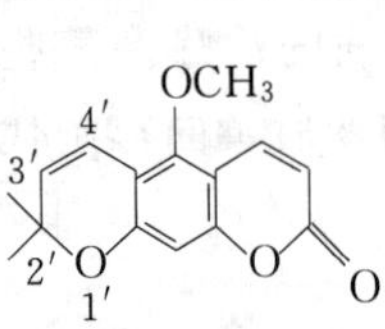

美花椒内酯

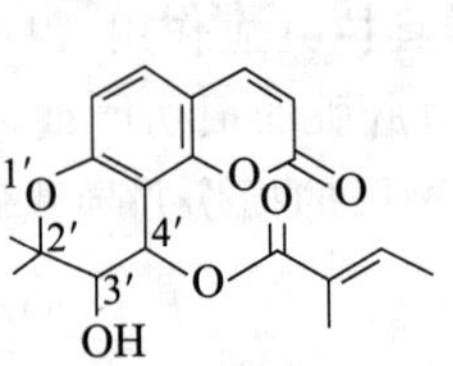

前胡香豆素 A

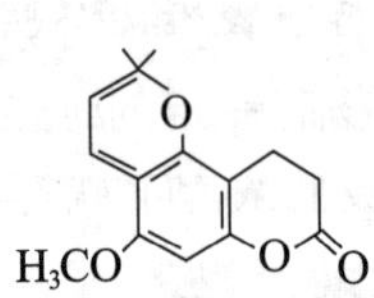

别美花椒内酯

（四）异香豆素类

异香豆素是香豆素母核 1 位氧原子和 2 位羰基位置互换，可认为是邻羧基苯乙烯醇的内酯。其内酯环的 $C_3$、$C_4$ 位双键常被氢化。

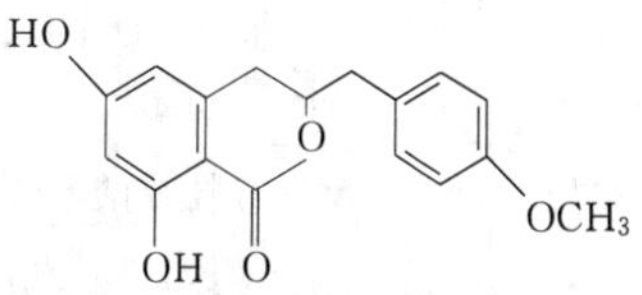
仙鹤草内酯

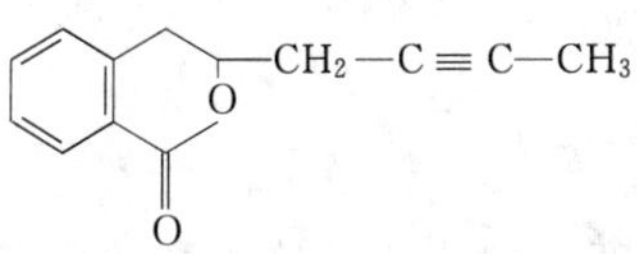
茵陈炔内酯

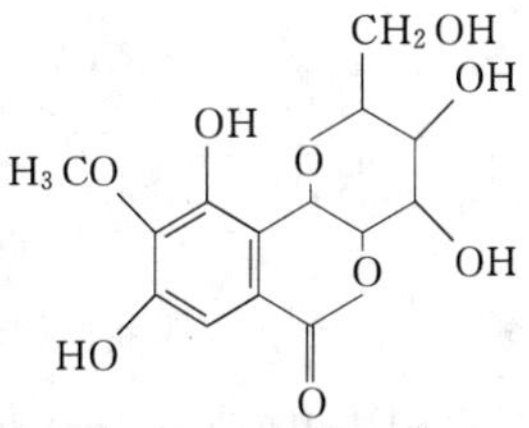
岩白菜素

（五）其他香豆素类

指除上述四类结构以外的香豆素类化合物。如 $\alpha$-吡喃酮环上有取代基(如苯基、羟基、异戊烯基等)的香豆素;由 2 分子以上香豆素以碳碳键或醚相连的二聚体、三聚体等。

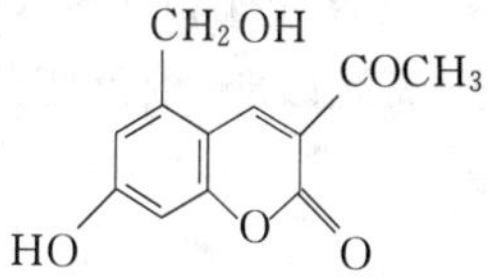
亮菌甲素

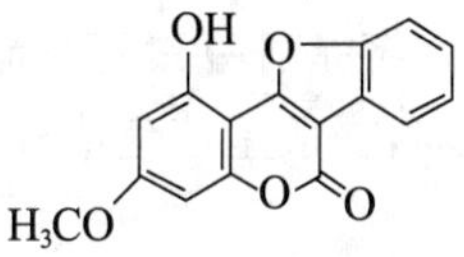
蟛蜞菊内酯

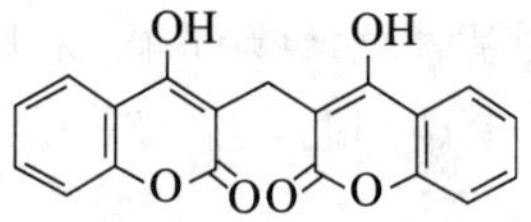
紫苜蓿酚

## 二、香豆素的理化性质与检识

（一）性状

游离的香豆素类化合物大多为结晶,多数具有香气。小分子的尚具有挥发性和升华性。香豆素苷则无香味、无挥发性和升华性。

香豆素类化合物有的有色、有的无色,如七叶内酯为黄色,但七叶苷则无色。

香豆素类化合物常有较强的荧光,有的甚至在可见光下即可见到。如七叶苷、亮菌甲素等。

（二）溶解性

游离香豆素类化合物一般不溶或难溶于冷水,极性大的可溶于沸水。易溶于甲醇、乙醇、氯仿、乙醚等有机溶剂,有些不含羟基的香豆素甚至可溶于石油醚,如蛇床子素。

香豆素苷能溶于水、甲醇和乙醇等亲水性有机溶剂,难溶于苯、氯仿和乙醚等亲脂性有机溶剂。

含酚羟基的香豆素类能溶于氢氧化钠等强碱水溶液。

（三）酸性及内酯性质

含酚羟基的香豆素具酸性可溶于稀强碱水溶液,不含酚羟基的香豆素亦可在加热条件下溶于稀强碱水溶液,这是由于香豆素母核内酯环在强碱水溶液中发生水解开环,产生水溶性的顺式邻羟基桂皮酸盐的原因。

香豆素母核内酯环在稀强碱水溶液中开环成盐溶于水,但在加酸酸化后又可重新环合成原来的内酯环结构。对于游离香豆素类化合物,常可利用开环溶于水、闭环不溶于水的性质进行提取分离(碱溶酸沉淀法)。但对于香豆素苷类此法不适用,因苷类是水溶性化合物,酸化不能产生沉淀。

香豆素内酯环开环后如长时间与碱接触并加热、或开环时所用碱浓度过大、或长时间与紫外线接触,开环生成的顺式邻羟基桂皮酸盐可转变为稳定的反式邻羟基桂皮酸盐,此时加酸酸化,只能产生反式邻羟基桂皮酸,不能再发生环合作用生成原香豆素母核。

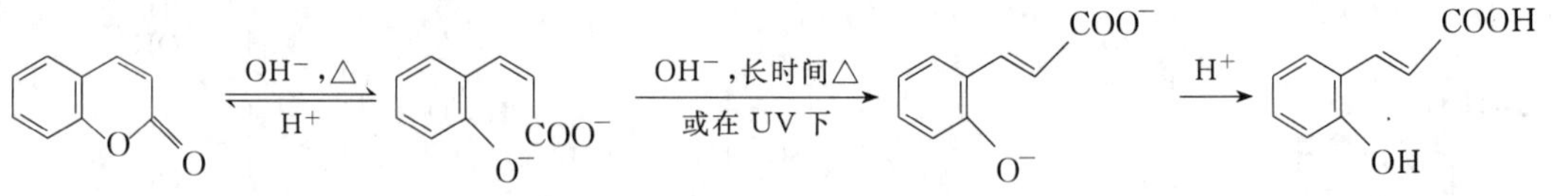

香豆素　　顺邻羟桂皮酸盐　　反邻羟桂皮酸盐　　反邻羟桂皮酸

香豆素用于开环的苛性碱浓度一般小于1%。香豆素与浓碱共沸则发生母核降解，生成酚类或酚酸。

（四）检识

1. 荧光

香豆素类化合物在紫外光下大多具有荧光，在碱溶液中荧光增强。荧光的强弱和有无，与分子中取代基的种类和存在位置有关。如香豆素母核无荧光；7-羟基香豆素（伞形花内酯）呈强烈的蓝色荧光，甚至在可见光下也可见到；6,7-二羟基香豆素（七叶内酯）荧光则较弱；而7,8-二羟基香豆素（瑞香内酯）则无荧光。羟基香豆素羟基醚化则荧光减弱，颜色变紫，如七叶内酯二甲醚即如此。呋喃香豆素荧光较弱，一般呈蓝色或棕色等。

2. 显色反应

(1) 酚羟基的检识反应：具酚羟基的香豆素类化合物可与多种检识酚羟基的试剂反应，如三氯化铁试剂可产生各种颜色反应。若酚羟基邻、对位未被取代，则可与重氮化试剂反应，生成偶氮染料衍生物，呈红色或紫红色。如酚羟基对位未被取代、或香豆素母核 $C_6$ 位未被取代时，在碱液中发生内酯环开环，产生的顺邻羟基桂皮酸的羟基对位（即相当于母核上的 $C_6$ 位）氢都可与Gibb's试剂或Emerson试剂反应。

① Gibb's反应：取样品的乙醇溶液1 mL，加0.5% 2,6-二溴（或氯）苯醌-4-氯亚胺乙醇溶液2～3滴，加碳酸钠水溶液调pH至9～9.6，呈蓝色或蓝绿色，表示有 $C_6$ 位无取代的香豆素或酚羟基对位无取代的化合物（此反应亦可在滤纸上进行）。

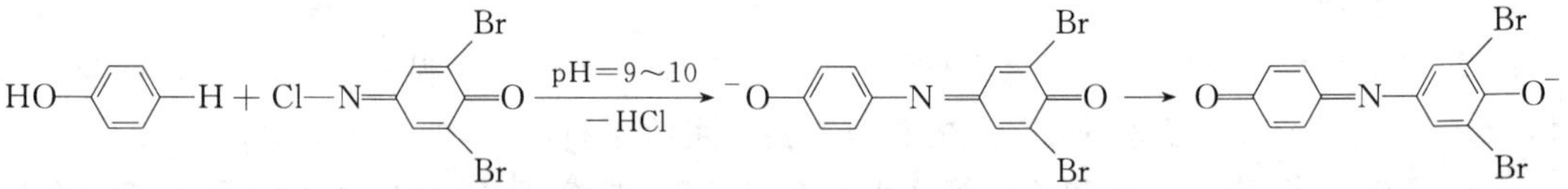

2,6-二溴苯醌氯亚胺　　（蓝色）

② Emerson反应：样品的乙醇溶液滴加在滤纸上，喷2% 4-氨基安替比林乙醇溶液，再喷8%铁氰化钾水溶液，即显色，若再放入密闭的氨气缸内，则呈橙红至深红色。

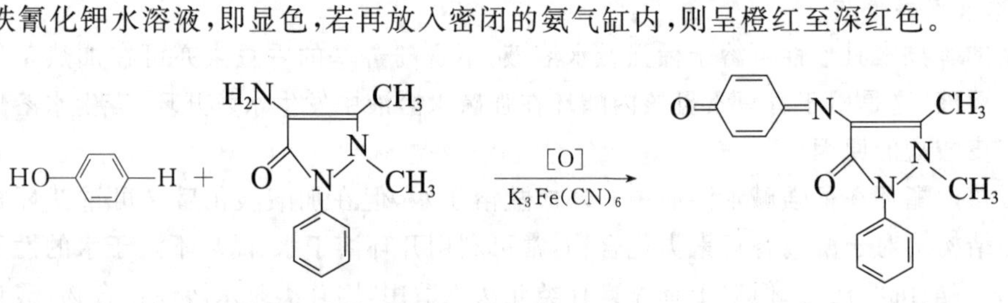

4-氨基安替比林　　（红色）

(2) 内酯环的检识反应——异羟肟酸铁反应：香豆素内酯环在碱性条件下开环，与盐酸羟胺试剂缩合成异羟肟酸，再在酸性条件下与三价铁离子络合成盐而显红色。

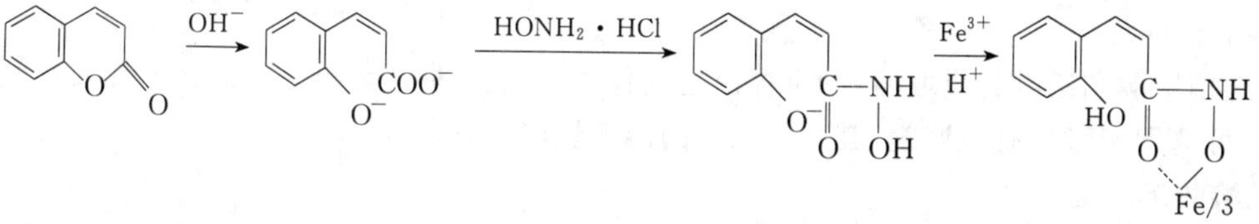

异羟肟酸衍生物　　异羟肟酸铁衍生物
（红色）

操作方法是将样品的醇溶液 1 mL，加新鲜的 1 mol/L 盐酸羟胺醇溶液 0.5 mL、6 mol/L 氢氧化钾醇溶液 0.2 mL，加热至沸，冷后加 5%盐酸酸化，然后滴加 1%三氯化铁溶液 1～2 滴，出现紫红色表示有香豆素类化合物。此反应对酯、内酯、酸酐等都呈正反应。

3. 色谱检识

(1) 薄层色谱法：香豆素类的薄层色谱法最常用的吸附剂是硅胶，而纤维素和中性氧化铝亦有采用，但较少。由于香豆素化合物常呈中性或弱酸性，故展开剂多为中等极性的中性或微酸性混合溶剂，如简单香豆素常用展开剂为甲苯-甲酸乙酯-甲酸（5∶4∶1）、苯-丙酮（9∶1）等。呋喃香豆素常用展开剂为正丁烷-乙酸乙酯（7∶3），石油醚-二氧六环（5∶1）或氯仿等。香豆素苷类一般采用极性较大的展开剂，如正丁醇-醋酸-水（4∶1∶5，上层）等。

(2) 纸色谱法：香豆素纸色谱法常用展开剂为水饱和的正丁醇或氯仿等，对于含羟基的香豆素，一般选用酸性展开剂（如 BAW 系统），以避免用中性展开剂时产生斑点拖尾的现象。若用碱性展开剂，则因成盐而使 $R_f$ 值偏小。

对亲脂性较强的呋喃香豆素类化合物，也可采用二甲基甲酰胺为固定相，用己烷-苯（8∶2）为展开剂。

对含邻二酚羟基或邻二醇羟基的香豆素或香豆素苷类，也可先将色谱纸用 0.5%硼砂溶液处理，再用 0.5%硼砂溶液饱和的正丁醇为展开剂，使这类香豆素以硼酸络合物形式展开，$R_f$ 值明显低于不产生络合物的香豆素。

(3) 香豆素类化合物色谱显色：紫外光下观察荧光斑点，通常含羟基的简单香豆素有较强的荧光，呋喃香豆素类荧光较弱，但也可见到蓝、棕、绿、黄等荧光。必要时，用氨气熏或喷 10%氢氧化钾醇液，可使荧光增强。

常用的显色剂有：三氯化铁试剂，显绿、蓝、棕、红等色；重氮化试剂，显红、紫色；异羟肟酸铁试剂，显红色；Emerson 试剂，显深红或橙红色；Gibb's 试剂，显蓝色等。

## 三、香豆素的提取与分离

### （一）提取

香豆素的提取，主要是利用它们的溶解性能的不同而采用溶剂提取法。对一些小分子的游离香豆素，也可利用它们具有挥发性，采用水蒸气蒸馏法。香豆素结构中具有内酯环的，利用其在稀苛性碱溶液中遇热可开环成盐的性质，可采用碱水提取法。

香豆素类化合物性质活泼，有些对酸、碱极为敏感。如 $C_8$ 位有酰基的，碱水解后酸化不易恢复成原内酯型结构；有的还可在碱水解后发生侧链的环合或生成异构化合物；有侧链酯基的可同时发生水解或酯交换等。酸可使具异戊烯基和邻位羟基的环合；使具侧链环氧基的开环；使侧链具烯醇醚或丙烯醚结构的发生醚键的水解等。故在应用到酸或碱时，一定要加强对化合物结构的监测，若化合物结构发生改变，则不应采用该法。

1. 溶剂提取法

一般选用甲醇和乙醇为提取溶剂，可提出植物体中的游离香豆素和香豆素苷。若提取游离香豆素，可选用亲脂性有机溶剂，其中以乙醚的溶解性能较好。

2. 碱溶酸沉淀法

游离香豆素若存在酚羟基，可直接用稀苛性碱溶液提取，也可利用香豆素具内酯环，用0.5%氢氧化钠加热提取。提取液经冷却后用乙醚去除杂质，然后加酸调 pH 到中性，适当浓缩，酸化后游离香豆素即可析出，若存在水溶性较小的香豆素苷，此时亦可析出。

采用此种提取法应注意酸或碱能否使化合物结构发生改变。

3. 水蒸气蒸馏法

此法适用于具挥发性的小分子游离香豆素类化合物。

（二）分离

香豆素类混合物的分离主要利用混合物中各组分极性不同，采用系统溶剂法或吸附色谱法，也有报道采用葡聚糖凝胶 SephadexLH - 20 和 SephadexG - 25 分离的。

1. 系统溶剂法

甲醇或乙醇提取液中含有各种游离香豆素和苷类，这些游离香豆素和苷类存在明显的极性差异，利用它们的极性差异在不同溶剂中溶解度不同进行分离是系统溶剂法。即将提取液回收醇，加适量水后依次用不同极性的有机溶剂，由低极性至高极性萃取。也可将提取液回收醇，拌入硅藻土，烘干粉碎后，置连续回流提取器中，用不同极性的有机溶剂依次提取。常用的溶剂是石油醚、乙醚、乙酸乙酯、丙酮和甲醇。各种提取液浓缩放冷，有的可析出结晶，有的尚需进一步分离。

石油醚中主要含有脂溶性色素等杂质，有些不含羟基的游离香豆素可能被提出。乙醚中主要含有游离香豆素。乙酸乙酯中可能含有极性强的游离香豆素和极性低的香豆素苷。丙酮和甲醇主要含有不同极性的香豆素苷。

2. 色谱法

香豆素类化合物由于结构相似，其混合物的分离常需采用色谱法才能达到目的。用于香豆素类化合物分离的色谱法，通常采用的吸附剂是硅胶，中性和酸性氧化铝亦可应用。此外，聚酰胺色谱法及凝胶色谱法等亦有报道用于香豆素的分离。

(1) 硅胶色谱法：常用的洗脱剂有己烷与乙醚，乙醚与乙酸乙酯等混合溶剂，梯度洗脱。

(2) 氧化铝色谱法：香豆素常含酚羟基，显弱酸性，故用氧化铝柱色谱法分离时，采用中性或酸性氧化铝，而不用碱性氧化铝。洗脱剂常用石油醚、正己烷、氯仿与乙酸乙酯的混合溶剂梯度洗脱。

3. 提取分离实例

秦皮为木犀科多种白蜡树属植物的干皮或枝皮，主要有效成分为七叶内酯和七叶苷，具有抗菌、镇痛、止咳祛痰等功效。

七叶内酯由于极性较大，难溶于氯仿等亲脂性有机溶剂，溶于亲水性有机溶剂和乙酸乙酯，也可溶于碱水。七叶苷溶于水和亲水性有机溶剂及碱水，难溶于乙酸乙酯，不溶于亲脂性有机溶剂。

秦皮中七叶内酯与七叶苷的提取分离：

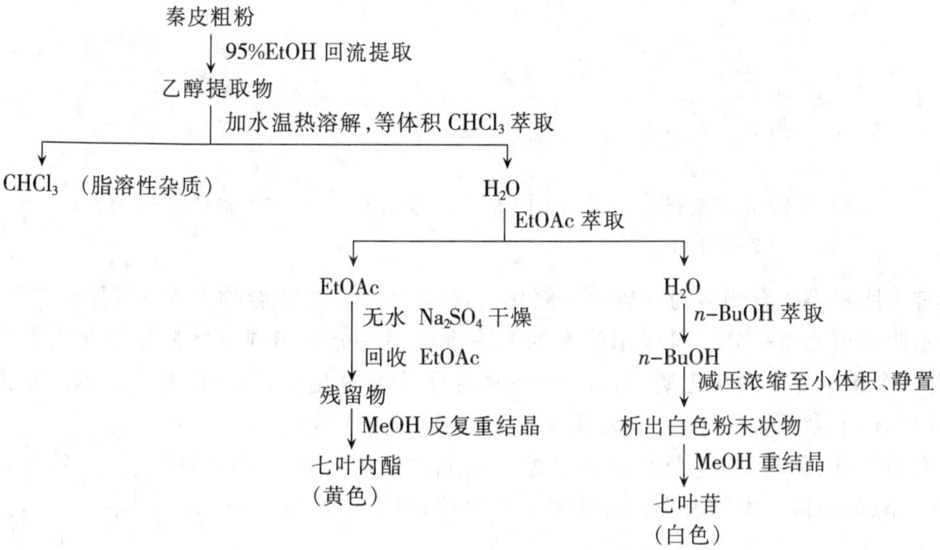


## 第四节　木脂素类化合物

木脂素类(lignans)化合物是一类由苯丙素氧化聚合而成的天然产物。多数为二聚体，少数为三聚体或四聚体。这类成分广泛存在于植物的木质部和树脂中，故称为木脂素。

木脂素结构类型多样，其生物活性也呈多样性。如小檗科鬼臼属及近缘植物中含有的鬼臼毒素类木脂素都具有细胞毒活性，可抑制癌细胞的增殖。其中鬼臼毒素研究较多，由于毒性大，难以用于临床，现半合成了一系列化合物，目前用于临床的有鬼臼毒素乙叉苷 VP－16 和 VM－26。五味子和华中五味子中含有多种联苯环辛烯类木脂素，具有保肝和降低血清谷丙转氨酶(SGPT)的作用，临床用于治疗慢性肝炎的五味子酯甲及其类似物即为此类。联苯双酯是通过对此类结构构效关系研究合成开发的治肝炎新药。近年还发现此类木脂素还具有抗脂质过氧化和清除氧自由基作用，其结构特点是含有酚羟基，如五味子酚和戈米辛丁等。从海风藤中得到的新木脂素海风藤酮类成分对血小板活化因子(PAF)受体结合有明显的抑制作用。此外，木脂素类化合物有些尚具有其他方面的作用，如抗病毒、平滑肌解痉、杀虫作用等。

### 一、木脂素的结构与分类

木脂素类化合物从生源或二分子苯丙素聚合的位置分为两类：一类为木脂素，另一类为新木脂素。

从生源方面看，由桂皮醇和桂皮酸衍生物氧化聚合而成的称为木脂素类；由烯丙基苯和苯丙烯衍生物氧化聚合而成的称为新木脂素类。从聚合位置方面看，两分子苯丙素衍生物以侧链中 $\beta$ 碳原子($C_8$ 位和 $C_8{'}$ 位)聚合而成的化合物称为木脂素类；而非 $\beta$-碳原子聚合的称为新木脂素类(如 $C_3$ 位和 $C_3{'}$ 位聚合、$C_8$ 位和 $C_3{'}$ 位聚合等)。

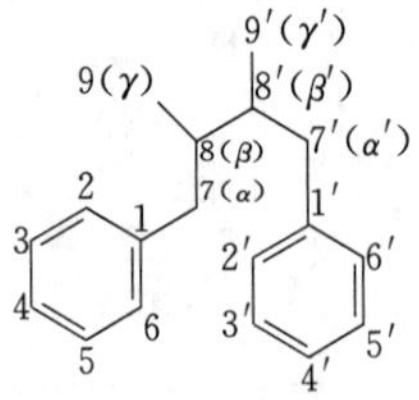

木脂素（8－8′聚合）
（β－β′聚合）

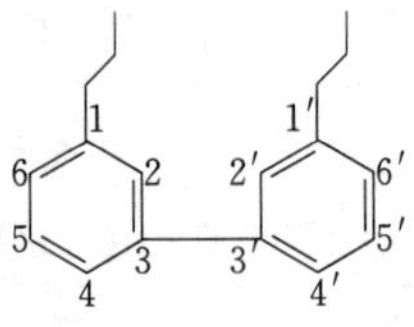

新木脂素（3－3′聚合）

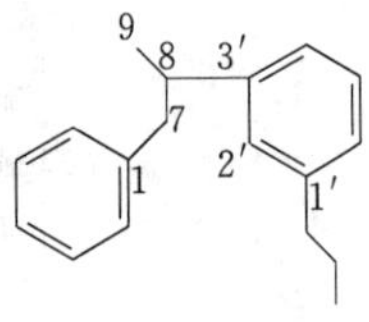

新木脂素（8－3′聚合）

通常木脂素类化合物多为γ碳原子氧化型，而新木脂素类化合物多为γ碳原子非氧化型。极少数木脂素可能由一分子组成木脂素的苯丙素和另一分子组成新木脂素的苯丙素混合组成，即有一个γ碳原子为氧化型，而另一个γ碳原子为非氧化型，如恩施脂素。木脂素类化合物结构的苯环上多具有酚羟基、甲氧基或亚甲二氧基等；而侧链部分可有醇羟基、羰基、羧基及它们脱水缩合而成的四氢呋喃、内酯、半缩醛等结构。木脂素类化合物多为游离体，只有少数以苷的形式存在。

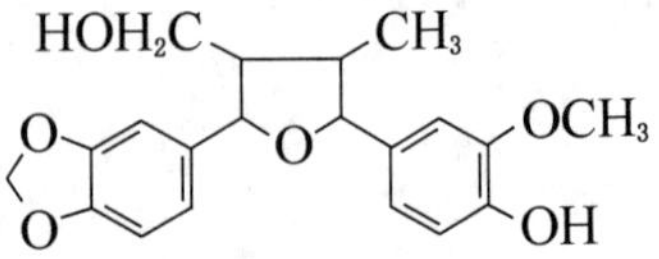


恩施脂素

木脂素类可分为以下几类：

（1）简单木脂素（二芳基丁烷类）：如叶下珠脂素。

（2）单环氧木脂素（四氢呋喃类）：如恩施脂素、荜澄茄脂素。

（3）双环氧木脂素（双四氢呋喃类）：如（＋）-芝麻脂素。

（4）木脂内酯（二芳基丁内酯类）：如扁柏脂素。

（5）环木脂素（芳基萘类）：如去氧鬼臼毒素-β-D-葡萄糖酯苷。

（6）环木脂内酯（芳基萘内酯类）：如1-鬼臼毒素。

（7）联苯环辛烯类：如五味子酯甲、五味子酚、戈米辛丁。

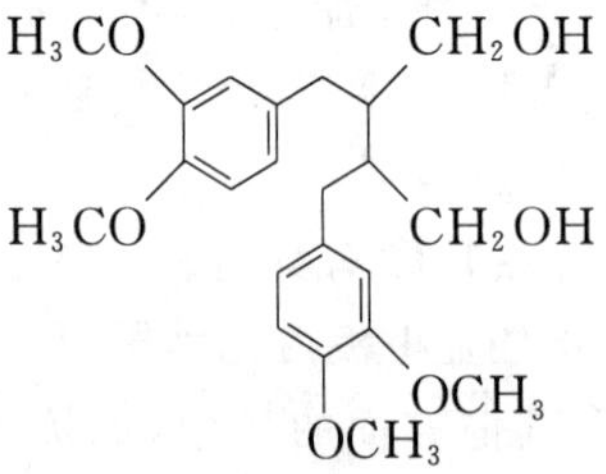

叶下珠脂素

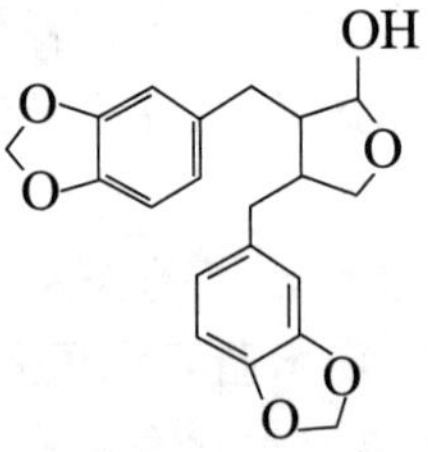

荜澄茄脂素

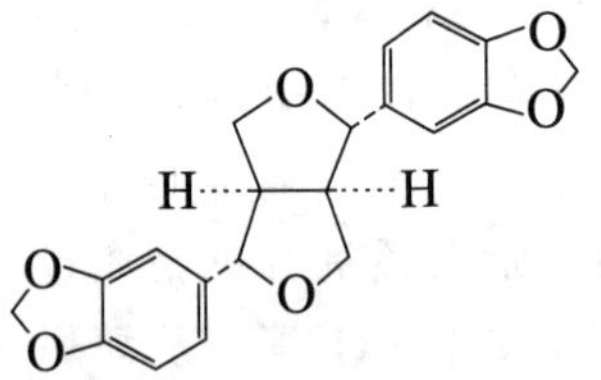

（＋）-芝麻脂素

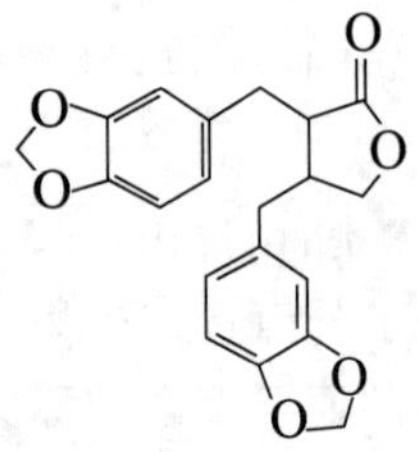

扁柏脂素

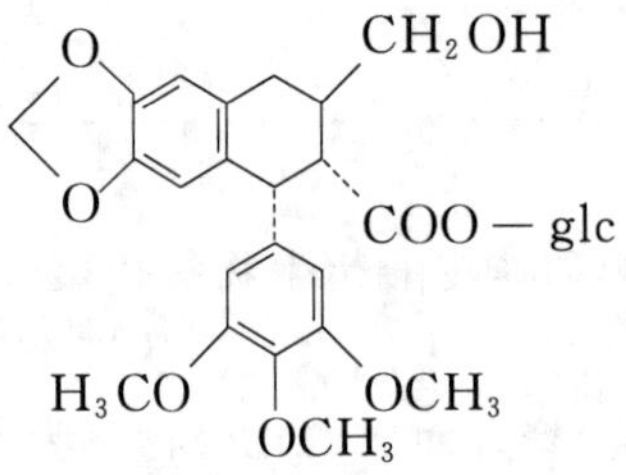

去氧鬼臼毒素-β-D-葡萄糖酯苷

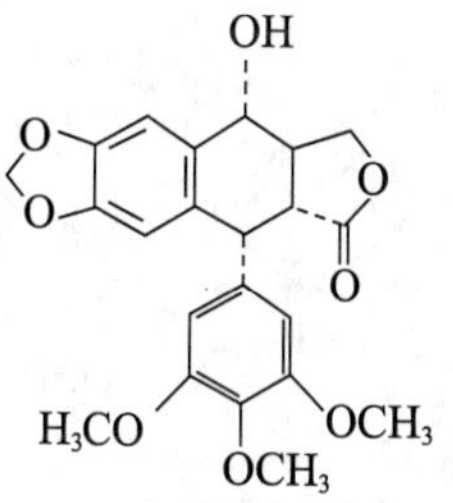

1-鬼臼毒素

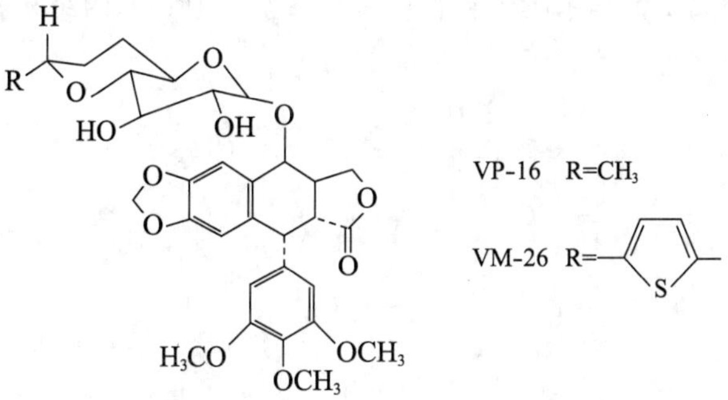

鬼臼毒素乙叉苷(半合成品)

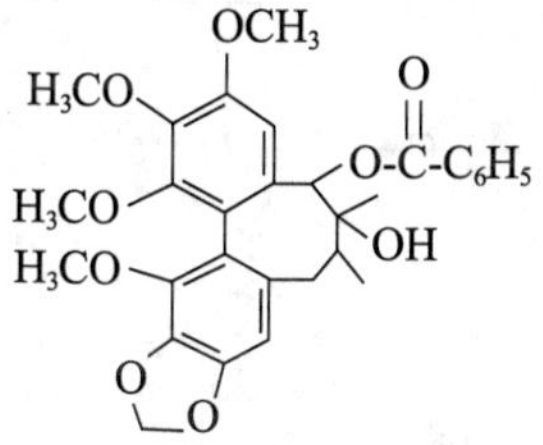

五味子酯甲

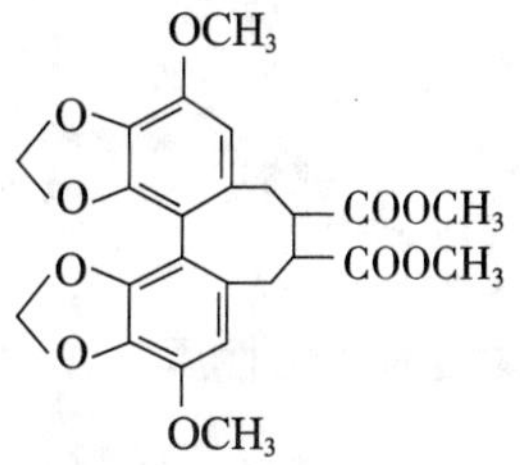

联苯双酯(合成品)

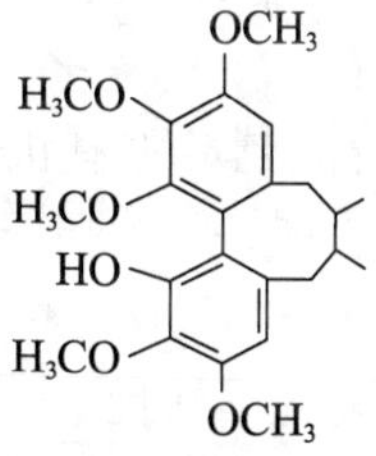

五味子酚

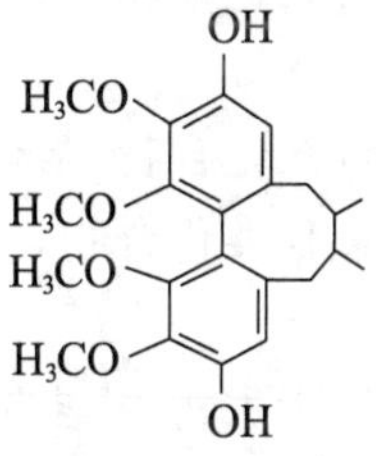

戈米辛 J

除由二分子苯丙素聚合的木脂素类化合物外，在天然产物中还发现少数由三分子苯丙素聚合而成的倍半木脂素，如牛蒡子中的拉帕酚 A。由四分了苯丙素聚合而成的二木脂素，如拉帕酚 F。

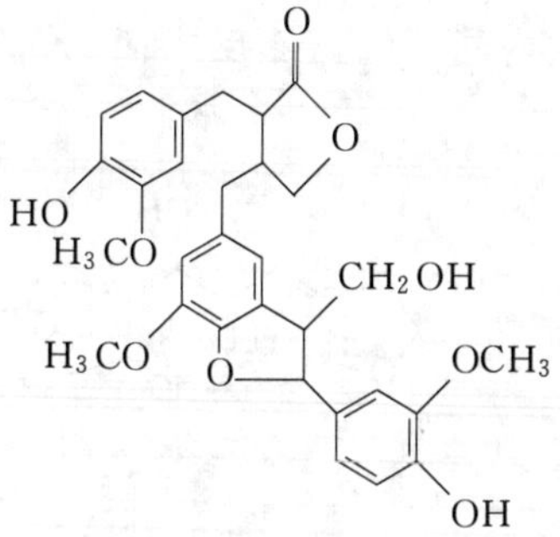

拉帕酚 A

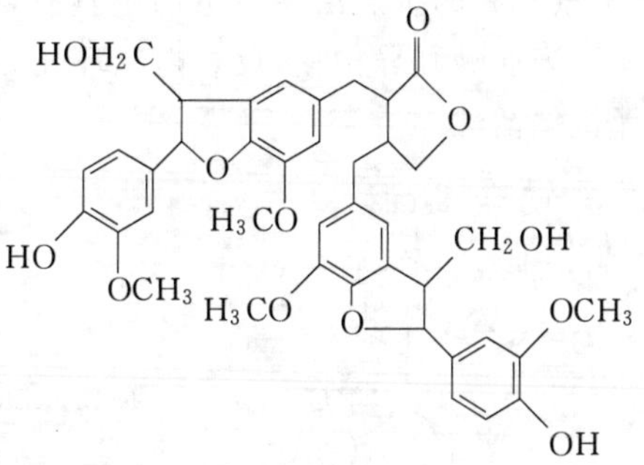

拉帕酚 F

新木脂素类化合物数量不多，但结构碳架的类型很多，如海风藤酮为苯骈呋喃类；厚朴中得到具有镇静和肌肉松弛作用的厚朴酚为联苯类等。甚至有些化合物是由一分子苯丙素和一分子其他类化合物聚合而成的，如水飞蓟中含有的水飞蓟素是由一分子苯丙素和一分子二氢黄酮醇聚合而成的；猫眼草中含有的猫眼草素是由一分子苯丙素和一分子香豆素聚合而成的，分别属于黄酮木脂体和香豆素木脂素。但它们的结构都通过二氧六环与苯骈合，故可归于新木脂素中的苯骈二氧六环类。

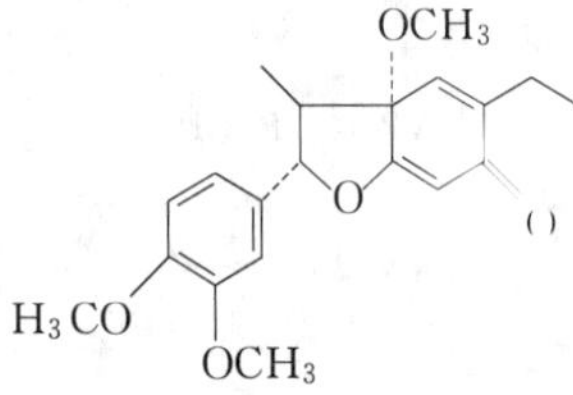


海风藤酮

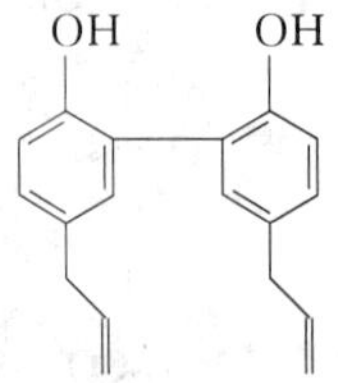


厚朴酚

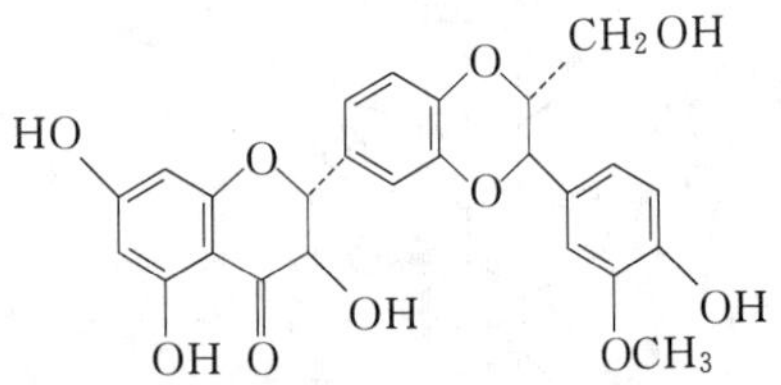


水飞蓟素

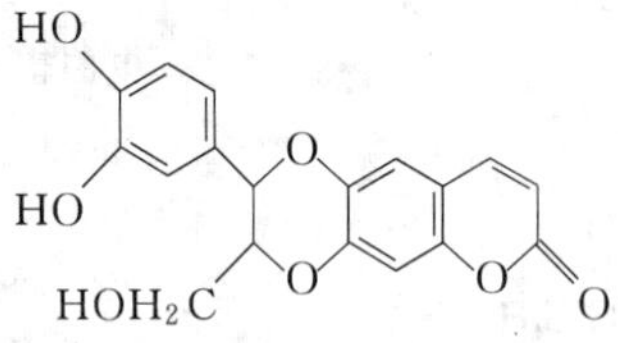


猫眼草素

## 二、木脂素类的理化性质

### （一）性状

游离木脂素多数为无色结晶，但新木脂素较难结晶。游离木脂素少数具有升华性。

### （二）溶解性

游离木脂素为脂溶性化合物，溶于苯、氯仿、乙醚、乙酸乙酯、乙醇等有机溶剂，难溶于水。少数与糖缩合的木脂素苷类化合物，水溶性增大，易被酶或酸水解。

### （三）旋光性

木脂素除少数去氢衍生物外，多数具有多个不对称因素，显光学活性。

### （四）化学性质

由于木脂素多数具多个不对称因素，性质不稳定，遇酸或碱易发生异构化反应。而其生物活性常与不对称中心的构型有关，故在提取分离过程中应特别引起注意，避免活性的丧失或减弱。

如鬼臼毒素具有的抗癌活性与结构中具有四氢萘环及反式内酯环（$C_1$、$C_2$顺式；$C_2$、$C_3$反式）结构有关。当遇碱则异构化，反式内酯环变为顺式内酯环（$C_1$、$C_2$反式；$C_2$、$C_3$顺式）的苦鬼臼毒素，则无抗癌活性。

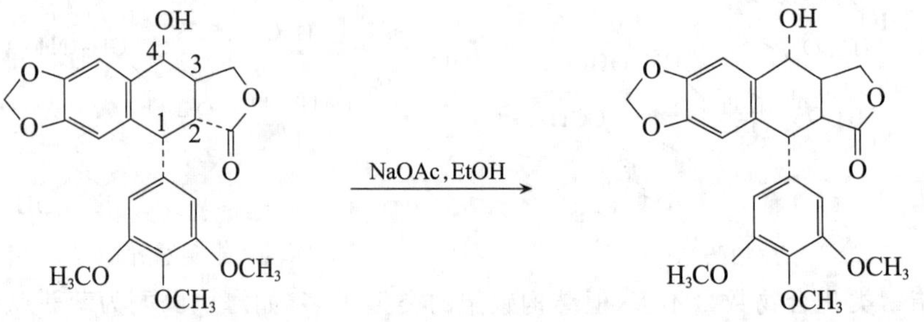


鬼臼毒素$[\alpha]_D -133°$
（1α、2α 顺式；2α、3β 反式）

苦鬼臼毒素$[\alpha]_D +9°$
（1α、2β 反式；2β、3β 顺式）

又如矿酸不仅能使木脂素构型发生变化，改变旋光性质，影响生物活性，甚至能发生碳架重排。如橄榄脂素在酸的作用下易转变为环橄榄脂素，由单环氧木脂素类转变为环木脂素类。

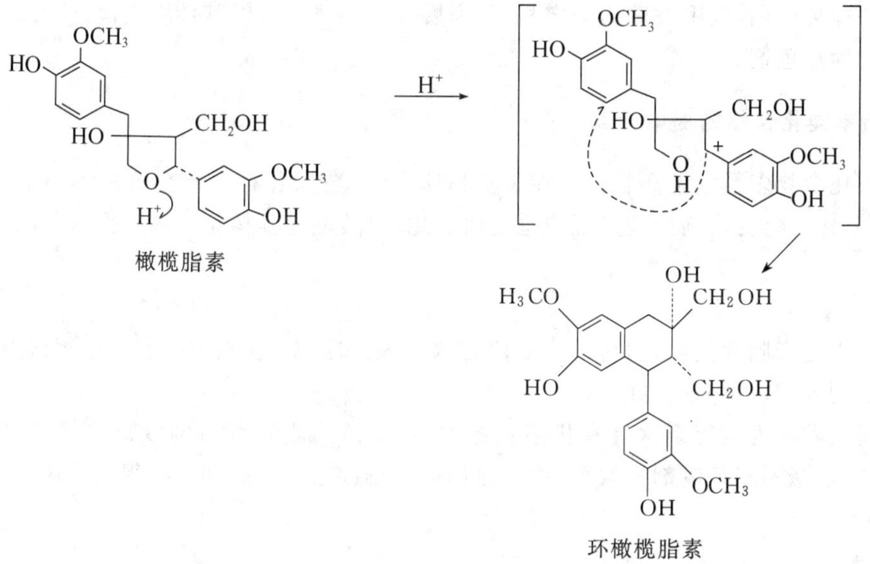

此外，光照也能引起木脂素发生氧化环合等反应，发生碳架变化。

（五）检识

1. 显色反应

木脂素类化合物分子结构中常见酚羟基、醇羟基、甲氧基、亚甲二氧基、羧基和内酯环等结构。这些基团常可应用一些试剂进行检识。如：

酚羟基：应用三氯化铁试剂、重氮化试剂、Gibb's 试剂和 Emerson 试剂等检识。

亚甲二氧基：应用 Labat 试剂（没食子酸和浓硫酸，显绿色），或 Ecgrine 试剂（变色酸和浓硫酸，显红色或紫红色）等检识。

醇羟基：应用硝酸铈铵试剂（90 g 硝酸铈铵溶于 225 mL 2 mol/L 温热的硝酸中），在水或二氧六环中反应，显琥珀色或红色。含十个碳以下的醇（或酚）皆可显正反应。也可应用钒-8-羟基喹啉试剂（含 1 mg 钒的溶液 1 mL，用 1 mL 2.5% 8-羟基喹啉的 6%乙酸溶液处理。混合物溶液用 30 mL 苯萃取，萃取液 1 日内应用）检识（60℃水浴加热并振摇），显红色。

羧基：应用溴酚蓝试剂或其他酸碱指示剂检识。

内酯环：应用异羟肟酸铁试剂进行检识。

甲氧基：应用氢碘酸试验检识。含甲氧基的化合物约 20 mg 置于气体检验装置试管中，加 0.5 mL 冰醋酸、1 粒苯酚结晶、0.2 mL 57%氢碘酸及沸石。在试管上部的漏斗中铺一层厚 8～10 mm 的脱脂棉，漏斗上盖一张硝酸汞溶液湿润的滤纸。并将整套装置的试管置130～140℃油浴中加热。若有甲氧基存在，则生成具挥发性的碘甲烷气体，遇硝酸汞则生成红色的碘化汞沉淀。

羰基：应用 2,4 -二硝基苯肼试剂检识，产生橙色或红色 2,4 -二硝基苯腙沉淀。

2. 色谱检识

常用硅胶薄层色谱法检识，展开剂多用氯仿-甲醇（9∶1）、氯仿-二氯甲烷（1∶1）、氯仿-乙酸乙酯（9∶1）或乙酸乙酯-甲醇（19∶1）等。

色谱显色剂常用的有茴香醚浓硫酸（110℃加热 5 分钟）、5%磷钼酸乙醇溶液（120℃加热至斑点出现)、10%硫酸乙醇溶液(110℃加热5分钟)或三氯化锑试剂(100℃加热10分钟,紫外光灯下观察)。

纸色谱法亦可应用,以甲酰胺为固定相,苯为展开剂。展开后以碱性重氮盐或三氯化锑或五氯化锑试剂为显色剂。

### 三、木脂素类化合物的提取分离

木脂素类化合物多数以游离状态存在于植物体中,少数以苷存在。在植物体中常与大量树脂状物共存,化合物在溶剂处理过程中也易树脂化,遇酸碱易异构化。故在提取分离过程中应特别注意。

#### (一) 提取

游离木脂素是亲脂性化合物,易溶于氯仿、二氯甲烷和乙醚,在石油醚和苯中溶解度较小,但通过多次溶剂处理,可得到较好的产品。

通常采用乙醇或丙酮等亲水性有机溶剂提取,提取液回收溶剂后的浸膏,再依次用石油醚、氯仿、乙醚、乙酸乙酯等溶剂提取,往往在氯仿或乙醚或乙酸乙酯部分可得到游离木脂素的总粗提物。

#### (二) 分离

分离木脂素类化合物最常采用的是硅胶柱吸附色谱法,以石油醚-乙酸乙酯、石油醚-乙醚、苯-乙酸乙酯、氯仿-甲醇等混合溶剂梯度洗脱,往往可获得较好的分离效果。中性氧化铝也可用作吸附剂进行分离。

具有内酯结构的木脂素也可利用稀苛性碱溶液,使内酯环开环成钠盐,溶于水而与其他脂溶性成分分离,然后在碱水液中加酸酸化,成原化合物析出沉淀。但此法对有旋光活性,在碱或酸中易异构化的木脂素不适用。

#### (三) 实例

中药牛蒡子具有钙拮抗作用,主要含有木脂素类化合物。其粗粉依次用环己烷、氯仿、乙酸乙酯、甲醇提取,各提取液经人的血小板活化因子引起的血小板聚集实验的筛选,乙酸乙酯部分及甲醇部分有抑制活性。

乙酸乙酯部分和甲醇部分分别进行低压柱色谱分离,二氯甲烷-乙酸乙酯混合溶剂梯度洗脱。自乙酸乙酯部分得牛蒡子苷元,自甲醇部分得牛蒡子苷和倍半木脂素拉帕酚A和C。其中三种游离木脂素类均有抑制活性。

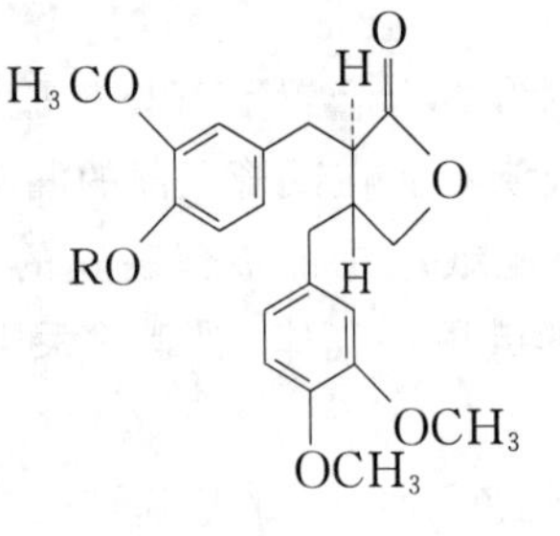


牛蒡子苷元　R=H

牛蒡子苷　R=β-D-glc

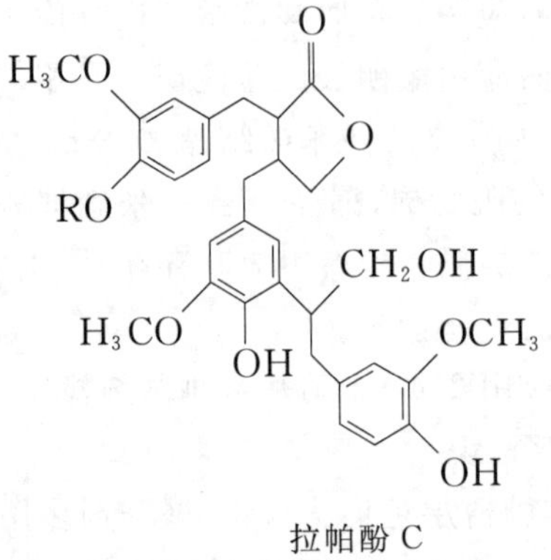


拉帕酚C

# 第六章　生物碱类化合物

生物碱(alkaloids)类化合物长期以来是指来源于植物界的一类含氮有机化合物，大多具有氮杂环结构，并具有生理活性和碱性。现在，人们从海洋生物、微生物及昆虫代谢产物中亦发现不少类似的有机含氮化合物，有时也称它们为生物碱。因此，从广义的范围讲，生物界除去生物体必需的含氮化合物，如氨基酸、多肽、蛋白质和B族维生素等外，其他的含氮有机化合物都可视为生物碱。

生物碱在植物界分布较广，在双子叶植物中尤为普遍，如防己科、罂粟科、毛茛科、豆科、马钱科、夹竹桃科、茄科的植物中多数含有生物碱。单子植物中的百合科、石蒜科、兰科，裸子植物的红豆杉科、三尖杉科、麻黄科植物有的亦含生物碱。而低等植物中的地衣类和苔藓类未发现生物碱。蕨类及菌类只有个别的植物中存在生物碱。

生物碱在植物体的各种器官和组织内都可能存在，但对某种植物来说，往往是集中在某一器官，如麻黄生物碱主要存在于麻黄的髓部；防己生物碱主要存在于防己的根部；黄柏生物碱主要存在于黄柏的皮部等。也有存在于多种器官中的，如三尖杉植物的枝、叶、根和种子都含有生物碱。

生物碱在植物体中的含量差异较大，如金鸡纳树皮生物碱含量在15%以上，而长春花中长春新碱的含量仅百万分之一，美登木中美登木碱含量仅千万分之二。一般植物中生物碱含量达千分之一以上就算较高了。同科属植物，甚至同种植物，生物碱的有无及含量高低受植物生长地区、生长环境、采收季节等诸多因素的影响，如欧洲产的麻黄中麻黄碱含量很低，我国产的麻黄中麻黄碱则含量较高，而产于山西大同附近的麻黄中麻黄碱含量又较其他地区的为高，可达1.6%，并且以秋末冬初采收的含量最高。

植物界亲缘关系相近的植物，尤其是同属植物中往往含有结构相似的生物碱，如茄科莨菪属、曼陀罗属、东莨菪属、颠茄属和华山参属等植物中均含莨菪碱和东莨菪碱。甚至在亲缘关系较远的植物中有时也可发现相同或类似的生物碱，如小檗碱在小檗科、毛莨科、防己科、芸香科等的某些植物中都有分布。

生物碱在植物体内一般被认为是次生代谢产物，起保护植物或促进植物生长与代谢的作用。但它们真正的作用仍不清楚，有待今后进一步的研究。

生物碱多数具有碱性，在植物体中常与酸结成盐的形式存在，常见的酸为有机酸，但亦有少数生物碱与无机酸结合成盐。

生物碱的生物活性是多方面的，如黄连中的小檗碱具抗菌消炎作用；萝芙木中的利血平具降压作用；长春花中的长春新碱具抗癌作用；延胡索中的延胡索乙素具镇痛作用；包公藤中的包公藤甲素具有缩小瞳孔、降低眼压作用等。有时同一种植物中的不同生物碱具有不同的生物活性，如罂粟中的吗啡具有镇痛作用；可待因具有镇咳作用；而罂粟碱具有解痉作用等。

## 第一节　生物碱的结构与分类

生物碱的结构是含氮有机化合物，其氮原子多数以氮杂环的形式存在，少数生物碱的氮原子不存在环内，而以有机胺的形式存在。

生物碱的分类方法有很多种，如按植物来源分、按生物碱生源途径分、按生物碱母核结构分等，但各种分类方法都存在一些不足之处。本教材仍采用按生物碱母核结构进行分类的方法，下面将介绍一些重要的结构类型。

### 一、吡咯类生物碱

由吡咯及四氢吡咯（吡咯烷）衍生的生物碱，主要以四氢吡咯衍生物为主。包括简单吡咯烷类和吡咯里西啶类，后者是两个吡咯烷共用一个氮原子的稠环衍生物。

益母草中含有的水苏碱（具祛痰镇咳作用）和新疆党参中含有的党参碱（具降压作用）属吡咯烷类生物碱。农吉利中含有的野百合碱（具抗癌作用）属吡咯里西啶类生物碱，此类生物碱多以 11 或 12 元双内酯形式存在，少数为单酯。

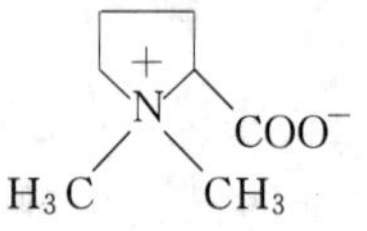


水苏碱

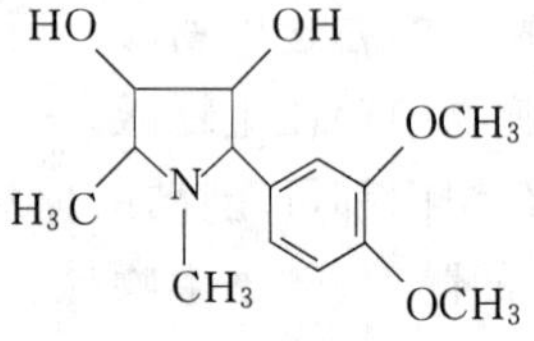


党参碱

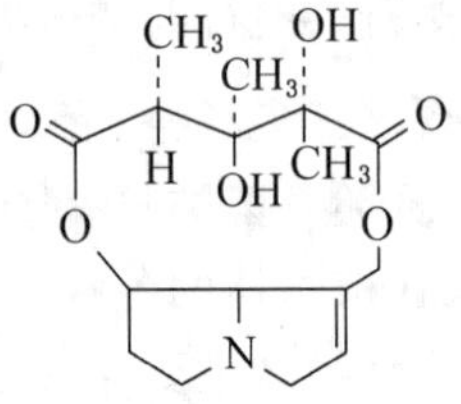


野百合碱

### 二、吡啶类生物碱

由吡啶或哌啶（六氢吡啶）衍生的生物碱，大多数为哌啶衍生物。包括简单吡啶类、双稠哌啶类（喹诺里西啶类）和吲哚里西啶类。双稠哌啶类是由两个哌啶环共用一个氮原子的稠环衍生物，而吲哚里西啶是由吡啶环与吡咯烷共用一个氮原子的稠环衍生物。

槟榔中的槟榔碱（具驱绦虫作用）、石榴皮中的异石榴皮碱（具驱绦虫作用）、半边莲中的半边莲碱（山梗菜碱，具中枢神经兴奋作用，治呼吸衰竭）和八角枫中的毒藜碱（具横纹肌松弛作用）为简单吡啶类生物碱。苦参中的苦参碱和氧化苦参碱（具抗癌、抗心律失常作用）、野决明中的金雀儿碱（具兴奋呼吸作用）属双稠哌啶类生物碱。一叶萩中的一叶萩碱（具中枢神经兴奋作用）为吲哚里西啶类生物碱。

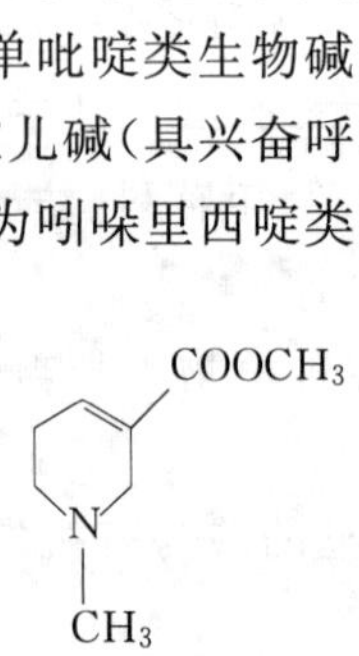


槟榔碱

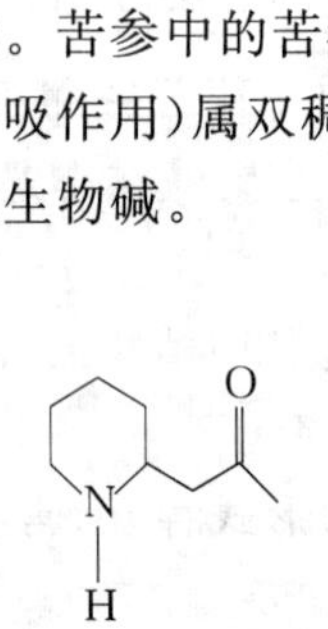


异石榴皮碱

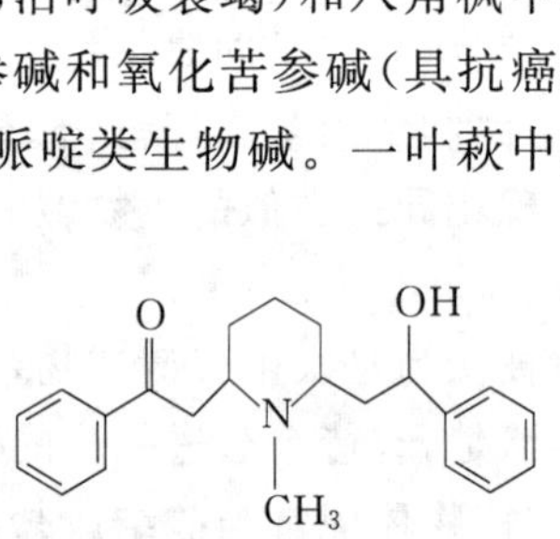


半边莲碱

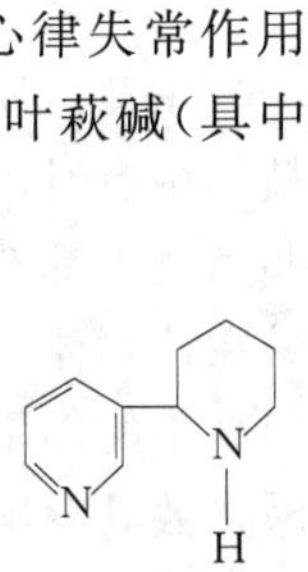


毒藜碱

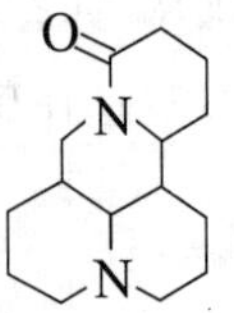


苦参碱

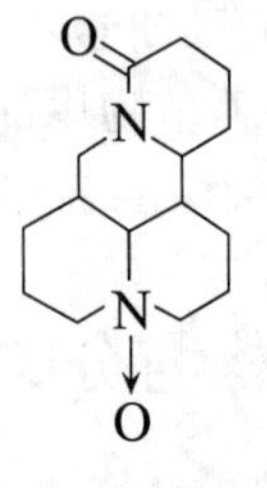


氧化苦参碱

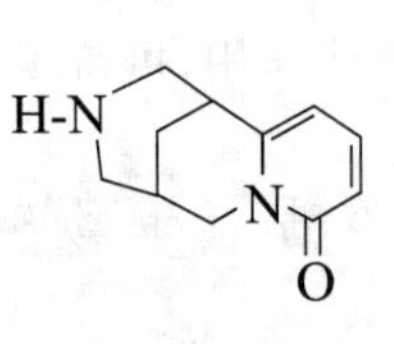


金雀儿碱

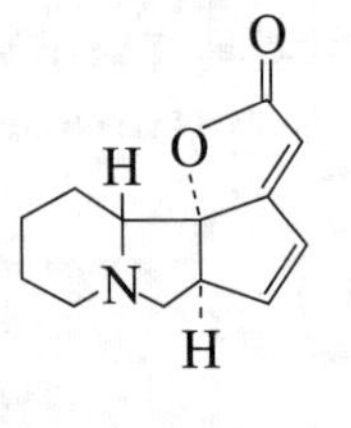


一叶萩碱

## 三、莨菪烷类生物碱

莨菪烷是由四氢吡咯和六氢吡啶骈合而成的杂环，共用两条 N—C 键。这类生物碱多数是莨菪烷衍生的氨基醇与不同有机酸缩合的酯（单酯或双酯），亦有以非酯形式存在的。

莨菪烷类生物碱主要存在于茄科植物，如曼陀罗、颠茄等植物中的莨菪碱和东莨菪碱（抗胆碱作用，镇痛解毒），山莨菪中的山莨菪碱（治急性微循环疾病）和樟柳碱（解痉、解有机磷中毒）等。此外，古柯中的古柯碱（局部麻醉作用），丁公藤中的包公藤甲素等亦为莨菪烷类生物碱。

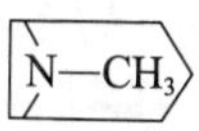

莨菪烷

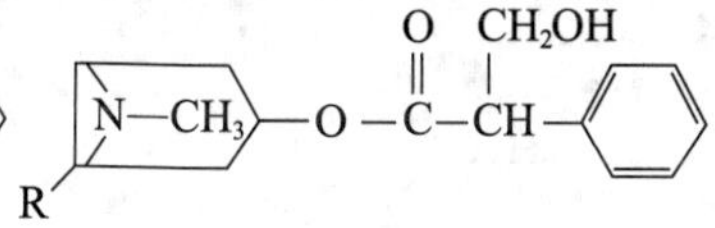

莨菪碱 R=H

山莨菪碱 R=OH

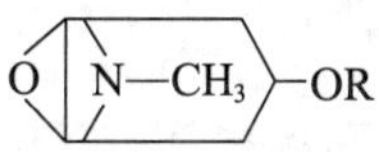

东莨菪碱 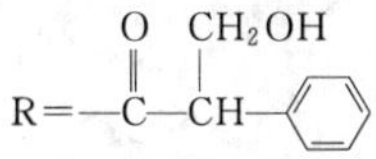

樟柳碱 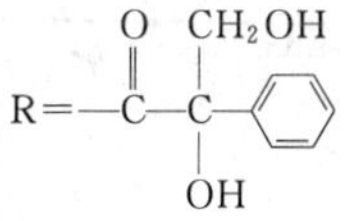

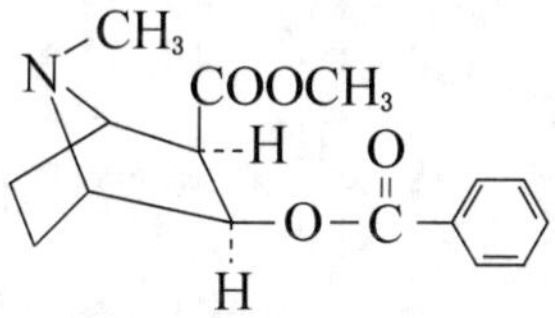

古柯碱

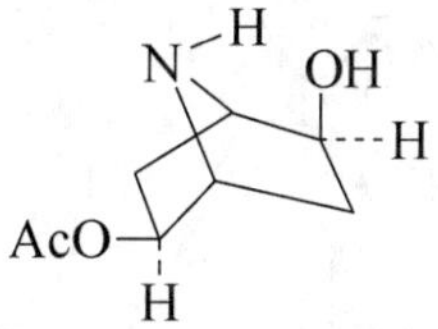

包公藤甲素

## 四、喹啉类生物碱

具喹啉母核的生物碱是喹啉类生物碱。如金鸡纳属植物中的奎宁（抗疟作用）、喜树中的羟基喜树碱（抗癌）。

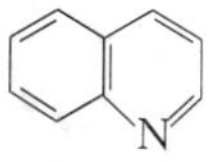

喹啉

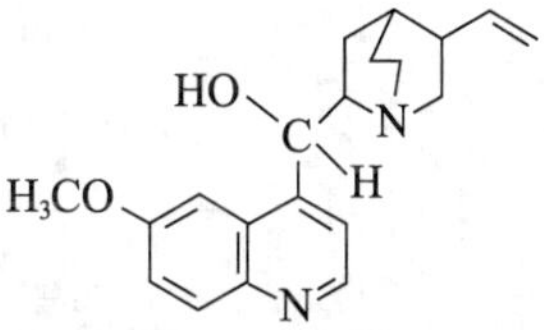

奎宁

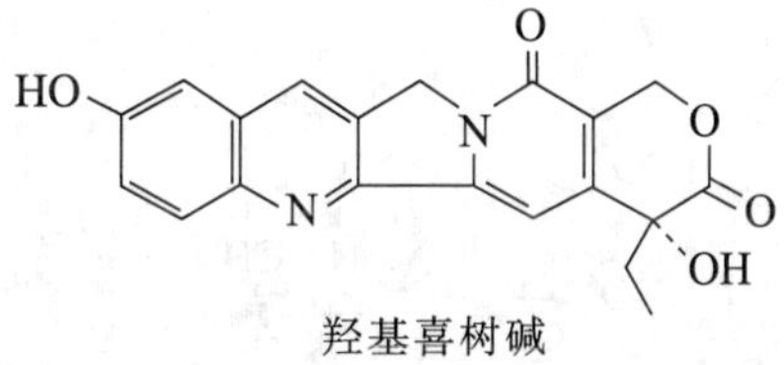

羟基喜树碱

## 五、异喹啉类生物碱

具异喹啉母核的生物碱是异喹啉类生物碱。这类生物碱在植物中分布广泛，数目较多，有一千余种。有简单异喹啉、苄基异喹啉及由苄基异喹啉衍生而成的其他多种结构类型，如苯酞异喹啉、原小檗碱型异喹啉、阿朴菲型异喹啉和吗啡型异喹啉等。亦有两分子聚合的双苄基异喹啉等。

鹿尾草中的萨苏林和萨苏里丁（降压作用）为简单异喹啉类。鸦片中的罂粟碱（解痉作用）、乌头中的去甲乌药碱（强心作用）属苄基异喹啉类。鸦片中的那可丁（镇咳作用，无成瘾性）为苯酞异喹啉类。黄连、黄柏等多种中药中存在的小檗碱为原小檗碱型异喹啉类，延胡索中的延胡索乙素是原小檗碱母核四氢化的产物。番荔枝中的紫堇定（抗癌作用）和马兜铃中的木兰碱（降压作用）为阿朴菲型异喹啉类。鸦片中的吗啡和可待因为吗啡烷型异喹啉类。粉防己中的粉防己碱（镇痛、消炎等作用）和锡生藤中的锡生藤碱（神经肌肉阻断作用）为双苄基异喹啉类生物碱。

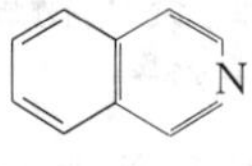

异喹啉

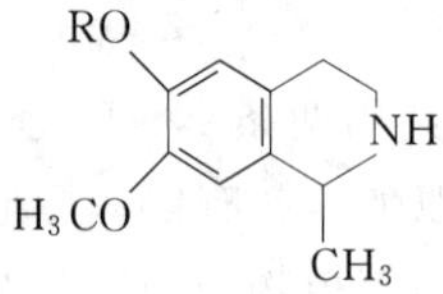

萨苏丁　　R＝H

萨苏里丁　R＝$CH_3$

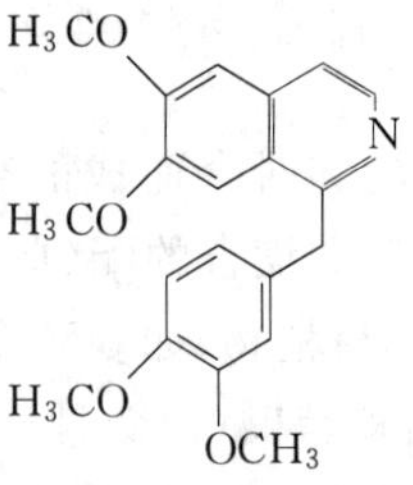

罂粟碱

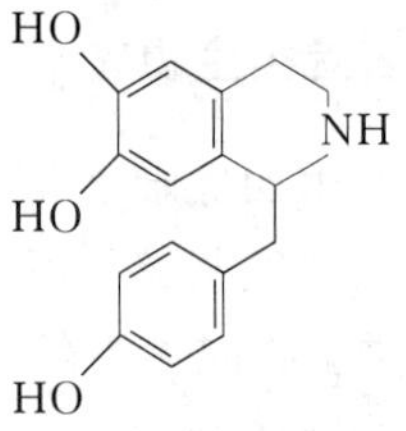

去甲乌药碱

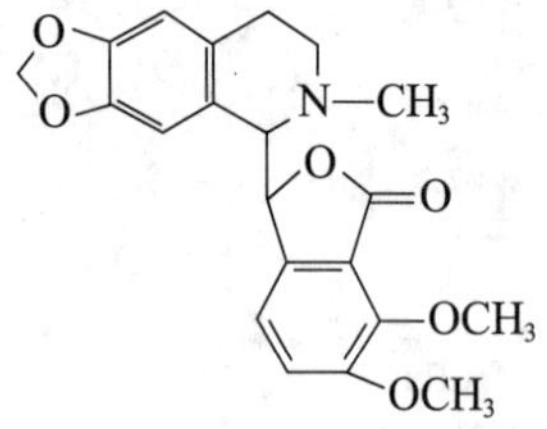

那可汀

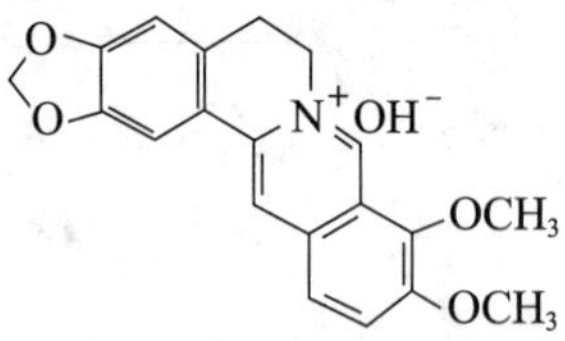

小檗碱

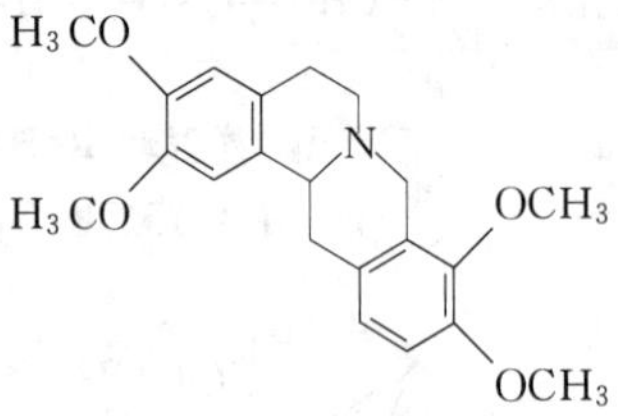

延胡索乙素

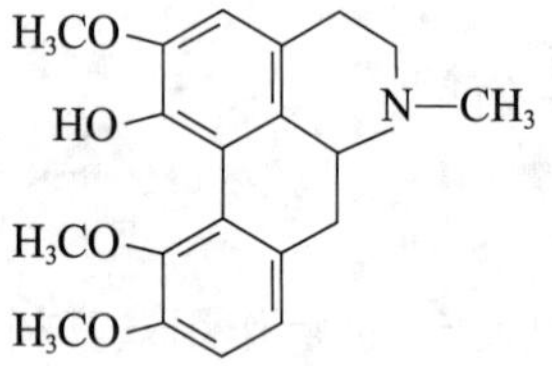

紫堇定

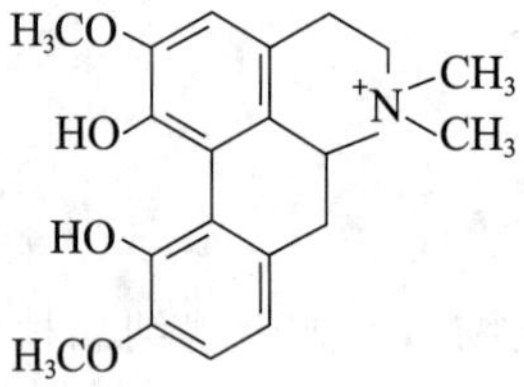

木兰碱

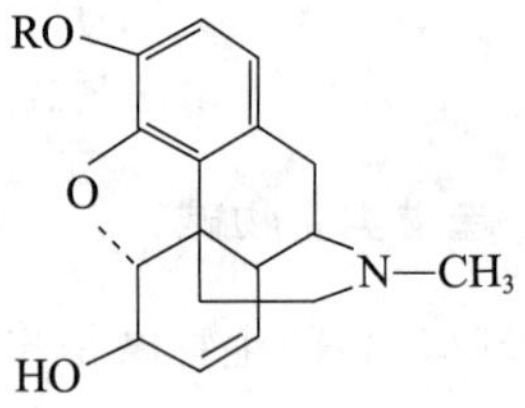

吗啡　　R＝H

可待因　R＝$CH_3$

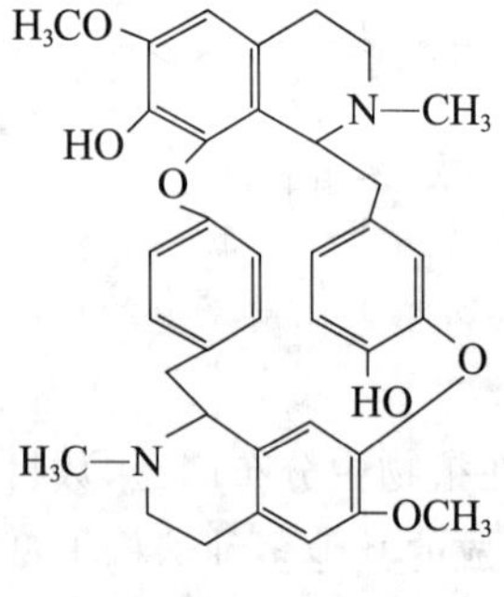

锡生藤碱

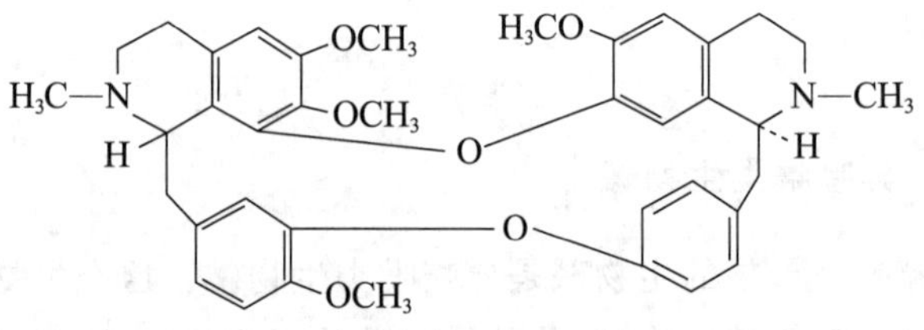

粉防已碱

**六、吲哚类生物碱**

具吲哚母核的生物碱是吲哚类生物碱。这类生物碱在所有的生物碱类型中，是生物碱数目最多的一类，具药用价值的亦很多，可分为单吲哚类和二聚吲哚类。

相思豆中的相思豆碱（抗菌作用）是最简单的一种吲哚生物碱，毒扁豆中的毒扁豆碱（具抗胆碱酯酶作用）亦是。毒角中的麦角新碱等（具兴奋子宫作用）生物碱为吲哚衍生物与半萜聚合而成，而萝芙木中的利血平、番木鳖中的士的宁（具中枢兴奋作用）为吲哚衍生物与单萜聚合而成，它们都属于单吲哚类生物碱。长春花中的长春新碱和长春碱为二聚吲哚类生物碱。

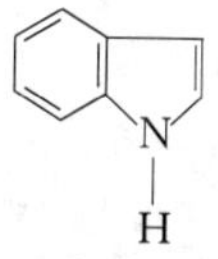

吲哚

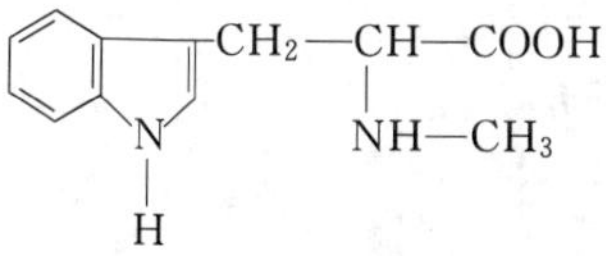

相思豆碱

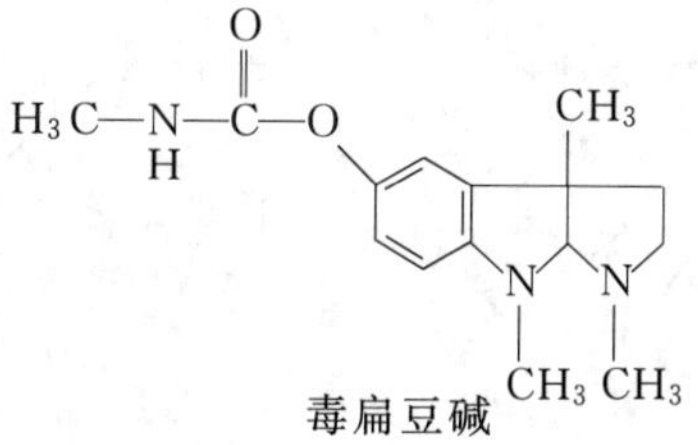

毒扁豆碱

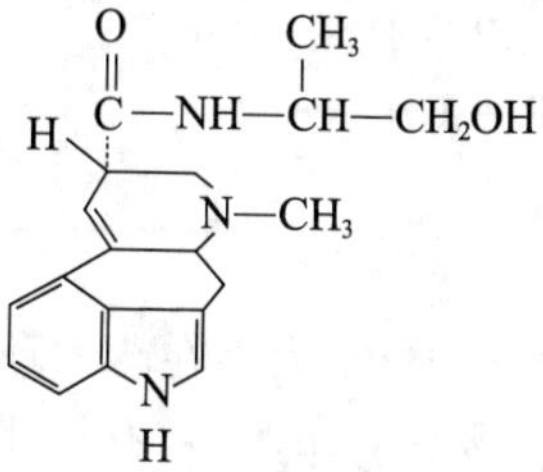

麦角新碱

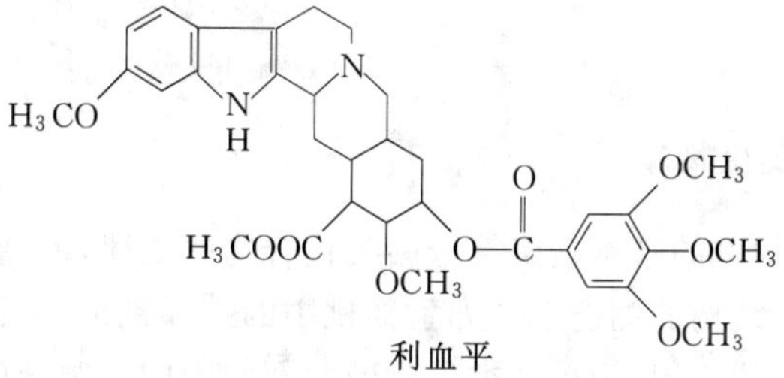

利血平

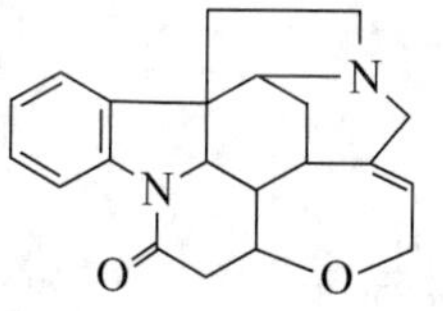

士的宁

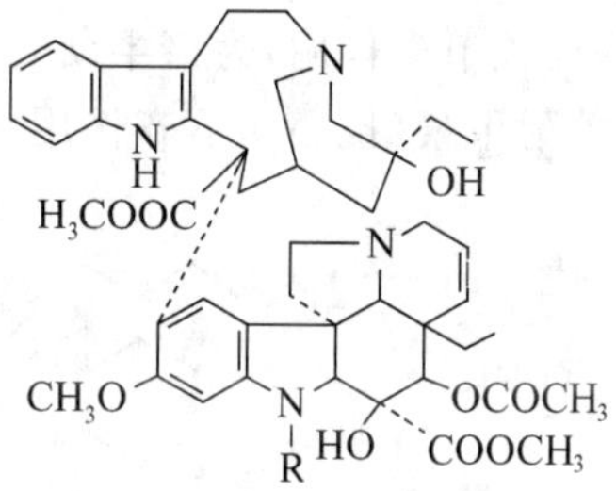

长春新碱　R=CHO

长春碱　R=$CH_3$

## 七、咪唑类生物碱

咪唑类生物碱数目较少，如毛果芸香中所含的毛果芸香碱，为治疗青光眼的药物。

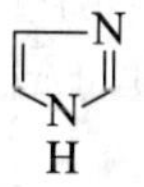

咪唑

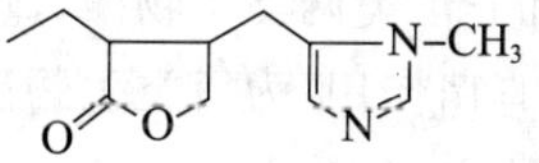

毛果芸香碱

## 八、嘌呤及黄嘌呤类生物碱

嘌呤及黄嘌呤类生物碱含嘌呤或黄嘌呤母核。香菇中含有的香菇嘌呤（降血脂和降胆甾醇作用）和冬虫夏草中的虫草素（抗病毒及抗菌作用）属嘌呤类生物碱。茶叶中含有的咖啡因（兴奋中枢神经作用）、茶碱（利尿作用）和可可碱（利尿作用）属黄嘌呤类生物碱。

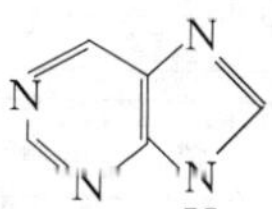

嘌呤

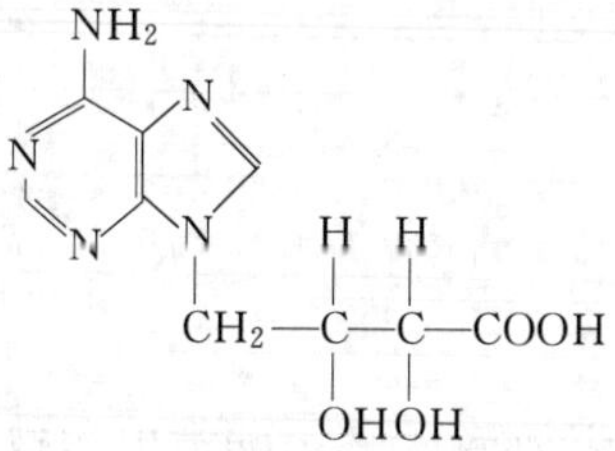

香菇嘌呤

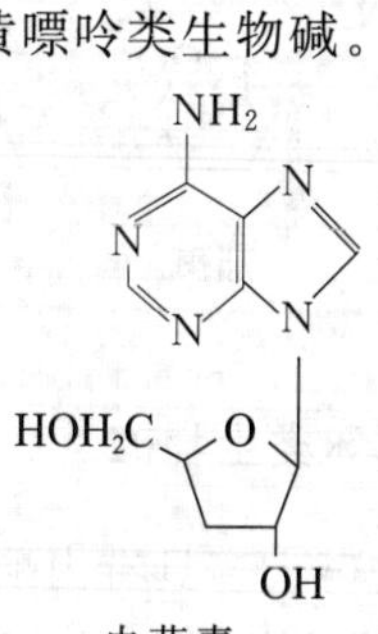

虫草素

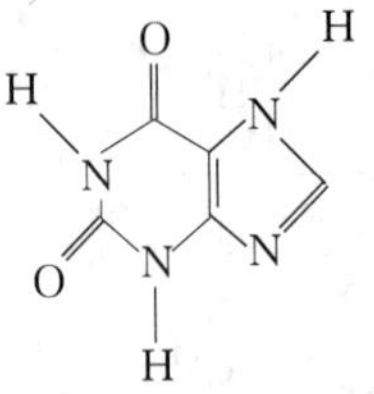

黄嘌呤

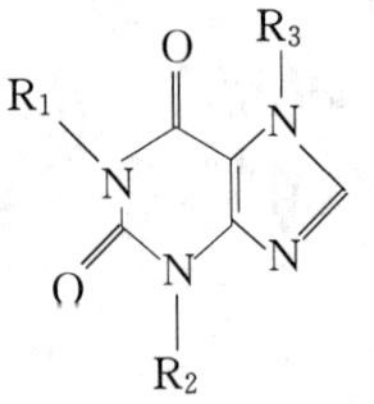

咖啡因　$R_1 = R_2 = R_3 = CH_3$

茶碱　$R_1 = R_2 = CH_3$　$R_3 = H$

可可碱　$R_1 = H$　$R_2 = R_3 = CH_3$

## 九、萜类生物碱

萜类生物碱的基本碳架符合萜类化合物的规律，但结构中含有氮原子，大多在萜的环状结构中，或在萜结构的侧链上。如猕猴桃中的猕猴桃碱（降压、促进唾液分泌作用）和肉苁蓉中的肉苁蓉碱（强壮作用）为单萜类生物碱。石斛中的石斛碱（止痛退热作用）和雷公藤中的雷公藤碱（抗风湿性关节炎作用）为倍半萜类生物碱。乌头中的乌头碱（局部麻醉、镇痛作用）和黄花乌头中的关附甲素（抗心律不齐作用）为二萜类生物碱等。

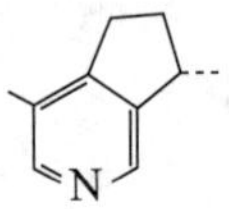

猕猴桃碱

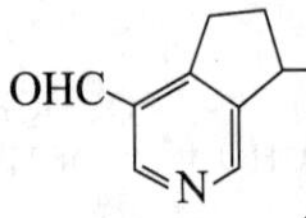

肉苁蓉碱

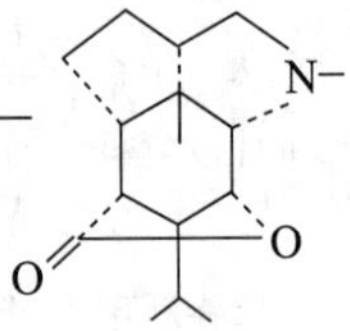

石斛碱

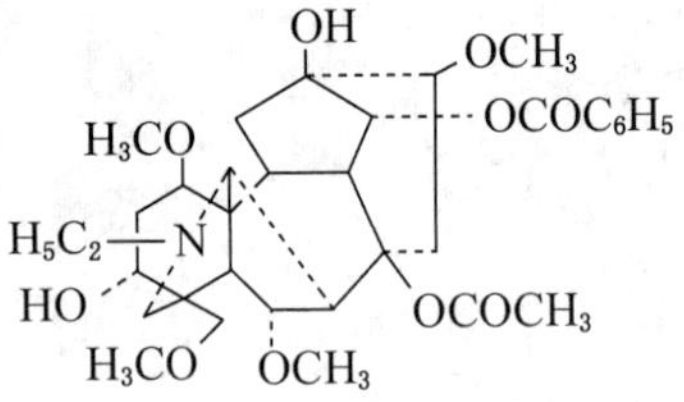

乌头碱

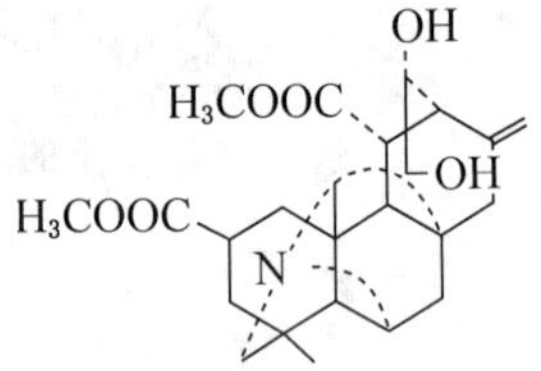

关附甲素

## 十、甾类生物碱

甾类生物碱有甾类和异甾类两类生物碱，氮原子大多数在环中，有的还以苷的形式存在。龙葵中的茄碱（抗癌和抗真菌作用）为甾类生物碱。贝母中的贝母碱（扩张支气管平滑肌和兴奋子宫作用）为异甾类生物碱。

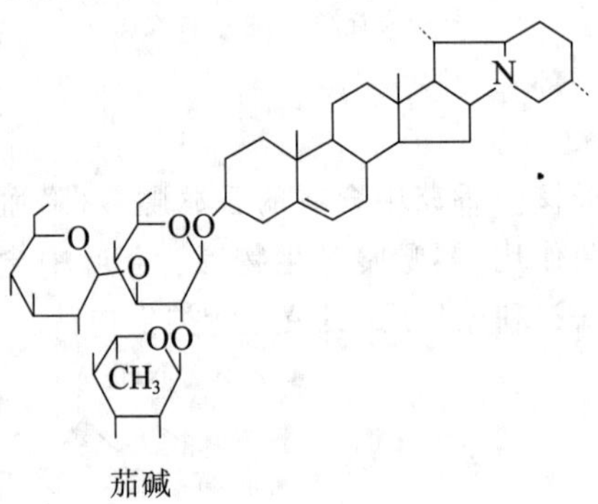

茄碱

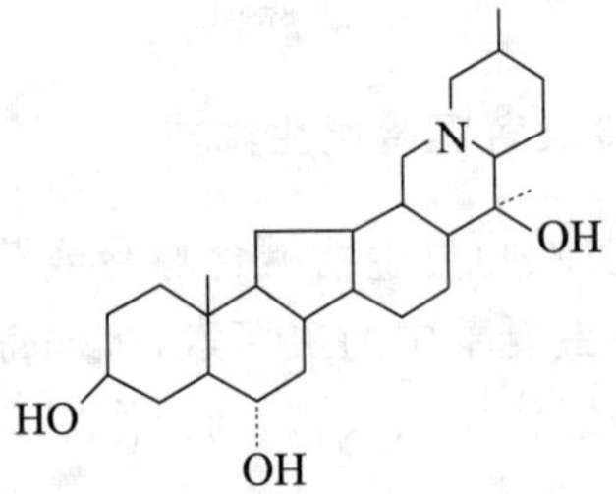

贝母碱

## 十一、大环类生物碱

此类生物碱大多具有内酯结构，故亦称大环内酯类生物碱。如美登木中的美登木碱（抗癌作用）即属此类生物碱。雷公藤中的雷公藤碱亦可视为大环内酯类生物碱。

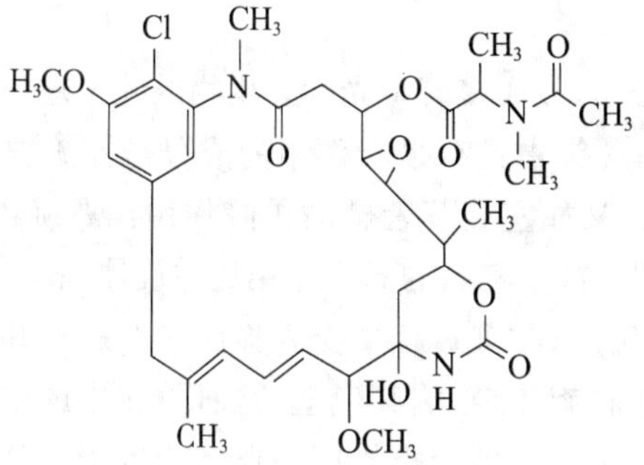

美登木碱

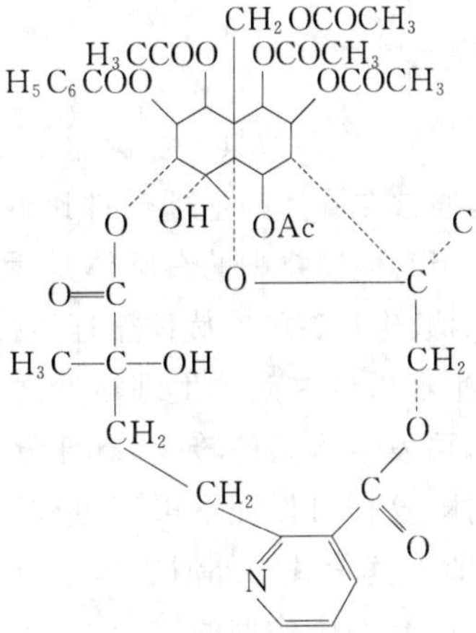

雷公藤碱

### 十二、有机胺类生物碱

有机胺类生物碱是指氮原子不在环状结构内，而在环外的生物碱。如麻黄中的麻黄碱（平喘作用）、秋水仙中的秋水仙碱（抗癌作用）和益母草中的益母草碱（收缩子宫和降压作用）等。

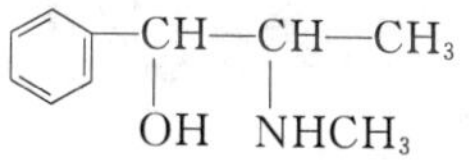

麻黄碱

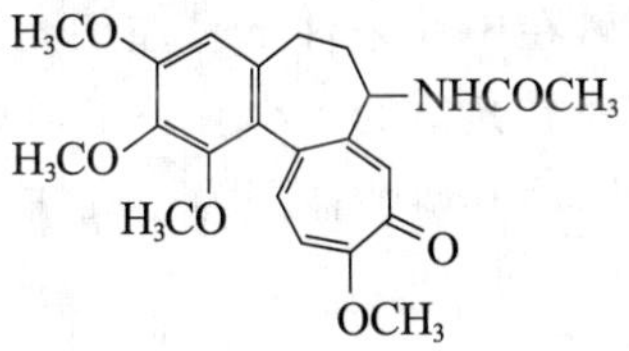

秋水仙碱

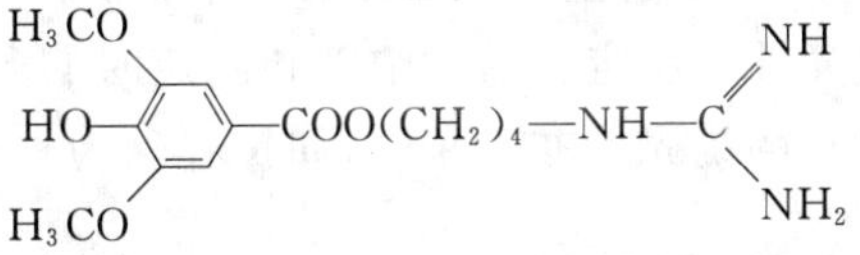

益母草碱

## 第二节　生物碱的理化性质

### 一、性状

生物碱类化合物由 C、H、N 元素组成，绝大多数含有 O，个别生物碱尚可能含有其他元素，如 Cl、S 等。

生物碱多数为结晶形固体，少数为无定形粉末。有些小分子生物碱为液体，这些生物碱结构中不含氧原子，或氧原子以酯键存在，如槟榔碱、毒藜碱等。生物碱都有一定的熔点或沸点，个别尚具有双熔点，如粉防己碱 126～127℃熔融，153℃固化，217～218℃再熔融。有的生物碱只有分解点。

一般生物碱是无色的，但若结构中共轭系统较长，且有助色团存在，则可呈色。如喹啉母核无色，但在羟基喜树碱中，它与不饱和内酯胺形成连续的共轭系统，呈淡黄色。又如小檗碱为黄色，若被还原（用锌粉和稀硫酸）成四氢小檗碱则无色（共轭系统减小）。

生物碱多数具苦味，少数有其他味觉，如甜菜碱具甜味等。

液体状态的生物碱及个别小分子固体生物碱（如麻黄碱）具有挥发性。

也有少数小分子固体生物碱具有升华性，如麻黄碱、咖啡因等。

## 二、旋光性

生物碱结构中多数具手性碳原子，或为手性分子，故大多有旋光性。生物碱的生理活性与旋光性有关，通常左旋体的生理活性比右旋体强，如乌头中具有强心作用的成分是左旋去甲乌药碱，而存在于其他植物中的右旋体则无强心作用。又如左旋莨菪碱的扩瞳作用比右旋体强 100 倍。也有少数生物碱的右旋体生理活性比左旋体强，如古柯碱的局麻作用比左旋体强2.6～3 倍。

有些生物碱的左旋体生理活性强，但由于在生产、贮藏过程中受外界因素的影响和自身结构的特点，可发生构型的转变，有部分左旋体变成右旋体，影响其生理活性，故在生产中将其制成外消旋体，这样可保证不再发生构型转变，能稳定地发挥治疗作用。典型的例子是临床应用的阿托品即为莨菪碱的外消旋体。莨菪碱结构中莨菪酸部分羰基旁的 $\alpha$-碳原子为含氢原子的手性碳，故易发生构型的转变。

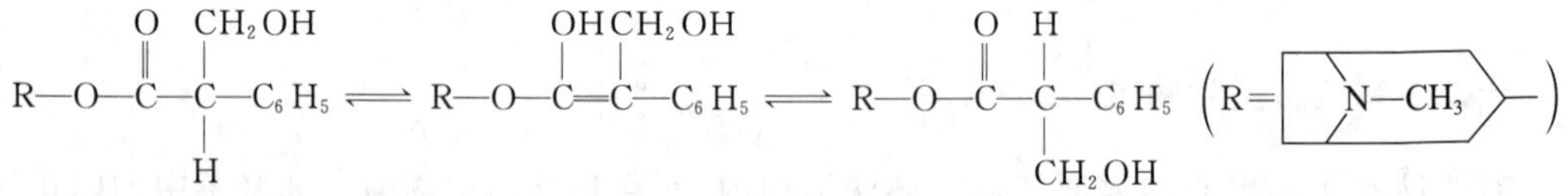

化合物旋光度测定的结果与测定所用的溶剂、pH、浓度和温度等因素有关，如麻黄碱在氯仿中呈左旋光性，而在水中呈右旋光性；烟碱在中性条件下呈左旋光性，而在酸性条件下呈右旋光性。测定样品的浓度和测定时的温度对旋光值的大小有一定影响。有时游离生物碱与其盐类的旋光性亦不相同，如长春碱为右旋性，而其硫酸盐则为左旋性。

## 三、酸碱性

### （一）碱性

生物碱分子中都具有氮原子，在大多数情况下（伯、仲、叔胺）分子中氮原子有三个共价键和一对孤电子对，其孤电子对的存在，按布伦斯特（Brϕnsted）的质子理论，它可接受质子，故是碱；若按路易斯（Lewis）的电子理论，它能提供给路易斯酸孤电子对，所以亦是碱。由于生物碱大多数具有碱性，都可与酸结合成盐，即：

$$\text{B(游离生物碱,N:)} + H^+X^- \longrightarrow [BH]^+X^-$$

有些生物碱分子中的氮原子以季铵状态（$R_4N^+$）存在，氮原子具有类似金属性，和羟基以离子键结合，水中解离度大，碱性强，它与酸结合成盐时，类似中和反应。

$$B^+OH^-\text{(游离季铵碱,}R_4N^+OH^-\text{)} + H^+X^- \longrightarrow B^+X^- + H_2O$$

衡量生物碱碱性的强度可用碱电离常数（$K_b$）或碱电离指数（$pK_b$）表示，碱性强则 $K_b$ 值大，而 $pK_b$（等于 $-\lg K_b$）值小。

$$\underset{\text{碱}}{B} + \underset{\text{酸}}{H_2O} \longrightarrow \underset{\text{共轭酸}}{BH^+} + \underset{\text{共轭碱}}{OH^-}$$

$$K_b = \frac{[BH^+][OH^-]}{[B]}$$

$$pK_b = -\lg K_b = -\lg \frac{[BH^+][OH^-]}{[B]}$$

亦可用碱的共轭酸的电离常数（$K_a$）或电离指数（$pK_a$）表示，$K_a$ 值大则碱性弱；而 $pK_a$ 值大，则碱性强。

$$BH^+ + H_2O \longrightarrow B + H_3O^+$$

$$K_a = \frac{[B][H_3O^+]}{[BH^+]}$$

$$pK_a = -\lg K_a = -\lg \frac{[B][H_3O^+]}{[BH^+]}$$

现在多用 $pK_a$ 值来表示酸或碱的强度，即对碱性化合物，$pK_a$ 值大碱性强，$pK_a$ 值小碱性弱；对酸性化合物，$pK_a$ 值大酸性弱，$pK_a$ 值小酸性强。这是由于碱的电离常数与其共轭酸的电离常数积等于水的电离常数($K_w$)，而 $K_w$ 为一常数。它们之间的关系如下：

$$K_a K_b = [OH^-][H_3O^+] = K_w$$

$$K_w = 10^{-14} \quad 或\ pK_w = 14$$

$$pK_a + pK_b = pK_w$$

$$pK_a = pK_w - pK_b$$

碱性强度与 $pK_a$ 值之间的关系：

一般认为 $pK_a > 11$ 为强碱，$pK_a = 7 \sim 11$ 为中强碱，$pK_a = 2 \sim 7$ 为弱碱，$pK_a < 2$ 为极弱碱。

生物碱的碱性强弱与生物碱结构中氮原子的杂化方式、氮原子的电子云密度分布及分子的空间效应等因素有关。

1. 氮原子的杂化方式与碱性的关系

氮原子的价电子在形成有机胺分子时的杂化轨道和碳原子类似，有三种，即 $sp^3$、$sp^2$ 和 $sp$ 杂化，但它是不等性杂化。随杂化轨道中 $s$ 电子比例的增加、$p$ 电子比例的减少则碱性减弱，反之，则碱性增强。即 $sp^3$ 杂化氮(CN 之间为单键)的碱性强于 $sp^2$ 杂化氮(CN 之间为双键)，又强于 $sp$ 杂化氮(CN 之间为三键)。下面是具体举例。

季铵碱及含胍基生物碱：$pK_a > 11$，如小檗碱、益母草碱；

脂胺类及脂氮杂环类生物碱($sp^3$ 杂化 N)：$pK_a = 7 \sim 11$，如四氢异喹啉、烟碱 N②；

芳胺类及芳氮杂环类生物碱($sp^2$ 杂化 N)：$pK_a = 2 \sim 7$，如异喹啉、烟碱 N①；

多氮杂环：$pK_a < 3$，如嘌呤；

酰胺：$pK_a < 2$，如秋水仙碱；

含氰基的生物碱($sp$ 杂化 N)：中性。

小檗碱

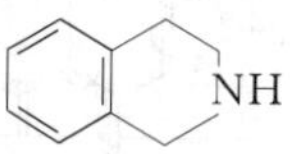


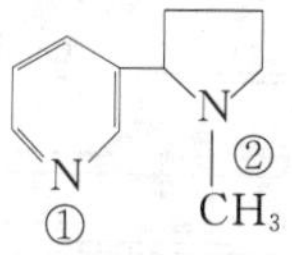


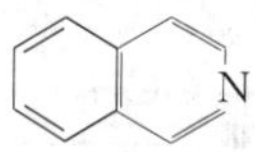


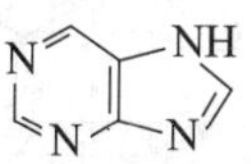


秋水仙碱

$pK_a$ 11.5　　9.5　　N① 3.27　N② 8.04　　5.4　　2.39　　1.84

2. 氮原子周围化学环境对碱性的影响

(1) 电性效应与碱性的关系：凡能影响氮原子上孤电子对电子云密度分布的因素，都能影响生物碱的碱性强弱，如诱导效应、共轭效应等。

① 诱导效应：生物碱分子中氮原子附近引入供电子取代基团(如烷基等)，则使氮原子的电子云密度增强，碱性增强。

如 $NH_3$($pK_a = 9.75$)$<$$CH_3NH_2$($pK_a = 10.64$)$<$$(CH_3)_2NH$($pK_a = 10.70$)。

生物碱分子中氮原子附近引入吸电子取代基团(如苯基、羰基、酰基、酯基、羟基、醚基、双键等)，则使氮原子的电子云密度降低，碱性减弱。如去甲麻黄碱的碱性小于苯异丙胺，是由于前者氮原子附近($\beta$-C 上)存在吸电子取代基羟基的原因。又如托哌古柯碱的碱性强于古柯碱,是由于后者氮原子的 $\beta$-位有吸电子取代基酯基存在的原因。

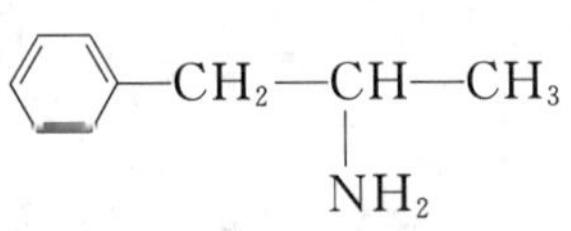

苯异丙胺　$pK_a=9.80$

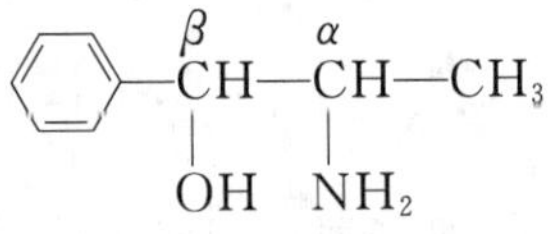

1-去甲麻黄碱　$pK_a=9.00$

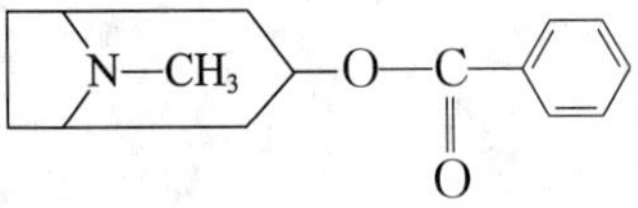

托哌古柯碱　$pK_a=9.88$

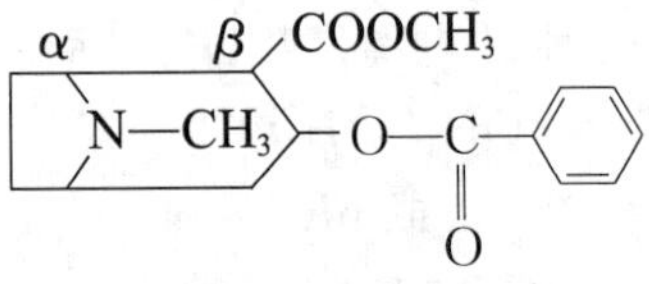

古柯碱　$pK_a=8.31$

双键和羟基的吸电子诱导效应,使生物碱的碱性降低,具有普遍性,但亦有例外。如具有氮杂缩醛结构的生物碱,常在质子化的同时,易发生键的断裂,形成季铵碱,而使碱性增强。

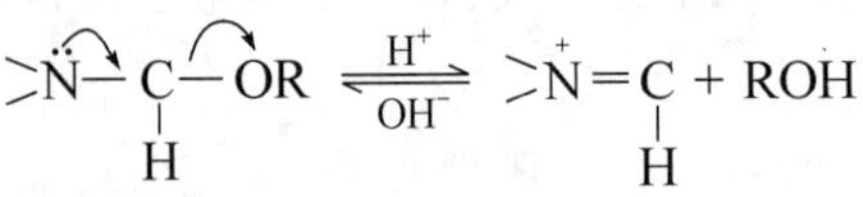

**氮杂缩醛**

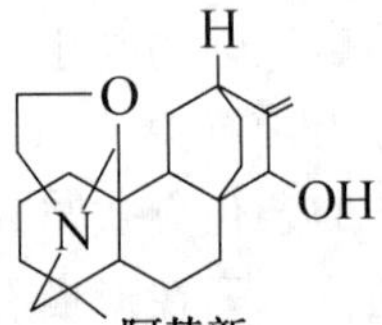

**阿替新**

如阿替新的碱性强($pK_a=12.9$)就是由于具有氮杂缩醛结构的原因。

具有醇胺型结构的生物碱,亦属于氮杂缩醛范畴(R=H),如醇胺型小檗碱,氮原子上的孤电子对与 $\alpha$-羟基的 C—O 单键的 $\sigma$ 电子发生转位,形成稳定的季铵型而呈强碱性。但是,若氮杂缩醛体系中的氮原子处在稠环"桥头"时,不能发生上述质子化而呈强碱性;相反,却因 OR 基(如羟基)的吸电子诱导效应而使碱性降低,如阿马林 $pK_a$ 为 8.15。又如伪士的宁的碱性($pK_a=5.60$)小于士的宁的碱性($pK_a=8.29$),也是由于伪士的宁结构中的 $\alpha$—OH 基只起吸电子作用,而不能转变成季铵碱的原因。

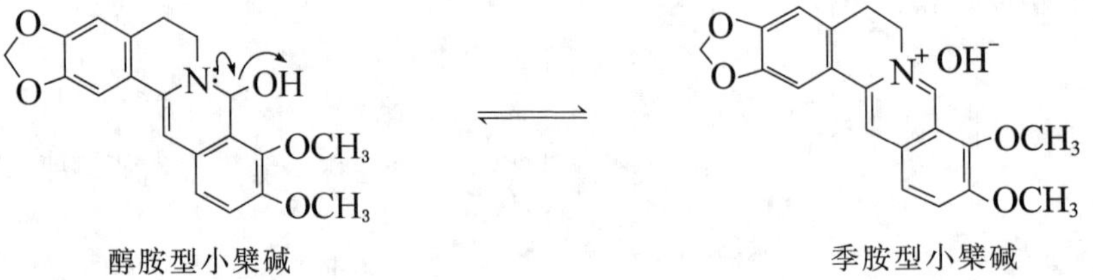

醇胺型小檗碱　　季胺型小檗碱

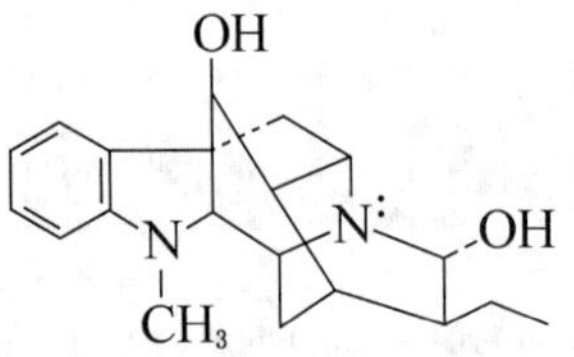

阿马林　$pK_a=8.15$

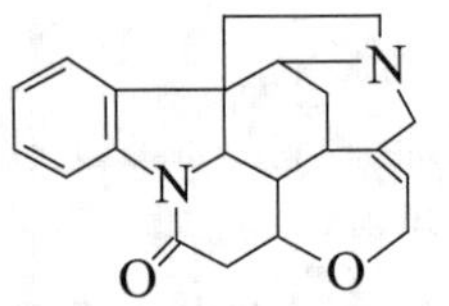

士的宁　$pK_a=8.29$

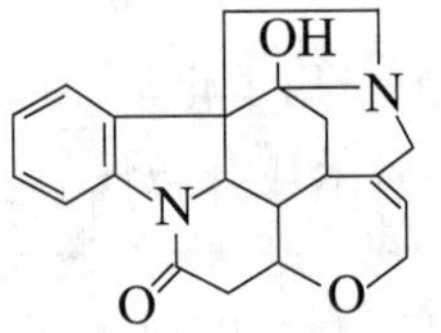

伪士的宁　$pK_a=5.60$

氮原子的 $\alpha,\beta$-位如有双键,且此双键又与其他共轭体系相连,并有接受电子的原子(如 N)存在,则该氮原子可转变为季铵碱,使碱性增强,如蛇根碱结构中的 $N_4$ 即可转变为季铵型,而 $N_1$ 是 $N_4$ 的电子接受体。但生物碱结构中氮原子只有 $\alpha,\beta$-位双键而其他条件不符合时,则氮原子上的孤电子对与双键发生 $p-\pi$ 共轭，使碱性降低，如新士的宁。

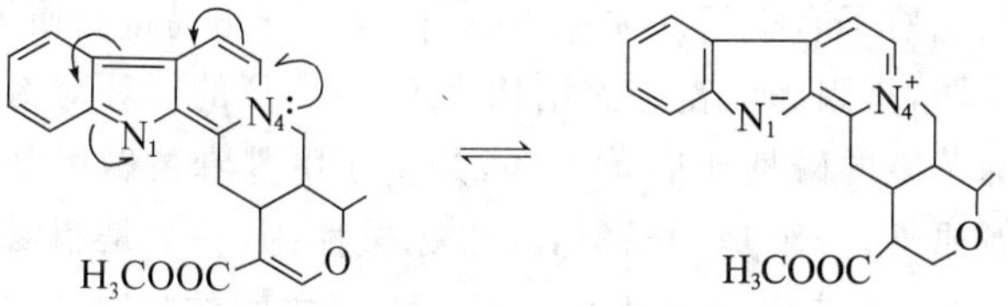

蛇根碱　$pK_a=10.8$

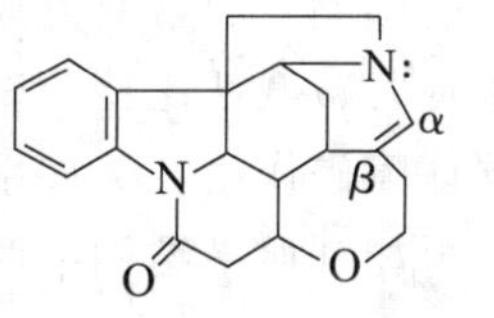

新士的宁　$pK_a=3.80$

② 共轭效应：在生物碱分子结构中，如氮原子的孤电子对与具有 $\pi$ 电子的基团相连时，由于形成 $p-\pi$ 共轭体系，一般情况下该体系中氮原子的碱性要比未形成 $p-\pi$ 共轭的氮原子的碱性要弱。如苯胺型分子中的氮与苯环的 $\pi$ 电子形成 $p-\pi$ 共轭，使碱性减弱；毒扁豆碱分子中的 $N_1$（$pK_a=1.76$）碱性要比 $N_3$（$pK_a=7.88$）碱性弱很多，就是因为 $N_1$ 为苯胺型氮原子。再如酰胺型分子中的氮原子与羰基形成 $p-\pi$ 共轭，碱性极弱，几乎呈中性。又如胡椒碱 $pK_a$ 为 1.42，秋水仙碱 $pK_a$ 为 1.84 等。具黄嘌呤母核的生物碱，结构中虽有多个氮原子，但几乎不呈碱性，如咖啡因 $pK_a$ 为 1.22，其原因亦与共轭效应有关，几乎不易与酸成盐。而结构类似的茶碱和可可碱甚至可与苛性碱成盐。

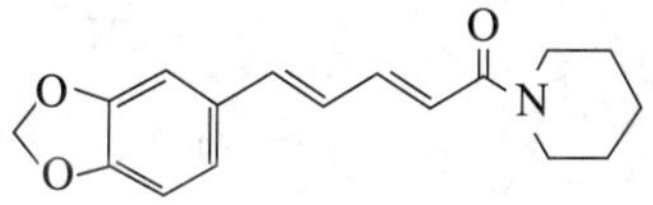

胡椒碱

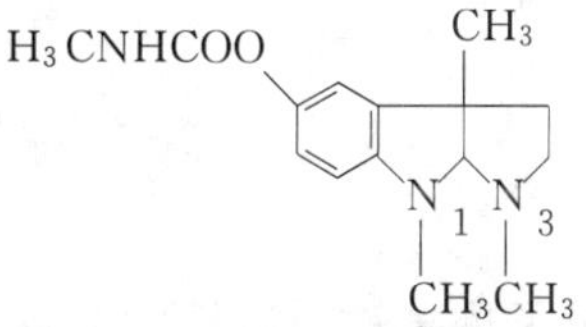

毒扁豆碱

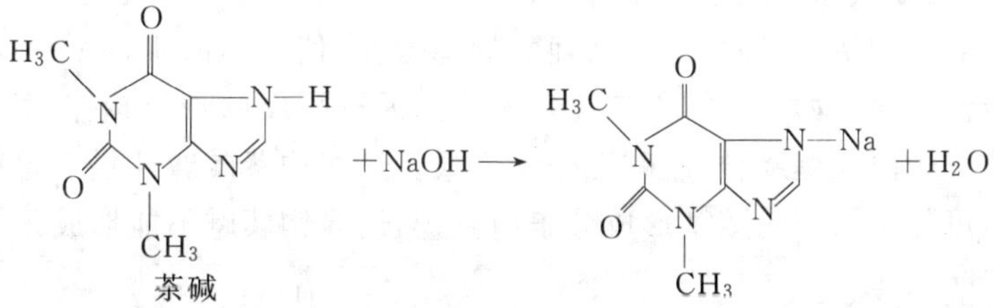

茶碱

形成 $p-\pi$ 共轭的还有一种烯胺型（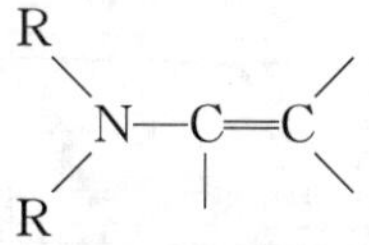）生物碱，此种类型的生物碱在特殊条件下可转变为季铵碱，如前述的蛇根碱。但在一般情况下仍然是使生物碱的碱性减弱。如吡咯结构具烯胺基，但由于它是多 $\pi$-N-芳杂环，氮原子孤电子对参与芳香六 $\pi$ 电子组成的 $p-\pi$ 共轭，吸引质子的能力很弱，故碱性极弱，$pK_a$ 值只为 0.4。吲哚情况类似，为中性。

此外，在共轭体系中，当氮上孤电子对与供电子基（如—C=N）共轭时，则使生物碱的碱性增强。如含胍基的生物碱大多呈强碱性，这是由于胍基接受质子后形成季铵离子，并具有高度共振稳定性的原因。

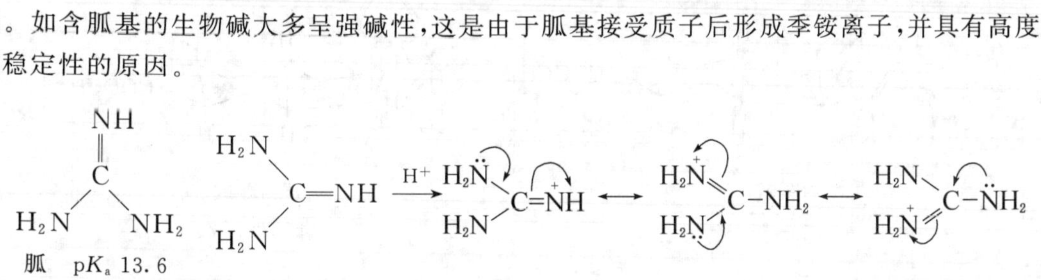

胍　$pK_a$ 13.6

③ 空间效应与碱性的关系：生物碱碱性强弱还受到生物碱分子的构象及氮原子附近取代基等立体因素的影响。通常对氮原子接受质子有空间立体障碍时，其氮原子不易接受质子，碱性减弱。如东莨菪碱碱性比莨菪碱碱性弱，是因为东莨菪碱结构中 $C_6$、$C_7$-位的氧环对氮原子接受质子起立体障碍作用。又如甲基麻黄碱的碱性比麻黄碱弱，是由于甲基麻黄碱甲基的空间位阻作用。再如利血平结构中两个氮原子，一个是吲哚氮，几乎无碱性；另一个是脂氮杂环的叔胺氮，为 $sp^3$ 杂化氮，其 $pK_a$ 在正常情况下应大于 7，但由于 $C_{19}$ 和 $C_{20}$ 之间的竖键产生了空间立体障碍，使其碱性降低，$pK_a$ 仅为 6.07。

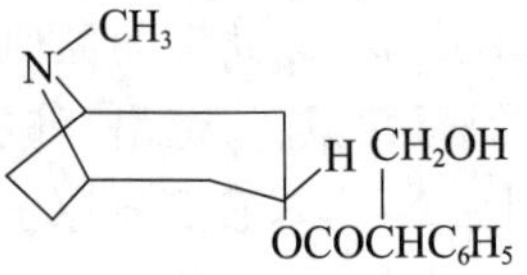

莨菪碱　$pK_a=9.65$

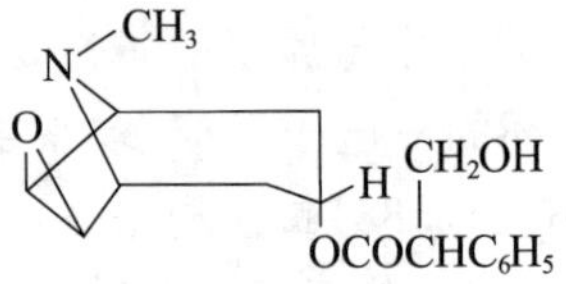

东莨菪碱　$pK_a=7.50$

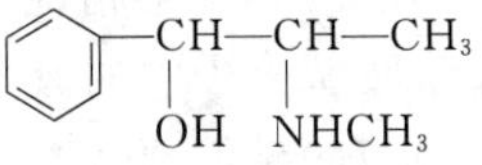

麻黄碱　$pK_a=9.56$

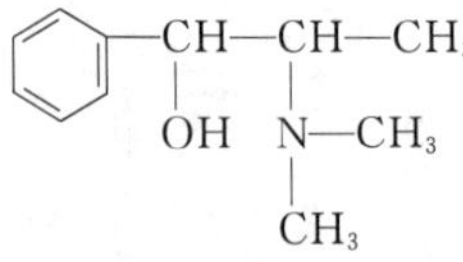

甲基麻黄碱　$pK_a=9.30$

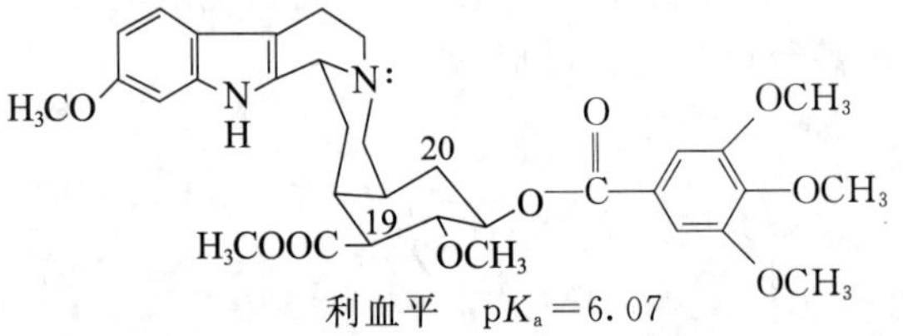

利血平　$pK_a=6.07$

④ 共轭酸形成分子内氢键与碱性的关系：当生物碱氮原子孤电子对接受质子生成共轭酸时，如生物碱分子内在氮原子附近存在羟基、羰基等取代基时，可使共轭酸中的质子与这些取代基形成分子内氢键的缔合，即增加了共轭酸的稳定性，使共轭酸上的质子不易丢失，因此表现出生物碱的碱性增强。如 10-羟基二氢去氧可待因有顺反两种异构体，其中顺式羟基有利于和共轭酸形成分子内氢键缔合，故碱性强于反式。又如钩藤碱碱性强于异钩藤碱，这是由于钩藤碱的共轭酸可与结构中的羰基形成分子内氢键，而异钩藤碱不能形成分子内氢键的缘故。

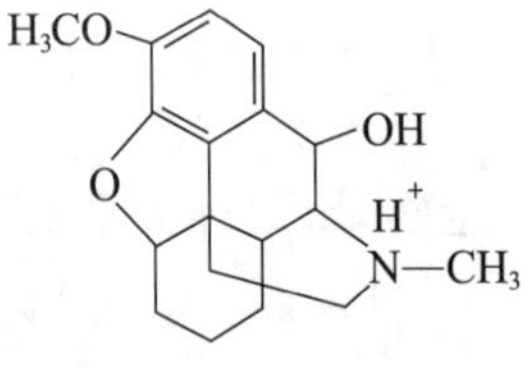

顺式 10-羟基二氢去氧可待因

$pK_a=9.41$

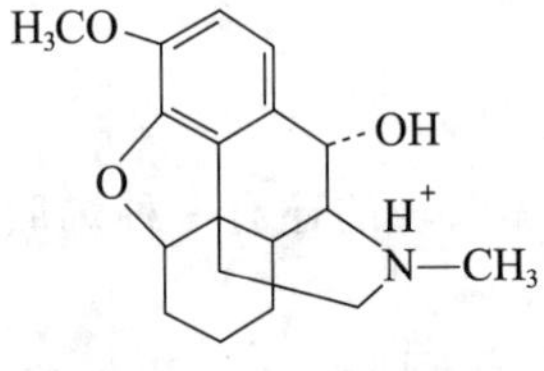

反式 10-羟基二氢去氧可待因

$pK_a=7.71$

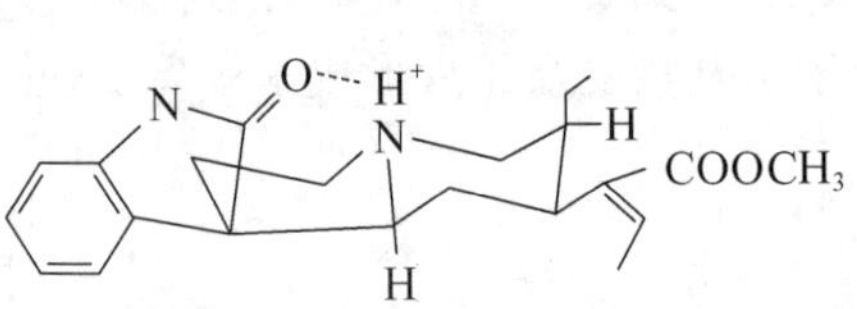

钩藤碱

$pK_a=6.32$

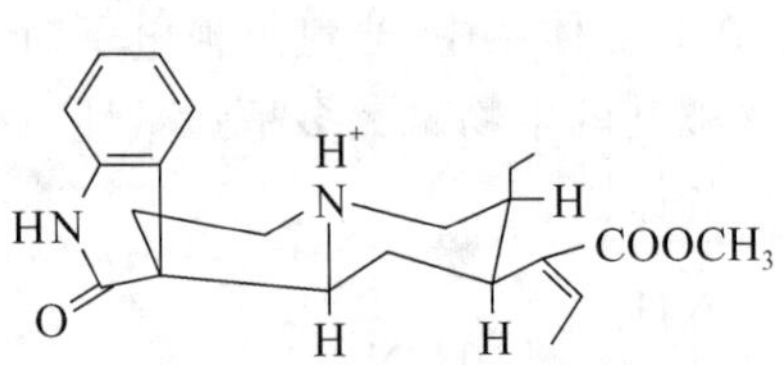

异钩藤碱

$pK_a=5.20$

在分析生物碱碱性强弱时，上述多种影响碱性强度的因素通常不是单一存在的，故需综合考虑。一般来讲，诱导效应与共轭效应共存时，共轭效应的影响大；空间效应与诱导效应共存时，空间效应影响大。

生物碱供临床应用时大多制成水溶性的中性盐。通过对各种影响生物碱碱性强弱因素的分析，可以了解生物碱为什么有的生成单酸度盐，有的生成二酸度盐。生物碱结构中只有一个碱性氮原子，与酸结合单酸度盐。有时有的生物碱结构具有两个以上的氮原子，但也只能生成单酸度盐，其原因是这些氮原子中只有一个氮原子具中等强度以上的碱性。如具两个氮原子的毛果芸香碱、士的宁、苦参碱等；具三个氮原子的毒扁豆碱、麦角新碱等；具五个氮原子的麦角胺碱等都只能生成单酸度盐。具两个氮原子的奎宁、奎尼定、辛可宁等及具四个氮原子的长春新碱和长春碱等结构中有两个氮原子可与酸结合成二酸度盐。

我国药典中收载的盐酸奎宁有中性盐酸奎宁和酸性盐酸奎宁两种，前者为单酸度盐，后者为二酸度盐。盐酸为强酸，生成单酸盐时，它与奎宁结构中喹核碱部分的氮成盐，其酸性还可中和喹啉环中氮的碱性，故其盐为中性盐。若与两个当量盐酸成盐，则奎宁中两个氮原子成盐，由于盐酸酸性强，故此盐表现出一定的酸性，称酸性盐酸奎宁。

（二）酸性

有些生物碱在具有碱性的同时，还具有酸性。其酸性是由于生物碱分子中存在酸性取代基，如羧基或酚羟基。具羧基的生物碱，若结构中的氮原子具碱性，则可生成分子内盐，如槟榔次碱。这类生物碱与酸或碱都可成盐。具酚羟基的生物碱不能生成分子内盐，但可与酸或苛性碱成盐。

具有酸碱两性的生物碱又称两性生物碱。

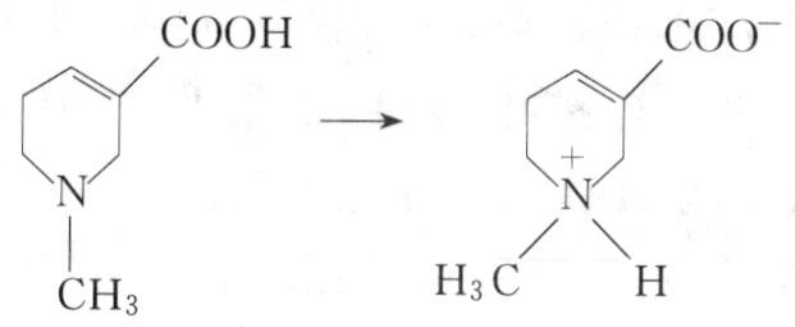


## 四、溶解性

生物碱在不同溶剂中的溶解性能和结构中氮原子的存在状态、分子的大小，结构中取代基的种类和数目，以及溶剂的种类等因素有关。

游离状态的生物碱根据其在水或亲脂性有机溶剂中的溶解性能，分为水溶性生物碱和亲脂性生物碱两类。亲脂性生物碱的数目众多，绝大多数的叔胺碱和仲胺碱都属此类。它们几乎溶于所有的有机溶剂，如甲醇、乙醇、丙酮等亲水性有机溶剂和苯、乙醚、卤代烷等亲脂性有机溶剂，尤其在氯仿中溶解度大，但在水中难溶或不溶。水溶性生物碱主要是指季铵碱，数目较少，易溶于水、酸水和碱水，在亲水性有机溶剂中可溶，也可溶于某些与水不能任意混溶的醇类溶剂，如正丁醇、异戊醇，但在亲脂性有机溶剂中难溶或不溶。

有少数生物碱的溶解性能既类似于亲脂性生物碱，又类似于水溶性生物碱，即既可溶于亲脂性有机溶剂，又可溶于水和亲水性有机溶剂。这类生物碱包含液体生物碱和一些小分子的固体生物碱（如麻黄碱、苦参碱、秋水仙碱等）。生物碱的 N-氧化物结构中具有半极性的N→O配位键，其极性大于相应的叔胺碱，在水中的溶解度增大，而在亲脂性有机溶剂中的溶解度降低，如氧化苦参碱的水溶性大于苦参碱，但在乙醚中苦参碱溶解，而氧化苦参碱不溶解。

两性生物碱中含酚羟基的亲脂性生物碱其溶解性能同亲脂性生物碱，但尚可溶于苛性碱溶液。具羧基的两性生物碱因生成分子内盐，其溶解性能同水溶性生物碱。

具内酯环的生物碱或具内酰胺环的生物碱难溶于冷的苛性碱溶液，但可溶于热的苛性碱溶液。

游离生物碱的溶解性能一般符合上述规律，但亦有例外，如亲脂性生物碱吗啡难溶于氯仿、乙醚；石蒜碱难溶于氯仿、乙醇；加兰他敏难溶于乙醚等。又如防己诺林碱结构中含酚羟基，但由于形成分子内氢键及受到空间位阻作用，此酚羟基不能与一般浓度的苛性碱成盐而溶于水等。

具碱性的生物碱能与酸结合成盐。生物碱盐一般易溶于水和甲醇、乙醇，难溶或不溶于亲脂性有机溶剂。碱性弱的生物碱只能与强酸成盐，而且成盐后亦不稳定，其酸水液不需碱化，即可用亲脂性有机溶剂提出游离碱。

生物碱盐类水中溶解度的大小与成盐所用酸的种类有关。一般无机酸盐水溶性大于有机酸盐；无机酸中含氧酸盐水溶性大于卤代酸盐（卤代酸分子量越大水溶性越小）；有机酸中小分子有机酸盐或多羟基酸盐水溶性大于大分子有机酸盐。

有些生物碱盐类的溶解性能不符合上述一般规律。如奎宁、奎尼定、罂粟碱、半边莲碱等的盐酸盐溶于氯仿，又如士的宁的盐酸盐、马钱子碱的硫酸盐、麻黄碱的草酸盐和小檗碱等一些季铵碱的卤代酸盐不溶或难溶于水等。

## 五、生物碱的检识

### （一）沉淀反应

大多数生物碱能和某些试剂生成难溶于水的复盐或分子络合物，这些试剂称为生物碱沉淀试剂，所产生的反应称为生物碱沉淀反应。

生物碱沉淀试剂种类较多，根据其组成大致分为下列三类：

（1）碘化物复盐：碘化铋钾、碘化汞钾、碘-碘化钾试剂等。

（2）重金属盐：氯化金、氯化铂试剂等。

（3）大分子酸：硅钨酸、磷钨酸、磷钼酸等无机复合酸试剂和苦味酸、鞣酸、苦酮酸、三硝基间苯二酚等有机酸和硝基酚类试剂。

除去上述试剂外，尚有其他的生物碱沉淀试剂，如硫氰化铬铵（雷氏铵盐）、四苯硼钠等。

生物碱沉淀反应一般要求在酸性水溶液中进行，苦味酸试剂和三硝基间苯二酚试剂亦可在中性条件下进行。植物的酸水浸出液常含有蛋白质、多肽、鞣质等杂质，它们亦可与某些生物碱沉淀试剂产生沉淀，因此，为了检出的准确性，可在反应前先将酸水浸出液进行净化处理，即将酸水浸出液用氨水碱化后用氯仿萃取游离生物碱，使其与蛋白质等水溶性杂质分离，然后再用酸水自氯仿中萃取生物碱，最后酸水萃取液再进行生物碱沉淀反应。有个别生物碱与某些生物碱沉淀试剂不产生沉淀，如麻黄碱、咖啡因等与碘化铋钾试剂不产生沉淀反应。因此，进行沉淀反应时，需要采用多种试剂进行反应，至少应有 3 种试剂产生沉淀才能表示有生物碱存在。

生物碱沉淀反应既可用于判断植物中是否含有生物碱，又可用作为生物碱提取分离全过程的追踪手段。有些生物碱沉淀试剂尚可直接用于生物碱的分离，如雷氏铵盐、硅钨酸试剂常用于水溶性生物碱的分离。有些试剂与生物碱产生的沉淀具有完好的结晶和一定的熔点时，则可用于生物碱的鉴定。

### （二）显色反应

某些较纯的生物碱单体可与一些浓无机酸为主的试剂反应生成不同的颜色，这种试剂称为生物碱显色试剂。其显色主要是发生氧化、脱水、缩合等反应所致。

生物碱显色反应常可用于检识和区别个别生物碱，如 Macquis 试剂（含少量甲醛的浓硫酸):吗啡显紫红色,可待因显蓝色。Mandelin 试剂(含 1%钒酸铵的浓硫酸):莨菪碱显红色,吗啡显棕色,士的宁显蓝紫色,奎宁显淡橙色。Frohde 试剂(含 1%钼酸钠的浓硫酸):吗啡显紫至棕绿色,利血平显黄至蓝色,小檗碱显棕绿色等。生物碱显色剂对有些生物碱也可能不显色,如 Macquis 试剂对古柯碱、咖啡因不显色,Frohde 试剂对莨菪碱、士的宁不显色等。

(三) 色谱检识

1. 薄层色谱法

薄层色谱法常用的吸附剂有氧化铝和硅胶。

氧化铝用作吸附剂时,对亲脂性较强的生物碱一般选用碱性或中性氧化铝制板。展开剂以氯仿或苯为主,根据生物碱极性的强弱不同,在此展开剂中加入适当比例的其他溶剂,如生物碱极性小,可加入石油醚或己烷;生物碱极性大,可加入甲醇、乙醇或丙酮。

硅胶用作吸附剂时,由于硅胶具有微酸性,若用中性展开剂时,生物碱易形成盐使 $R_f$ 值很小或拖尾。故进行生物碱硅胶薄层色谱检识时需在碱性条件下进行,具体方法有三种:一是制备碱性的硅胶板,即用含 0.1%～0.5%氢氧化钠的黏合剂制板;二是使用含有二乙胺等碱性成分的展开剂;三是在层析缸中放一盛有氨水的小皿。硅胶薄层色谱所用的展开剂基本同氧化铝色谱法。

检识生物碱薄层色谱的显色剂最常用的是改良碘化铋钾试剂,大多数生物碱显橘红色,显色前最好先将色谱板上的展开剂驱尽。此外,碘铂酸($H_2PtI_6$)试剂亦是较好的显色剂,它对不同的生物碱常可显不同的颜色。三氯化锑试剂、硫酸铈硫酸溶液等亦可用作显色剂。对一些有色的生物碱或有荧光的生物碱可直接在可见光下或紫外灯下观察斑点,或再用显色剂显色。

2. 纸色谱法

生物碱纸色谱法检识时根据生物碱是以离子状态展开还是以分子状态展开的,选用不同的固定相和流动相。

当生物碱以离子状态进行层析时,滤纸中的水为固定相,展开剂应选用极性较大的酸性混合溶剂,如正丁醇-醋酸-水(4∶1∶5,上层),或用盐酸代替醋酸做展开剂。此时生物碱在展开过程中始终以离子的形式展开,避免离子状态和分子状态同时存在,色斑不集中,甚至拖尾现象的产生。

当生物碱是以分子状态进行层析时,固定相可以是纸中的缔合水,此时展开剂以亲脂性较强的偏碱性溶剂为好。但更多应用的是以非水性的亲水性溶剂(如甲酰胺)作固定相,以亲脂性溶剂,如氯仿、苯或乙酸乙酯(预先用甲酰胺饱和)为展开剂。此种方法分离效果较好,展开时间较短。

纸色谱法所用显色剂基本同薄层色谱法,但含硫酸的试剂不适用,因其不能长期保存。

除去上述常用的色谱检识法外,多缓冲纸色谱法、高效液相色谱法在生物碱的检识中亦有应用,尤其是后者,越来越显示其在分离生物碱中的良好效果。

## 第三节 生物碱的提取与分离

### 一、生物碱的提取

采用何种方法和溶剂从生物体中提取生物碱,既要考虑生物碱的性质,也要考虑生物碱在生物体中的存在形式。生物碱大多与有机酸结合成盐存于生物体中,极少数与无机酸结合成盐存在，少数碱性很弱的生物碱以游离碱的形式存在，也有与糖结合成苷存在的等。

生物碱的提取方法除具挥发性的可用水蒸气蒸馏法提取外，绝大多数都是用溶剂提取法提取的。

### （一）水蒸气蒸馏法

水蒸气蒸馏法适用于具挥发性生物碱的提取，采用此法时应考虑生物碱与酸结合成盐时不具挥发性，故应先将药材用碱处理，使盐转变成游离碱后，再用水蒸气蒸馏法提取。

水蒸气蒸馏液可加入中性无机盐（氯化钠、硫酸钠）进行盐析，并用亲脂性溶剂萃取游离碱，也可用其他方法进一步处理。

### （二）溶剂提取法

#### 1. 酸水提取法

含生物碱的药材若用水为溶剂进行提取，除提出水溶性生物碱和亲脂性生物碱盐外，有些弱碱性的亲脂性生物碱的游离碱不能被水提出。若改用0.5%～1%的酸水（盐酸、硫酸、醋酸、酒石酸等）为溶剂进行提取，则可使药材中所有的生物碱都以盐的形式被提出。

酸水提取法通常采用渗漉法或冷浸法，而煎煮法提出的杂质较多，故应用较少。

酸水提取液中含有较多的水溶性杂质，如蛋白质、糖类、鞣质、水溶性色素等，需进一步去除。

#### 2. 亲水性有机溶剂提取法

亲水性有机溶剂提取法常用乙醇或甲醇为溶剂进行提取，可提出药材中亲脂性和亲水性游离碱及它们的盐。但同时也提出一些脂溶性的杂质，如树脂、脂溶性色素等，也需进一步去除。

用醇类溶剂提取生物碱，可采用渗漉法、冷浸法或回流提取法。所用的醇浓度可以是95%的乙醇或其他浓度的，具体视生物碱的性质和提取效率的高低而定。

#### 3. 亲脂性有机溶剂提取法

亲脂性有机溶剂提取法是利用亲脂性生物碱的游离碱可溶于亲脂性有机溶剂的特性进行的。考虑到亲脂性生物碱多数以盐的形式存于生物体中，故在提取前需将药材用碱水（如石灰乳、10%氨水或碳酸钠）充分湿润，使生物碱盐转变成游离碱，然后再用苯或氯仿等亲脂性溶剂进行提取。对含油脂较多的原料需预先脱脂，然后再按上述方法处理。

此法也可用于提取弱碱性生物碱，即将药材用水湿润后，直接用苯等有机溶剂提取，此时具中强碱性的生物碱盐不被提出，而弱碱性的游离碱或其不稳定的盐类皆可以游离碱的形式被提出。

亲脂性溶剂提取法提出的杂质较少，一般在回收溶剂后即可得到粗总脂溶性生物碱。但此法对提取设备的要求较严格。提取方法一般采用回流提取法，也可采用冷浸法或渗漉法等。

### （三）总碱的制备

溶剂提取法的提取液中常含有非生物碱类化合物，为了进一步分离生物碱的单体化合物，通常需将提取液中的生物碱富集，与非生物碱类化合物分离。使生物碱富集后，再回收溶剂，即得总生物碱。具体方法主要有下列几种。

#### 1. 离子交换树脂法

生物碱酸水提取液或醇提取液回收醇后，酸水溶解的生物碱以阳离子存在。当其通过强酸型阳离子如聚苯乙烯磺酸氢型交换树脂柱时，生物碱盐的阳离子和树脂的氢离子发生交换留在树脂上，与其他中性或酸性的杂质分离。树脂水洗晾干后，再用氨水碱化，使交换在树脂上的生物碱阳离子与铵离子发生交换，从树脂上解离下来，并被碱中和成游离碱吸留在树脂上。再用有机溶剂自树脂上洗脱游离生物碱，回收有机溶剂即得总生物碱。以反应式表示上述过程如下（$R-SO_3^- H^+$代表聚苯乙烯磺酸氢型阳离子交换树脂，B代表游离生物碱）：

$$R-SO_3^- H^+ + [BH]^+ Cl^- \longrightarrow R-SO_3^- [BH]^+ + H^+ Cl^-$$

$$R-SO_3^- [BH]^+ + NH_4^+ OH^- \longrightarrow R-SO_3^- NH_4^+ + B + H_2O$$

由于生物碱分子一般较大，故采用离子交换树脂法时，选用的树脂应是低交联度（3%～7%）的。离子交换树脂法的优点是树脂可反复使用、有机溶剂用量少、所得生物碱富集程度好、生物碱纯度高等。

2. 有机溶剂萃取法

有机溶剂萃取法利用游离生物碱溶于亲脂性有机溶剂、不溶于水，而生物碱盐溶于水、不溶于亲脂性有机溶剂的性质进行有机溶剂萃取。

生物碱酸水提取液（或醇提取液回收醇后）用碱液碱化（如氨水、石灰水或石灰乳等）至pH为9～10，生物碱盐转变成游离生物碱，再用亲脂性有机溶剂（如苯、氯仿等）萃取。萃取液回收溶剂即得总生物碱。

此种萃取法也可反复进行多次，即酸水→碱化→溶剂萃取→萃取液酸水萃取→酸水液再碱化→再溶剂萃取。所用的萃取溶剂可相同亦可不同，最终目的是将杂质去尽。

在碱化过程中若产生较多的沉淀，亦可先抽滤，收集沉淀物，用萃取溶剂溶解，而滤液进行溶剂萃取，然后再将萃取液与沉淀物溶液合并，回收溶剂得总碱。

3. 沉淀法

沉淀法是利用亲脂性生物碱不溶于水的性质进行的。

生物碱酸水提取液用碱碱化至pH为9～10，生物碱盐转变成游离碱沉淀析出，抽滤即得亲脂性生物碱，而水溶性生物碱和水溶性杂质则留在滤液中。

（四）水溶性生物碱总碱的制备

用酸水提取法或亲水性有机溶剂提取法提取生物碱时，既提出了亲脂性生物碱，又提出了水溶性生物碱。在用上述各种方法制备总碱时，所得总碱是亲脂性生物碱总碱，而水溶性生物碱，尤其是季铵碱，因不溶于亲脂性有机溶剂，一般都仍然留在碱水液中。如何自碱水液中将水溶性生物碱提出，并与水溶性杂质分离，其方法有下列几种。

1. 沉淀法

沉淀法是利用生物碱可与某些生物碱沉淀试剂产生沉淀，而此沉淀又易于进一步处理、分解得到原生物碱的方法。所用的生物碱沉淀试剂是硅钨酸、苦味酸、雷氏铵盐等，其中以雷氏铵盐应用较多，其具体方法如下：

含水溶性生物碱的碱水液加盐酸调pH至2左右（生物碱沉淀反应需在酸水液中进行），然后滴加雷氏铵盐（硫氰酸铬铵）饱和水溶液至不再产生沉淀，过滤，沉淀物溶于丙酮。丙酮液中加入硫酸银饱和水溶液，则生物碱雷氏盐中的四硫氰化二氨铬酸根离子转变成银盐沉淀，过滤去除，生物碱则转变成硫酸盐留存于溶液中。滤液中加入计算量氯化钡水溶液，使过量的硫酸银及生物碱硫酸盐中的硫酸根皆转变成硫酸钡沉淀，而生物碱则转变成盐酸盐存在于溶液中。过滤除去硫酸钡沉淀，滤液蒸干，即得生物碱盐酸盐。其整个过程的原理如下：

$$\underset{\text{雷氏铵盐}}{NH_4^+[Cr(NH_3)_2(SCN)_4]^-} + \underset{\text{季铵碱盐酸盐}}{B^+Cl^-} \longrightarrow \underset{\text{生物碱雷氏盐}}{B^+[Cr(NH_3)_2(SCN)_4]^-\downarrow} + NH_4Cl$$

$$2B^+[Cr(NH_3)_2(SCN)_4]^- + Ag_2SO_4 \longrightarrow \underset{\text{季铵碱硫酸盐}}{B_2^+SO_4^{2-}} + \underset{\text{雷氏银盐}}{2Ag^+[Cr(NH_3)_2(SCN)_4]^-\downarrow}$$

$$B_2SO_4 + BaCl_2 \longrightarrow 2BCl + BaSO_4\downarrow$$

也可将生物碱雷氏盐的丙酮溶液通过氯型阴离子交换树脂柱，其流出液浓缩蒸干，即得生物碱盐酸盐。

$$R^+Cl^- + B^+[Cr(NH_3)_2(SCN)_4]^- \longrightarrow R^+[Cr(NH_3)_2(SCN)_4]^- + B^+Cl^-$$

氯型阴离子交换树脂　　生物碱雷氏盐　　　　　　　　　　　　季铵碱盐酸盐

2. 有机溶剂萃取法

季铵碱极性大，采用溶剂萃取法自碱水溶液中萃取季铵碱时，所用的有机溶剂应是极性大但与水不任意混溶的溶剂，如正丁醇、异戊醇或氯仿与甲醇（或乙醇）的混合溶剂。回收萃取液后，可得水溶性游离生物碱总碱。

3. 离子交换树脂法

水溶性生物碱亦可采用强酸型阳离子交换树脂法进行制备。交换在树脂上的水溶性生物碱阳离子，可以直接用稀碱水洗脱得游离碱、用稀酸水洗脱得生物碱盐。

$$R-SO_3^-H^+ + B^+Cl^- \longrightarrow R-SO_3^-B^+ + H^+Cl^-$$

季铵碱盐酸盐

$$R-SO_3^-B^+ \xrightarrow{NH_4OH\ 洗脱} R-SO_3^-NH_4^+ + B^+OH^-$$

季铵碱游离碱

$$R-SO_3^-B^+ \xrightarrow{HCl\ 洗脱} R-SO_3^-H^+ + B^+Cl^-$$

4. 大孔吸附树脂法

大孔吸附树脂是一种适合于分离纯化水溶性化合物的树脂，在制备水溶性生物碱方面亦可应用。

通常可将含水溶性生物碱的正丁醇萃取液回收正丁醇，残留物用水溶解，通过大孔吸附树脂柱，先用水洗，再用含水醇洗脱生物碱，回收溶剂即得水溶性生物碱总碱。

如自新鲜浙贝地上部分提取水溶性生物碱（主要为甾类生物碱苷），是将其甲醇提取液回收甲醇，水溶解，乙醚萃取脂溶性杂质。水液再用正丁醇萃取，萃取液回收溶剂后醋酸水溶解。酸水液用正丁醇萃取水溶性杂质后，碱化至 pH 为 9，正丁醇萃取水溶性生物碱。回收正丁醇，残留物用水溶解，通过 XAD－2 型大孔吸附树脂，水洗后，用 80% 甲醇洗脱，回收溶剂得总生物碱。

## 二、生物碱的分离

用上述各种方法得到的总生物碱，往往是多种生物碱的混合物，如长春花含有七十多种生物碱等。如自总碱中分离单体生物碱，有时干扰较大，尤其是对一些微量生物碱的分离更是如此。通常先对成分众多的总生物碱进行初步分离，然后再对每一部分进行单体生物碱的分离。

### （一）总生物碱的初步分离

总生物碱的初步分离方法有很多种，其中应用较多的一种流程如下：

该法的分离原理是利用生物碱碱性强弱不同，分为弱碱性、中强碱性和强碱性（主要为水溶性季铵碱）生物碱；弱碱性和中强碱性生物碱又根据结构中有无酸性的酚羟基分为酚性和非酚性两类生物碱。

在分离流程中，弱碱性和中强碱性生物碱的分离是利用在酸水液中弱碱性生物碱盐不稳定，可为亲脂性有机溶剂直接萃取出弱碱性生物碱的游离碱；而中强碱性生物碱的盐在亲脂性有机溶剂萃取时仍以稳定的盐存在于酸水中。

酚性和非酚性生物碱的分离是利用酚性生物碱可溶于氢氧化钠水溶液（通常 pH 大于 10

时酚羟基即可生成钠盐使生物碱溶于碱水），从而与非酚性生物碱分离。若要使生物碱的钠盐再恢复成原来的酚性生物碱，通常设法使碱水液的 pH 小于 10 即可。具体方法是在氢氧化钠碱水液中通入 $CO_2$ 气体，使之成碳酸钠水溶液；或是在氢氧化钠碱水液中加入氯化铵，使之成氢氧化铵和氯化铵的缓冲溶液。

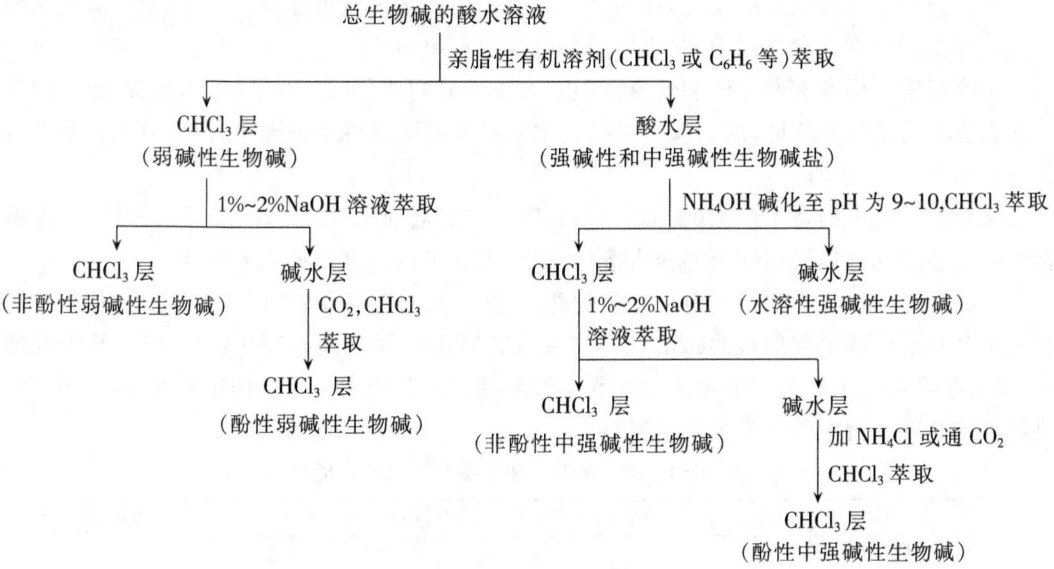


（二）生物碱单体的分离

1. 利用生物碱的碱性差异进行分离

利用生物碱的碱性强弱不同进行 pH 梯度萃取法分离。具体操作方法有两种：一种是将总碱溶于酸水，逐步加碱碱化，使 pH 由低至高，每调一次 pH，用氯仿等亲脂性有机溶剂萃取一次，使碱性较弱的生物碱至碱性较强的生物碱的盐依次转变成游离碱，转溶于亲脂性有机溶剂而与碱性更强的生物碱盐分离。另一种方法是将总碱溶于氯仿等亲脂性有机溶剂，然后用 pH 由高至低的酸性缓冲液依次萃取，将生物碱按碱性由强至弱的顺序自总碱中成盐分出，再将各部分缓冲液碱化、亲脂性有机溶剂萃取、回收溶剂，即得碱性强弱不同的游离生物碱。

采用 pH 梯度法分离时，为了有针对性地正确选用缓冲液的 pH，通常先用多缓冲纸色谱法（见下编实验一、五）对总碱中各生物碱的碱性强弱作初步了解。其方法是将色谱层析滤纸等分为多层，每层高约 2 cm，再由上向下间隔涂布缓冲液，其缓冲液 pH 由低至高。然后在起始线原点点上总碱的氯仿液，并用氯仿为展开剂，展开完毕后用改良碘化铋钾试剂显色。生物碱斑点所在位置的缓冲液 pH 即生物碱游离碱成盐的 pH（生物碱成盐后为离子状态，在流动相中分配极少，故 $R_f$ 值不再增大）。在多缓冲纸色谱中，生物碱的碱性强，展开高度低；碱性弱，展开高度高。

2. 利用生物碱的溶解度差异进行分离

生物碱之间由于结构差异，使其极性不完全相同，在不同的有机溶剂中溶解度可能表现出明显差异，常可利用这种差异进行分离。

如氧化苦参碱是苦参碱的氮氧化物，极性稍大，因此在乙醚中氧化苦参碱不溶，而苦参碱可溶。具体操作是在两者混合物的氯仿溶液中，加入大量乙醚（约 10 倍量），可使氧化苦参碱析出沉淀。

又如粉防己脂溶性总碱中主要含有粉防己碱和防己诺林碱，两者的结构差异是 $C_7$ 位取代基不同，粉防己碱是甲氧基，而防己诺林碱是酚羟基，后者极性大于前者，因此后者在冷苯中的溶解度要比前者为小。分离操作可将总碱固体粉末加 5～6 倍量的苯，室温放置，过滤，滤液中含粉防己碱，而不溶物为防己诺林碱。

3. 利用生物碱盐溶解度差异进行分离

生物碱与不同酸生成的盐类，往往在不同溶剂中的溶解度可能存在明显的差异，但这种差异目前尚无法从理论上加以预测，主要是通过实验获得结论。

如麻黄中主要含有麻黄碱和伪麻黄碱一对光学异构体，其理化性质基本相似，但它们的草酸盐在水中的溶解度不同，麻黄碱草酸盐的水溶性比草酸伪麻黄碱要小，因此可以自水溶液中先行析出。

又如番木鳖中的番木鳖碱(士的宁)与马钱子碱在各种有机溶剂中溶解度都较大，但番木鳖碱的盐酸盐和马钱子碱的硫酸盐水溶性较小，因此可用此性质使它们分离。

再如金鸡纳树皮中主要含有 4 种生物碱，奎宁、奎尼定、辛可宁和辛可尼定，它们的分离主要利用其与不同酸生成的盐的水溶性不同及游离碱的溶解度差异(见表 6－1)。其中硫酸奎宁、酒石酸辛可尼定和氢碘酸奎尼定在水中的溶解度比其他相应的生物碱盐要小，辛可宁的分离则利用其在乙醚中的溶解度小来进行。

**表 6－1　金鸡纳树皮中主要生物碱盐溶解度**

| 盐类 | | 奎宁 | 奎尼定 | 辛可宁 | 辛可尼定 |
|---|---|---|---|---|---|
| 硫酸盐 | $B_2 \cdot H_2SO_4$ | 1∶810 | 1∶90 | 1∶65 | 1∶70 |
| 重硫酸盐 | $B \cdot H_2SO_4$ | 1∶90 | 1∶80 | 易溶 | — |
| 酒石酸盐 | $B_2 \cdot H_2C_4H_4O_6$ | — | 1∶40 | — | 1∶1265 |
| 重酒石酸盐 | $B \cdot H_2C_4H_4O_6$ | — | 1∶400 | — | — |
| 氢碘酸盐 | $B \cdot HI$ | 1∶200 | 1∶1250 | — | — |

具体提取分离工艺流程如下：

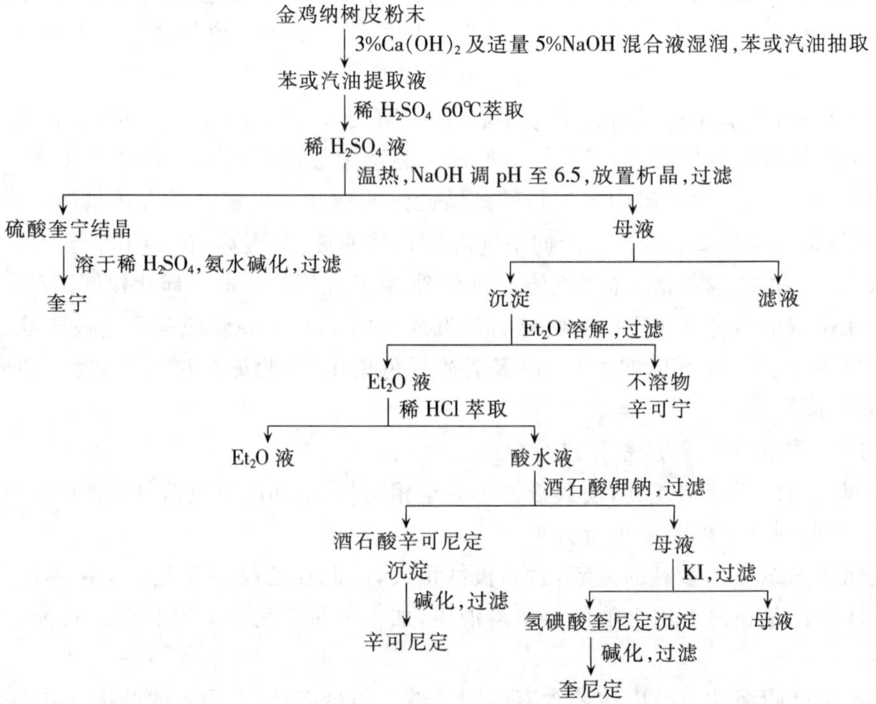

4. 利用生物碱特殊功能基不同进行分离

生物碱类化合物结构中除含有共同的碱性基团外，不同的生物碱常含有一些其他的功能基，常可利用这些功能基的差别进行分离。

如利用生物碱中酚羟基的有无，用苛性碱水溶液进行分离。鸦片中的吗啡和可待因用氢氧化钠溶液处理，含酚羟基的吗啡溶于碱水，从而与不含酚羟基的可待因分离。

又如利用生物碱中内酯环或内酰胺环的有无，利用其的苛性碱水溶液在加热条件下皂化开环的性质，生成溶于水的羧酸盐，与不具此类结构的化合物分离。碱水液加酸酸化，发生闭环，又析出具内酯环或内酰胺环的生物碱。喜树碱具内酯环，苦参碱具内酰胺环，它们与其他不具此类结构化合物的分离即可采用此法。

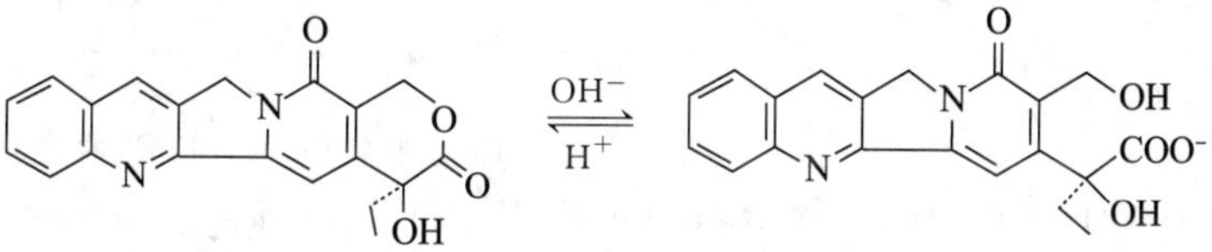

喜树脂

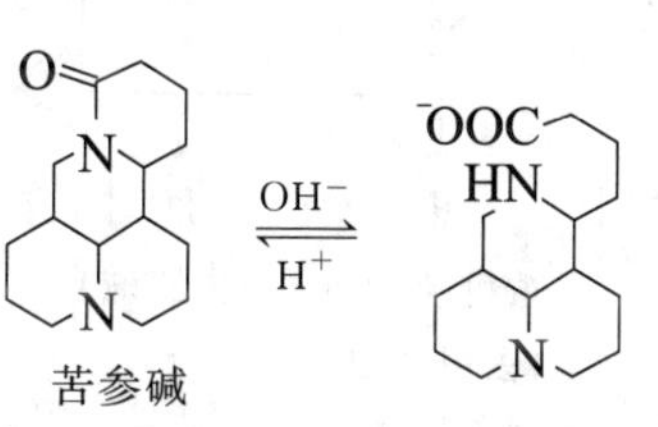

苦参碱

再如有些仲胺和叔胺共存时，可利用仲胺与亚硝酸（常用 $NaNO_2$ 加 $H_2SO_4$）生成亚硝基衍生物或与氯乙酰、甲酸乙酯生成相应的酯，而叔胺则不发生反应，从而可使这两类生物碱分离。仲胺衍生物加酸水解后又得原生物碱。例如，石榴皮中异石榴皮碱和甲基异石榴皮碱的分离，即利用氯甲酸乙酯使前者生成相应的氨基甲酸乙酯（b. p. 150～165℃/1.73kPa），而后者（b. p. 114～117℃/3.46kPa）不起作用，利用两者沸点不同蒸馏法分离。异石榴皮碱氨基甲酸乙酯与浓盐酸加热至 120～130℃，即析出纯异石榴皮碱，同时释放出二氧化碳和氯己烷。

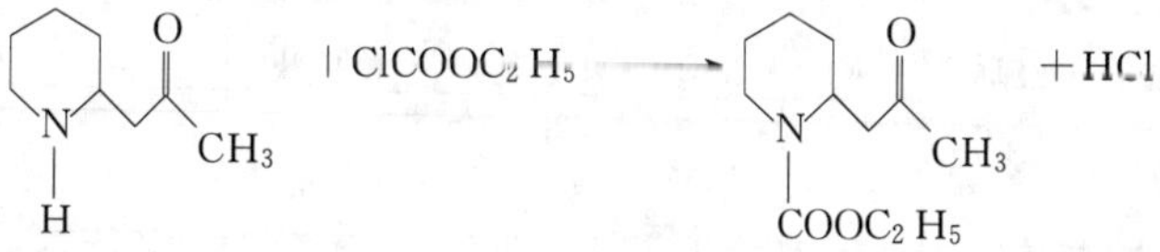

异石榴皮碱

5. 利用色谱法进行分离

利用上述分离方法分离生物碱总碱时常不能直接获得纯单体化合物，尤其是总碱成分复杂、结构近似时，含量低的成分更不易得到。故通常在上述分离的基础上，配合反复重结晶方法或色谱法，尤其是色谱法的分离才能获得理想的结果。

生物碱色谱分离方法有吸附色谱（常用的吸附剂有硅胶、氧化铝，聚酰胺亦有应用）、分配色谱、离子交换色谱、大孔树脂吸附色谱、葡聚糖凝胶色谱、高效液相色谱、液滴逆流法等。在实际研究工作中，除常压下进行分离外，更常采用低压或中压柱层析法进行分离，而且常需几种色谱法交替或反复使用才能获得较好的分离效果。

如花椒根中六种生物碱的分离采用了多次硅胶柱色谱、氧化铝柱色谱和硅胶薄层制备等色谱法。具体分离工艺流程如下：

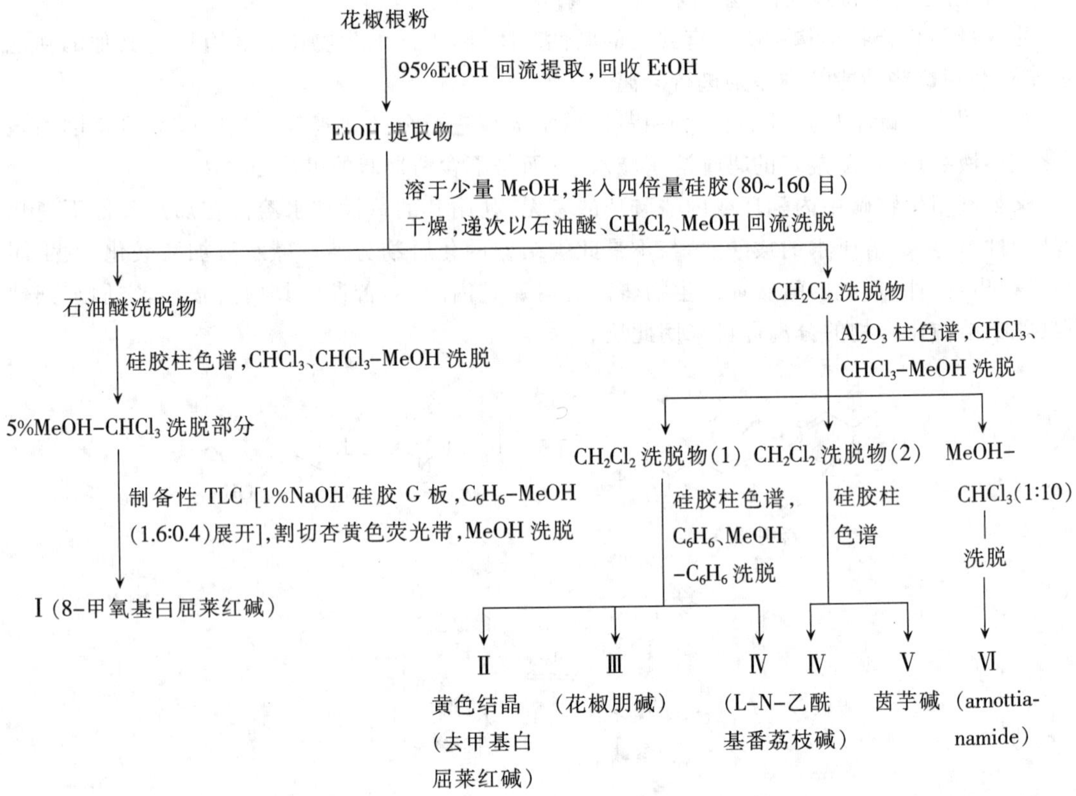


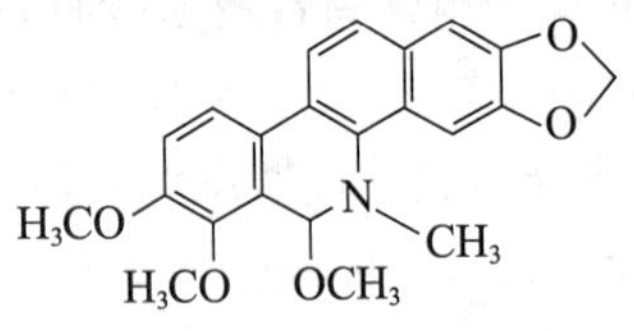


(Ⅰ)8-甲氧基白屈莱红碱

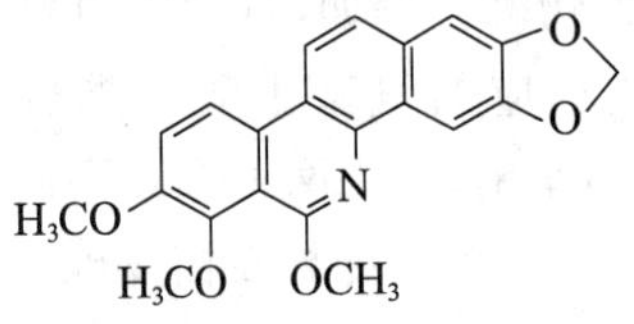


(Ⅱ)去甲基白屈莱红碱

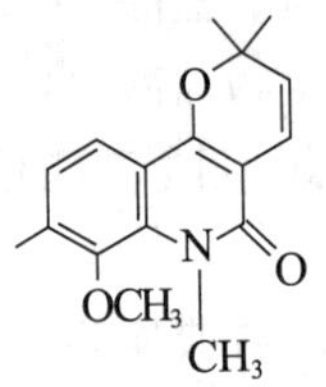


(Ⅲ)花椒朋碱

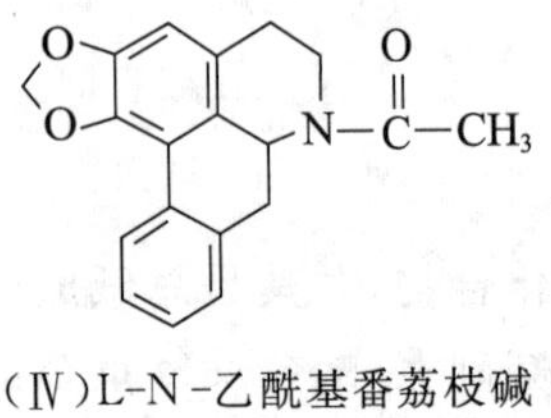


(Ⅳ)L-N-乙酰基番荔枝碱

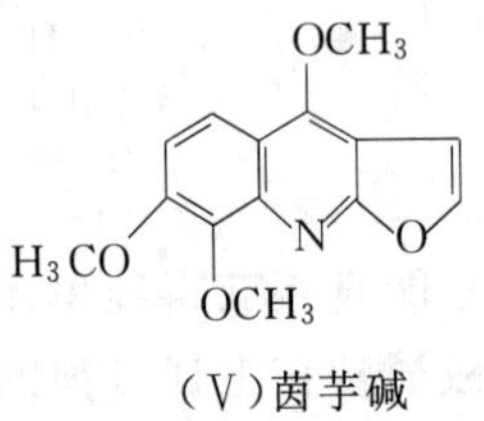


(Ⅴ)茴芋碱

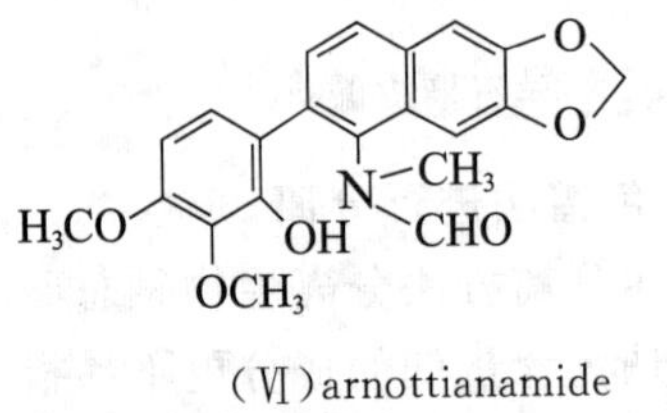


(Ⅵ)arnottianamide

对生物碱苷，极性较大的生物碱或极性差异很小的生物碱混合物的分离也可采用反相色谱、分配色谱等色谱法分离。如三尖杉总碱中三尖杉酯碱和高三尖杉酯碱两者结构中仅差一个亚甲基(—$CH_2$—)，很难用吸附色谱法分离，若用硅胶分配柱色谱法，则可将它们分离。

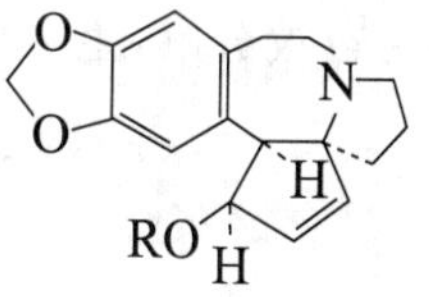

三尖杉酯碱　R=

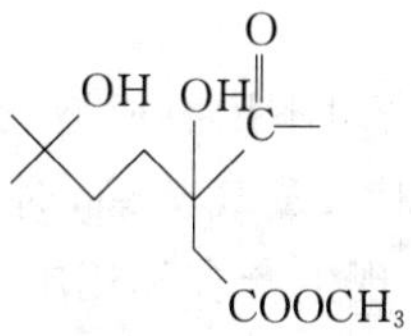

高三尖杉酯碱　R=

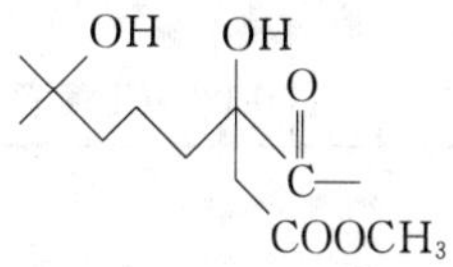

具体方法是将柱色谱用硅胶(100～200 目)预先用约等量的 pH 为 5.0 缓冲液充分研匀，再用氯仿适量，搅拌成糊状，湿法装柱(在此条件下硅胶为支持剂，缓冲液为固定相)。以缓冲液饱和的氯仿为流动相进行洗脱，收集各流分，经薄层色谱检查，洗脱液合并为三部分，先洗脱的为多一个亚甲基、亲脂性较强的高三尖杉酯碱，最后洗脱的为三尖杉酯碱，中间部分为两者混合物[薄层色谱条件：硅胶 G 薄层色谱 $CHCl_3$/pH＝5.0 缓冲液饱和 MeOH(9∶1)展开，碘蒸气为显色剂]。

高效液相色谱法用于生物碱的分离，具有快速、分离能力强的特征，由于分离量少，现主要用于少量生物碱总碱的分离。

## 三、生物碱提取分离实例

### (一) 麻黄中麻黄碱和伪麻黄碱的提取分离

麻黄是麻黄科植物草麻黄(Ephedra sinica Stapf)、木贼麻黄(E. equisetina Bunge)和中麻黄(E. intermedia Schrenk et C. A. Mey)的干燥草质茎。麻黄性辛、苦、温，具发汗、利水等作用。麻黄主要含有的生物碱至少有 6 种以上，含量较多的是左旋麻黄碱、右旋伪麻黄碱，其他为左旋甲基麻黄碱、右旋甲基伪麻黄碱、左旋去甲基麻黄碱和右旋去甲基伪麻黄碱。

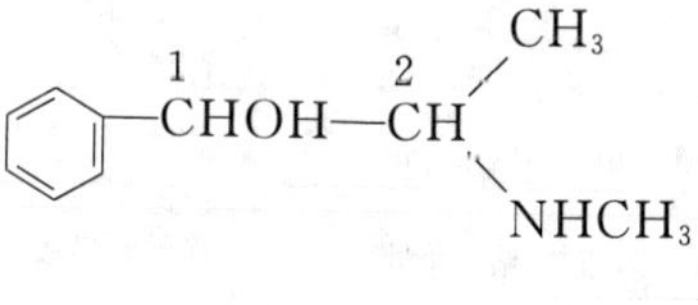

l-麻黄碱(1*R*、2*S*)
d-伪麻黄碱(1*S*、2*S*)

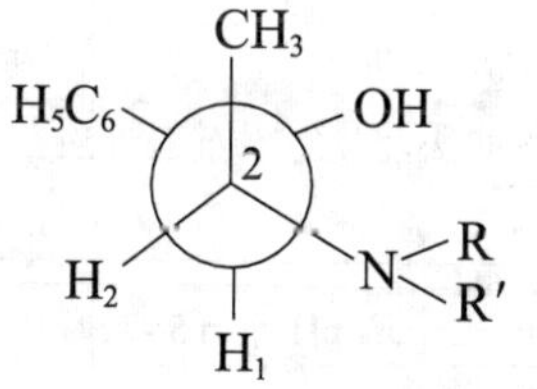

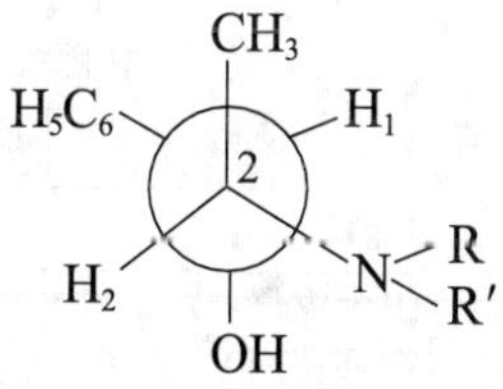

| | | |
|---|---|---|
| R＝H　R′＝$CH_3$ | l-麻黄碱 | d-伪麻黄碱 |
| R＝R′＝$CH_3$ | l-甲基麻黄碱 | d-甲基伪麻黄碱 |
| R＝R′＝H | l-去甲基麻黄碱 | d-去甲基麻黄碱 |

游离麻黄碱和伪麻黄碱具有挥发性，因此可以用水蒸气蒸馏法进行提取。麻黄碱和伪麻黄碱既可溶于水又可溶于有机溶剂，其盐可溶于水而不溶于亲脂性有机溶剂；麻黄碱草酸盐水溶性要比伪麻黄碱草酸盐的小得多，因此可利用这些性质采用溶剂法进行提取分离。麻黄生物碱分子中的氮原子在侧链上，碱性较强，其中麻黄碱的碱性($pK_a$＝9.58)较伪麻黄碱弱($pK_a$＝9.74)，这是由于伪麻黄碱的共轭酸与分子中 $C_1$ 位—OH 形成分子内氢键的稳定性大于麻黄碱的共轭酸与 $C_1$ 位—OH 形成分子内氢键的稳定性，利用它们的碱性和碱性强弱的差异，采用离子交换树法进行提取分离。下面介绍三种分离方法。

1. 水蒸气蒸馏法

水蒸气蒸馏法生产时不用有机溶剂，操作简便安全。但水液浓缩时间长，热能消耗大，成本高。另在碱性条件下水蒸气蒸馏，时间长，温度高，有部分麻黄碱被分解，生成游离胺或甲胺，影响得率和质量。现生产多不用本法，具体流程如下：

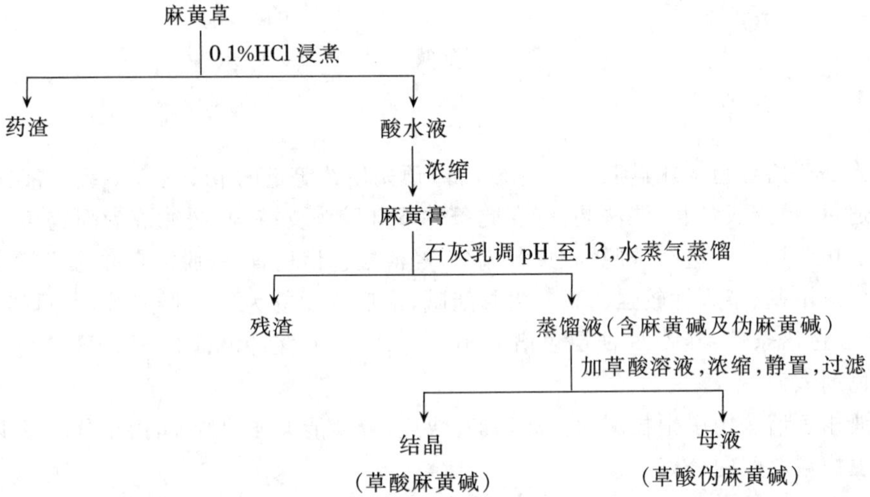


2. 溶剂提取法

草酸盐转变成药用的盐酸盐，其方法用溶剂提取法，具体流程如下：

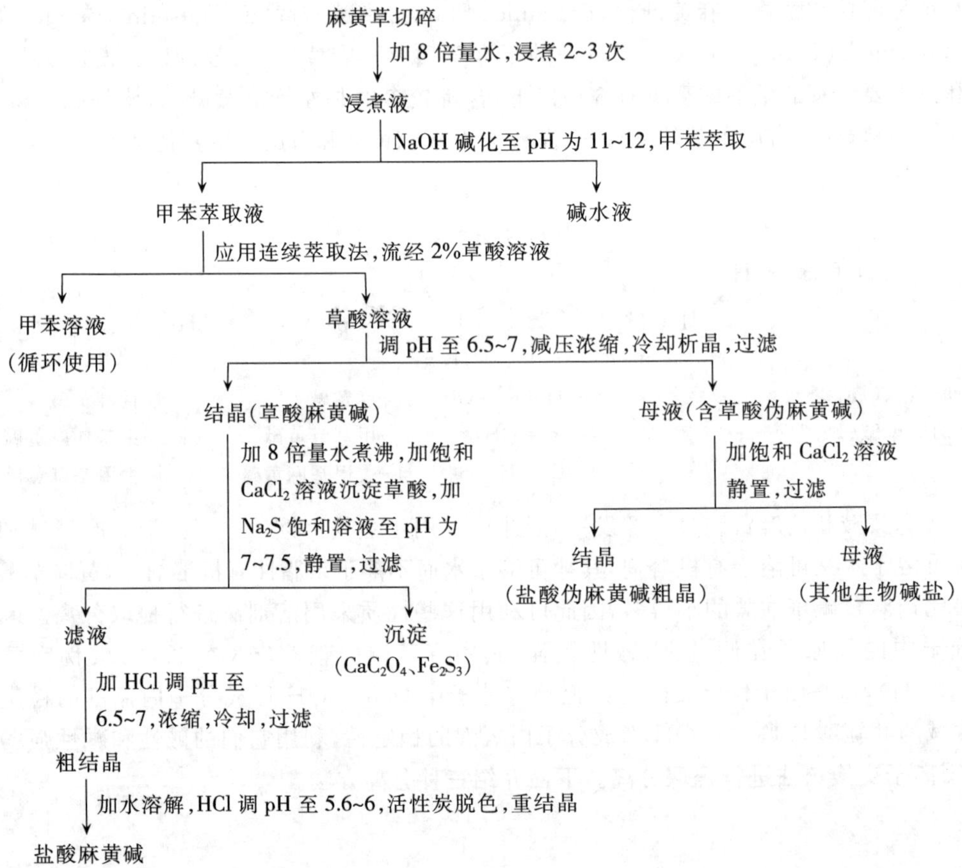

草酸麻黄碱转变成盐酸麻黄碱是利用在草酸麻黄碱水溶液中，加入饱和氯化钙溶液，使草酸转变成草酸钙，而麻黄碱则转变成盐酸盐($B_2 \cdot H_2C_2O_4 + CaCl_2 \longrightarrow CaC_2O_4 + 2B \cdot HCl$)。

3. 离子交换树脂法(具体流程如下)

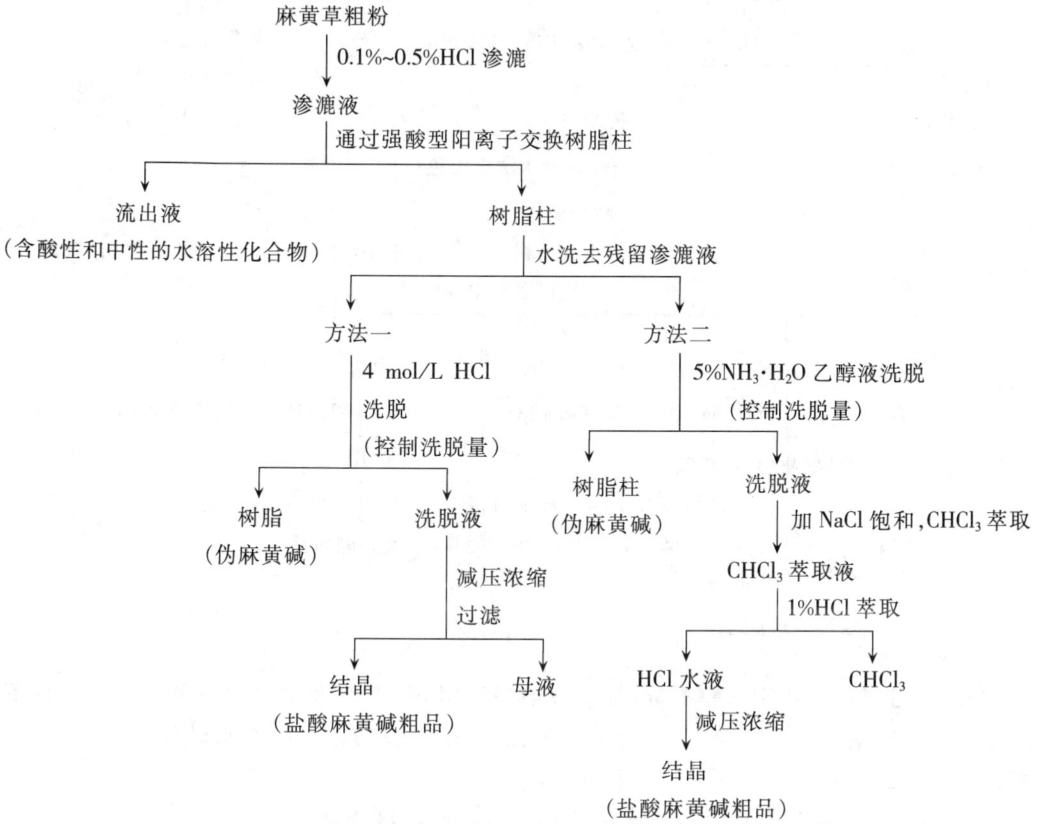


由于麻黄碱的碱性比伪麻黄碱的碱性弱，故交换在阳离子交换树脂上，用酸或碱洗脱时，麻黄碱比伪麻黄碱先洗脱，控制洗脱剂用量就可将两者分开。

由于麻黄碱可溶于水，故交换在阳离子交换树脂上的生物碱阳离子用 $NH_3 \cdot H_2O$ 洗脱时，转变成游离碱而被洗脱；若用盐酸洗脱，则以生物碱盐的形式被洗脱。

(二) 洋金花中东莨菪碱和莨菪碱的提取分离

洋金花是茄科植物毛曼陀罗(Datura innoxia Mill.)和白曼陀罗(D. metel L.)的干燥花。前者又称北洋金花，后者称南洋金花。具止咳平喘，解痉止痛作用。

洋金花主要含东莨菪碱和莨菪碱，北洋金花尚含去甲莨菪碱。东莨菪碱和莨菪碱皆具有解痉镇痛及解有机磷中毒和散瞳作用，东莨菪碱尚具有镇静麻醉作用。

游离的东莨菪碱为黏稠的液体，其一水化物是结晶体，m. p. 59℃，具有较强的亲水性，可溶于水，易溶于热水、乙醇、乙醚、氯仿或丙酮，难溶于四氯化碳、苯或石油醚。莨菪碱为固体，不溶于水，易溶于乙醇，氯仿，可溶于四氯化碳、苯。

洋金花常作为提取东莨菪碱的原料，用阳离子交换树脂法可提得总生物碱。利用东莨菪碱因空间位阻作用碱性较弱($pK_a = 7.5$)，而莨菪碱的碱性较强($pK_a = 9.65$)的性质，用碳酸氢钠碱化，就可将交换在树脂上的东莨菪碱取代出来，借此和莨菪碱分离。除去东莨菪碱后的离子交换树脂，用氨水碱化，则可使莨菪碱转变成游离碱，再用溶剂进行提取。具体流程如下：

洋金花粗粉

↓ 0.1%HCl 渗漉

酸水渗漉液

↓ 通过强酸型阳离子交换树脂(交联度 8%)柱

流出液　　　　树脂柱

树脂柱 ↓ 蒸馏水洗至无色

离子交换树脂

↓ 取出树脂,晾干,用 10%$NaHCO_3$ 适量与树脂拌匀,置索氏提取器中,$Et_2O$ 回流提取

$Et_2O$ 液　　　　树脂

$Et_2O$ 液 ↓ 无水 $Na_2SO_4$ 干燥,回收 $Et_2O$

油状物(东莨菪碱)

↓ 加 3 倍 $Me_2CO$,用 40%HBr 调 pH 至刚果红试纸显蓝色,冰箱中静置,析晶,过滤

氢溴酸东莨菪碱

树脂 ↓ $NH_3 \cdot H_2O$ 碱化,EtOH 提取

EtOH 液

↓ 回收溶剂

莨菪碱粗品

此外,也可将洋金花用乙醇提取,提取液浓缩后用 pH 梯度萃取法进行分离。如在提取浓缩液中加入一定量 $NaHCO_3$ 液,氯仿萃取,直至提净东莨菪碱,再用氨水碱化后,用氯仿萃取莨菪碱。

(三) 粉防己中粉防己甲素和乙素及轮环藤酚碱的提取分离

粉防己为防己科植物粉防己(Stephania tetrandra S. Moore)的干燥根,中医用于祛风止痛、利尿消肿及毒蛇咬伤等症。

粉防己中生物碱主要是粉防己甲素(粉防己碱)和粉防己乙素(防己诺林碱),另含少量的轮环藤酚碱。粉防己总生物碱有镇痛作用,其中甲素作用比乙素强。

粉防己甲素和乙素为脂溶性叔胺碱,溶于有机溶剂,不溶于水。与酸生成的盐溶于水,在甲醇、乙醇等亲水性有机溶剂中可溶,但不溶于亲脂性有机溶剂。轮环藤酚碱为季铵碱,溶于水、乙醇 ,可溶于氯仿,但不溶于苯。

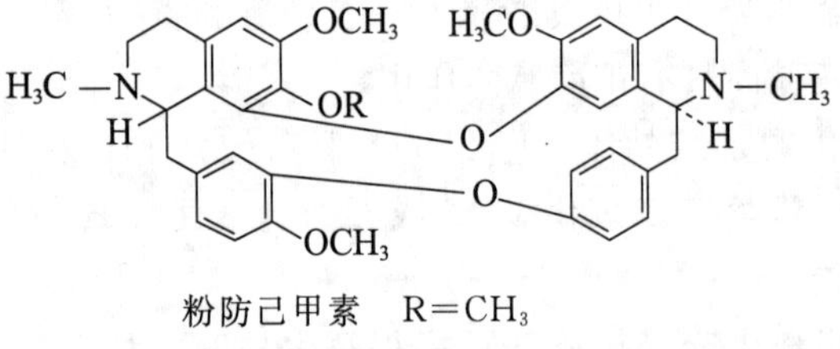


粉防己甲素　R=$CH_3$

粉防己乙素　R=H

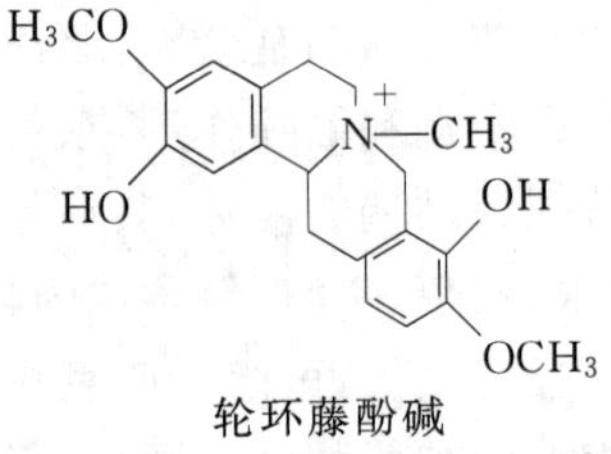


轮环藤酚碱

粉防己乙素虽有一个酚羟基,但它与粉防己甲素的分离却不能利用酚羟基可与氢氧化钠成盐溶于水的性质进行。这是由于乙素中的酚羟基处于两个含氧基团之间,形成分子内氢键,

此外还受到空间位阻等因素的影响，因而不能显示酚羟基的通性，这种酚羟基又称隐性酚羟基。粉防己甲素和乙素的分离常利用二者极性的差异进行，如在冷苯中溶解度不同，又如在色谱法中吸附力的强弱不同等。

具体流程如下：

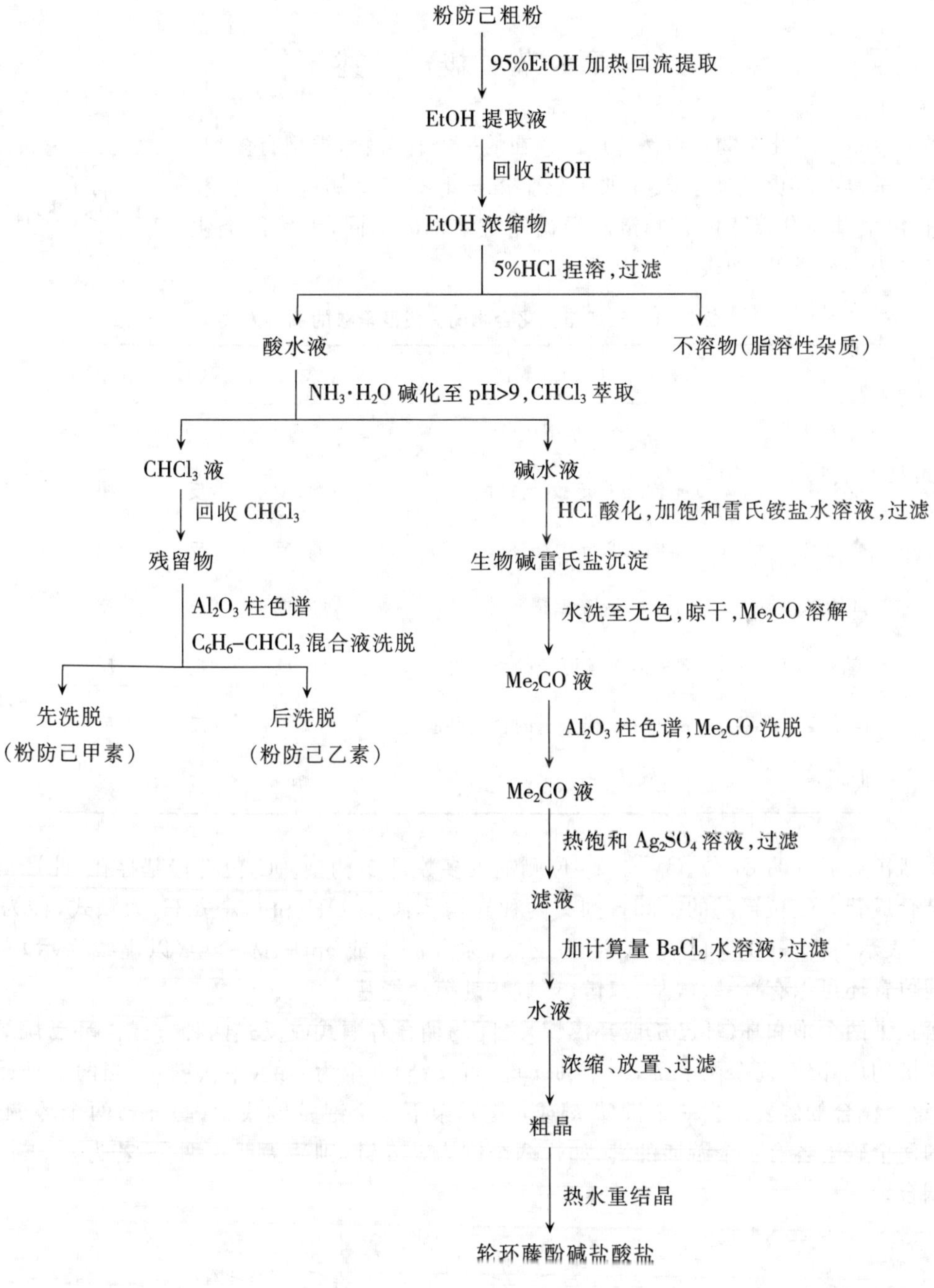

# 第七章　甾类化合物

## 第一节　概　　述

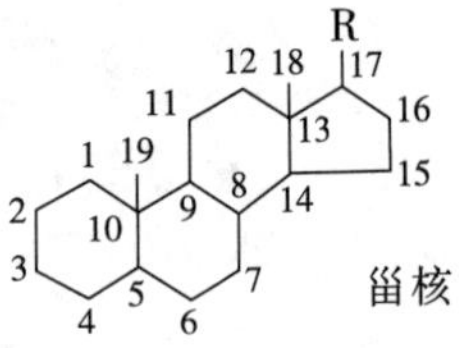


甾类(steroids)化合物是自然界广泛存在的一类化合物，类型有多种，其结构中都具有环戊烷骈多氢菲的甾核。甾核上有三个侧链，$C_{10}$位和$C_{13}$位有角甲基取代，$C_{17}$位有侧链。根据侧链结构的不同，天然甾类化合物又分为多种类型，如表 7－1 所示。

**表 7－1　天然甾类化合物的分类及甾核的稠合方式**

| | $C_{17}$侧链 | A/B | B/C | C/D |
|---|---|---|---|---|
| $C_{21}$甾类 | 羟乙基衍生物 | 反 | 反 | 顺 |
| 强心苷类 | 不饱和五元、六元内酯环 | 顺、反 | 反 | 顺 |
| 蟾毒类 | 不饱和六元内酯环 | 顺、反 | 反 | 顺 |
| 甾体皂苷类 | 含氧螺杂环 | 顺、反 | 反 | 反 |
| 植物甾醇 | 8～10 个碳原子的脂肪烃 | 顺、反 | 反 | 反 |
| 昆虫变态激素 | 8～10 个碳原子的含氧脂肪烃 | 顺 | 反 | 反 |
| 胆酸类 | 戊酸 | 顺 | 反 | 反 |

天然甾类成分的$C_{10}$位、$C_{13}$位、$C_{17}$位侧链大多数是$\beta$-构型。$C_3$位有羟基存在，此羟基常与糖链结合成苷。$C_3$位羟基的空间排列有两种异构体：$C_3$—OH 和$C_{10}$—$CH_3$为顺式，称为$\beta$-型(以实线表示)；$C_3$—OH 和$C_{10}$—$CH_3$为反式，称为$\alpha$-型或 epi-(表-)型(以虚线表示)。甾核的其他位置还可以有羟基、羰基、双键、环氧醚键等功能基。

甾核中两个饱和环(环己烷或环戊烷)之间的稠合有顺式或反式两种方式。环己烷每个碳除两个键构成环外，尚余两个键，一个为 *a* 键(直立键)一个为 *e* 键(平伏键)。当两个环己烷稠合时，每个稠合的碳要用去一个键(*a* 键或 *e* 键)，余下一个键(*e* 键或 *a* 键)。当两个环稠合后，共用的两个碳上各有一个游离的键，如这两个键为 *a*、*a* 键，则称为反式稠合，若为 *a*、*e* 键，则为顺式稠合。

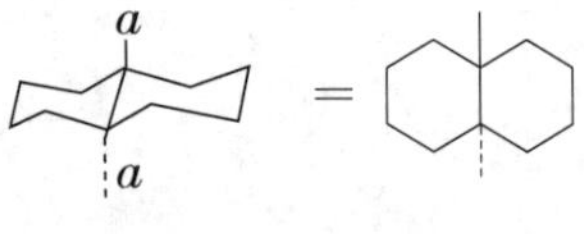


反式稠合

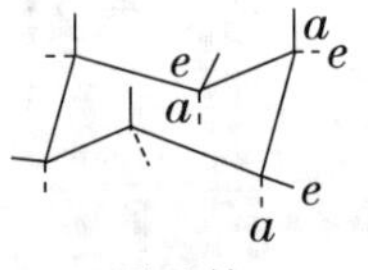


环己烷

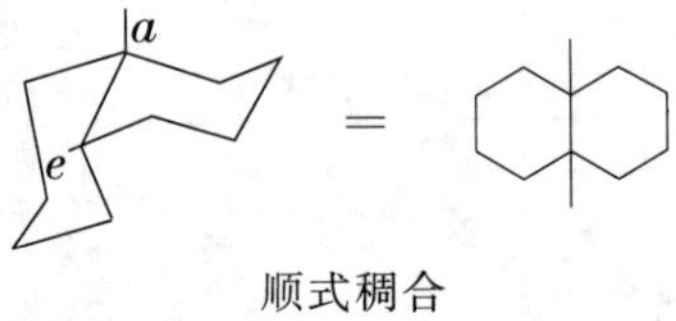


顺式稠合

甾类化合物在无水条件下，遇强酸能产生各种颜色变化，如：

(1) Liebermann－Burchard 反应(醋酐－浓硫酸反应)：样品溶于冰醋酸，加浓硫酸－醋酐(1∶20)，产生红→紫→蓝→绿→污绿等颜色变化，最后褪色。

(2) Rosenheim 反应(三氯醋酸反应)：样品溶于氯仿，加 25%三氯醋酸的乙醇溶液反应，显红色或紫色。

(3) Salkowski 反应：样品溶于氯仿，沿管壁加浓硫酸，氯仿层显血红色或青色，硫酸层显绿色荧光。

(4) 三氯化锑或五氯化锑反应：样品醇溶液点于滤纸上，喷 20%三氯化锑(或五氯化锑)氯仿溶液(不含乙醇或水)，干燥后 60～70℃加热，显黄色、灰蓝色、灰紫色斑点。

甾类化合物的生物活性是多方面的，如强心苷类具有对心肌产生兴奋的作用，类似的蟾毒配基有的具有升压、强心、兴奋呼吸等作用，可用于呼吸循环衰竭和失血性低血压休克。昆虫变态激素类甾类化合物，如蜕皮甾酮具有促进细胞生长的作用，能刺激真皮细胞分裂，对人体有促进蛋白质合成的作用。而胆汁中的胆酸类成分有的具有溶解胆结石的作用。再如 $C_{21}$ 甾类衍生物是一类重要的药物，黄体激素、肾上皮质激素等都属此类化合物。

## 第二节　强心苷类化合物

强心苷类(cardiac glycosides)是存在于植物中的一类具有强心作用的甾苷类化合物。目前有二三十种应用于临床，主要用于治疗充血性心力衰竭及节律障碍等心脏疾病，如西地兰、地高辛、洋地黄毒苷、K－毒毛旋花子次苷－β 等。

强心苷类成分主要存在于植物界十几个科的几百种植物中，特别以玄参科、夹竹桃科植物最普遍，其他如百合科、萝藦科、十字花科、卫矛科、豆科、桑科、毛茛科、大戟科等植物中亦有存在。强心苷可以存在于植物的叶、根、茎、花、果或种子中。

### 一、强心苷的结构和分类

强心苷的化学结构由苷元和糖两部分组成，苷元又由甾核和不饱和内酯环构成，根据不饱和内酯环的大小分为甲型强心苷和乙型强心苷两类。

(一) 苷元特征

1. 甾核

强心苷甾核四个环的稠合方式 B/C 环都是反式；C/D 环都为顺式；A/B 环以顺式稠合较多，如洋地黄毒苷元，而反式稠合的较少，如乌沙苷元。

强心苷甾核上 $C_3$ 位和 $C_{14}$ 位都有羟基取代，$C_3$—OH 大多为 $\beta$-构型，少数为 $\alpha$-构型。$C_{14}$—OH都是 $\beta$-构型。甾核其他位置亦可有羟基存在，如 $1\beta$、$2\alpha$、$5\beta$、$11\alpha$ 或 $\beta$、$12\alpha$ 或 $\beta$、$15\beta$、$16\beta$。$C_{16}$－β—OH 还可能与不同的脂肪酸(醋酸、甲酸、异戊酸等)缩合成酯。

甾核上也可能有羰基($C_{11}$ 位或 $C_{12}$ 位)、双键($\Delta^{4,5}$、$\Delta^{5,6}$、$\Delta^{9,11}$、$\Delta^{16,17}$)、环氧基(7、$8\beta$，8、$14\beta$，11、$12\beta$)存在。

甾核上 $C_{10}$ 位大多连甲基，但也可为其氧化态(羟甲基、醛基、羧基)。$C_{13}$ 位都连甲基。两者都为 $\beta$-构型。

2. 不饱和内酯环

强心苷苷元甾核 $C_{17}$ 位侧链为不饱和内酯，有不饱和五元内酯($\Delta^{\alpha\beta}$－$\gamma$ 内酯)，称为甲型强心苷元(强心甾烯);不饱和六元内酯($\Delta^{\alpha\beta,\gamma\delta}$-$\delta$ 内酯),称为乙型强心苷元(海葱甾二烯或蟾蜍甾二烯)。强心苷苷元 $C_{17}$ 位侧链多为 $\beta$-构型,个别为 $\alpha$-构型,命名时标以 17$\beta$—H。临床应用的强心苷苷元都为甲型。

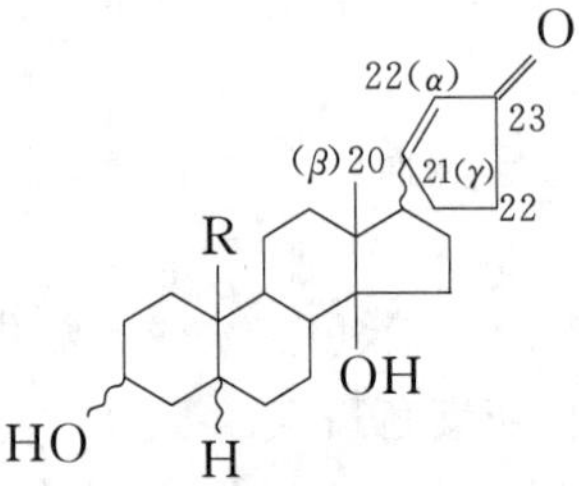


甲型强心苷元

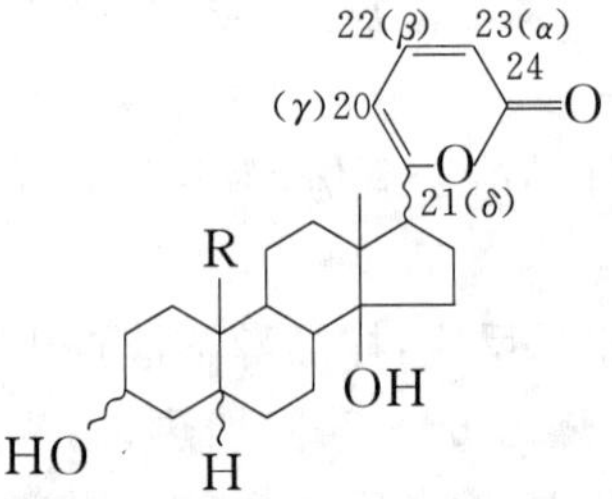


乙型强心苷元

（二）糖部分

构成强心苷的糖有二十多种,除常见的六碳醛糖、6-去氧糖、6-去氧糖甲醚和五碳醛糖外,还有存在于强心苷中的特殊的 2,6-去氧糖(2-去氧糖、$\alpha$-去氧糖)和 2,6-去氧糖甲醚。有些强心苷中尚有带乙酰基的糖。个别强心苷苷元和氨基糖缩合,如米替非林和 $N$-去甲米替非林。

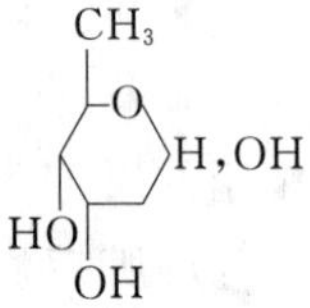


D-洋地黄毒糖

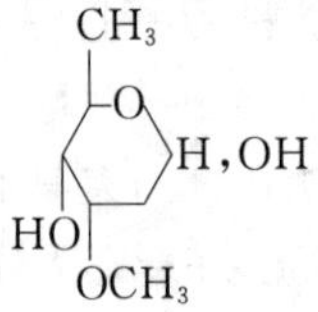


D-加拿大麻糖

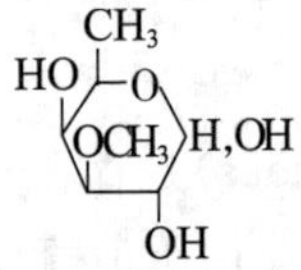


D-洋地黄糖

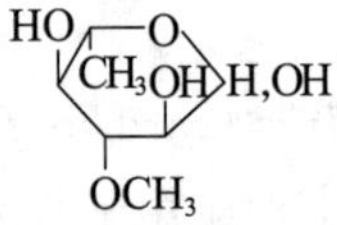


L-黄花夹竹桃糖

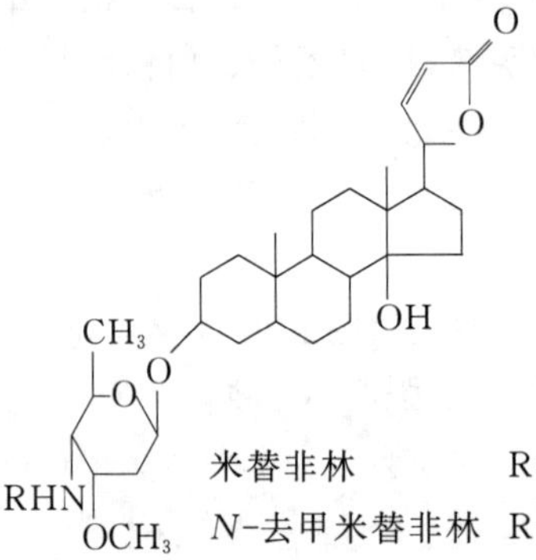


米替非林　　　　R=$CH_3$

$N$-去甲米替非林　R=H

（三）苷元和糖的连接方式

强心苷中糖部分通常与苷元 $C_3$—OH 缩合。糖链中如有 2,6-去氧糖存在时,则 2,6-去氧糖先和苷元的 $C_3$—OH 缩合,其他糖再与 2,6-去氧糖缩合。苷元和糖的连接方式有三种类型:

Ⅰ. 甙元-(2,6-去氧糖)$_x$ -($\alpha$-羟基糖)$_y$

Ⅱ. 甙元-(6-去氧糖)$_x$ -($\alpha$-羟基糖)$_y$

Ⅲ. 甙元-($\alpha$-羟基糖)$_x$

(四) 强心苷结构实例

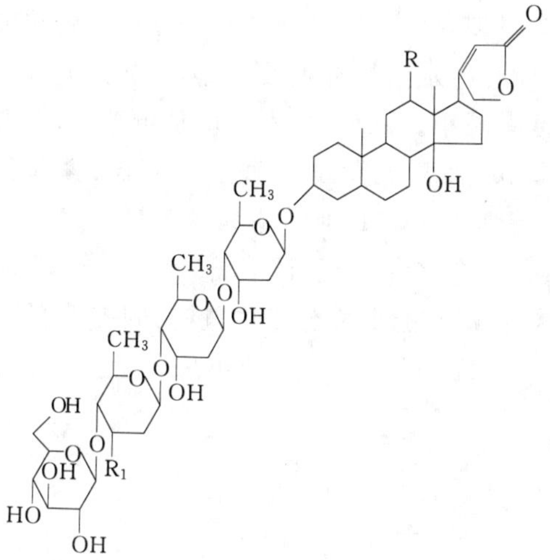

紫花洋地黄苷 A(R=H,$R_1$=OH)
洋地黄毒苷(紫花洋地黄苷 A 去 glc)
洋地黄毒苷元(紫花洋地黄苷 A 的苷元)
毛花洋地黄苷丙(R=OH,$R_1$=$OCOCH_3$)
西地兰(去乙酰基毛花洋地黄苷丙)
　　(毛花洋地黄苷丙去糖上乙酰基)
地高辛(毛花洋地黄苷丙去 glc 和乙酰基)
异羟基洋地黄毒苷元(毛花洋地黄苷丙的苷元)

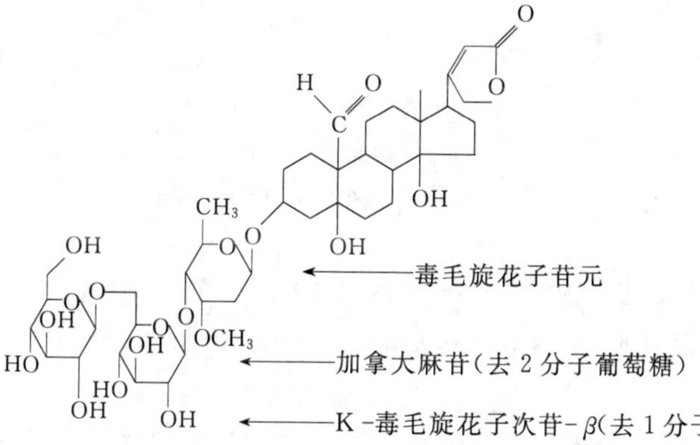


K-毒毛旋花子苷

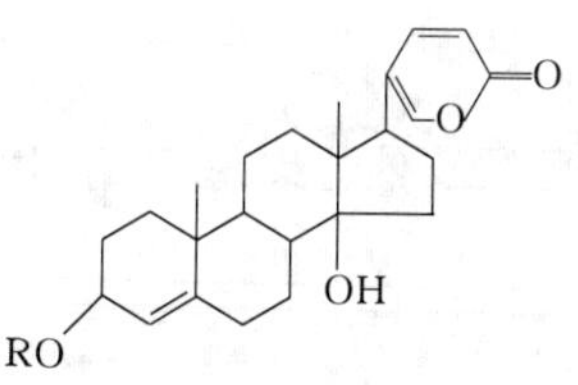

海葱苷元　R=H
原海葱苷A　R=rha
海葱苷A　R=rha-glc

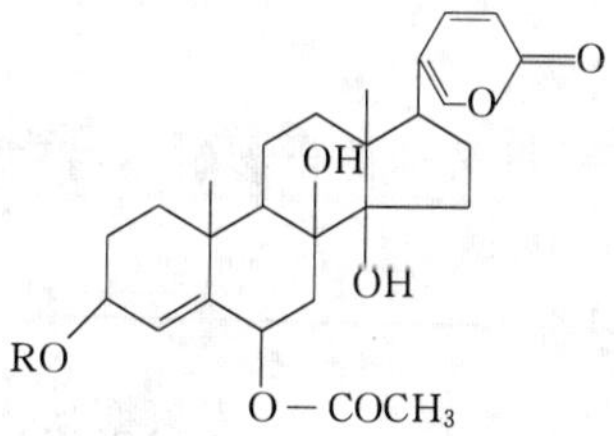

红海葱苷元　R=H
红海葱苷　R=glc

## 二、强心苷的理化性质和检识

### (一) 性状

强心苷类多为无色结晶或无定形粉末,一般为中性,具旋光性。味苦,对黏膜有刺激性。但 $C_{17}$ 位侧链为 α-构型时,则味不苦,但亦无生物活性。

### (二) 溶解性

强心苷一般可溶于水、甲醇、乙醇、丙酮等极性溶剂,难溶于乙醚、苯、石油醚等非极性溶剂。

强心苷的溶解性能与其结构有着密切的关系,如糖基的种类和数目、苷元中羟基等极性基团的多少和位置等都对其水溶性或亲脂性有关。因此各个强心苷的溶解性差别较大。含2,6-去氧糖多,则糖链中羟基数目少,相反,亲脂性的基团($-CH_3$,$-CH_2-$)增加,故其亲水性降低,而亲脂性增加。苷元上羟基数目增加,一般苷的水溶性亦增大。此外,苷元上羟基若形成分子内氢键,则其水溶性比不形成分子内氢键者减小。例如:乌本苷虽是单糖苷,但整个分子含有 8 个羟基,水溶性大(1∶75),难溶于氯仿;而洋地黄毒苷虽是三糖苷(含 3 分子 2,6 -去氧糖),但整个分子只有 5 个羟基,故其水溶性小(1∶100000),易溶于氯仿(1∶40)。又如毛花洋地黄苷 B 和 C,糖链相同,但苷元上有一个羟基位置不同,前者 $C_{16}$—OH 能与 $C_{17}$-$\beta$-内酯环羰基形成分子内氢键,而后者 $C_{12}$—OH 则不能形成分子内氢键,固苷 C 的水溶性比苷 B 稍大,而在氯仿中的溶解度则苷 C(1∶1750)比苷 B(1∶550)要小。

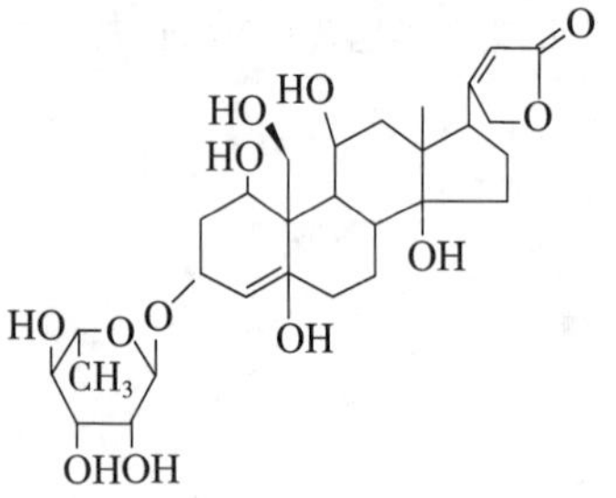

乌本苷

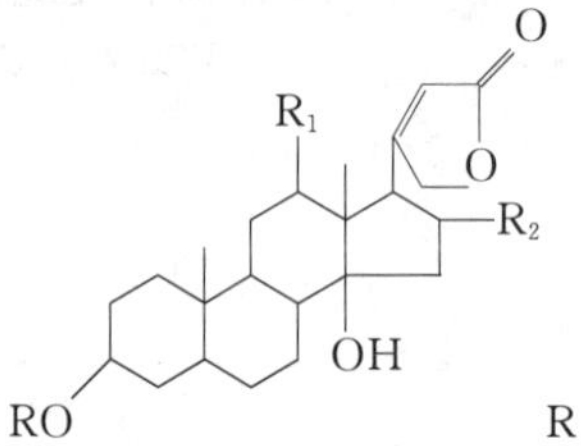

| | R | $R_1$ | $R_2$ |
|---|---|---|---|
| 洋地黄毒苷 | $dig^4-dig^4-dig$ | H | H |
| 毛花洋地黄苷 B | $dig^4-dig^4-dig^4-glc$ | H | OH |
| 毛花洋地黄苷 C | $dig^4-dig^4-dig^4-glc$ | OH | H |

(三) 脱水反应

强心苷在采用一般苷类化合物酸催化水解的条件(2%~5%HCl 或 $H_2SO_4$,回流加热)进行水解时,苷元往往发生脱水反应。$C_{14}$位羟基和 $C_5$位 $\beta$-羟基皆为叔醇羟基,极易与邻位碳上氢发生脱水反应,生成脱水苷元。苷元其他位置羟基,在某些条件下亦可发生脱水反应,如 $C_{16}$-OH 与 $C_{17}$-H 脱水,生成与内酯环共轭系统共轭的双键。又如苷元 $C_4$位有双键,如海葱苷元,可使 $C_3$-OH 与 $C_4$-H 脱水,生成共轭双键等。

(四) 苷键裂解

强心苷的苷键可被酸催化裂解,$\alpha$-羟基糖的苷键可被酶催化裂解,分子中的酯键结构还可被碱催化裂解。

1. 酸催化裂解

强心苷结构中由于存在 2,6-去氧糖和 2-羟基糖,它们在酸催化裂解过程中发生苷键裂解的难易各不相同。因此在采用不同浓度的酸进行水解时,发生苷键裂解的情况、产物亦各不相同。

(1) 温和的酸水解:是指用较稀的盐酸或硫酸(0.02~0.05 mol/L)在含水醇中经短时间回流加热水解的方法。此种条件下水解可使 2,6-去氧糖的苷键(包括 2,6-去氧糖之间的糖苷键)发生裂解,而 2-羟基糖的苷键或糖苷键不发生裂解。苷元在此条件下不发生脱水反应。故水解的产物有单糖、双糖或三糖及未脱水的苷元。如毛花洋地黄苷 C 的温和酸水解的产物是异羟基洋地黄毒苷元、2 分子洋地黄毒糖和 1 分子双糖($\beta$-D-葡萄糖基-O-3-乙酰基-D-洋地黄毒糖)。

温和的酸水解可使Ⅰ型糖链的强心苷水解,但不能使Ⅱ型或Ⅲ型糖链的强心苷水解,也不适用于苷元 $C_{16}$位有甲酰基的洋地黄强心苷类水解,因在此条件下甲酰基亦发生水解,得不到原来的苷元。

(2) 一般的酸水解:是指用较高浓度的盐酸或硫酸(2%~5%)在水中或在稀醇中回流加

热水解的方法。水解时间比温和的酸水解方法要长，有时还需同时加压水解。此种条件下水解，可使所有的苷键或糖苷键断裂，产生单糖。苷元在此条件下常发生脱水反应，产生脱水苷元，如黄花夹竹桃苷B的水解。

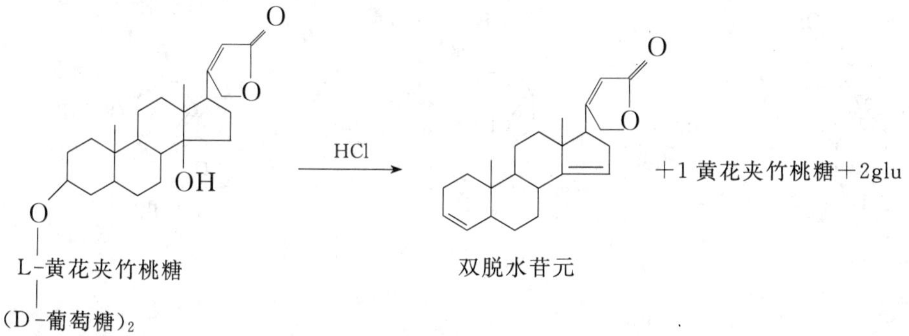


一般酸水解的方法用于Ⅱ型或Ⅲ型糖链强心苷的水解，虽然可得到单糖，但苷元常发生脱水反应。如要避免苷元脱水可采用其他酸催化裂解的方法，如盐酸丙酮法(Mannich)水解。此法是将强心苷在含1%氯化氢的丙酮溶液中，室温放置约2周时间，利用糖分子中的邻二羟基与丙酮反应，生成丙酮化物(又称异丙叉缩酮化合物)，然后进一步被氯化氢裂解苷键，生成苷元和糖的衍生物，即生成糖端基羟基被氯代的丙酮化合物。

2. 酶催化裂解

含强心苷的植物中，常同时含有可水解2-羟基糖苷键的酶，但无水解2,6-去氧糖的酶存在。故酶水解主要是酶解强心苷末端的葡萄糖。如：

紫花洋地黄苷A $\xrightarrow{\text{紫花苷酶}}$ 洋地黄毒苷+D-glu

K-毒毛旋花子苷 $\xrightarrow{\text{D-葡萄糖苷酶}}$ K-毒毛旋花子次苷-$\beta$+D-glu

K-毒毛旋花子苷 $\xrightarrow{\text{毒毛旋花子双糖酶}}$ 加拿大麻苷+龙胆双糖(D-glu-D-glu)

3. 碱催化裂解

强心苷结构中的不饱和内酯环可被碱催化裂解。此外，有些强心苷的苷元或糖基上有酰基存在，也可被碱水解。碱催化裂解所用碱的碱性强弱不同，其水解能力也有所不同。

碳酸氢钠、碳酸氢钾水溶液可使2,6-去氧糖上酰基水解，而2-羟基糖上酰基和苷元上酰基则往往不能被水解。

氢氧化钙、氢氧化钡水溶液可使糖或苷元上所有酰基被水解。

氢氧化钠、氢氧化钾水溶液不仅能使酰基水解，而且可使强心苷苷元上的内酯环裂解，但加酸酸化，又可闭环成原来的内酯环。

氢氧化钠、氢氧化钾醇溶液与强心苷反应则使内酯环发生重排成异构化物，而且甲型和乙型强心苷的异构化产物不同。甲型强心苷在苛性碱醇溶液中首先发生内酯环中双键转位(由$\Delta^{20,22}$转变成$\Delta^{20,21}$)，并产生活性亚甲基($C_{22}$位)。然后$C_{14}$—OH质子对$C_{20}$位发生亲电加成，使强心苷生成异构化苷。而乙型强心苷在苛性碱醇溶液中不能发生双键转位，不产生活性亚甲基，只能发生内酯环裂解，生成酯(如用甲醇则生成甲酯)，水解产生的游离烯醇羟基与$C_{14}$—OH脱水环合成异构化苷。

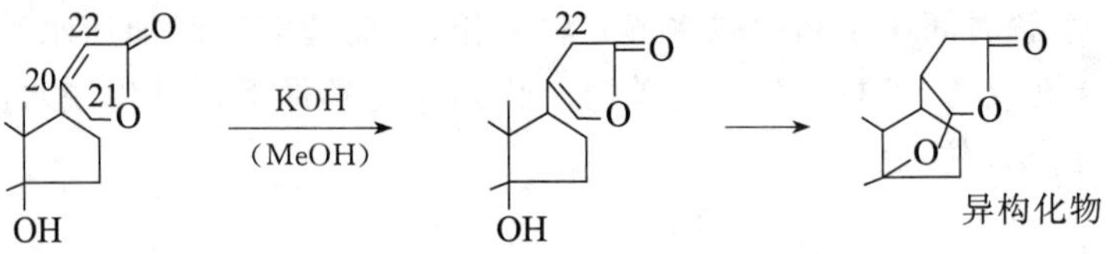

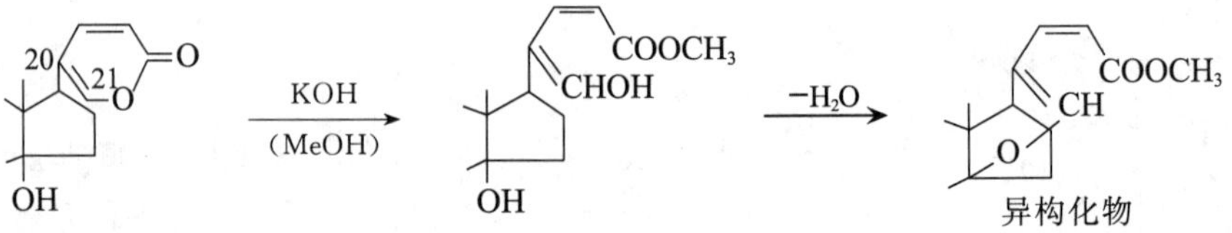

（五）检识

1. 显色反应

强心苷的显色反应是针对甾核、不饱和内酯环和糖，尤其是强心苷中的2,6-去氧糖进行的。

(1) 甾核的显色反应：见第一节概述中相关内容。

(2) 不饱和内酯环的显色反应：强心苷中不饱和五元内酯环（甲型强心苷苷元部分）在苛性碱醇溶液中可发生双键转位，产生活性亚甲基（$C_{22}$位），能与一些活性亚甲基检出试剂产生反应而显色。而不饱和六元内酯环（乙型强心苷苷元部分）在碱性醇溶液中不发生双键转位，不产生活性亚甲基，故无此类反应。因此，此类反应可用于区别甲型或乙型强心苷及它们的苷元。具体反应有多种，如：

① Kedde 反应（3,5-二硝基苯甲酸试剂）：样品乙醇液 1 mL，加 3,5-二硝基苯甲酸试剂的碱性醇溶液 3～4 滴，产生红色至紫色，约十余分钟后褪色。

② Legal 反应（亚硝酰铁氰化钠试剂）：样品乙醇液 1 mL，水浴上蒸干，残渣用 1 mL 吡啶溶解，加 3%亚硝酰铁氰化钠溶液和 10%氢氧化钠溶液各 2 滴，产生红色，约十余分钟后逐渐褪色。

③ Baljet 反应（苦味酸试剂）：样品乙醇液 1 mL，加碱性苦味酸试剂数滴，放置 15 分钟，显橙色至橙红色。此反应显色后需经较长时间才逐渐褪色。

(3) 糖的显色反应：糖的显色反应除第二章苷类中介绍的外，强心苷结构中存在的2,6-去氧糖有一些特殊的显色反应。如：

① Keller - Kiliani 反应（三氯化铁-冰醋酸试剂）：样品乙醇液 1 mL，水浴上蒸去乙醇，残渣用含少量三氯化铁的冰醋酸 0.5 mL 溶解，置试管中，沿管壁加浓硫酸 1 mL，若冰醋酸层（上层）逐渐变绿至蓝色，表示有 2,6-去氧糖。在两液层交界面所显的红色或其他颜色是由不同的强心苷苷元所产生。

此反应是 2,6-去氧糖的特征反应，但应注意的是不是所有含 2,6-去氧糖的强心苷都显正反应。此反应条件有点类似温和的酸水解，只有能水解产生游离的 2,6-去氧糖单糖的强心苷才显正反应。如毛花洋地黄苷 C 显正反应（有 2 分子洋地黄毒糖参与反应），而 K 毒毛旋花子苷则显负反应（只有加拿大麻糖和 2 分子葡萄糖结合的三糖产生，不发生反应）。此外，乙酰化的 2,6-去氧糖对本反应也呈阴性。

② 呫吨氢醇（Xanthydrol）反应：强心苷固体少许，加呫吨氢醇试剂（10 mg 呫吨氢醇溶于 100 mL 冰醋酸，加 1 mL 浓硫酸），置水浴上加热 3 分钟，只要分子中有 2,6-去氧糖都能显红色。

2. 色谱检识

(1) 纸色谱法：对弱极性的强心苷或苷元的检识，固定相可选用甲酰胺或丙二醇，展开剂用固定相溶液饱和的苯或甲苯。如强心苷的亲脂性较弱，则展开剂应选用极性较大的溶剂，如丁酮-二甲苯-甲酰胺(50：50：4)或氯仿-四氢呋喃-甲酰胺(50：50：6.5)等。

对极性大的强心苷或苷元的检识，固定相可选用水，展开剂用水饱和的丁酮或丁醇-甲苯-水(4：6：1)。

(2) 薄层色谱：强心苷薄层色谱检识法可选用吸附色谱或分配色谱法，而以后者的分离效果较好。

分配薄层色谱常用的支持剂有硅胶、硅藻土或纤维素等，固定相常用甲酰胺(将15%甲酰胺的丙酮溶液，用展开或喷雾的方法加到薄层上，然后挥去丙酮)，也有用乙二醇、二甲基甲酰胺作固定相。展开剂常用二氯甲烷-甲醇-甲酰胺(80：19：1)或丁酮-氯仿-甲酰胺(50：20：10)。

吸附薄层色谱用于分离强心苷常用的吸附剂是硅胶，而氧化铝一般应用较少，只用于极性较弱的强心苷苷元或单糖苷的检识。吸附薄层色谱常用的展开剂有氯仿-甲醇(99：1或95：5)、苯-丁醇-丁酮(9：1：1)、氯仿-甲醇-醋酸(85：13：2)、乙酸乙酯-甲醇-水(80：5：5)等。

(3) 强心苷色谱显色剂：强心苷 PC 或 TLC 显色剂有多种，如 Kedde 试剂，喷后显紫红色，几分钟后褪色；Baljet 试剂，喷后在 90～100℃温度下烘 4～5 分钟，在浅橙色背景上显橙红色；25%三氯乙酸试剂，喷后在 100℃温度下烘 2 分钟，显红色；2%三氯化锑的氯仿溶液，喷后在 100℃温度下烘 5 分钟，各种强心苷及苷元显不同颜色。

### 三、强心苷的提取与分离

强心苷在植物中含量很低(1%以下)，且同一类型成分复杂，除存在多种原生苷外，还有不同酶解产物的次生苷存在。此外，又常与糖类、皂苷、鞣质、色素等成分共存。同时强心苷类成分大多数为中性，无挥发性、无升华性，故提取方法只有采用溶剂提取法，而分离方法主要利用液-液萃取、结晶法和色谱法。

提取植物中强心苷类成分，首先应考虑是提取原生苷还是次生苷。若是提取原生苷，则需注意抑制酶的活性，防止发生酶解，方法一般采用新鲜原料或是低温快速干燥的原料，并且用70%以上乙醇提取。若是提取次生苷，则需利用酶解作用，方法通常是将原料药材粉末加等量水拌匀，然后在 30--40℃温度下，堆放 12～24 小时进行酶解。

提取原料若为种子类药材，通常含有较多的油脂，提取前需进行脱脂。若提取原料为含叶绿素较多的叶类等药材，则需在提取过程中将叶绿素去除，方法是乙醇提取液减压浓缩，回收乙醇至含醇量为 20%左右时静置，使叶绿素析出(生产上称此操作为析胶)；也可直接采用低于 50%的稀醇提取强心苷，此时原料中的叶绿素不被提出；若原料中叶绿素多时，也可采用稀碱液皂化去除。

提取液中含有的鞣质、皂苷、色素等，在实验室工作中常采用铅盐沉淀法去除，而强心苷类不被铅盐沉淀留存于滤液中，滤液经脱铅后，可进一步分离强心苷类，但此法不适于生产中应用。

提取分离实例：

1. 毛花洋地黄(Digitalia lanata Ehrh.)叶中毛花强心丙(西地兰、去乙酰基毛花洋地黄苷丙)的提取分离

毛花洋地黄为玄参科植物，叶中含三十多种强心苷，主要由 5 种强心苷元与不同的糖缩合而成。其中属于原生苷的有毛花洋地黄苷 A、B、C、D、E，其他为次生苷。在这些强心苷中以毛花洋地黄苷 A、B、C 含量为高，毛花洋地黄苷 C(苷丙)占总苷的 20%～30%。自毛花洋地黄叶中提取去乙酰基毛花洋地黄苷 C 的方法，生产上分为三步，即提总原生苷(主要含毛花洋

地黄苷 A、B、C)、毛花洋地黄苷 C 的分离和去乙酰基。

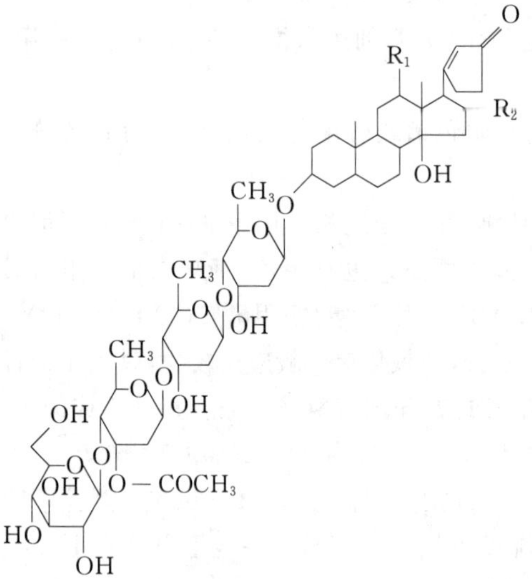

| 苷元: | | $R_1$ | $R_2$ |
|---|---|---|---|
| 洋地黄毒苷元 | | H | H |
| 羟基洋地黄毒苷元 | | H | OH |
| 异羟基洋地黄毒苷元 | | OH | H |
| 双羟基洋地黄毒苷元 | | OH | OH |
| 吉他洛苷元 | | H | —O—CHO |
| 原生苷: | | | |
| 毛花洋地黄苷 | A(甲) | H | H |
| 毛花洋地黄苷 | B(乙) | H | OH |
| 毛花洋地黄苷 | C(丙) | OH | H |
| 毛花洋地黄苷 | D(丁) | OH | OH |
| 毛花洋地黄苷 | E(戊) | H | —O—CHO |

次生苷:

去乙酰基毛花洋地黄苷 A、B、C、D、E 为原生苷去糖上乙酰基。

洋地黄毒苷、羟基洋地黄毒苷、异羟基洋地黄毒苷、双羟基洋地黄毒苷和吉他洛苷为原生苷 A、B、C、D、E 去葡萄糖和糖上乙酰基。

(1) 总苷的提取:毛花洋地黄叶粗粉用 5 倍量热乙醇(60℃,70%$V/V$)浸渍或渗漉至近完时再加 2 倍量冷乙醇(70%)渗漉,醇液用少量 $Na_2CO_3$ 调 pH 至中性,60℃以下减压回收乙醇至含醇量 20%,浓缩液 15℃以下静置析胶。次日吸取上层清液减压浓缩至无醇味,浓缩液冷后加 0.4 倍量 $CHCl_3$ 洗涤 1 次,水液加 95%乙醇调含醇量至 22%,用 0.3 倍量 $CHCl_3$ 萃取 3 次,含醇氯仿减压回收 $CHCl_3$,抽松,加适量 MeOH,加热回流至全溶,减压回收甲醇,至剩余量为抽松物的 0.3 倍,加抽松物 0.04 倍量 $H_2O$ 和少量晶种,摇匀静置 48 小时,析出结晶的浓缩物加适量乙醚-丙酮(2∶1)的混合液,搅拌成浆状,静置过夜,抽滤,得主要含毛花洋地黄苷 A、B、C 的粗总苷。

(2) 苷丙的分离:苷 A、B、C 的溶解度见表 7-2。

**表 7-2 毛花洋地黄苷 A、B、C 的溶解度**

| | $H_2O$ | MeOH | EtOH | $CHCl_3$ |
|---|---|---|---|---|
| 苷 A | 几乎不溶 | 1∶20 | 1∶40 | 1∶225 |
| 苷 B | 几乎不溶 | 1∶20 | 1∶40 | 1∶550 |
| 苷 C | 几乎不溶 | 1∶20 | 1∶45 | 1∶1750 |

按粗总苷-MeOH-$CHCl_3$-$H_2O$(1∶100∶500∶500)的比例先将总苷溶于甲醇(必要时滤过),加氯仿和水振摇萃取。氯仿层主含苷 A 和苷 B,水层回收至小体积,冷却,抽滤结晶(苷 C 和部分苷 B),该结晶再按上比例重复一次,氯仿层主含苷 B,水层主含苷 C 结晶。

(3) 去乙酰基:按苷 C-MeOH-$Ca(OH)_2$-$H_2O$(1 g∶33 mL∶50~70 mg∶33 mL)的比例先将苷 C 溶于 MeOH 中,溶 $Ca(OH)_2$ 于水中,分别过滤,滤液混合,静置过夜,测 pH,以 1%HCl 调至中性,过滤,粗晶用 150 倍甲醇重结晶,得去乙酰毛花洋地黄苷 C。

2. 毛花洋地黄叶中异羟基洋地黄毒苷(地高辛、狄戈辛)的提取分离

叶粗粉加等量水拌匀,40℃左右发酵 20 小时,3～4 倍 80%乙醇加热回流提取 3 次,过滤,乙醇提取液减压浓缩至含醇量 20%左右,15℃静置析胶 20 小时,分出上清液。稀醇液用氯仿萃取 3 次(1/5 稀醇量),氯仿层浓缩至原生药的 1/5 量,加 10%NaOH 水液反复洗至无色,再用水洗至水液呈中性,回收氯仿得油状物,用 1.5 倍 $Me_2CO$ 溶解静置析晶,过滤粗晶用 70% EtOH 重结晶,并用少量活性炭脱色,得异羟基洋地黄毒苷。

## 第三节 蟾毒类化合物

蟾毒类(bufotoxins)化合物是指蟾蜍科动物中华大蟾蜍(Bufo bufo gargarizans Cantor)、黑眶蟾蜍(B. melanostictus Schneider)等的耳后腺及皮肤分泌的白色浆液,及其加工干燥而成的中药蟾酥中的主要化学成分。

### 一、蟾毒类化合物的结构

蟾毒类化合物主要指类似强心苷苷元的蟾蜍甾二烯类和强心甾烯类蟾毒类,它们与强心苷不同的地方是强心苷苷元的 $C_3$ 位连接的是糖链,而蟾毒类类似强心苷苷元的 $C_3$ 位连接的是酸或是游离型。

(一) 蟾蜍甾二烯类

蟾蜍甾二烯类化合物有游离型和结合型两类,游离型称蟾毒配基,目前已知有二十余种,如蟾毒灵、华蟾毒精等。

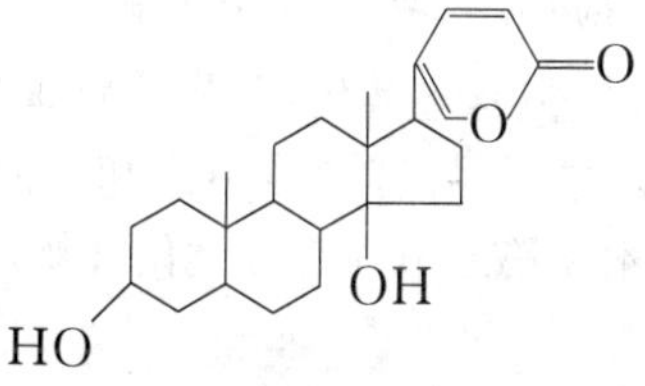

蟾毒灵

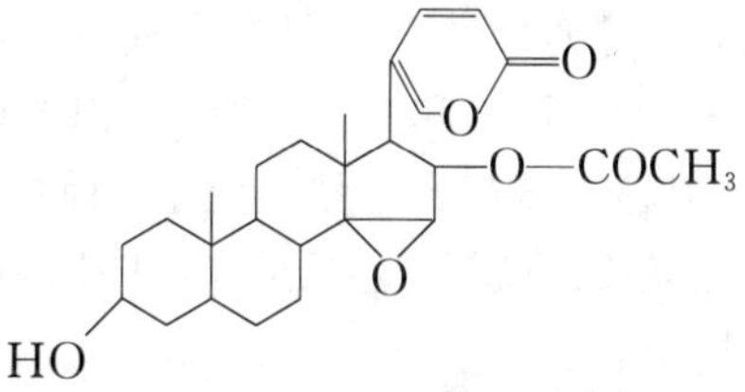

华蟾毒精

结合型又称蟾酥毒类蟾毒类,根据 $C_3$ 位连接的酸的种类不同分为下列三类:

(1) 蟾毒配基脂肪酸氨基酸酯类:$C_3$ 位连接的是脂肪酸氨基酸。常见的有辛二酸精氨酸酯、庚二酸精氨酸酯等。如蟾毒里毒是蟾毒灵-3-辛二酸精氨酸酯。

(蟾毒灵-3 $-O-CO-(CH_2)_6-CO-NH-CH(COOH)-(CH_2)_3-NH-C(=NH)-NH_2$)

(2) 蟾毒配基脂肪酸酯类:$C_3$ 位连接的是脂肪酸。常见的有辛二酸半酯、丁二酸半酯等。

如蟾毒灵-3-辛二酸半酯(蟾毒灵-3 $-O-\overset{\overset{O}{\|}}{C}-(CH_2)_6-COOH$)。

(3) 蟾毒配基硫酸酯类:$C_3$ 位连接的是硫酸。如蟾毒灵-3-硫酸酯(蟾毒灵-3 $-O-SO_3H$)。

蟾毒存在于新鲜的蟾蜍浆中,可被蟾蜍体内的酶水解,或在加工蟾酥过程中被水解或部分水解,故蟾酥的化学成分多为蟾毒类水解或部分水解产物。

(二) 强心甾烯蟾毒类

该类化合物与蟾蜍甾二烯类蟾毒类类似,在强心甾烯配基的 $C_3$ 位亦可连接脂肪酸氨基酸、脂肪酸或硫酸三类。如自新鲜蟾蜍浆中曾分得沙门苷元-3-辛二酸精氨酸酯、沙门苷

元-3-庚二酸精氨酸酯和沙门苷元-3-硫酸酯，从蟾酥中分得沙门苷元-3-辛二酸半酯等。

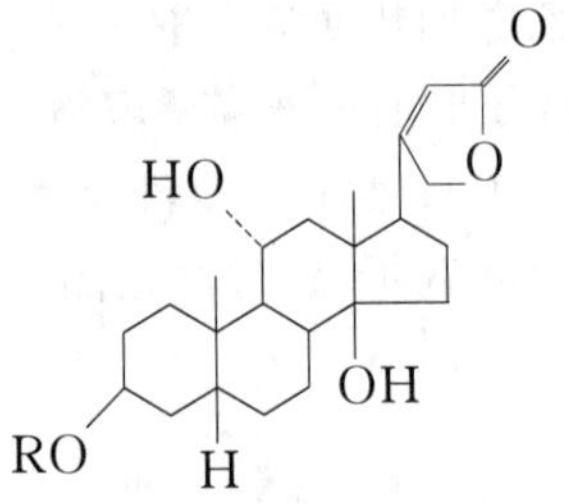

沙门苷元-3-辛二酸精氨酸酯

R = —CO(CH$_2$)$_6$CONHCH(COOH)(CH$_2$)$_3$NHC(=NH)NH$_2$

沙门苷元-3-庚二酸精氨酸酯

R = —CO(CH$_2$)$_5$CONHCH(COOH)(CH$_2$)$_3$NHC(=NH)NH$_2$

沙门苷元-3-辛二酸半酯　R=—CO(CH$_2$)$_6$COOH

沙门苷元-3-硫酸酯　R=$SO_3H$

**二、蟾毒类化合物的性质及检识**

（一）性状

一般为白色结晶或淡黄色结晶性粉末，无臭，味苦。

（二）溶解性

一般溶于氯仿、甲醇、乙醇，略溶于乙酸乙酯和乙醚，不溶于石油醚和水。

（三）水解性

结合型蟾蜍甾二烯和强心甾烯蟾毒类化合物结构中具有酯键，可被稀碱水解，产生游离型蟾毒配基和酸。

（四）检识

1. 显色反应

游离型和结合型蟾毒类化合物具有甾核，故有甾核显色反应(见本章第一节概述)。

强心甾烯蟾毒类具有不饱和五元内酯环，在碱性醇溶液中可发生双键转位，产生活性亚甲基，故与多种活性亚甲基检出试剂产生颜色变化。而蟾蜍甾二烯蟾毒类因具有的是不饱和六元内酯环，不能与活性亚甲基检出试剂产生反应，故可用于区别两者(见本章第二节强心苷类化合物)。

2. 色谱检识

(1) 薄层色谱：常用硅胶作吸附剂，丙酮-氯仿-环己烷(3∶3∶4)为展开剂。

(2) 纸色谱：固定相常用甲酰胺或丙二醇-水(4∶1)等，流动相常用苯-氯仿(6∶4或1∶1)，并用固定相饱和。

(3) 显色剂：常用20%三氯化锑氯仿液，喷后在75～80℃温度下加热显色。也可采用0.065%盐酸苯肼硫酸溶液为薄层显色剂。

**三、蟾毒类化合物的提取分离**

通常用氯仿为溶剂，自蟾酥中提取蟾毒类化合物，氯仿提取液浓缩后经硅胶柱色谱法分离，采用丙酮-环己烷(1∶5，1∶3)、丙酮、甲醇依次洗脱，可分别得到不同的化合物结晶或粉末。

## 第四节　$C_{21}$甾类化合物

$C_{21}$甾类($C_{21}$-steroids)是指含有21个碳原子的甾类衍生物，是目前广泛应用于临床的重要药物，具有抗炎、抗肿瘤、抗生育等方面的活性。世界卫生组织和各国学者非常重视对这类药物的研究，企望能获得直接应用于临床或作为新药合成研究的该类化合物。

$C_{21}$甾类化合物存在于玄参科、夹竹桃科、毛茛科和萝藦科等植物中，而以萝藦科植物中存在最为普遍，而且在此科植物中发现有变形 $C_{21}$ 甾类化合物。

## 一、$C_{21}$甾类化合物的结构特征和分类

$C_{21}$甾类化合物都是以孕甾烷或其异构体为基本骨架的羟基衍生物，分子中还可能有羰基($C_{20}$位)、双键($C_5$，$C_6$ 位)。A/B 环反式排列，B/C 环亦为反式排列(现发现个别化合物为顺式排列，如通光素)，C/D 为顺式排列。

$C_{21}$甾类化合物 $C_{17}$位上侧链多为 $\alpha$-构型，少数为 $\beta$-构型，$C_3$、$C_8$、$C_{12}$、$C_{14}$、$C_{17}$、$C_{20}$位都可能有 $\beta$-OH，$C_{11}$位可能有 $\alpha$—OH，其中 $C_{11}$、$C_{12}$位羟基还可能和醋酸、苯甲酸、桂皮酸等缩合成酯。

$C_{21}$甾类化合物可分为 $C_{21}$甾类和变形 $C_{21}$甾类。而以前者的化合物数目较多，结构类型主要有两种，一种是 $C_{20}$位为羰基(Ⅰ)的，一种是 $C_{20}$位连接羟基(Ⅱ)的。如自箩藦科鹅绒藤属植物断节参根中分离得到的断节参苷，是告达庭的五糖苷；从同属植物青阳参中分离得到的青阳参苷Ⅰ和青阳参苷Ⅱ，前者为青阳参苷元的三糖苷，后者为告达庭的三糖苷，糖的组成相同，两者皆具有抗惊厥作用，是青阳参治癫痫的有效成分。它们的母核都为Ⅰ型，而肉珊瑚苷元、本波苷元的母核为Ⅱ型。

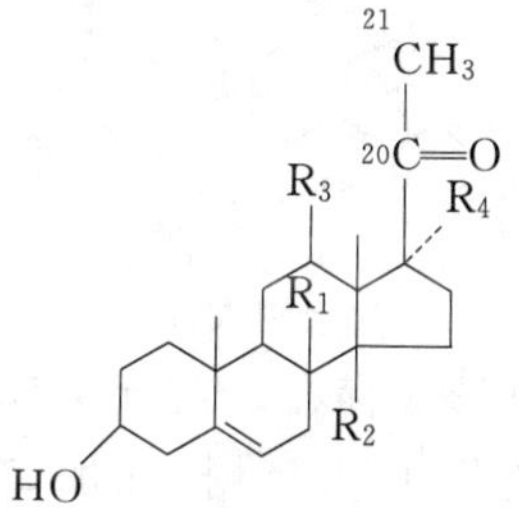

Ⅰ

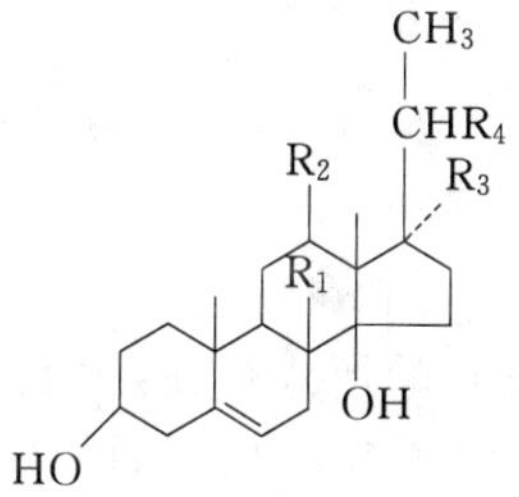

Ⅱ

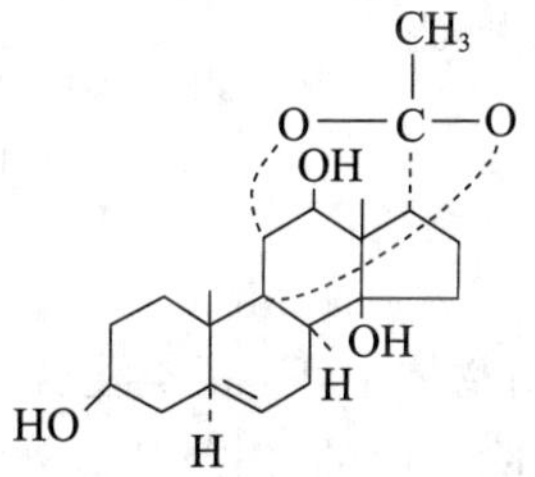

通光素

($R_1$、$R_2$、$R_3$、$R_4$可为羟基)

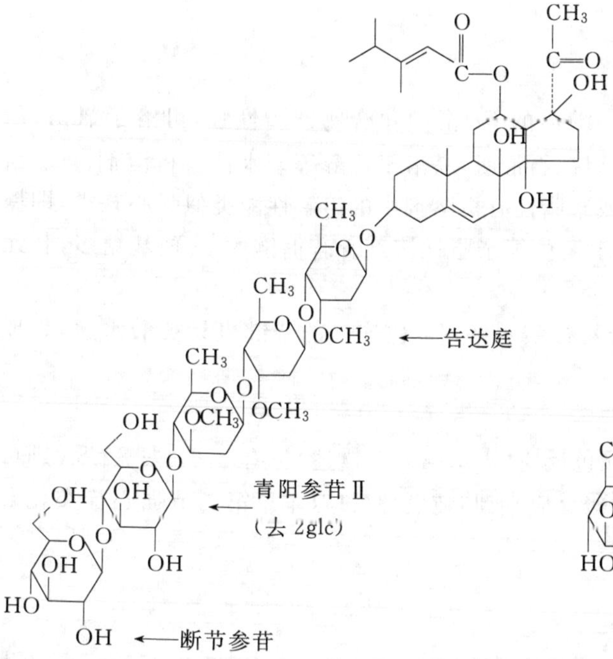


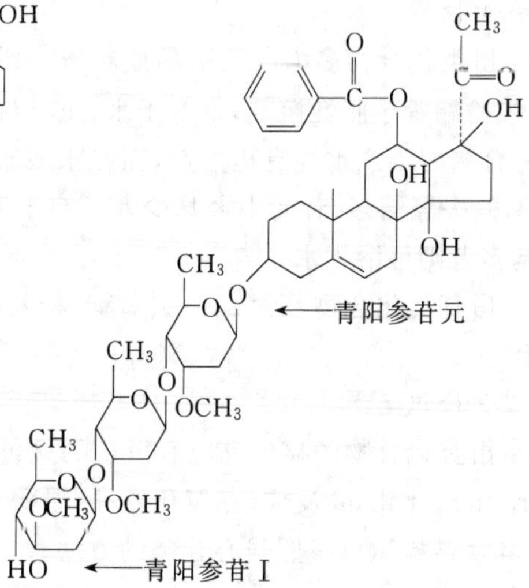

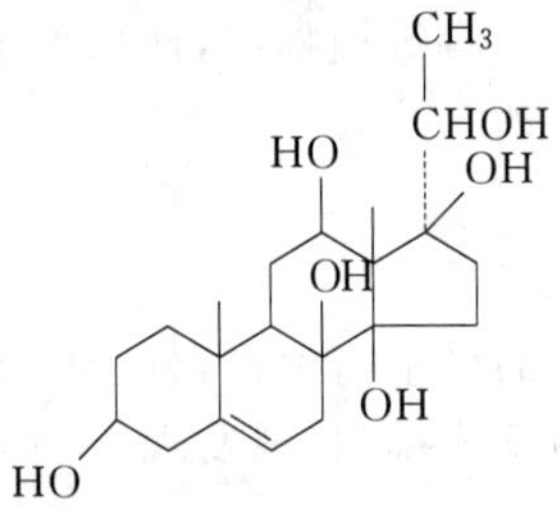

肉珊瑚苷元

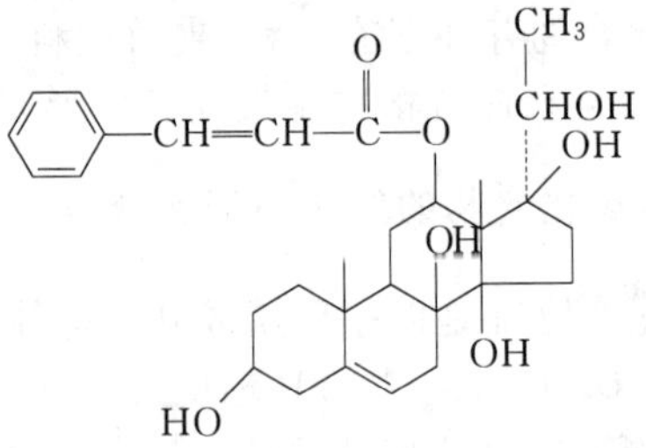

本波苷元

属于变型 $C_{21}$ 甾类化合物的如自华北白前根中分离得到的脱水何拉得苷元，是 14、15-开裂孕甾烷的衍生物。自蔓生白薇根中分离得到的白薇新苷，其苷元为 13、14 及 14、15 双开裂的孕甾烷的衍生物。

近年还发现一些含氮的 $C_{21}$ 甾体生物碱，如百部科金刚大中的金刚大啶。

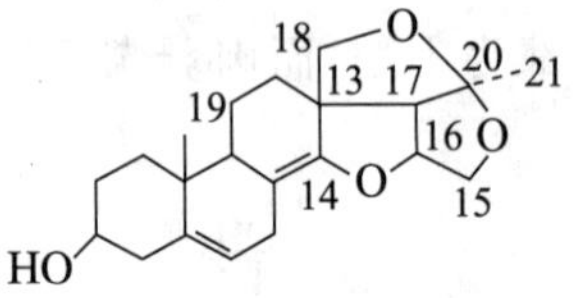

脱水何拉得苷元

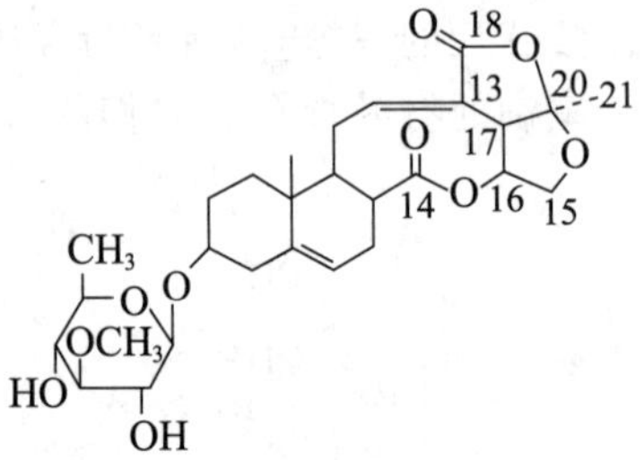

白薇新苷

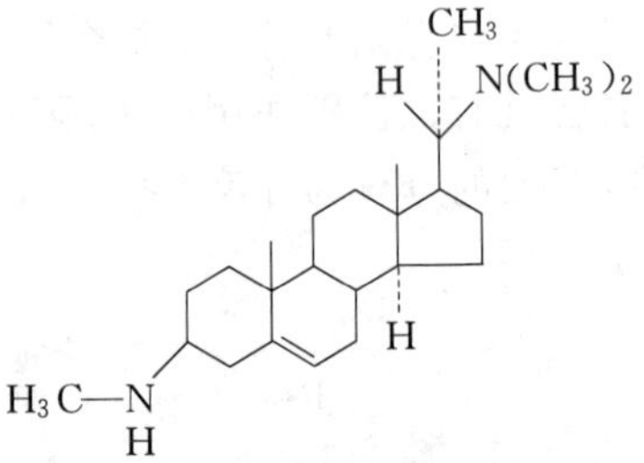

金刚大啶

在植物体中，$C_{21}$ 甾类化合物多数以苷的形式存在，少数以游离形式存在。在苷类成分的糖链中，除一般的 2-羟基糖外，尚有与强心苷中相同的特殊糖，如 2,6-去氧糖（如加拿大麻糖）、2-羟基糖甲醚（如黄花夹竹桃糖）等。通常糖链多与苷元 $C_3$-OH 缩合，但也有连在 $C_{20}$ 位的羟基上的。

## 二、$C_{21}$ 甾类化合物的性质与检识

### （一）性质

$C_{21}$ 甾类化合物多为白色结晶或粉末。游离的 $C_{21}$ 甾类化合物亲脂性强，可溶于氯仿、乙醚、乙酸乙酯等亲脂性溶剂，难溶于水、正己烷、石油醚，易溶于乙醇等亲水性有机溶剂。$C_{21}$ 甾苷类化合物溶于亲水性有机溶剂，而在水或亲脂性有机溶剂中的溶解性能类似强心苷类，即糖链中 2,6-去氧糖多、苷元中羟基少者可溶于氯仿等亲脂性溶剂。若糖链中 2-羟基糖多，苷元中羟基多者则可溶于水。

$C_{21}$ 甾苷类化合物若含 2,6-去氧糖，极易被酸水解；$C_{20}$ 位连接的苷键也易被酸水解，生成次生苷。

### （二）检识

$C_{21}$ 甾类化合物的显色反应有甾核的显色反应（本章第一节概述）。有 2,6-去氧糖者则可产生 Keller-Kiliani 反应（三氯化铁-冰醋酸反应）或呫吨氢醇反应（本章第二节强心苷类化合物）。其色谱检识可参照强心苷类的方法。

## 三、$C_{21}$ 甾类化合物的提取与分离

$C_{21}$ 甾类化合物的提取通常选用亲水性有机溶剂（甲醇或乙醇）进行，回收提取溶剂后的提

取物用己烷溶解去除脂溶性杂质。不溶解部分用氯仿-甲醇-水（适当的比例）进行两相溶剂液液萃取，$C_{21}$甾苷和游离苷元存在于氯仿层中，再经反复硅胶柱色谱法分离，即可得到$C_{21}$甾苷元和$C_{21}$甾苷单体化合物。若只要得到游离的$C_{21}$甾类化合物，也可将脱脂后的醇提取物用0.2 mol/L硫酸水解，再用乙醚或氯仿萃取$C_{21}$甾类化合物，经硅胶柱色谱法分离，即可得到各个单体化合物。

## 第五节　胆酸类化合物

存在于动物体胆汁中的一类甾类化合物，因结构中具有羧基，故称之为胆酸（或胆汁酸）类(cholic acids)化合物。目前从胆汁中发现的胆酸类化合物近百种，其中鹅去氧胆酸、熊去氧胆酸有溶解胆结石作用，α-猪去氧胆酸具降血脂作用，也是人工牛黄配方中的主要原料。中药牛黄、熊胆等所含的活性成分都为胆酸类化合物。

### 一、胆酸类化合物的结构特征和分类

天然胆酸类化合物的甾核A/B环为顺式或反式稠合，B/C环与C/D环皆为反式稠合。A/B环顺式稠合者为正系，如胆酸；A/B环反式稠合者为别系，如别胆酸。$C_{10}$、$C_{13}$位上连甲基，均为β-构型；$C_{17}$位上侧链亦为β-构型。$C_3$、$C_6$、$C_7$、$C_{12}$位常有羟基存在，多数为α-构型，少数为β-构型。这些位置上的羟基亦可被氧化成酮基的形式存在。

在动物胆汁中胆酸类化合物多以结合型存在，只有微量的游离胆酸存在。结合型胆酸多为胆酸类化合物与甘氨酸或牛磺酸通过肽键结合成甘氨胆酸类或牛磺胆酸类化合物，而且这些结合胆酸类化合物通常以钠盐的形式存在。

胆酸类化合物根据甾核$C_{17}$位侧链所连的脂肪酸碳原子数不同分为两类：

1. 胆烷酸衍生物

甾核$C_{17}$位连接的为戊酸，具24个碳原子。通常存在于高等动物的胆汁中，其中最常见的有胆酸、去氧胆酸、鹅去氧胆酸、熊去氧胆酸、α-猪去氧胆酸、β-猪去氧胆酸和石胆酸等。

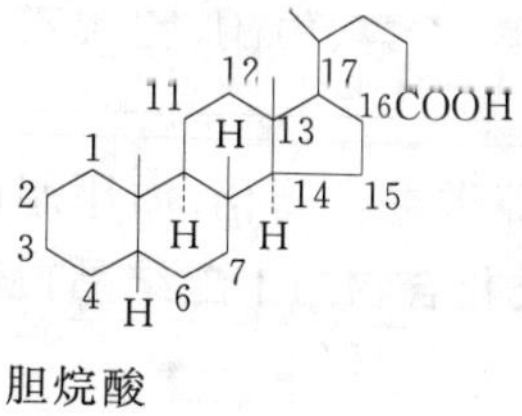

胆烷酸

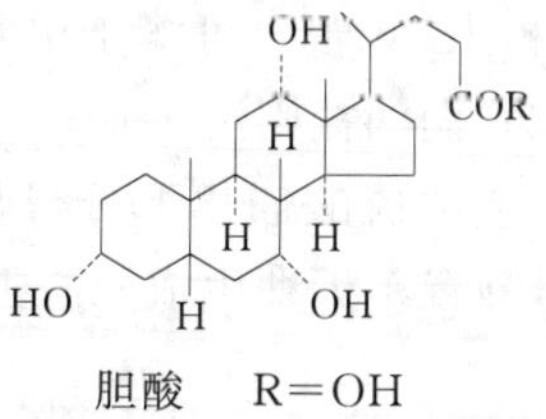

胆酸　R=OH

甘氨胆酸　$R=-NHCH_2COOH$

牛磺胆酸　$R=-NHCH_2CH_2SO_3H$

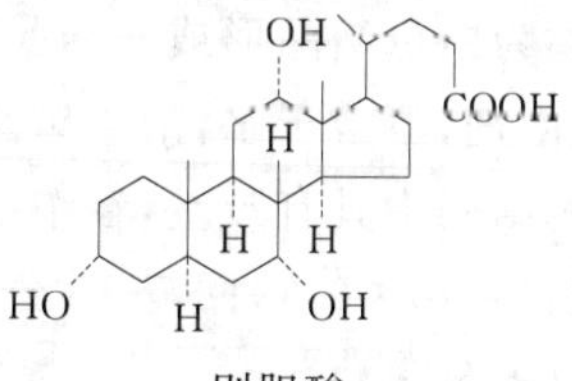

别胆酸

**表7-3　主要胆酸类化合物及分布**

| 名称 | 取代基 | 熔点(℃) | $[\alpha]_D$ | 分布 |
|---|---|---|---|---|
| 石胆酸 | 3α-OH | 186 | +35 | 牛、兔、猪、胆结石 |
| α-猪去氧胆酸 | 3α,6α-二OH | 197 | +5 | 猪 |
| β-猪去氧胆酸 | 3β,6α-二OH | 190 | +5 | 猪、特别在结石 |
| | 3α,6β-二OH | 210 | +37 | 猪 |

续表 7-3

| 名称 | 取代基 | 熔点(℃) | $[\alpha]_D$ | 分布 |
| --- | --- | --- | --- | --- |
| 鹅去氧胆酸 | 3α,7α-二 OH | 140 | +11 | 鹅、牛、熊、鸡、猪 |
| 去氧胆酸 | 3α,12α-二 OH | 177 | +53 | 牛、兔、羊、猪 |
| 熊去氧胆酸 | 3α,7β-二 OH | 203 | +57 | 熊 |
| 胆酸 | 3α,7α,12α-三 OH | 198 | +37 | 牛、羊、狗、蛇、熊、鸟类 |
| α-猪胆酸 | 3α,6α,7α-三 OH | 189 | +5 | 猪 |
| 3-羟-12-酮胆烷酸 | 3α-OH,12C=O | 160 | +112 | 牛 |
| 3-羟-6-酮胆烷酸 | 3α-OH,6C=O | 194 | | 猪 |
| 3α,12α-二羟-7-酮胆烷酸 | 3α,12α-二 OH,7C=O | 170～172 | +1 | 牛、蟒蛇 |
| 3α-羟-7,12-二酮胆烷酸 | 3α-OH,7,12-二 C=O | | | 牛 |

2. 粪甾烷酸衍生物

甾核 $C_{17}$ 位连接的是辛酸或壬酸的衍生物，具 27 或 28 个碳原子，主要存在于鱼类、两栖类及爬行类动物胆汁中，如 3α,7α,12α-三羟基-$\Delta^{23}$-粪甾烯酸。这类胆酸通常与牛磺酸相结合。

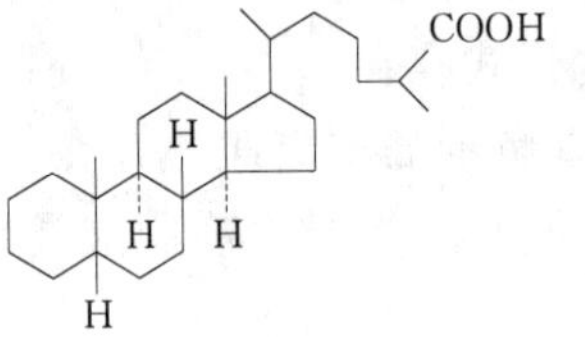


粪甾烷酸

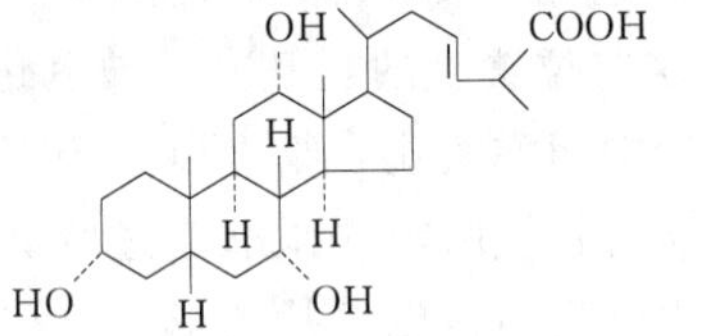


3α,7α,12α-三羟基-$\Delta^{23}$-粪甾烯酸

## 二、胆酸类化合物的性质与检识

### (一) 性质

胆酸类化合物为白色结晶形或非结晶形粉末，味苦。可溶于甲醇、乙醇、丙酮、乙酸乙酯、氯仿、乙醚等有机溶剂，不溶于水，溶于碱水。它们的盐则溶于水。

胆酸类化合物结构中具有羧基，在浓盐酸或浓硫酸催化下可与醇类进行酯化，如用胆酸-甲醇-干燥无机酸(1∶10∶0.1)回流 15 分钟，静置 1 天即生成胆酸类化合物的甲酯结晶，从而用于胆酸类化合物的分离。

### (二) 检识

胆酸类化合物除具有甾核的一般显色反应外，尚具有一些特殊的显色反应。如：

1. Pettenkofer 反应

未稀释胆汁 1 滴加水 4 滴及 10%蔗糖溶液 1 滴，摇匀，沿试管壁加浓硫酸 5 滴，并于冷水中冷却，在两液层交界处出现紫色环。此反应是利用蔗糖经浓硫酸作用生成羟甲基糠醛，再与胆酸缩合成紫色化合物。

2. Hammarsten 反应

少量样品，用 20%铬酸溶液(20 g $CrO_3$ 于少量水中，加醋酸至100 mL)溶解，温热。对不同胆酸类化合物的反应结果不完全相同，如胆酸显紫色；去氧胆酸和鹅去氧胆酸不显色；7α,12α-二羟基-3-酮基胆烷酸呈黄→绿→紫色反应；3α,12α-二羟基-7-酮基胆烷酸呈黄色；

而 3α,7α-二羟基-12-酮基胆烷酸不显色等。

胆酸类化合物的色谱检识可用硅胶薄层色谱法，对游离胆酸类化合物可用异辛烷-乙酸乙酯-冰醋酸-正丁醇(10∶5∶1.5∶1.5)或异辛烷-乙酸乙酯-醋酸(5∶5∶1)等为展开剂；分离结合型胆酸类化合物可用氯仿-甲醇-水(65∶25∶4)或正丁醇-醋酸-水(17∶2∶1)等为展开剂。若用纸色谱法检识，一般用70%醋酸作固定相，用乙酸异戊酯-庚烷或氯乙烯-庚烷的不同比例混合液作流动相。显色剂一般采用10%磷钼酸乙醇液、间二硝基苯、罗丹明B、三氯化锑氯仿液等，硅胶薄层尚可应用含浓酸的试剂，如30% $H_2SO_4$、醋酐-浓硫酸等作显色剂。

### 三、胆酸类化合物的提取与分离

胆酸类化合物在动物胆汁中主要以结合型存在，故要提取游离胆酸类化合物，通常是将新鲜胆汁加固体氢氧化钠，加热使结构中的甘氨酸或牛磺酸肽键水解，生成胆酸类化合物钠盐，溶于水中，滤取水层，加盐酸酸化，则析出总的粗胆酸类化合物。进一步可在乙醇或其他溶剂中用活性炭脱色，或再用其他各种方法分离精制。

也可先将新鲜胆汁酸化，得到游离型和结合型胆酸类化合物。进一步将析出物加碱皂化，使结合型转变为游离型，再进行酸化，即可得到粗胆酸类化合物固体。

## 第六节　其他甾类化合物

### 一、甾醇类化合物

植物甾醇(sterols)是植物细胞的重要组成，在植物界分布广泛，一般多以游离状态或与糖缩合成苷存在。

植物甾醇类化合物甾核A/B环稠合的方式有顺式或反式两种，B/C环和C/D环都为反式稠合。甾核 $C_3$ 位常有β—OH，$C_{17}$ 位侧链为8～10个碳原子构成的脂肪烃基，$C_{5,6}$ 位、$C_{7,8}$ 位、$C_{22,23}$ 位常有双键存在。

中药中存在的植物甾醇类有谷甾醇、豆甾醇和菠甾醇类。其中β-谷甾醇及其β-D-葡萄糖苷(胡萝卜苷)在植物中分布较广，β-谷甾醇的分子式为 $C_{29}H_{50}O$，熔点137℃，$[\alpha]_D^{25}$　37°($CHCl_3$)为不饱和的 $C_{29}$ 甾醇。此外，属于谷甾醇类的尚有α-谷甾醇和γ-谷甾醇等。这些甾醇的结构极为相似，有的仅是空间排列不同，故一般分离操作所得的甾醇大多为混合物，如黄柏皮和大豆中所得"γ-谷甾醇"经气相色谱分析证明是β-谷甾醇与菜油甾醇的等量混合物。

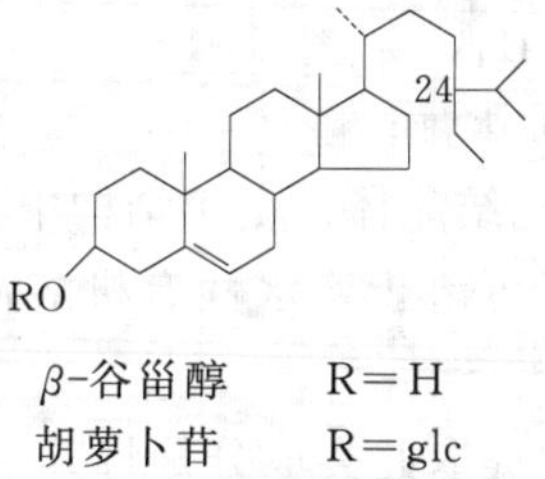


β-谷甾醇　R=H
胡萝卜苷　R=glc

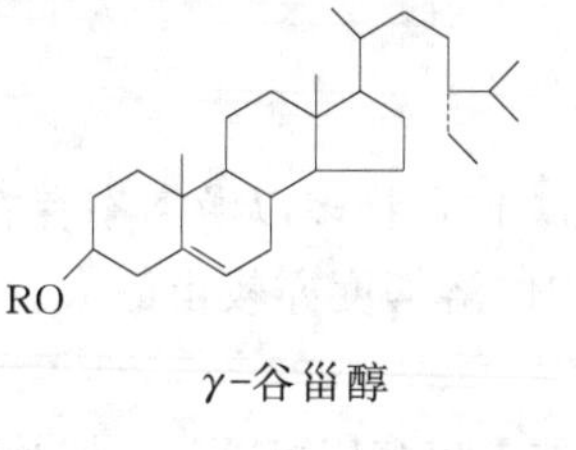


γ-谷甾醇

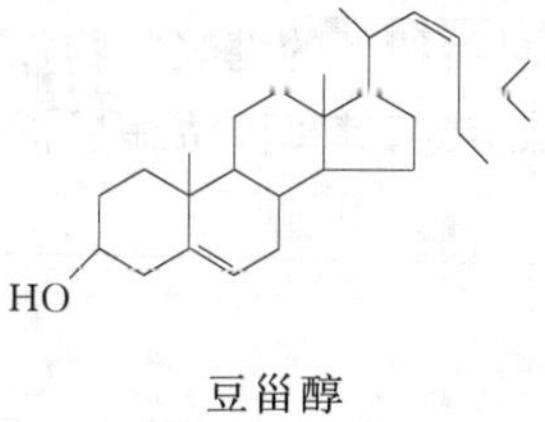


豆甾醇

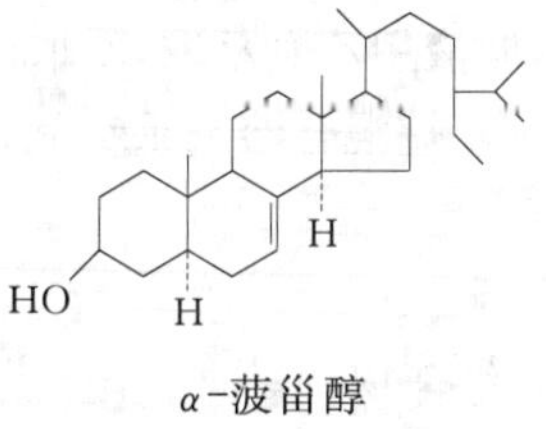


α-菠甾醇

游离的植物甾醇都具有较好的结晶形状和熔点。易溶于氯仿、乙醚等有机溶剂，难溶于水。其苷类成分，由于多为单糖苷，且在整个分子中糖所占的比例较小，因此其水溶解度亦较小，可溶于乙醇等亲水性有机溶剂，在亲脂性有机溶剂乙醚、氯仿中亦可溶解。

## 二、昆虫变态激素类化合物

昆虫变态激素(moulting hormones)最初是在昆虫体内发现的，如脱皮甾酮是一类具有脱皮活性的物质，有促进细胞生长、刺激真皮细胞分裂、产生新表皮，从而使昆虫蜕皮的作用，故又称蜕皮激素。此类成分对人体也有促进蛋白质合成的作用，并有排除体内胆甾醇、降血脂及抑制血糖上升等生物活性。此类成分在许多羊齿类植物和不少高等植物的根和叶中亦有存在。

昆虫变态激素的结构特点是甾核A/B、B/C、C/D环的稠合方式为顺式、反式和反式，具有$C_{7,8}$位双键和$C_6$位酮基，此外还有多个羟基存在，$C_{17}$位侧链类似甾醇类，为8～10个碳原子的脂肪烃，但此侧链上具有含氧取代基。根据结构特点，可认为此类化合物为甾醇的衍生物或甾醇的代谢产物。

中药中有些亦含此类成分，如牛膝根含脱皮甾酮、台湾产牛膝根含羟基脱皮甾酮和牛膝甾酮、川牛膝根含川牛膝甾酮、白毛夏枯草含筋骨草甾酮等。

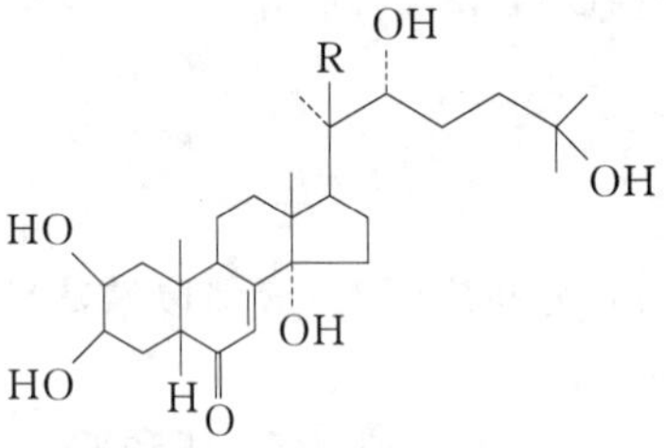

脱皮甾酮　R＝H
羟基脱皮甾酮　R＝OH

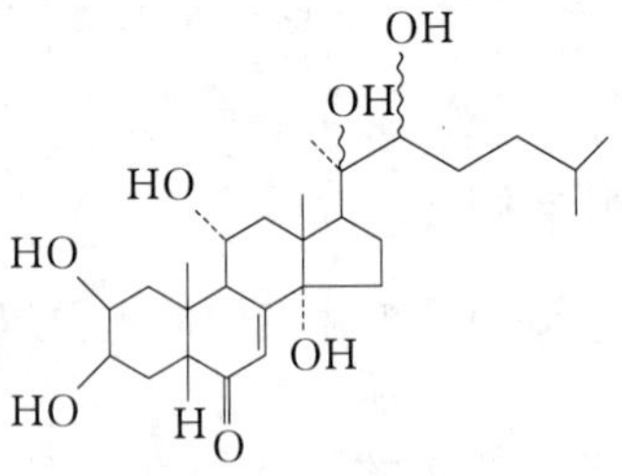

筋骨草甾酮

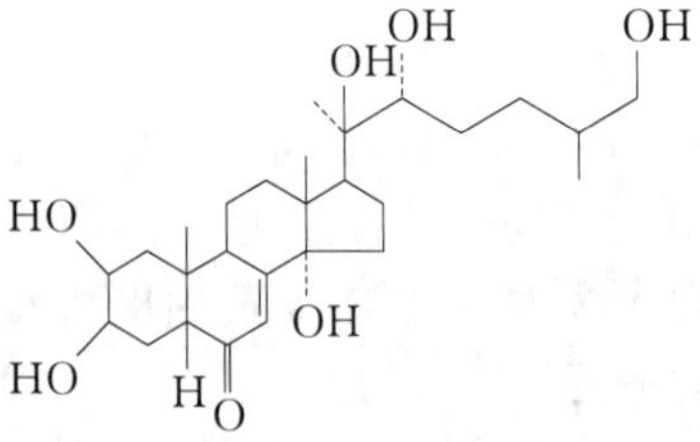

牛膝甾酮

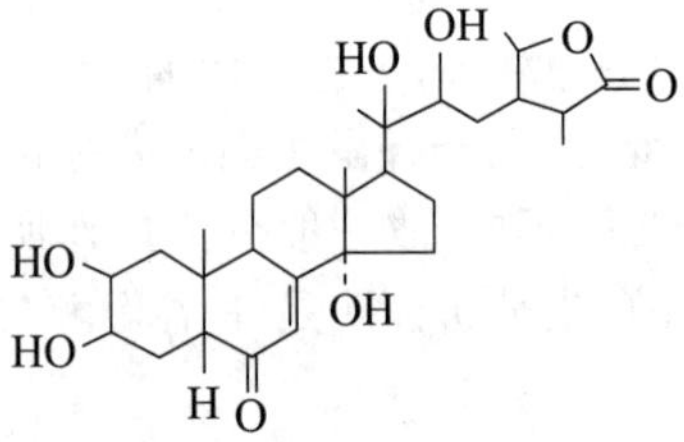

川牛膝甾酮

昆虫变态激素类化合物多以游离态存在，为白色结晶体。由于结构中含有多个羟基，极性比甾醇大，故在水中的溶解度亦较甾醇大。此外，尚可溶于亲水性有机溶剂，在亲脂性有机溶剂中亦可溶解。

此类成分的提取分离多用溶剂法，如自牛膝根中提取此类成分是将其甲醇提取液回收甲醇后加6倍量水，过滤，滤液用乙醚萃取，萃取液回收乙醚后留下的糖浆状物加少量乙酸乙酯结晶，所得粗晶再用乙醇-正己烷混合溶剂重结晶，析出牛膝甾酮，其母液浓缩后析出脱皮甾酮。

## 三、甾体皂苷

见第九章皂苷类化合物。

# 第八章 萜类化合物

## 第一节 概 述

### 一、萜的含义和分类

萜类化合物(terpenoids)是一类具有广泛生物活性的天然药物化学成分,在自然界分布广泛,除主要分布于植物外,在海洋生物中亦发现很多,目前已知的萜类化合物有两万余种。从化学结构看,萜类是异戊二烯的聚合物及它们的含氧衍生物,一般其碳的骨架是5的倍数,只有少数例外。但从大量的实验结果来看,萜类化合物生源途径中最关键的前体物是甲戊二羟酸(mevalonic acid,MVA),而不是异戊二烯。因此,萜类化合物是指由甲戊二羟酸衍生的,且分子式符合$(C_5H_8)_n$通式的化合物或其衍生物。

萜类化合物的分类首先是根据结构中异戊二烯单位的数目,分为单萜、倍半萜、二萜等类型,见表8－1。其次是根据萜类化合物结构中碳环的有无和数目分为链萜、单环萜、双环萜等。再次是根据萜类化合物结构中含氧功能团的种类分为醇、醛、酮、羧酸、酯、内酯、过氧化物及苷等。有时还可按照萜的碳架(指分子中C—C之间连接的骨架,而其他原子连接的含碳侧链不算)分类。

典型的萜类化合物分子式符合$(C_5H_8)_n$通式,根据碳环的有无和数目进行分类时,可根据通式的不饱和度(Ω)知道其类型数目,如二萜类化合物的分子式为$C_{20}H_{32}$,不饱和度(Ω)为5,其类型有链状二萜(结构中有5个双键)、单环二萜(含4个双键)、双环二萜(含3个双键)、三环二萜(含2个双键)、四环二萜(含1个双键)和五环二萜(无双键)六种。但应注意萜的含氧衍生物或其部分氢化产物,其双键数可不符合上述要求。

**表8－1 萜类化合物的类型及分布**

| 类型 | 碳原子数 | 通式$(C_5H_8)_n$ | 存在 |
|---|---|---|---|
| 半萜 | 5 | $n=1$ | 植物叶 |
| 单萜 | 10 | $n=2$ | 挥发油 |
| 倍半萜 | 15 | $n=3$ | 挥发油 |
| 二萜 | 20 | $n=4$ | 树脂、苦味质、植物醇 |
| 二倍半萜 | 25 | $n=5$ | 海绵、植物病菌、昆虫代谢物 |
| 三萜 | 30 | $n=6$ | 皂苷、树脂、植物乳汁 |
| 四萜 | 40 | $n=8$ | 胡萝卜素色素 |
| 多聚萜 | $\sim 7.5\times10^3$至$\sim 3\times10^5$ | $(C_5H_8)_n$ | 橡胶、硬橡胶 |

### 二、萜类的生源学说

萜类化合物的生源有两种学说,即经验的异戊二烯法则和生源的异戊二烯法则。

(一)经验的异戊二烯法则

1875年Boochardat曾将异戊二烯加热至280℃,发现两分子异戊二烯发生Diels－Alder

反应，聚合成二戊烯。二戊烯是柠檬烯的外消旋体，是一个典型的萜烯类化合物，存在于多种挥发油中。根据此实验结果，Wallach 在 1887 年提出了“异戊二烯法则”，即认为自然界存在的萜类化合物都是由异戊二烯聚合而成的，或是聚合体的衍生物。但以后的研究发现有许多萜类化合物的碳架结构无法用异戊二烯的基本单元划分，如扁柏酚、土青木香酮等。而且在植物的代谢过程中也很难找到异戊二烯的存在。故 Ruzicka 称上述法则为“经验的异戊二烯法则”，并提出萜类的前体物是“活性的异戊二烯”的假设。

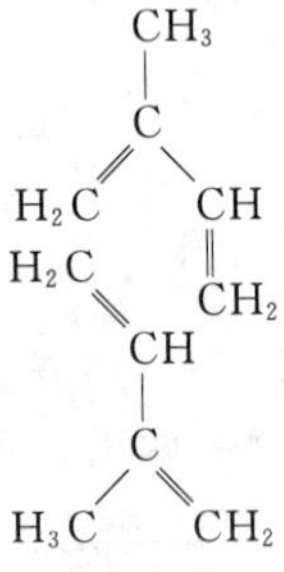


异戊二烯

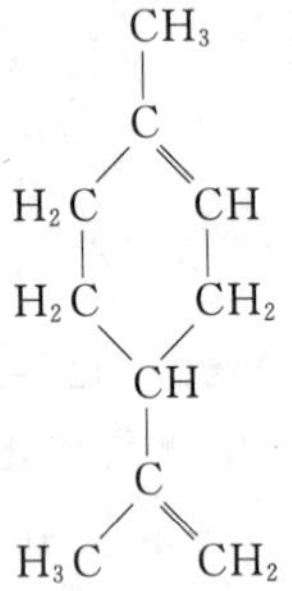


二戊烯

注：通常萜类化合物的结构式只用键表示，而不写出 C 和 H，如二戊烯可写成：

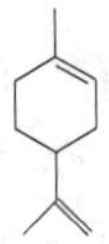

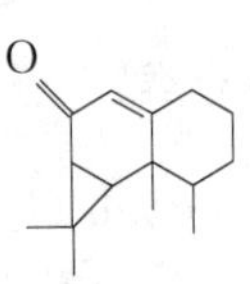


土青木香酮

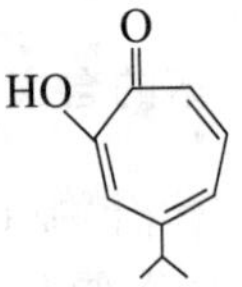


扁柏酚

（二）生源的异戊二烯法则

Ruzicka 的假设后来经 Lynen 发现焦磷酸异戊烯酯（IPP）的存在而得到证实，Folkers 发现 3(*R*)-甲戊二羟酸（MVA）是 IPP 的关键性前体物质。即证实了萜类化合物是经甲戊二羟酸途径衍生的一类化合物。这就是“生源的异戊二烯法则”。

萜类化合物具体的生源过程如下：

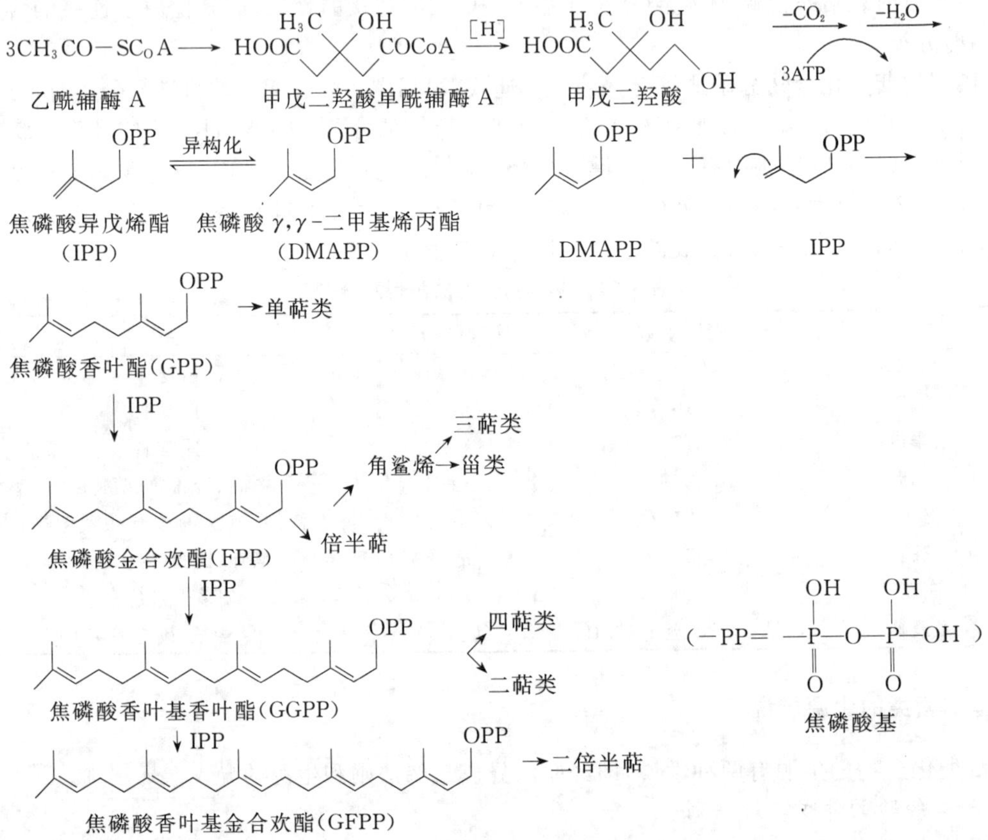

萜类化合物结构由于异戊二烯聚合后在环合过程中环合位置不同，故结构中常可见到角甲基（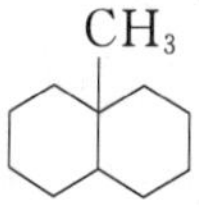）、偕碳二甲基（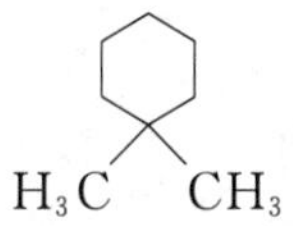）、异丙基或其脱氢衍生物（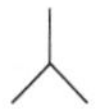、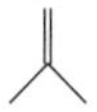、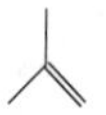），这些基团的存在，常有利于识别是否是萜类化合物（配合碳架的碳原子数）。

## 三、萜类化合物的主要理化性质

### （一）物理性质

低分子量的单萜和倍半萜烯化合物多为液体，其含氧衍生物常温下多为低熔点固体。具挥发性，可随水蒸气蒸馏。有些倍半萜及二萜、三萜等随分子量的增加及功能基的增多，大多呈固体，熔点升高，不具挥发性，不随水蒸气蒸馏。

萜类化合物（苷除外）一般难溶或不溶于水，易溶或可溶于亲水性有机溶剂和亲脂性有机溶剂。

萜类化合物结构中常含多个手性碳，故具旋光性。由于具多个手性碳，故有多种立体异构体。如薄荷挥发油主要成分薄荷醇有 3 个手性碳原子，理论上有 8 个立体异构体，即薄荷醇、异薄荷醇、新薄荷醇、新异薄荷醇及它们的左旋和右旋异构体，但在薄荷油中只存在 1-薄荷醇和 d-新薄荷醇两种。

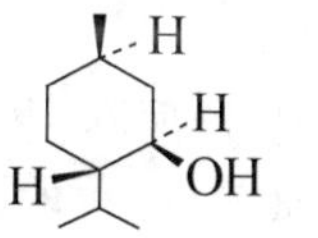
1-薄荷醇

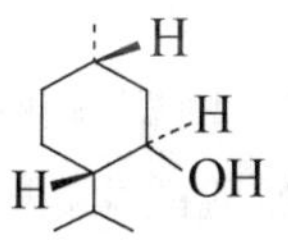
异薄荷醇

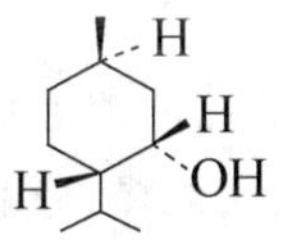
d-新薄荷醇

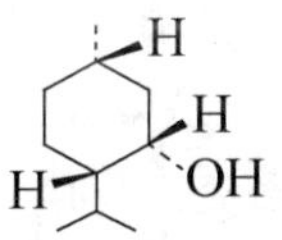
新异薄荷醇

### （二）化学性质

1. 双键的反应

萜类化合物结构中通常具有双键，可与卤素、卤化氢及亚硝酰氯发生加成反应。加成产物往往是结晶形的，可利用此性质作萜类化合物的检识及与饱和化合物的分离或纯化。其中与亚硝酰氯的反应是在冰醋酸溶液中进行的，加入亚硝酸戊酯，在冷却条件下，加入浓盐酸（生成亚硝酰氯参与反应），析出结晶形加成物（多呈蓝色或蓝绿色）。此加成物还可进一步与伯胺或仲胺缩合，生成亚硝基胺类，具有完好的结晶和一定的物理常数，常用于鉴别。

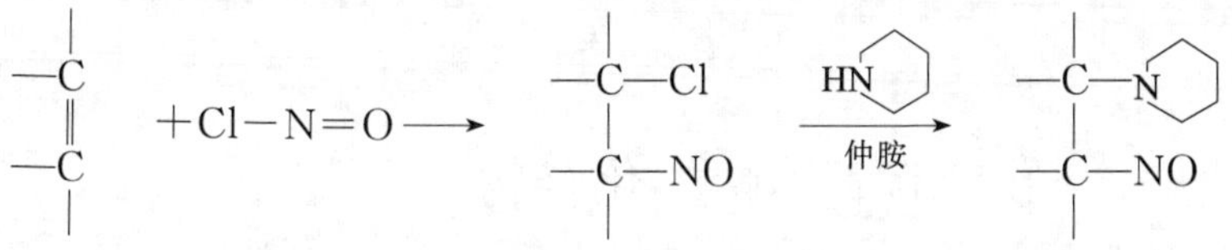

不饱和萜　亚硝酰氯　氯化亚硝基衍生物　亚硝基胺类

2. 羰基的反应

（1）与亚硫酸氢钠加成：含羰基的萜类化合物可与亚硫酸氢钠发生加成反应，生成结晶形加成物。加酸或加碱可使加成物分解，生成原来的羰基化合物，如从香茅油中分离柠檬醛。含双键和羰基的萜类化合物在应用此法时，若反应时间过长或温度过高，除羰基发生加成外，双键同时也可发生加成，并形成不可逆的双键加成物，如柠檬醛的加成，条件不同时加成产物各异。

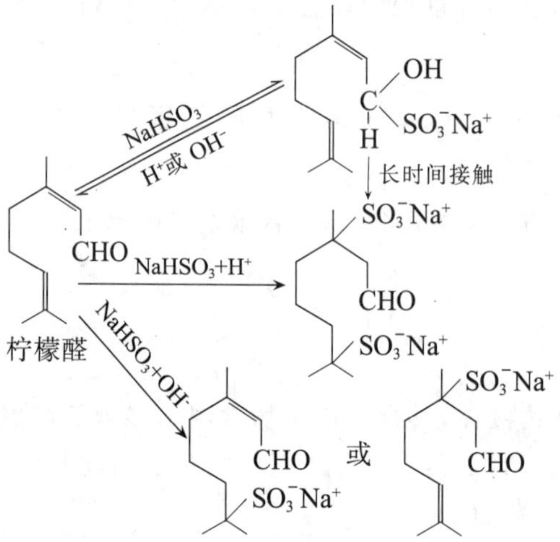


（羰基加成生成物可逆）

（两个双键加成物不可逆）
（羰基加成物在$H^+$条件下分解）

（不可逆加成物结构未完全定）
（羰基加成物在$OH^-$条件下分解）

（2）与吉拉德试剂缩合：吉拉德（Girard）试剂是一类带有季铵基团的酰肼，其肼基可与羰基缩合，生成物具有季铵基团，可溶于水，从而与不具羰基的脂溶性化合物分离。常用的吉拉德试剂有下列两种。

$$H_2N-NH-CO-CH_2-\overset{+}{N}(CH_3)_3X^-$$

Griard T

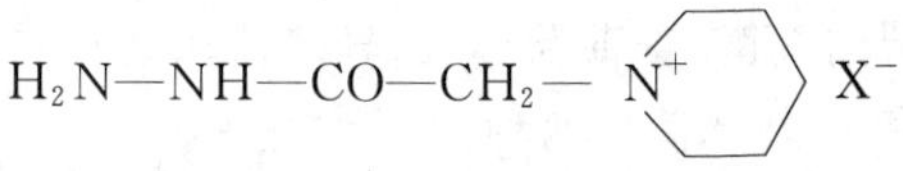


Griard P

具体操作是将吉拉德试剂的乙醇溶液加入含羰基的萜类化合物中，再加入10%醋酸促进反应，加热回流。反应完毕后加水稀释，分取水层，加酸酸化，再用乙醚萃取，萃取液回收乙醚后即得到原羰基化合物。

$$\begin{matrix}R\\ \ \ \diagdown\\ \ \ \ \ C\\ \ \ \diagup\\ R'\end{matrix}=O+H_2NNH-COCH_2-\overset{+}{N}(CH_3)_3X^- \rightleftharpoons \begin{matrix}R\\ \ \ \diagdown\\ \ \ \ \ C\\ \ \ \diagup\\ R'\end{matrix}=NNH-COCH_2-\overset{+}{N}(CH_3)_3X^-$$

（3）与硝基苯肼缩合：含羰基的萜类化合物可与对硝基苯肼或2，4-二硝基苯肼在磷酸中发生缩合反应，生成橙红至红色的缩合产物，此反应可用于羰基衍生物的检识。

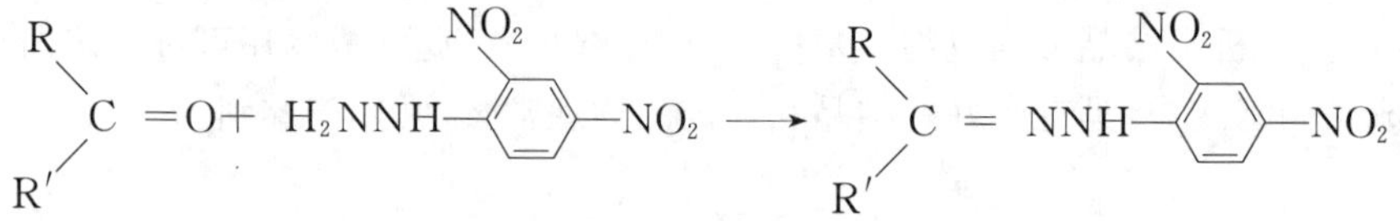


## 第二节　单萜类化合物

单萜类（monoterpenoids）化合物是由2个异戊二烯单位构成的，典型单萜烯分子式为$C_{10}H_{16}$，不饱和度为3，故有链状单萜、单环单萜、双环单萜和三环单萜四类，但三环单萜化合物数目很少。

### 一、链状单萜

链状单萜中较为重要的是一些含氧衍生物，如萜醇、萜醛等。其中常在挥发油中见到的有香叶醇（牻牛儿醇）、橙花醇（与前者为顺反异构体）及香茅醇（为前两者的二氢还原产物），这三个化合物都为玫瑰香系香料。芳樟醇是香叶醇和橙花醇的同分异构体，也是一种重要的香料。

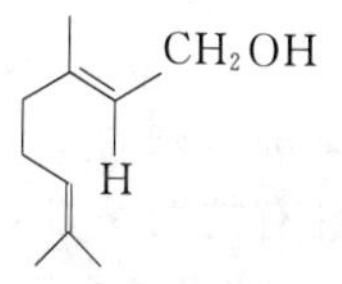

香叶醇(反式)

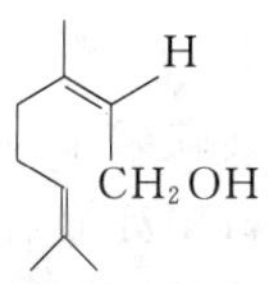

橙花醇(顺式)

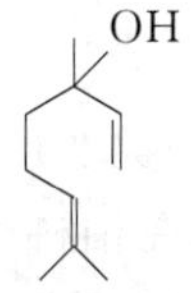

芳樟醇

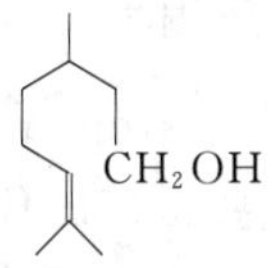

香茅醇

柠檬醛通常是混合物，其中 α-柠檬醛为反式，又称香叶醛；β-柠檬醛为顺式，又称橙花醛。柠檬醛是广泛存在于挥发油中的成分，在香茅油中含量可达 70%～85%，具止腹痛和驱蚊作用。香茅醛是香茅醇的氧化产物，它们可相互转化，常交互共存于同一挥发油中。

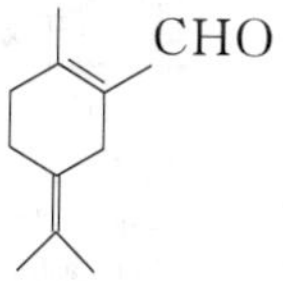

香叶醛

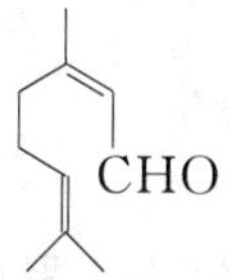

橙花醛

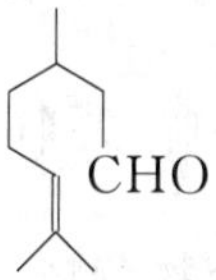

香茅醛

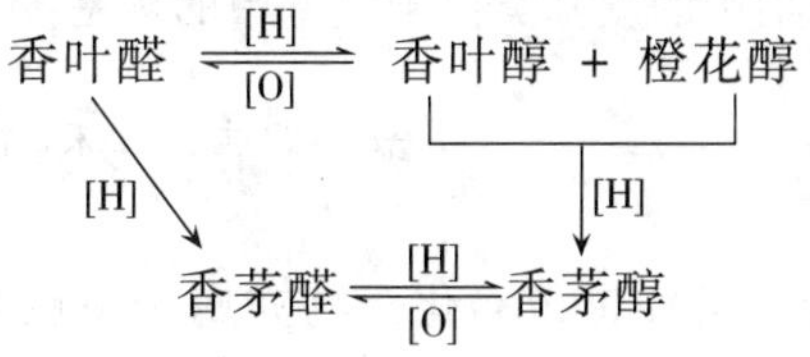


## 二、单环单萜

薄荷醇是薄荷挥发油的主要成分，其左旋体又称“薄荷脑”，对皮肤和黏膜有清凉和弱的麻醉作用，用于镇痛、止痒、防腐和杀菌。其碳架为薄荷烷。

紫罗兰酮存在于千屈菜科指甲花挥发油中，工业上由柠檬醛与丙酮缩合制备，其产物再经环合而成为一混合物，有 β-和 α-两种异构体，α-紫罗兰酮具有馥郁的香气，用于配制高级香料，β-紫罗兰酮为合成维生素 A 的原料。它们的碳架为环香叶烷。

斑蝥素存在于斑蝥、芫青干燥虫体中，可作为皮肤发赤、发泡或生毛剂，其半合成品 *N*-羟基斑蝥胺临床试用于治疗肝癌。

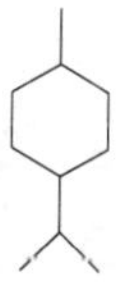

薄荷烷

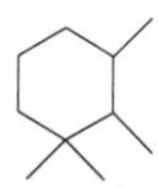

环香叶烷

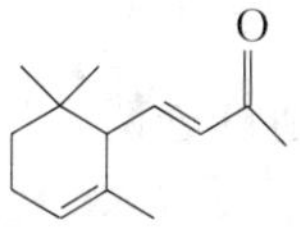

α-紫罗兰酮

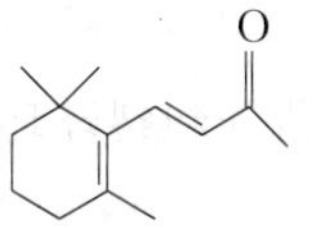

β-紫罗兰酮

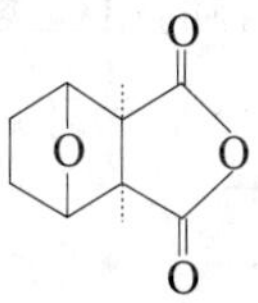

斑蝥素

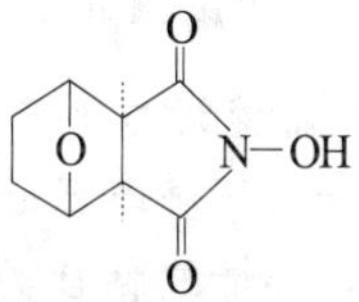

*N*-羟基斑蝥胺

## 三、双环单萜

龙脑俗称“冰片”，其左旋体存在于艾纳香全草中，右旋体得自白龙脑香树挥发油，现多为合成品，为消旋体。具发汗、兴奋、镇痉和防止虫蛀蚀等作用，还具有显著的抗缺氧作用。冰片与苏合香配制的苏冰滴丸用于治疗冠心病、心绞痛。

樟脑的右旋体存在于樟树挥发油，左旋体存在于菊蒿挥发油，合成品为消旋体。具局部刺激作用和防腐作用，可用于神经病、炎症和跌打损伤的擦剂，并可作强心剂。龙脑和樟脑的碳架为莰烷。

芍药苷为芍药根中得到的双环单萜苷，据报道有防治老年性痴呆的生物活性。其碳架为蒎烷。

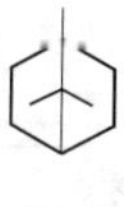

莰烷

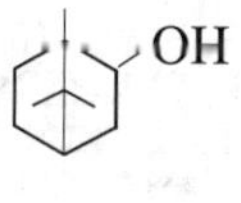

1-龙脑

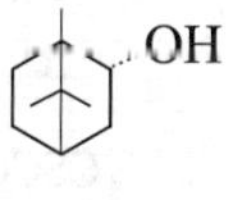

d-龙脑

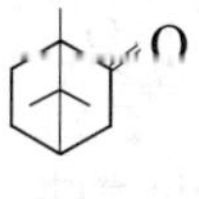

樟脑

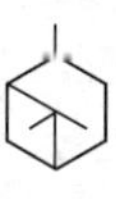

蒎烷

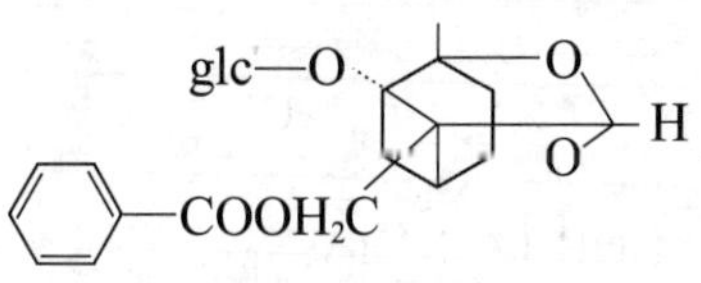

芍药苷

## 四、卓酚酮类

卓酚酮类(troponoides)是一类变形的单萜,其碳架不符合异戊二烯法则。较简单的此类化合物是一些霉菌的代谢产物,在柏科植物的心材中亦有存在。多具有抗菌活性,但有毒性。如存在于台湾扁柏、罗汉柏等心材挥发油中的扁柏素(β-崖柏素)即为此类化合物。

卓酚酮类母核是具有酮基的七元芳香化合物,环上尚存在羟基,具有酚羟基的性质,显酸性,其酸性强弱介于酚和羧酸之间。易甲基化,也能与多种金属离子生成络合物而呈现特殊颜色,如与铜离子生成绿色结晶、与铁离子生成红色结晶。结构中的羰基类似于羧基中的羰基,不能与一般的羰基试剂反应。

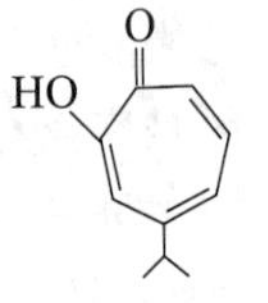

扁柏素

# 第三节　环烯醚萜类化合物

环烯醚萜类(iridoids)化合物亦属于单萜化合物范畴。为蚁臭二醛的缩醛衍生物。结构中具有环戊烷、烯醚键,故称之为环烯醚萜。

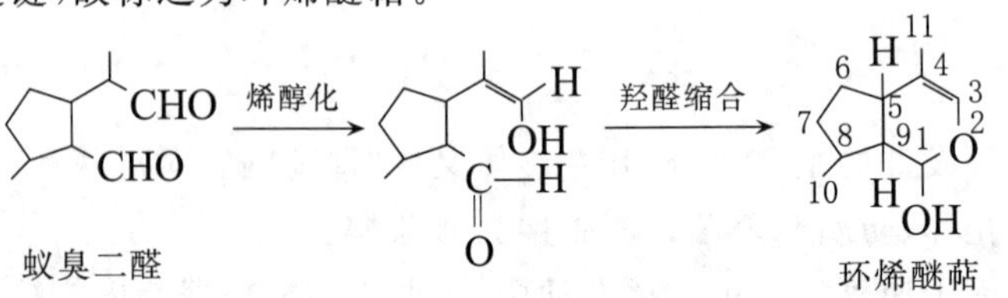

蚁臭二醛　　环烯醚萜

环烯醚萜类化合物在植物界中分布较广,以玄参科、茜草科、唇形科、龙胆科植物中分布较为普遍。

环烯醚萜基本母核中 $C_1$—OH 为半缩醛羟基,性质活泼,故在植物体中多与 β-D-葡萄糖缩合成苷存在,而游离的环烯醚萜类化合物则很少。

## 一、环烯醚萜类化合物的结构类型

环烯醚萜类化合物主要分为环烯醚萜苷和裂环环烯醚萜苷两类。

(一) 环烯醚萜苷类

1. 环烯醚萜苷类

环烯醚萜苷类是指具有上述母核结构的一类化合物,$C_4$—$CH_3$ 易被氧化成—$CH_2OH$、—CHO、—COOH 或—$COOCH_3$ 存在;$C_8$—$CH_3$ 也易被氧化成—$CH_2OH$、—COOH 等;环戊烷 $C_{5,6}$、$C_{6,7}$、$C_{8,9}$ 可为双键,$C_{7,8}$ 可为环氧结构,或 $C_5$、$C_6$、$C_7$ 位连接羟基,$C_5$—OH 还可与 $C_4$—COOH 形成内酯环。

中药山栀子中含栀子苷、京尼平苷和京尼平苷酸,其中京尼平苷具泻下和利胆作用,其苷元京尼平亦具有这两方面作用。京尼平苷和京尼平苷酸还具有对应力负荷小鼠的性行为、学习行为低下有预防效果。

鸡屎藤主含鸡屎藤苷,结构中 $C_{10}$ 位的甲硫酸酯受酶解作用产生甲硫醇而具有鸡屎的恶臭。

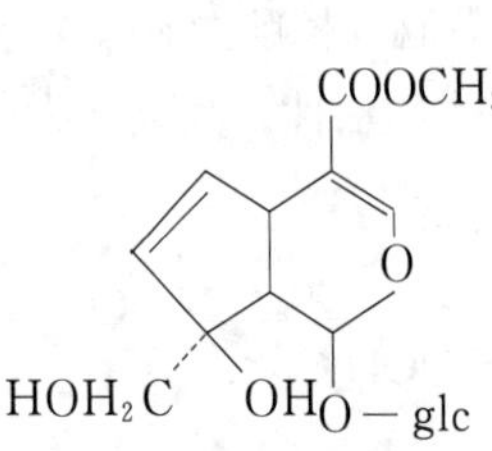

栀子苷

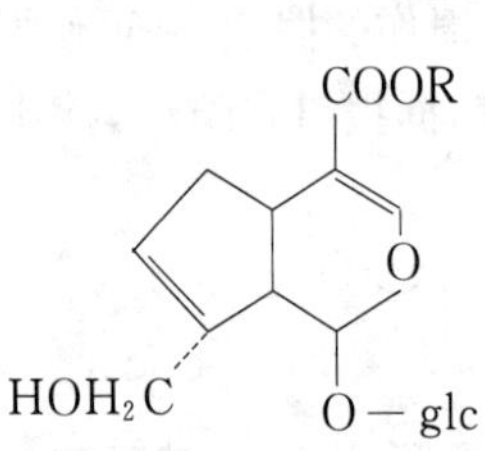

京尼平苷　R=$CH_3$

京尼平苷酸　R=H

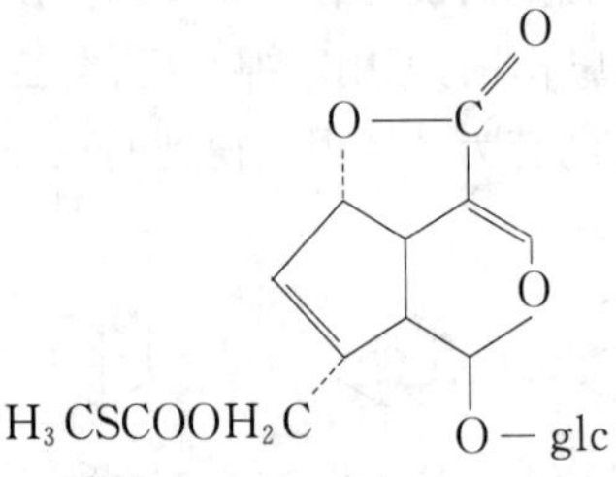

鸡屎藤苷

2. 4-去甲环烯醚萜苷类

环烯醚萜 $C_4$ 位甲基被氧化成羧基后，若经脱羧则生成 4-去甲环烯醚萜，是 9 个碳原子的化合物，其环上的取代基与环烯醚萜相似，亦主要以苷的形式存在。

中药地黄降血糖的主要有效成分是梓醇（梓醇苷），并具有利尿和迟发性的缓下功能。

车前草中清湿热、利小便的有效成分是桃叶珊瑚苷，其苷元的多聚体具有抗菌作用。

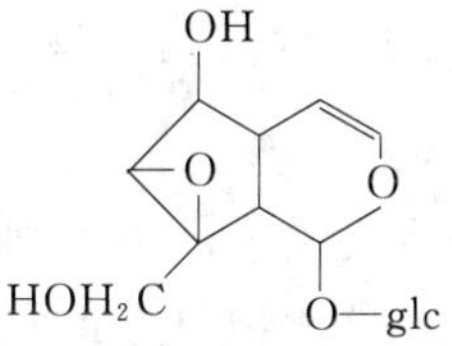


梓醇

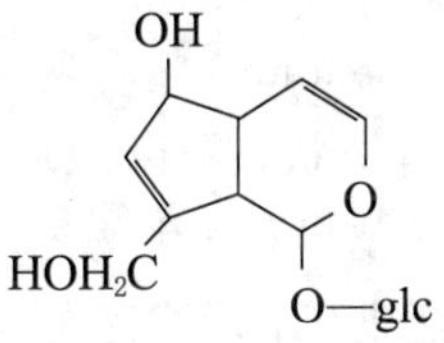


桃叶珊瑚苷

（二）裂环环烯醚萜苷类

裂环环烯醚萜苷类可视为环烯醚萜苷苷元部分在环戊烷 $C_7$、$C_8$ 之间的 C—C 键断裂后的衍生物，主要存在于龙胆科龙胆属和獐牙菜属植物。如存在于龙胆中的龙胆苦苷，当药和獐牙菜中的当药苦苷、当药苦酯苷皆为此类化合物，为苦味成分，其中当药苦酯苷的苦味比当药苦苷强 100 倍以上。

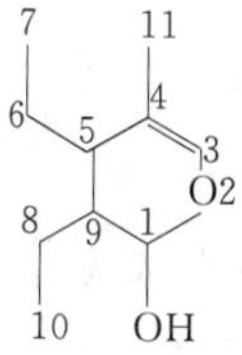


裂环环烯醚萜

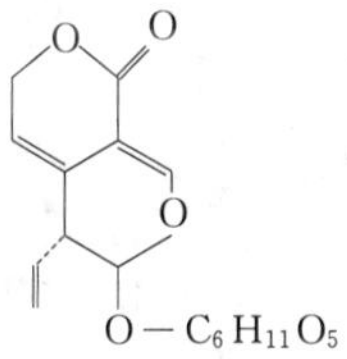


龙胆苦苷

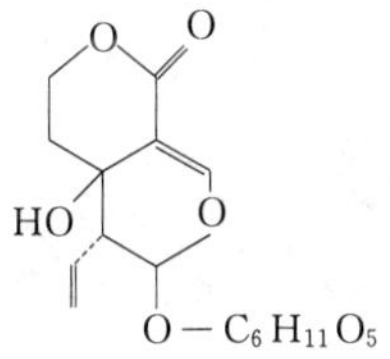


当药苦苷

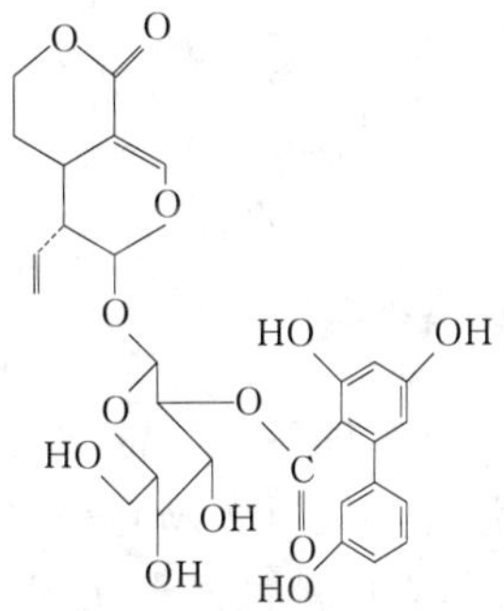


当药苦酯苷

## 二、环烯醚萜类化合物的理化性质与检识

环烯醚萜类化合物大多为白色结晶或无定形粉末，具旋光性，味苦。其苷类易溶于水、甲醇，可溶于乙醇、丙酮和正丁醇，难溶于氯仿、乙醚等亲脂性有机溶剂。

苷类易被酸或酶水解，生成的苷元具半缩醛结构，易进一步聚合，故很难得到游离的苷元结晶，甚至水解条件不同，其产物亦各异，如车叶草苷与稀酸加热水解，苷元聚合成黑色树脂状沉淀；若用酶水解，则显深蓝色。中药玄参、地黄经加工炮制变黑色皆与此性质有关。

环烯醚萜类化合物的检识，即利用水解产生的苷元性质活泼，与酚类和胺类化合物反应显各种颜色进行识别。如京尼平苷与氨基酸（如甘氨酸、亮氨酸、谷氨酸）共热，生成红色至蓝色；桃叶珊瑚苷与 Ehrlich 试剂（对二甲氨基苯甲醛-盐酸试剂）显蓝色；环烯醚萜类结构中具吡喃结构，与 Shear 试剂（浓盐酸-苯胺 1∶15 混合物）常产生特殊的颜色反应。此外，苷元溶于冰醋酸溶液中时，加少量铜离子加热，显蓝色。

## 三、环烯醚萜类化合物的提取与分离

环烯醚萜苷类或裂环环烯醚萜苷类一般亲水性较强，通常用甲醇或乙醇为提取溶剂，提取液减压浓缩，加水稀释后（必要时滤除水不溶性杂质）用乙醚或石油醚萃取脂溶性杂质。水层中存在的鞣质、黄酮等酚性杂质可用铅盐沉淀法去除，然后用正丁醇自水液中萃取环烯醚萜苷类化合物，减压回收正丁醇，即可得粗总苷。进一步采用硅胶色谱法或高效液相色谱法分离，有时也可制成脂溶性衍生物（如乙酰化物）后再用色谱法分离。

# 第四节　倍半萜类化合物

倍半萜类（sesquiterpenoids）化合物由 3 个异戊二烯单位构成，典型的倍半萜烯通式是 $C_{15}H_{24}$，不饱和度为 4，有链状、单环、双环、三环和四环五类。

倍半萜主要分布在植物界和微生物界，多存在于挥发油中，是挥发油高沸程的主要组成部分。在植物中多以醇、酮、内酯或苷的形式存在。近年来在海洋生物和昆虫器官及分泌物中亦有发现。

## 一、链状倍半萜

金合欢烯（麝子油烯）有 α-及 β-两种异构体，前者存在于木兰花中，后者存在于藿香、啤酒花和生姜挥发油中，在枇杷叶中两者共同存在。金合欢醇广泛分布于多种花中，以金合欢、香茅等挥发油中含量较多，具特殊的香气，为高级香料原料。

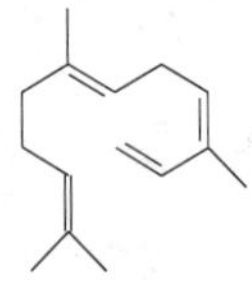
α-金合欢烯

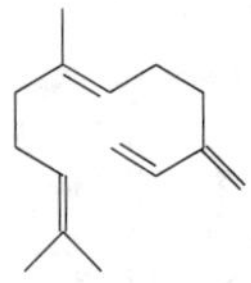
β-金合欢烯

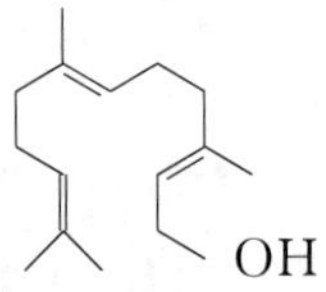

金合欢醇

## 二、单环倍半萜

存在于兴安杜鹃叶挥发油中的大牻牛儿酮（吉马酮）具止咳平喘作用，温莪术挥发油中的莪术二酮对治疗早期宫颈癌有一定疗效，菊科地胆属植物中的苦地胆素、去氧苦地胆素具抑制肿瘤生长作用，它们都是以十元环的牻牛儿烷（吉马烷）为碳架的。

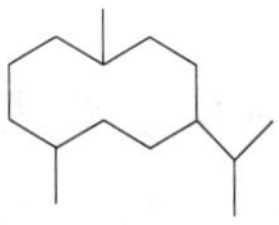
吉马烷

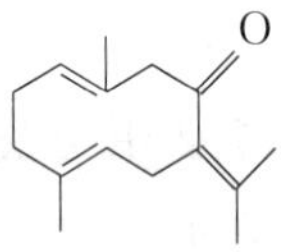
大牻牛儿酮

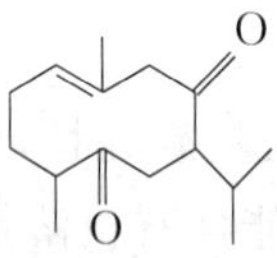
莪术二酮

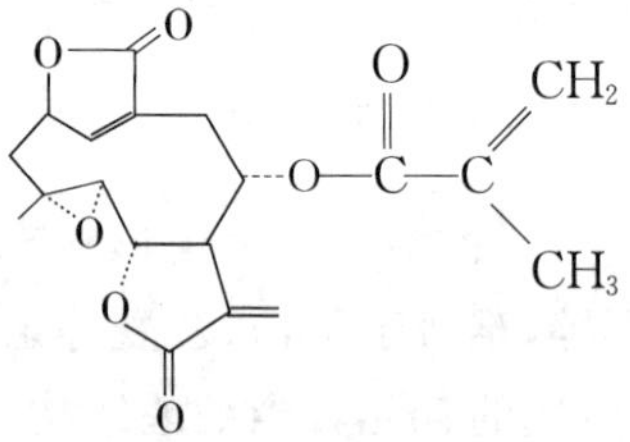

苦地胆素

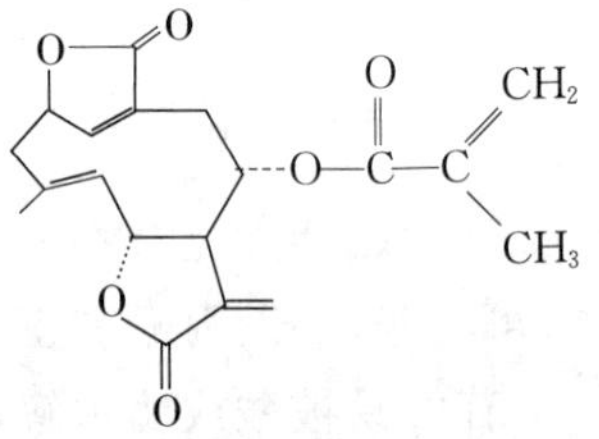

去氧苦地胆素

中药青蒿（黄花蒿）中的青蒿素具抗恶性疟疾作用，是一种倍半萜过氧化物，其结构不符合经验的异戊二烯法则。由于青蒿素在水及油中溶解度都很小，使其临床应用受到限制。对其进行了构效关系研究后，筛选出抗疟疗效高及疟原虫转阴快、速效、低毒的双氢青蒿素（青蒿素硼氢化钠还原产物），再进行甲基化，制成油溶性的蒿甲醚。或双氢青蒿素与琥珀酸（丁二酸）酯化，生成青蒿素琥珀酸单酯，再制成水溶性的青蒿素琥珀酸单酯钠盐（又称青蒿琥酯）。

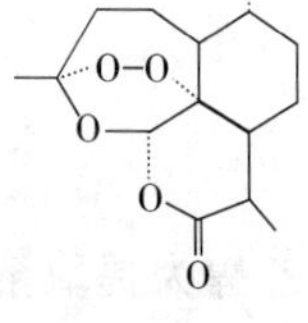
青蒿素

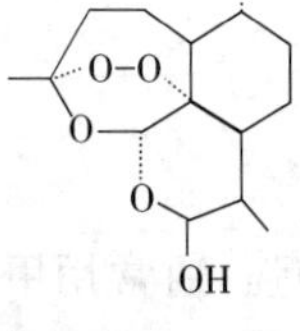

双氢青蒿素

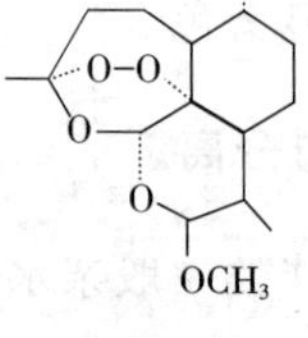

蒿甲醚

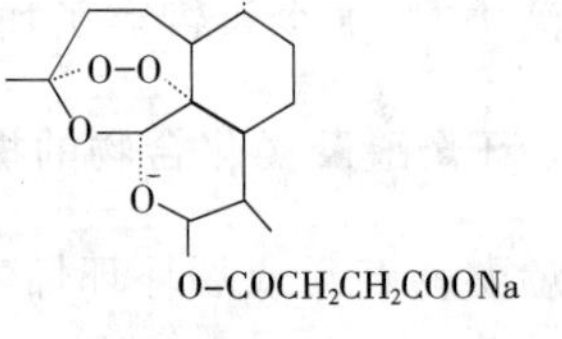

青蒿琥酯

## 三、双环倍半萜

存在于陆地棉成熟种子和根皮中的棉酚，具有抗菌、抗病毒、抗肿瘤、抗生育作用，但由于副作用大而未用于临床。该化合物为杜松烷型的双分子衍生物，结构中虽无手性碳原子，但由于两个苯环折叠障碍而具有光学活性，在棉籽中为消旋体。棉酚是一个有多种不同熔点的晶体，如 184℃（乙醚）、199℃（氯仿）、214℃（石油醚）。

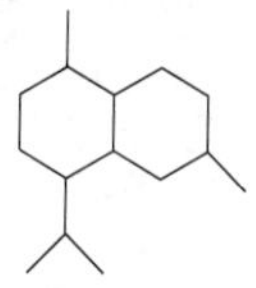
杜松烷

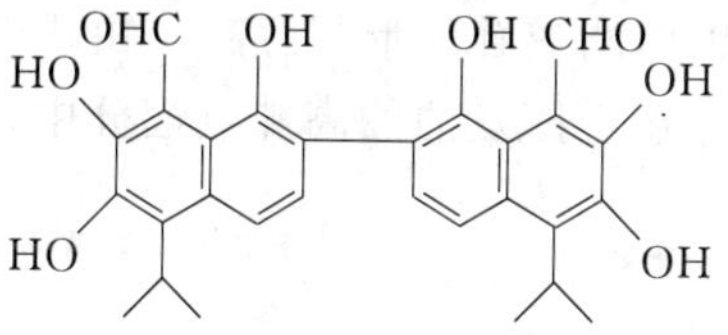
棉酚

存在于各种桉叶挥发油中的桉叶醇，有 α-和 β-两种异构体。曾作为驱蛔药的 α-山道年存在于山道年或蛔蒿的未开放头状花序及全草中，因服用过量可产生黄视症毒性，已被临床淘汰。它们都是桉烷的衍生物。

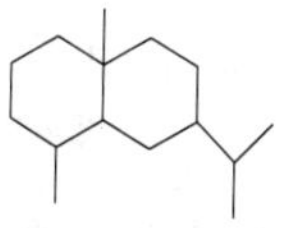
桉烷

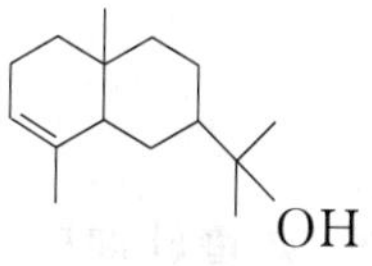
α-桉叶醇

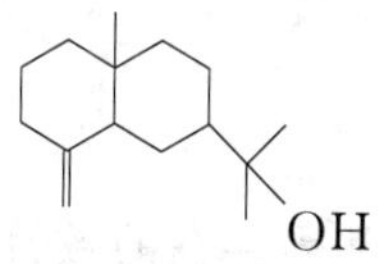
β-桉叶醇

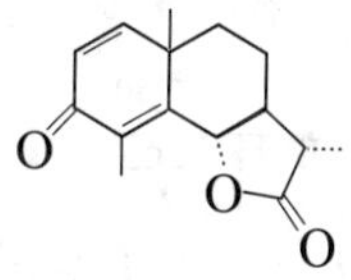
α-山道年

## 四、薁类化合物

薁是由环戊二烯和环庚三烯骈合而成的非苯环芳烃化合物，分子中具有高度的共轭体系，具有一定的芳香性。在植物中多数是氢化薁类衍生物，以醇、酮、内酯等形式存在，其基本母核已失去了芳香性。

植物中存在的氢化薁类化合物以愈创木烷型骨架的化合物较多，如圆叶泽兰中具抗癌活性成分的泽兰苦内酯、泽兰氯内酯，新疆雪莲中的大苞雪莲内酯等。

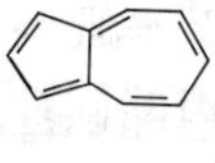
薁

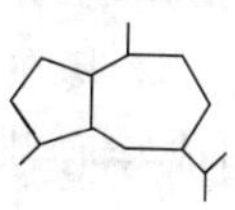
愈创木烷

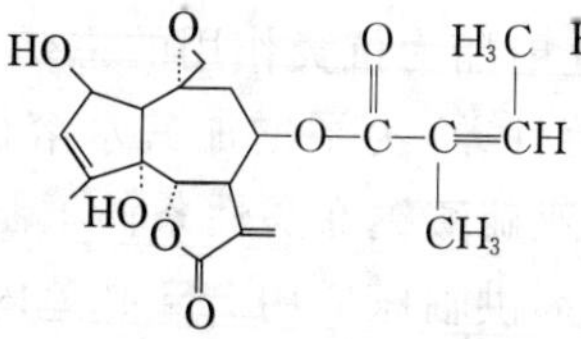
泽兰苦内酯

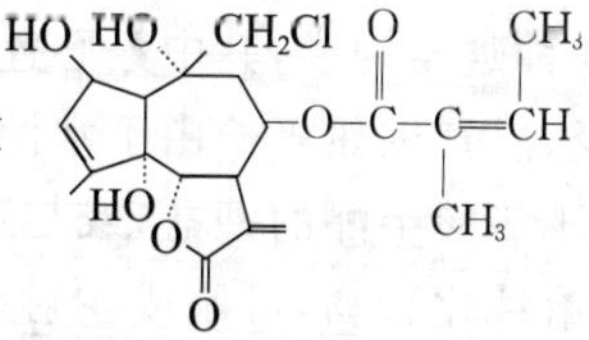
泽兰氯内酯

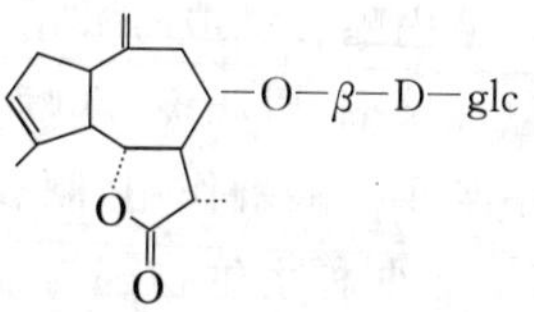
大苞雪莲内酯

具芳香性的薁类成分多存在于挥发油的高沸点部分（b. p. 250～300℃），使挥发油呈现蓝、紫、绿等色。由于分子高度共轭，可与苦味酸或三硝基苯试剂作用，形成有敏锐熔点的π-络合物，可供鉴别使用。

薁类化合物为脂溶性化合物，可溶于石油醚、乙醚、乙醇、甲醇等有机溶剂，不溶于水。在强酸（如 60%～65%硫酸或磷酸）中也可溶解，此溶解溶液加水稀释，薁类即可析出。

检识挥发油中的薁类成分可用 Sabety 反应或 Ehrlich 反应。前者是将挥发油 1 滴溶于 1 mL氯仿，加 5%溴的氯仿溶液，显蓝紫色或绿色；后者是在挥发油中加对-二甲胺基苯甲醛浓硫酸试剂，产生紫色或红色。

## 第五节　二萜类化合物

二萜类(diterpenoids)化合物由4个异戊二烯单位构成，典型的二萜烯分子式为 $C_{20}H_{32}$，不饱和度为5，有链状、单环、双环、三环、四环和五环等多种类型。

二萜类化合物广泛分布于植物界，植物分泌的乳汁、树脂中都以二萜衍生物为主。

二萜类化合物多以内酯或苷的形式存在。由于二萜类化合物分子量大，绝大多数不具挥发性。个别二萜可能存在于挥发油的高沸点馏分中。

### 一、链状二萜

链状二萜化合物数目很少，常见的是存在于植物叶绿素化学结构中的植物醇部分，它与叶绿素中的卟啉环结合成酯，碱水解可得植物醇，曾作为合成维生素E和维生素 $K_1$ 的原料。

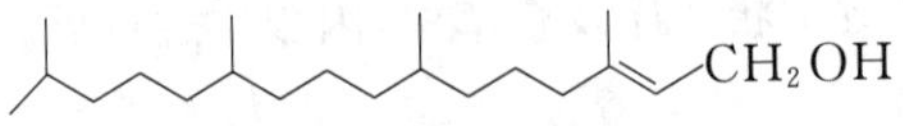

植物醇

### 二、单环二萜

单环二萜类化合物在自然界存在的数目不多，如鱼肝油中广泛分布的维生素 A($A_1$)，是保持正常夜间视力的必须物质，也是哺乳动物生长的必须物质。

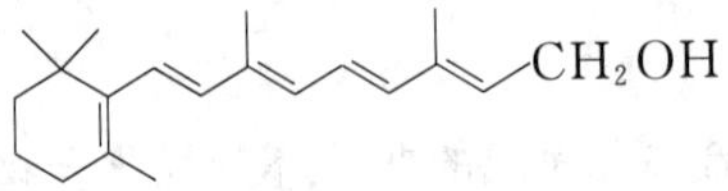

维生素 $A_1$

### 三、双环二萜

属于半日花烷型的双环二萜化合物数目较多，如存在于紫背金牛中的紫背金牛酸是该草药治疗膀胱炎、乳腺炎、睾丸炎的主要成分。存在于穿心莲(橄核莲、一见喜)叶中的二萜内酯及二萜内酯苷类成分亦由此种碳架构成，其中穿心莲内酯为抗炎作用的主要成分，临床用于治疗急性菌痢、胃肠炎、咽喉炎、感冒发热等。由于水溶性差，为了增加其水溶性，将其在无水吡啶中与丁二酸酐作用，制成丁二酸半酯的钾盐；或与亚硫酸钠在酸性条件下制成穿心莲内酯磺酸钠，这两种衍生物都为水溶性化合物，可制成注射剂供临床应用。穿心莲内酯在制备水溶性衍生物时，其内酯环 $C_{14}$ 位羟基同时发生脱水反应，但产物对穿心莲内酯的生物活性无影响。

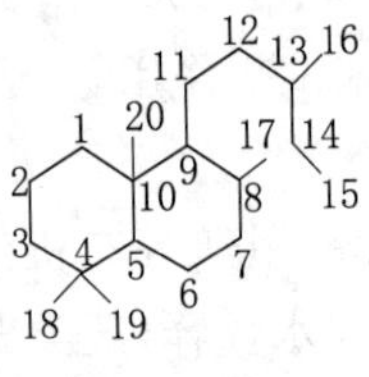

半日花烷

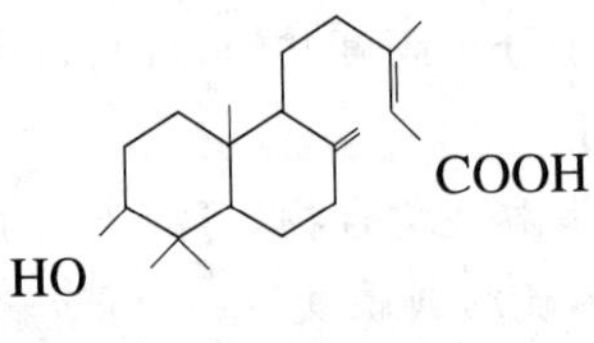

紫背金牛酸

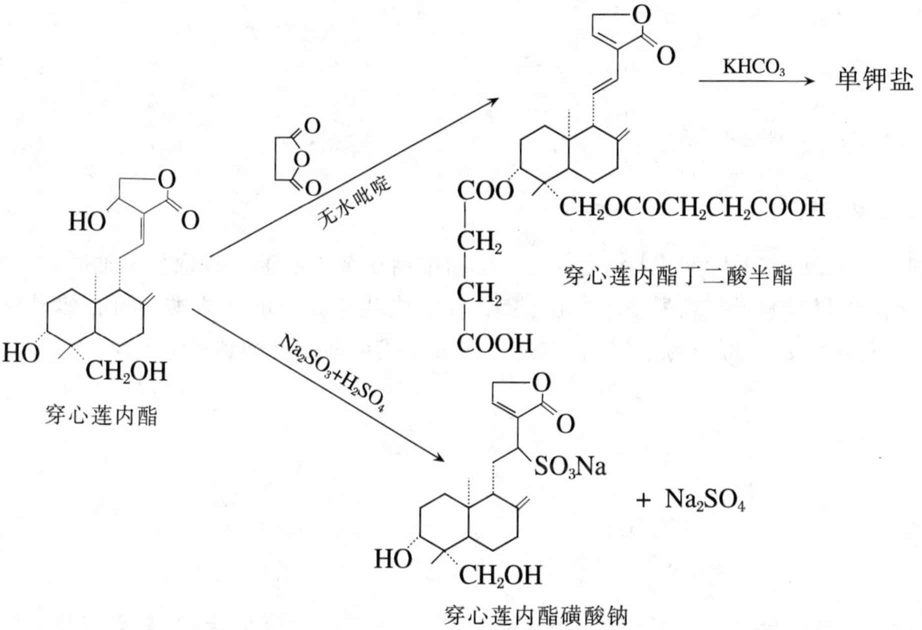


自海州常山中得到的海常黄素 A 和自欠愉大青中得到的大青素为克罗烷型苦味素，对昆虫幼虫有强拒食活性，其活性中心是结构中的全氢呋喃骈[2,3b]呋喃环。

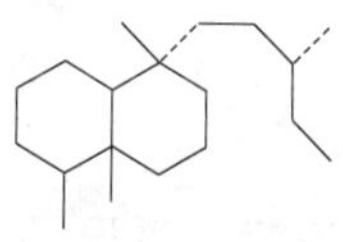

克罗烷

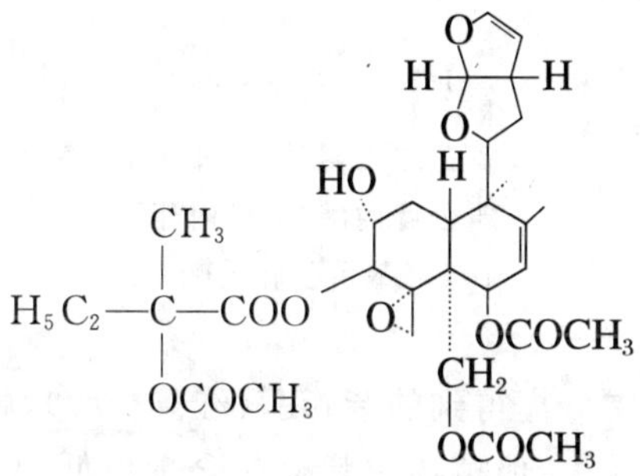

海常黄素 A

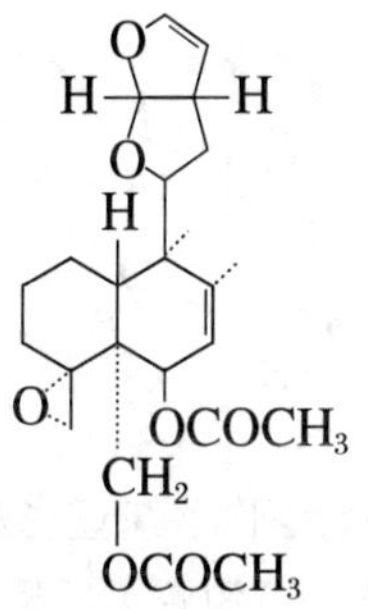

大青素

银杏内酯是银杏树根皮和叶中强苦味成分，已分离出银杏内酯 A、B、C、M、J，结构中有三个内酯环，而碳环为两个。这类成分是血小板活化因子(PAF)拮抗剂，可用于治疗因血小板活化因子引起的种种休克状障碍。目前临床应用的银杏叶制剂中主要含有银杏双黄酮和银杏内酯，为治疗心脑血管疾病的有效药物。

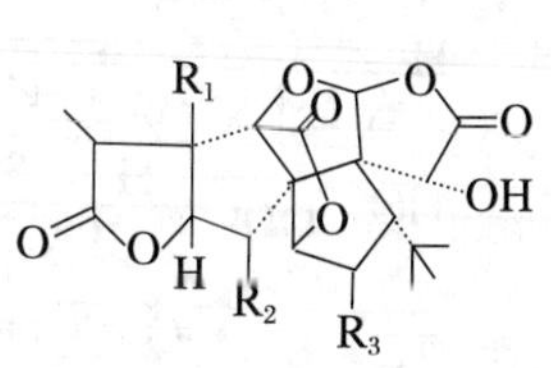

| | $R_1$ | $R_2$ | $R_3$ |
|---|---|---|---|
| 银杏内酯 A | OH | H | H |
| 银杏内酯 B | OH | OH | H |
| 银杏内酯 C | OH | OH | OH |
| 银杏内酯 M | H | OH | OH |
| 银杏内酯 J | OH | H | OH |

由金钱松树皮中分离得到的土荆酸甲、乙、丙、丙$_2$亦为双环二萜类化合物，具有抗真菌作用。其中土荆酸乙为主成分，尚具有抗生育活性。

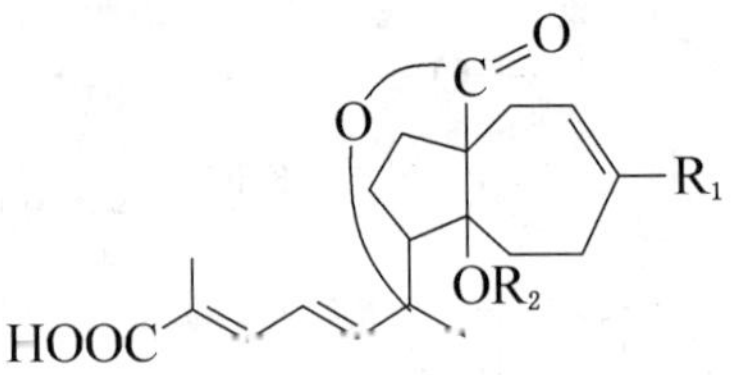

| | $R_1$ | $R_2$ |
|---|---|---|
| 土荆酸甲 | $CH_3$ | $COCH_3$ |
| 土荆酸乙 | $COOCH_3$ | $COCH_3$ |
| 土荆酸丙 | $COOCH_3$ | H |
| 土荆酸丙$_2$ | COOH | $COCH_3$ |

### 四、三环二萜

松脂中存在的左松脂酸无挥发性，当自松脂中用水蒸气蒸馏法提取松节油时，左松脂酸受松脂中其他成分影响，经热、酸或空气的催化，转变成性质稳定的松香酸。松香酸是重要的工业原料，其甲酯或乙酯可作为增塑剂，也是合成聚酯或聚酯胺类塑料的原料。

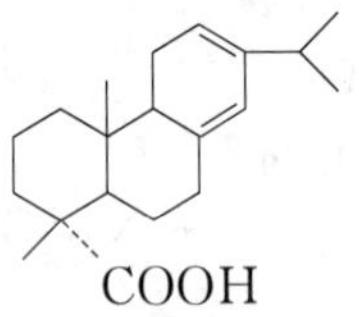

左松脂酸

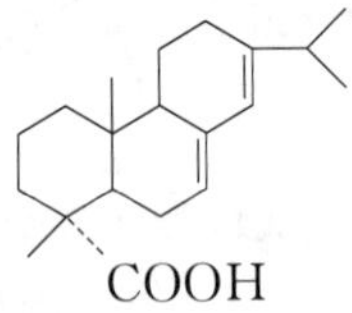

松香酸

自雷公藤根中分离得到多种具三个环氧基的三环二萜内酯化合物，具有抗癌活性。其中雷公藤甲素（雷公藤内酯醇）对乳腺癌和胃癌细胞系集落形成有抑制作用，16-羟基雷公藤内酯醇具有较强的抗炎免疫抑制和雄性抗生育作用。此外，尚发现雷公藤中含有雷公藤内酯酮，系雷公藤内酯 $C_{14}$ 位羟基被氧化成羰基的衍生物。

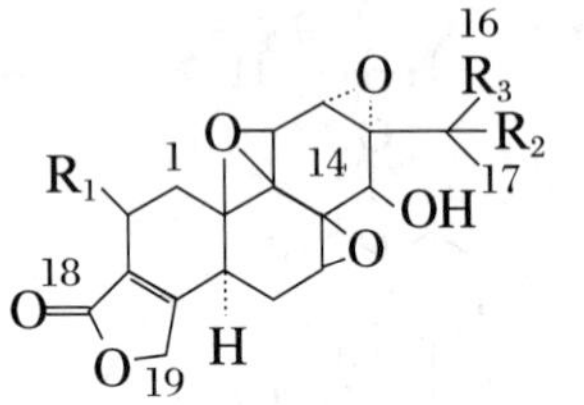

| | $R_1$ | $R_2$ | $R_3$ |
|---|---|---|---|
| 雷公藤甲素（雷公藤内酯醇） | H | H | $CH_3$ |
| 雷公藤乙素（雷公藤内酯二醇） | OH | H | $CH_3$ |
| 雷公藤内酯（雷醇内酯） | H | OH | $CH_3$ |
| 16-羟基雷公藤内酯醇 | H | H | $CH_2OH$ |

最早从太平洋红豆杉树皮中分离得到的紫杉醇（红豆杉醇），临床用于治疗卵巢癌、乳腺癌和肺癌，有较好的疗效，需求量较大，但植物中紫杉醇含量极低，只有百万分之二，我国学者和欧美学者采用各种方法和途径，在组织细胞培养、寄生真菌培养、红豆杉栽培、紫杉醇合成、半合成等方面作了大量研究。其中以紫杉醇前体物巴卡亭Ⅲ和去乙酰基巴卡亭Ⅲ为母核进行半合成制备紫杉醇的方法最为可行，而这两种前体化合物在红豆杉易再生的针叶和小枝中产率达 0.1%，原料较丰富。

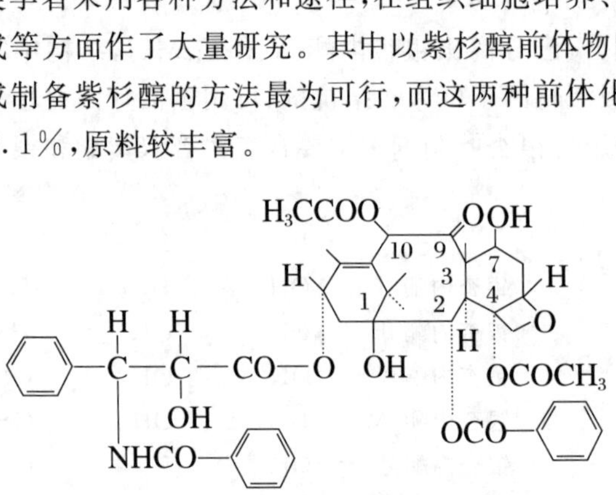

紫杉醇

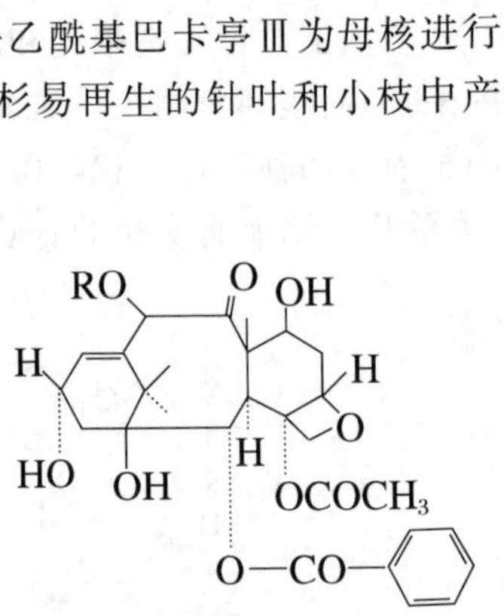

巴卡亭Ⅲ　R＝Ac

去乙酰基巴卡亭Ⅲ　R＝H

中药芫花中含有的芫花酯甲和芫花酯乙为瑞香烷型三环二萜，是一种有效的引产剂。

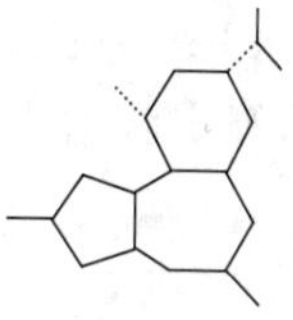

瑞香烷

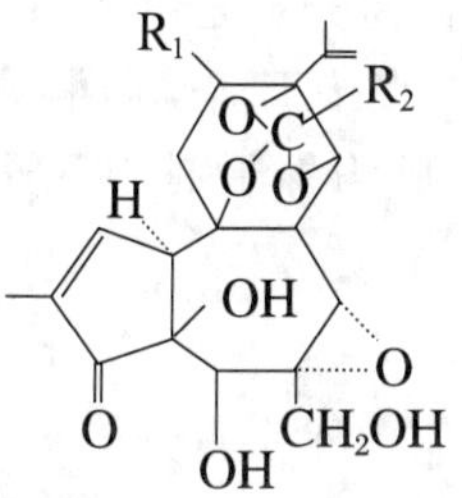



| | $R_1$ | $R_2$ |
|---|---|---|
| 芫花酯甲 | $OCOC_6H_5$ | $(CH=CH)_2-(CH_2)_4-CH_3$ |
| 芫花酯乙 | $OCOCH_3$ | $(CH=CH)_2-(CH_2)_4-CH_3$ |

在醌类化合物一章中介绍的菲醌类化合物，如丹参酮 $Ⅱ_A$ 等从生源上看亦属于三环二萜类化合物。

**五、四环二萜**

甜菊(甜叶菊)叶中含多种贝壳杉烷型的甜味成分，多以苷的形式存在，如甜菊苷及甜菊苷A、D、E等。甜菊总苷含量约6%，其甜度约为蔗糖的300倍，其中以甜菊苷A甜度最强，但含量较少。甜菊苷因其高甜度、低热量、无毒性等优点，在医药、食品工业中已逐渐广泛应用，可用于不适宜吃糖的病人。

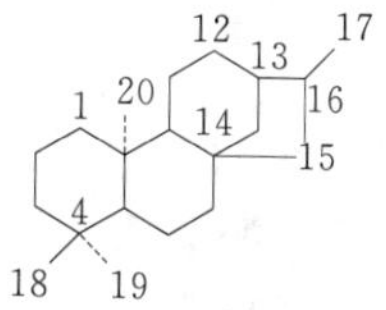



贝壳杉烷

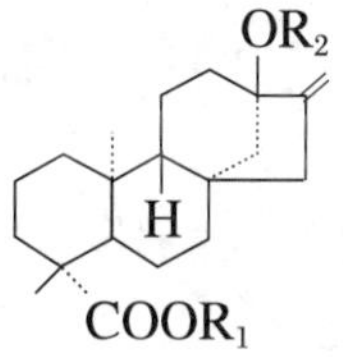



| | $R_1$ | $R_2$ |
|---|---|---|
| 甜菊苷 | glc | glc $\overset{2}{—}$ glc |
| 甜菊苷 A | glc | glc $<^{2}_{3}$ glc, glc |
| 甜菊苷 D | glc $\overset{2}{—}$ glc | glc $<^{2}_{3}$ glc, glc |
| 甜菊苷 E | glc $\overset{2}{—}$ glc | glc $\overset{2}{—}$ glc |

中药羊踯躅果实中得到的八厘麻毒素为木藜芦毒烷型四环二萜类化合物，对重症高血压有紧急降压作用，同时对室上性心动过速有减慢心率作用。由于这类成分的生物活性与毒性共存，故应用时需特别慎重。

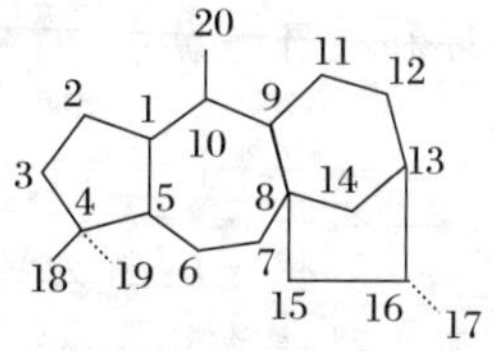



木藜芦毒烷

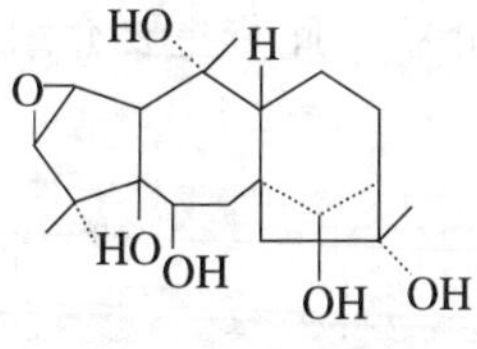



八厘麻毒素

## 第六节 二倍半萜类化合物

二倍半萜类(sesterterpenoids)化合物是由5个异戊二烯单位构成，含25个碳原子的化合物。目前发现的化合物数目较少，主要分布在羊齿植物、地衣、植物病原菌、海洋生物中海绵及昆虫分泌物中。

蛇孢假壳素A是从寄生于稻上的植物病原菌芝麻枯病菌中分离得到的三环二倍半萜化合物，具有阻止白藓菌、毛滴虫菌等生长发育的作用。

从海绵 Prianos sp. 中得到的 Prianicin A 和 B 对革兰阳性细菌的生长有抑制作用，其抑制 $\beta$-溶血性链球菌的有效率是四环素的 4～10 倍。这两种化合物分别是单环和二环二倍半萜。从另一种海绵 Luffariella variabilis 中得到的 manoalide 具有直接灭活磷脂酶 $A_2$（$PLA_2$）的抗炎作用，抗炎能力介于氢化可的松和吲哚美辛之间。现作为肿瘤抑制剂和银屑病等皮肤增生性疾病的治疗药物试用于临床。

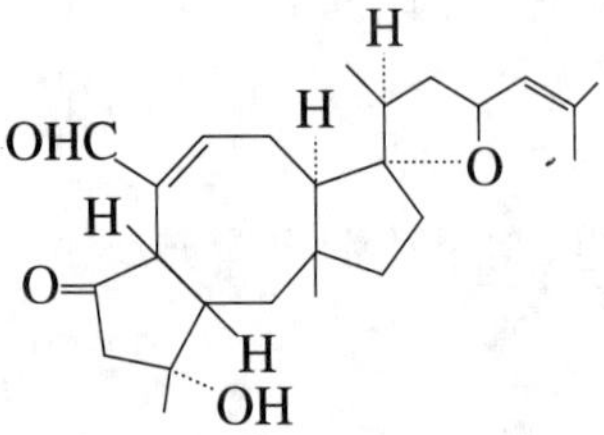

蛇孢假壳素 A

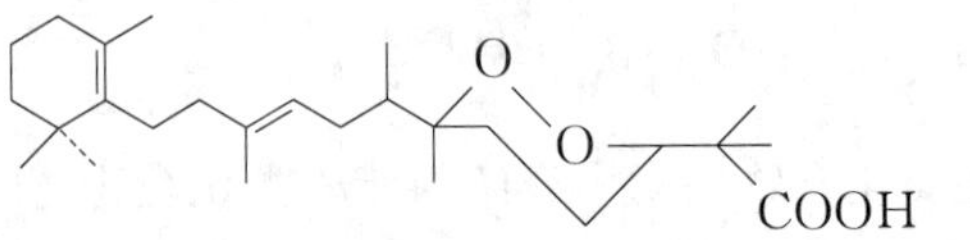

Prianicin A

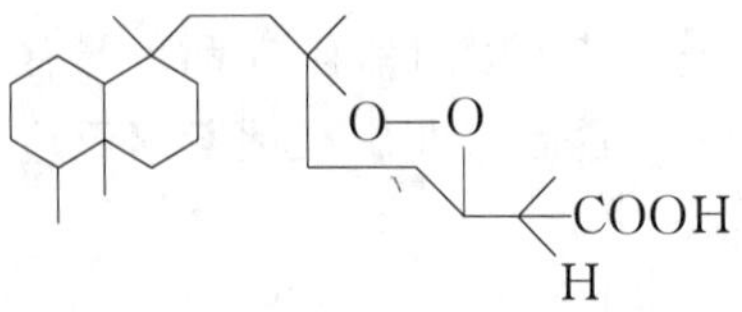

Prianicin B

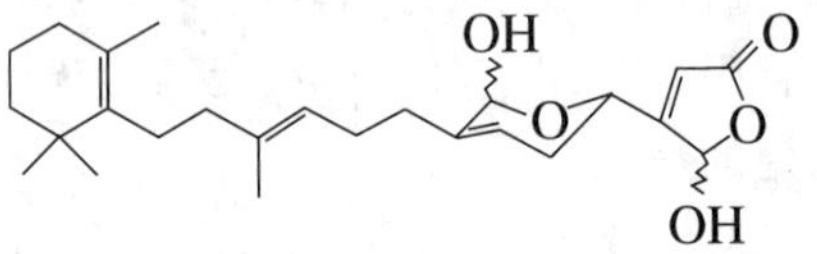

manoalide

# 第七节　三萜类化合物

三萜类（triterpenoids）化合物是由 6 个异戊二烯单位缩合而成的，通常有 30 个碳原子，典型的三萜烯分子式为 $C_{30}H_{48}$。

三萜类化合物在自然界广泛分布，有的以游离形式存在，有的则以苷的形式存在。自然界中的菌类、蕨类、单子叶、双子叶植物和动物及海洋生物中皆有发现，尤以双子叶植物中分布最多，其中菊科、豆科、大戟科、楝科、卫矛科、茜草科、橄榄科、唇形科等植物中更为普遍。

三萜类化合物的碳架目前已知有三十余种，主要是四环三萜和五环三萜两大类，在皂苷类化合物一章中将作介绍。此节主要介绍链状、单环、二环和三环三萜。

## 一、链状三萜

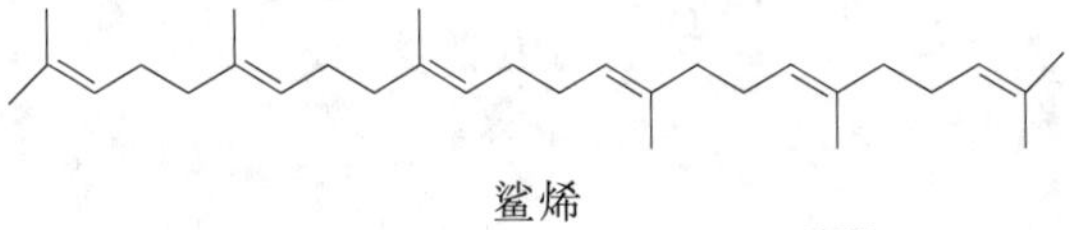

鲨烯

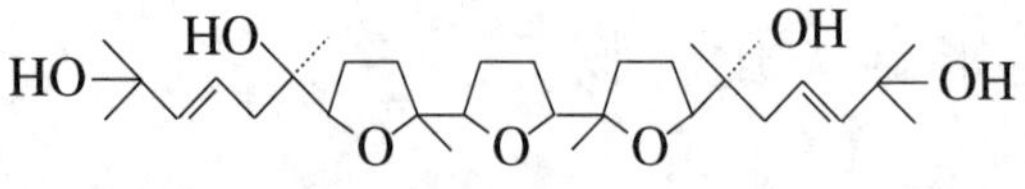

longilene　peroxide

链状三萜多为鲨烯类化合物，如从苦木科植物 Eurycoma longifolia 中得到的 longilene peroxide 即为此类，结构中有 8 个不对称碳、三个呋喃环。鲨烯是三萜和甾类的前体化合物，经过不同途径的环合即生成各种类型的碳架。

## 二、单环三萜

从蓍属植物 Achillea odorta 中得到的蓍醇 A 为单环三萜化合物。这类化合物中的单环多为六元环，环上取代基除甲基和亚甲基外，还连有 1～3 个侧链。

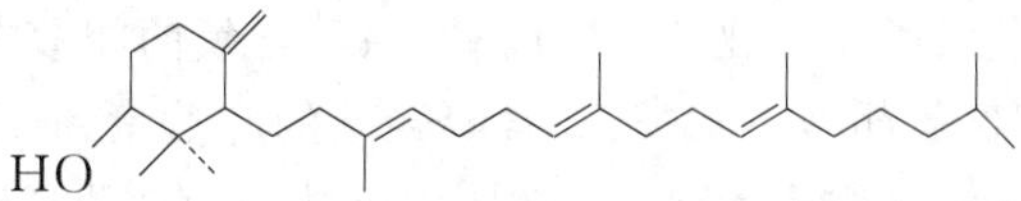

蓍醇 A

### 三、双环三萜

从太平洋的海绵中得到的 naurol A 和 B 是双环三萜化合物。两者是一对立体异构体，在结构中心具有线型共轭四烯结构。

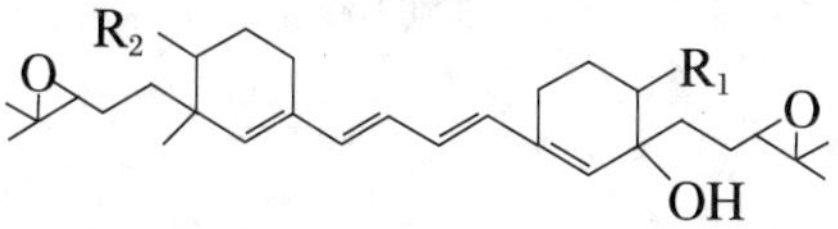

Naurol A　　$R_1=R_2=\beta$—OH

Naurol B　　$R_1=R_2=\alpha$—OH

### 四、三环三萜

从上述蓍属植物中得到的蓍醇 B 是一个三环三萜化合物。

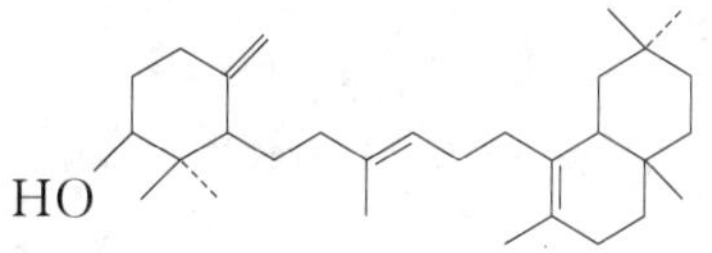

蓍醇 B

## 第八节　四萜和多萜化合物

### 一、四萜类化合物

四萜类(tetraterpenoids)化合物主要指胡萝卜烃类，且以胡萝卜烯类色素为主。此类色素由 8 个异戊二烯缩合而成，分子式为 $C_{40}H_{64}$，不饱和度为 9，但这类化合物具有一系列的共轭双键，故其不饱和度超过 9。

胡萝卜烃类大多具有左右对称或近似对称结构，一般两端是由 2 个异戊二烯组成的六元环(环香叶烷衍生物)，且以下列 A、B 型为多(但亦有链状结构)，中间是由 4 个异戊二烯组成的碳链连接。结构中双键除少数化合物是不稳定的顺式双键外，大多数是反式双键。顺式双键经日光照射可转为反式。

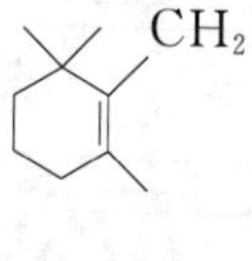

(A)

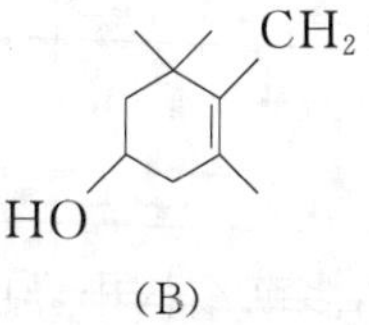

(B)

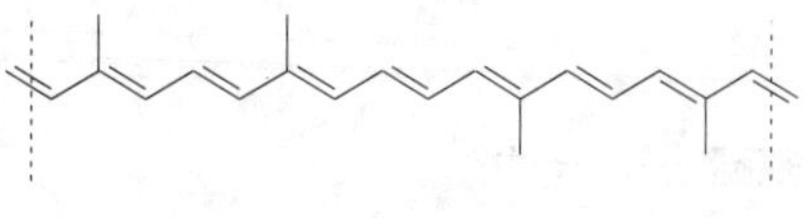

胡萝卜烃中间 4 个异戊二烯的连接方式

胡萝卜烃类化合物多为橙黄色至深红色结晶，溶于氯仿遇浓硫酸显蓝色反应。在空气中可被缓慢氧化成无色物质，但在体内变化不大。被吸收后经血液运行，从汗腺排出，可将皮肤染黄，故大量食用柑橘、南瓜等会出现此种现象，称“皮橙色病”或“胡萝卜色素沉着病”。天然胡萝卜素类化合物有防癌作用，可作为营养保健食品的强化添加剂。

自然界存在的胡萝卜烃类大多为四萜衍生物，近来还发现有四倍半萜色素和五萜色素，也有少于 40 个碳原子的，可视为是四萜的衍生物或代谢产物。

胡萝卜烃类色素常存在于植物叶中，多含于果实(番茄、西瓜、南瓜、辣椒、柿子等)、黄色花冠(蒲公英、毛茛等)、种子(玉米)、根(胡萝卜)和真菌、海藻中。在某些昆虫、鸟类和海洋生物中的软体动物、棘皮动物、鱼类等中亦有发现。

目前已发现的胡萝卜素类化合物约有 600 种，除不含氧的胡萝卜烯类（如，$\alpha$-、$\beta$-、$\gamma$-胡萝卜素、番茄红素）外，尚有含氧胡萝卜烯类，如含醇羟基的叶黄素、含酮基的辣椒红素和含环氧基的堇黄素等。$\beta$-胡萝卜素是维生素 A 元，在体内可转变为 2 分子维生素 A。

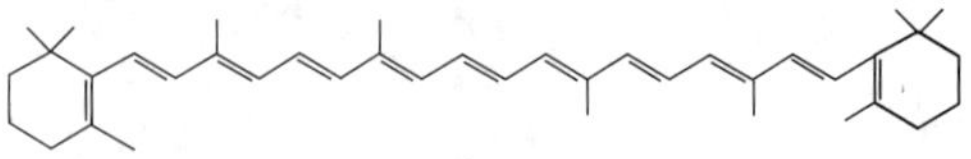

β-胡萝卜素

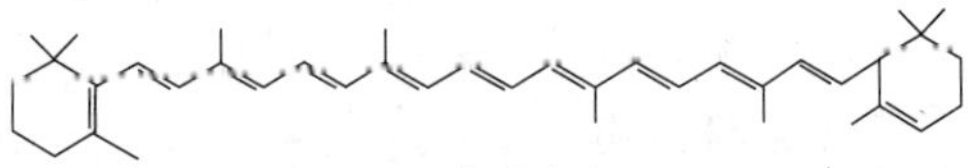

α-胡萝卜素

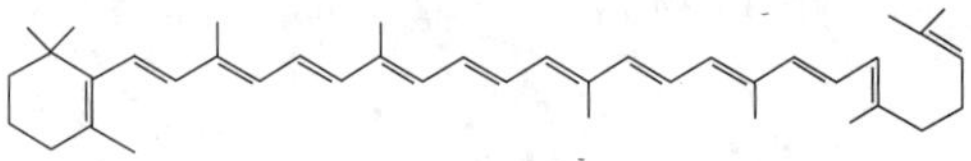

γ-胡萝卜素

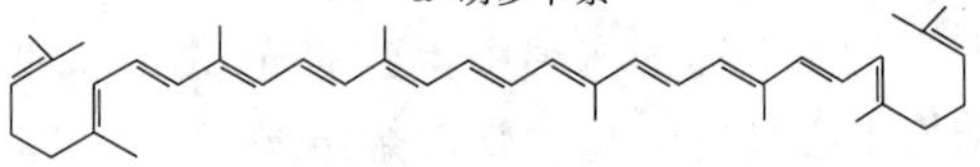

番茄红素

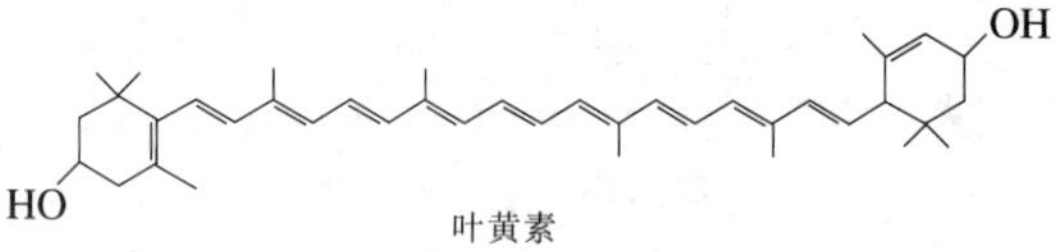

叶黄素

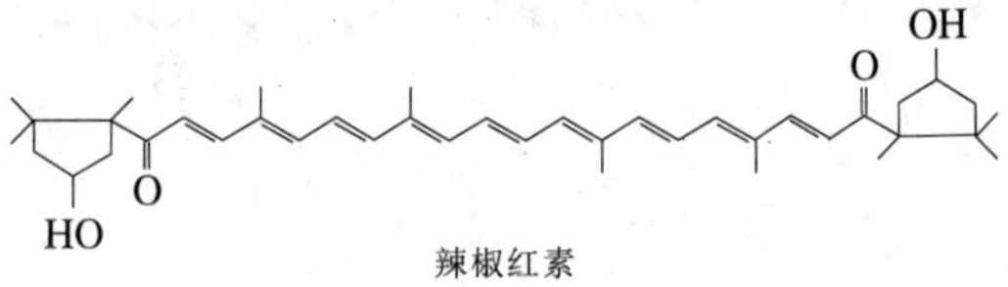

辣椒红素

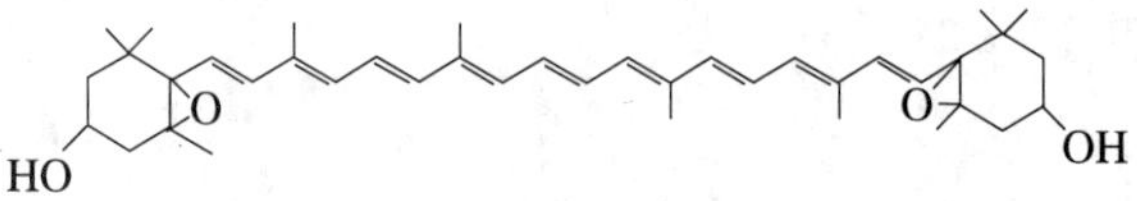

堇黄素

西红花酸和西红花素存在于西红花、黄栀子和密蒙花等中药中，后者为前者的 2 分子龙胆双糖苷，可认为是胡萝卜烯类化合物在植物体内被氧化降解的产物。

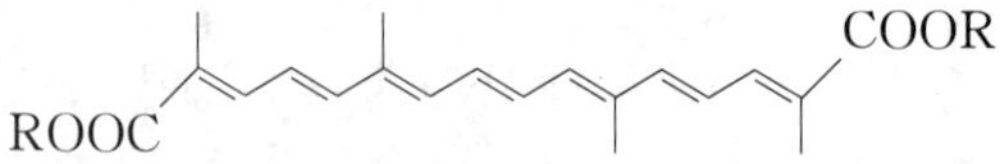

西红花酸　R＝H

西红花素　R＝glc $\overset{6}{—}$ glc

菌红素是一种五萜胡萝卜素类成分。

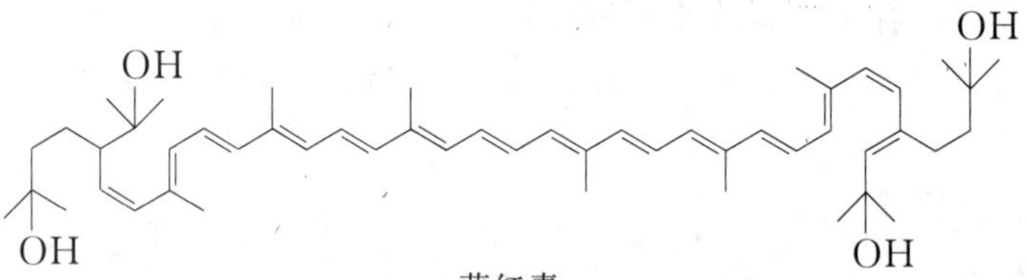

菌红素

## 二、多萜类化合物

多萜类化合物的生源与胡萝卜素类稍有不同，多萜结构中异戊二烯单位都是头尾相连，而四萜类是 2 分子二萜尾尾相连。

多萜类化合物分为橡胶和硬橡胶（杜仲胶）两类，橡胶存在于大戟科橡胶树、无花果等的乳汁中，其分子量约为 20 万，是顺式高分子多异戊烯化合物，因采集的橡胶乳液加乙酸或甲酸可析出固体生橡胶，再与硫低温结合，形成具弹性的硫化橡胶，故又称弹性橡胶。硬橡胶存在于马来胶木或杜仲树的树皮和叶中，分子量 2 万～3 万，是反式高分子异戊烯化合物。这类硬橡胶少弹性，但具可塑性，用于齿科填封剂、医疗外科用具、绝缘材料等。加硫性质同弹性橡胶。

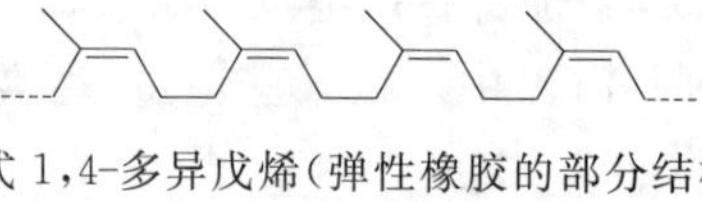

顺式 1,4-多异戊烯（弹性橡胶的部分结构）

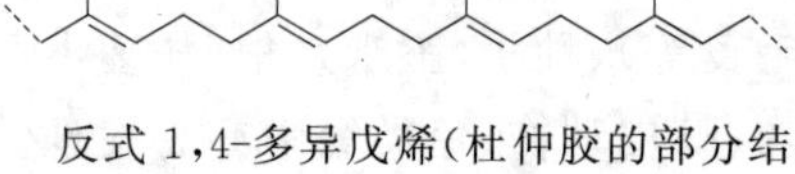

反式 1,4-多异戊烯（杜仲胶的部分结构）

## 第九节　萜类化合物的提取与分离

萜类化合物种类繁多，除游离体存在外，还有的以苷存在。关于苷类的提取分离在环烯醚萜类一节中已作介绍；三萜苷将在皂苷一章介绍；而游离的单萜和倍半萜多为挥发油的组成，其提取分离将在挥发油一章介绍；本节主要介绍其他一些游离萜类化合物的提取分离。

### 一、提取

游离的萜类化合物具有较强的亲脂性，溶于氯仿、乙醚、乙酸乙酯、苯等亲脂性有机溶剂，在甲醇、乙醇等亲水性有机溶剂中亦可溶解，但不溶于水。故一般用亲脂性有机溶剂提取，或用亲水性有机溶剂提取后减压回收溶剂至无醇味，再用亲脂性有机溶剂萃取；或再用系统溶剂(极性由小至大)法依次萃取，得到不同极性的萜类化合物，再进一步精制。

由于萜类化合物，尤其是倍半萜内酯类化合物易发生结构重排、二萜类易聚合而树脂化，引起结构变化，所以选用新鲜药材或迅速晾干的药材，并尽量避免酸、碱处理。

对于某些结构较稳定的内酯化合物，利用在热碱中开环成盐溶于水，酸化后又闭环的性质，采用碱溶酸沉淀法进行提取。

### 二、分离

一般采用吸附柱色谱法进行分离，常用的吸附剂是硅胶，亦有应用中性氧化铝。待分离物与吸附剂之比约为 1∶30～1∶60。洗脱剂一般选用非极性有机溶剂的混合溶液梯度洗脱，如石油醚-乙酸乙酯、苯-乙酸乙酯、苯-氯仿等。对极性较大的多羟基萜类也可选用氯仿-甲醇作洗脱剂。

对一些在混合物中含量较高的萜类化合物，也可利用结晶法分离，即萃取液回收到小体积时，析出结晶，滤得结晶后再进一步重结晶即得纯的萜类化合物。对内酯结构的萜类也可用碱溶酸沉淀法与非内酯类化合物分离。萜类生物碱也可用酸碱法分离等。

### 三、提取分离实例

穿心莲[Andrographis paniculata(Burm. f. )Nees]全草含多种二萜内酯，主要有穿心莲内酯、新穿心莲内酯和去氧穿心莲内酯。其中穿心莲内酯含量最多，三者的分离主要利用它们的极性不同，新穿心莲内酯极性大于穿心莲内酯，又大于去氧穿心莲内酯。

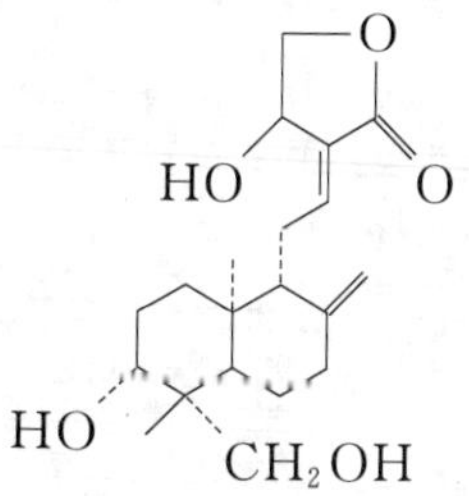

穿心莲内酯

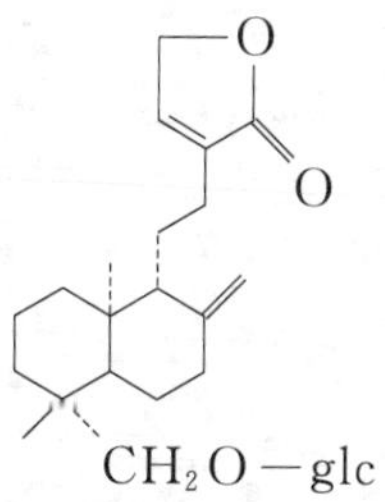

新穿心莲内酯

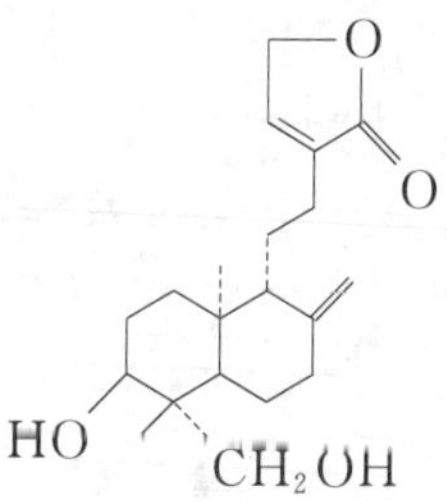

去氧穿心莲内酯

具体流程如下：

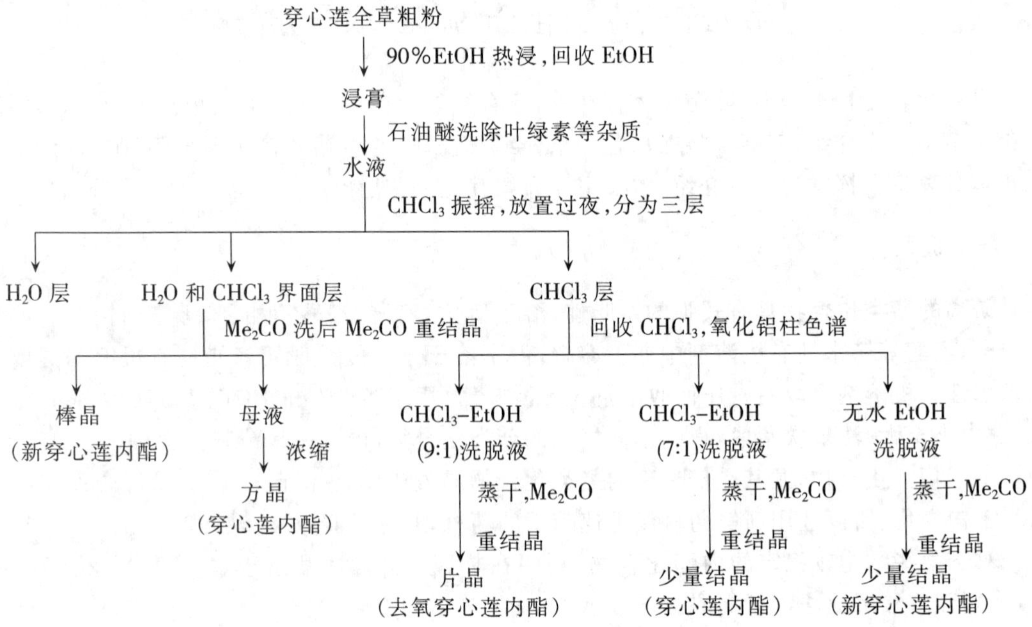
穿心莲全草粗粉
90%EtOH 热浸，回收 EtOH
浸膏
石油醚洗除叶绿素等杂质
水液
$CHCl_3$ 振摇，放置过夜，分为三层
$H_2O$ 层
$H_2O$ 和 $CHCl_3$ 界面层
$CHCl_3$ 层
$Me_2CO$ 洗后 $Me_2CO$ 重结晶
回收 $CHCl_3$，氧化铝柱色谱
棒晶
（新穿心莲内酯）
母液
浓缩
方晶
（穿心莲内酯）
$CHCl_3$-EtOH
(9:1)洗脱液
蒸干，$Me_2CO$
重结晶
片晶
（去氧穿心莲内酯）
$CHCl_3$-EtOH
(7:1)洗脱液
蒸干，$Me_2CO$
重结晶
少量结晶
（穿心莲内酯）
无水 EtOH
洗脱液
蒸干，$Me_2CO$
重结晶
少量结晶
（新穿心莲内酯）

# 第九章　皂苷类化合物

## 第一节　概　　述

植物体内一类苷类化合物的水溶液经振摇后可产生持久性的泡沫，类似肥皂，故将此类化合物称之为皂苷(saponins)，它们多数具有溶血作用。

皂苷按其苷元的结构可分为两大类，一类为甾体皂苷，一类为三萜皂苷。

甾体皂苷苷元大多数是螺甾烷及其生源相似的甾体化合物。甾体皂苷大部分分布于百合科、薯蓣科、石蒜科和玄参科、菝葜科、豆科等植物中。目前已发现这类皂苷化合物数目在一万种以上。甾体皂苷主要用于合成甾体避孕药和激素类药物的原料，用于临床的较少。如由黄山药植物中提取的甾体皂苷制成的地奥心血康胶囊含8种甾体皂苷，对冠心病、心绞痛发作疗效显著。由蒺藜果实中提取的总皂苷制成的制剂心脑舒痛具有扩冠、改善冠脉循环作用。此外，自平重楼中得到的甾体皂苷Ⅰ和Ⅳ，对P388、L1210和KB细胞有抑制作用。自薤白中得到的薤白皂苷体外试验显示具有较强的抑制ADP诱导的人血小板聚集作用等。甾体皂苷的防治心脑血管疾病、抗肿瘤、降血糖和免疫调节等作用引起了国际上的广泛关注。

三萜皂苷苷元多为四环三萜和五环三萜类化合物。三萜皂苷广泛分布于植物界，尤以五加科、豆科、桔梗科、远志科、伞形科和毛茛科等植物中更为普遍。中药人参、柴胡、黄芪、桔梗、远志、麦门冬、牛膝和木通等的主要化学成分即为三萜皂苷。三萜皂苷的生物活性是多方面的，如人参皂苷能促进RNA蛋白质的合成、调节机体代谢、增强免疫功能。柴胡皂苷具有抑制中枢神经系统和抗炎症作用，并能降低血浆中胆固醇和甘油三酯的浓度。大豆皂苷类有抑制脂质氧化的作用，并可抑制肝功能受损的发生，还可改善血清，实验还表明大豆皂苷具有抗凝血作用。七叶皂苷具有抗渗出、抗炎和抗淤血作用，能恢复毛细血管正常渗透性，提高毛细血管张力，对脑外伤及心血管疾病有较好的治疗作用等。

皂苷类化合物中常见的糖有D-葡萄糖、L-鼠李糖、D-半乳糖、L-阿拉伯糖、D-木糖等，在一些三萜皂苷中还可见到D-葡萄糖醛酸和D-半乳糖醛酸。在甾体皂苷中还常存在有酮糖，皂苷中的糖缩合时可形成直链糖链或支链糖链。

皂苷类化合物中糖链大多数与苷元$C_3$位羟基相连的，也有与其他位置羟基相连的，有的还与苷元中的羧基缩合成酯苷链，这种结构的皂苷又称为酯皂苷。皂苷苷元上的糖链一般为1～2个，称为单糖链皂苷(单皂苷)、双糖链皂苷(双皂苷)，但亦有在皂苷元上接3条糖链的，称三糖链皂苷，如黄芪苷Ⅶ。

皂苷类化合物结构中若含有羧基(苷元或糖部分)，称酸性皂苷，这种情况常存在于五环三萜皂苷类化合物。若皂苷结构中不含羧基，则称为中性皂苷。

# 第二节　皂苷类化合物的结构类型

## 一、甾体皂苷

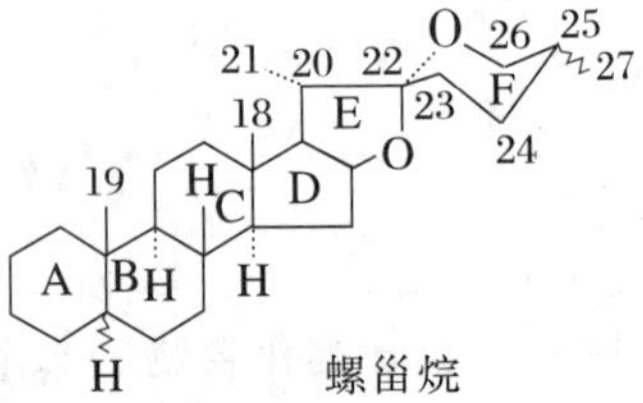

螺甾烷

甾体皂苷的皂苷元属螺甾烷的衍生物，由27个碳原子组成，有A、B、C、D、E、F六个环，其中A、B、C、D四个环为甾核，E、F两个环相当于甾核$C_{17}$位的侧链部分，其中$C_{22}$是E环和F环共享的碳原子，以螺缩酮的方式连接。

螺甾烷母核A/B环有顺、反两种稠合，也有$\Delta^{5,6}$及A环为苯环的情况，B/C、C/D环常为反式稠合。$C_{17}$侧链部分有3个不对称碳原子$C_{20}$、$C_{22}$和$C_{25}$，其中$C_{20}$位甲基多为$\alpha$-取向，$C_{22}$位氧原子亦为$\alpha$-取向，$C_{25}$位有$R$和$S$两种构型，当$C_{25}$位甲基为竖键（直立键、$a$键）时，为$\beta$-取向，其绝对构型为$S$型（又称L型或neo型），此种母核即为螺旋甾烷；当$C_{25}$位甲基为横键（平伏键、$e$键）时，为$\alpha$-取向，其绝对构型为$R$型（又称D型或iso型），此种母核称异螺旋甾烷。这两类母核以$C_{25}R$型较稳定，$C_{25}S$型易转化为$C_{25}R$型。

甾体皂苷元除上述的螺旋甾烷和异螺旋甾烷两种主要类型外，尚有F环为五元四氢呋喃环的变形螺甾烷和F环为开链的呋甾烷两类。

在甾体皂苷元分子中含多个羟基，$C_3$位大多数有$\beta$-羟基，少数为$\alpha$-羟基，其他位置也可有羟基存在。有些皂苷元结构中尚含羰基或双键，羰基常在$C_3$、$C_6$、$C_7$、$C_{11}$、$C_{12}$和$C_{15}$位，其中$C_{12}$位存在羰基的较多，是合成肾上皮质激素所需要的条件。双键多在$\Delta^{5,6}$位，其他在$\Delta^{9,11}$或$\Delta^{25,27}$亦可存在。

### （一）螺旋甾烷醇类甾体皂苷

属于此类的皂苷如中药知母中的知母皂苷A-Ⅲ，其糖链为直链。剑麻中皂苷水解所得的剑麻皂苷元，结构中$C_{12}$位为羰基，是重要的合成激素类药物的原料。

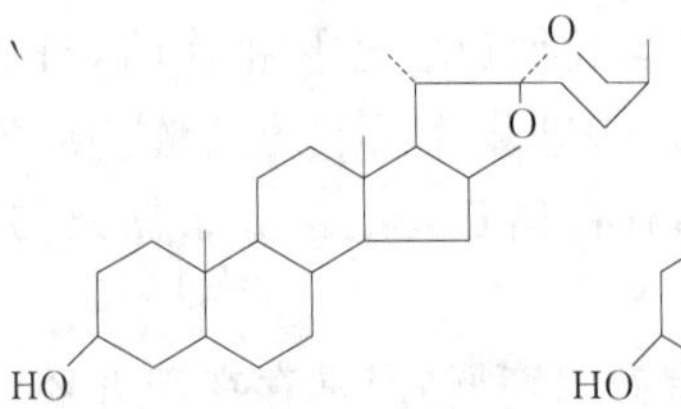

螺旋甾烷醇

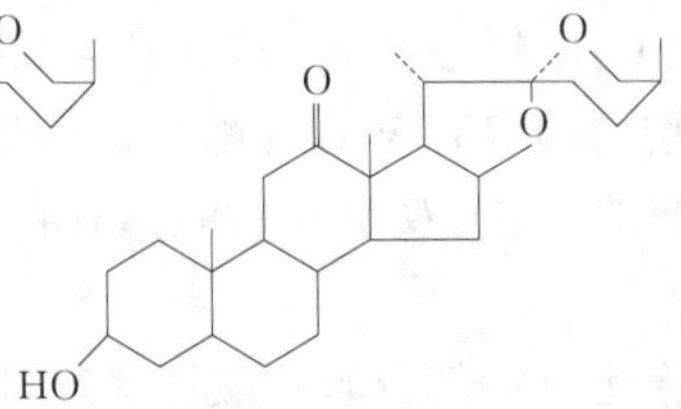

剑麻皂苷元

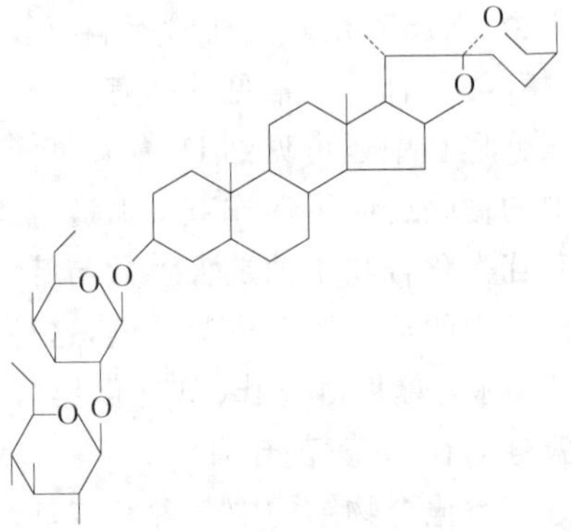

知母皂苷A-Ⅲ

### （二）异螺旋甾烷醇类甾体皂苷

属于此类的甾体皂苷数目相对较多，如薯蓣中的薯蓣皂苷，其糖链为分支低聚糖，水解所得的薯蓣皂苷元，是合成药物中的重要原料。又如存在于沿阶草中的沿阶草皂苷D为糖链不连接在皂苷元$C_3$位羟基上的皂苷。

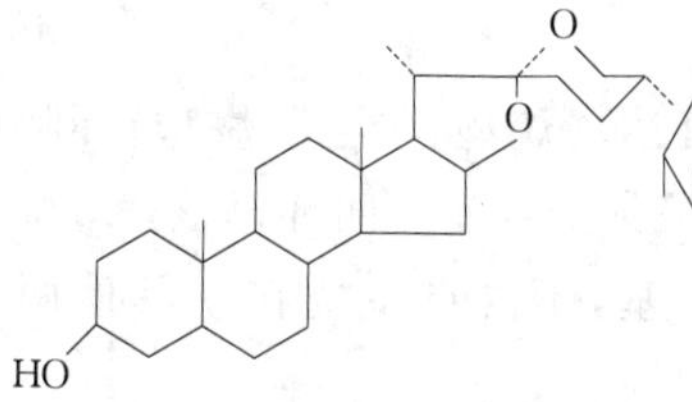

异螺旋甾烷醇

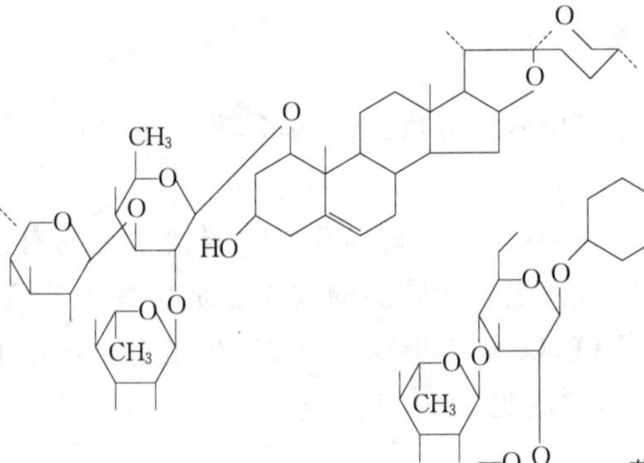

沿阶草皂苷 D

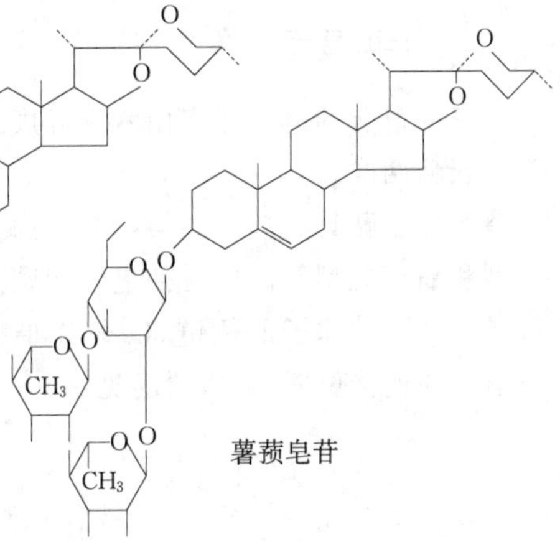

薯蓣皂苷

（三）呋甾烷醇类甾体皂苷

属于此类的皂苷母核 F 环是开裂的，其开裂部分 $C_{22}$ 位有 $\alpha$—OH 或 $\alpha$—$OCH_3$；$C_{26}$ 位有 $\beta$—OH，并和 $\beta$-D-葡萄糖缩合，故此类皂苷都为双糖链皂苷。$C_{26}$ 位形成的苷键易被植物体中的 $\beta$-葡萄糖苷酶水解，成为单糖链皂苷，而酶解产生的 $C_{26}$-羟基和 $C_{22}$-羟基脱水环合，形成 F 环，即成为螺旋甾烷或异螺旋甾烷母核的甾体皂苷。如菝葜根中与菝葜皂苷共存的原菝葜皂苷即为此类。从中药薤白中得到的薤白皂苷亦属此类，但 E 环中 $C_{20}$ 和 $C_{22}$ 位之间为双键，无 $C_{22}$ 位 $\alpha$-羟基。

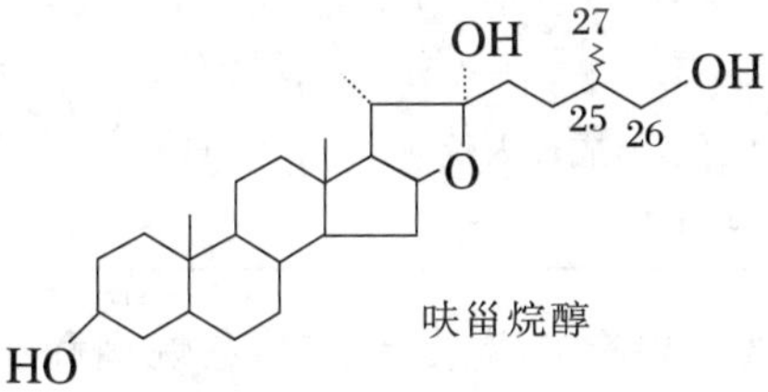

呋甾烷醇

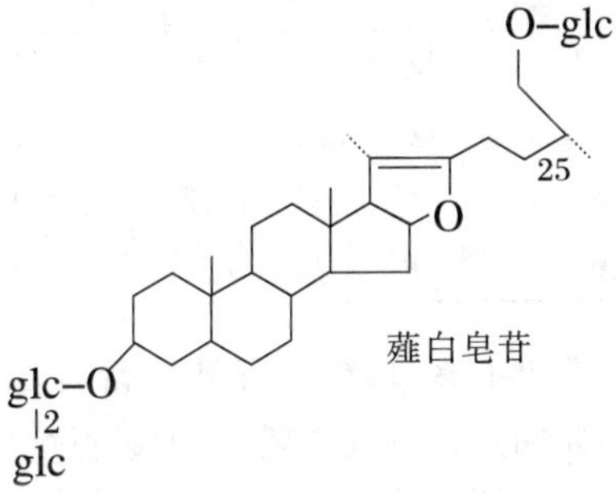

薤白皂苷

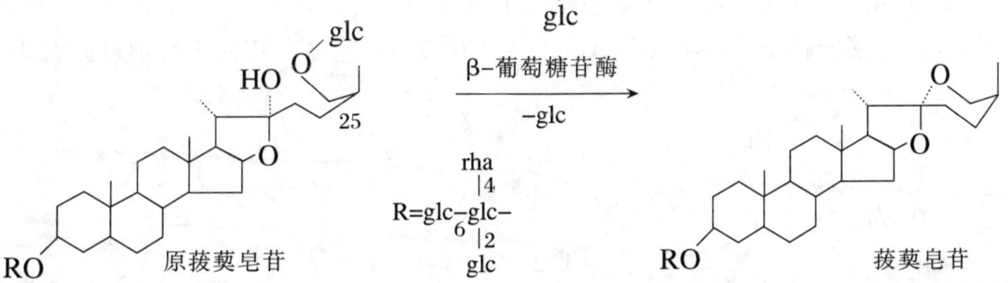


原菝葜皂苷　　菝葜皂苷

（四）变形螺甾烷醇类甾体皂苷

属于此类皂苷的数目不多，其结构特点是 F 环为四氢呋喃环。通常 $C_{26}$ 位连接羟基，并与 $\beta$-D-葡萄糖缩合，故此类皂苷常为双糖链皂苷。如从新鲜茄属植物颠茄中分得的颠茄皂苷 A 和 B，其皂苷元是纽替皂苷元。

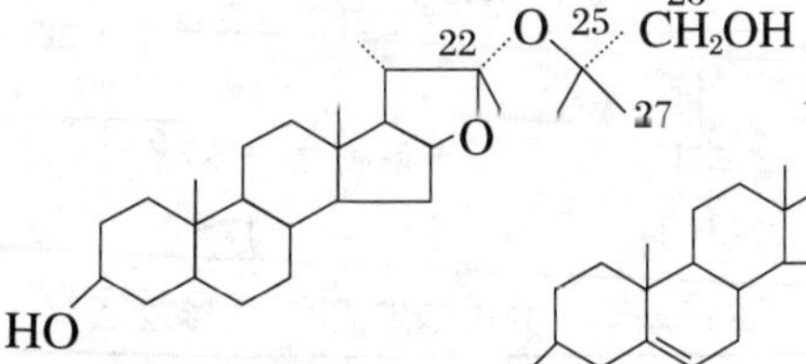

变形螺甾烷醇

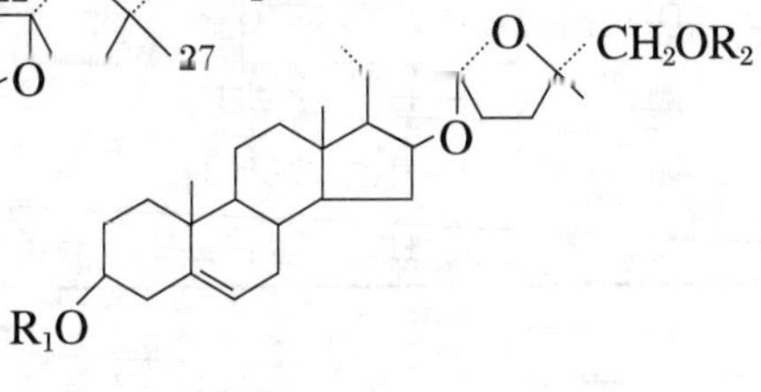

| | | |
|---|---|---|
| 纽替皂苷元 | $R_1=R_2=H$ | |
| 颠茄皂苷 A | $R_1$=rha$\overset{4}{—}$glc— (2-rha) | $R_2$=glc |
| 颠茄皂苷 B | $R_1$=glc$\overset{3}{—}$gal— (2-rha) | $R_2$=glc |

## 二、三萜皂苷

三萜皂苷的皂苷元多由六个异戊二烯构成，是具有 30 个碳原子的化合物，有四环三萜和五环三萜两类。

四环三萜具有多种碳架，四环三萜皂苷元的碳架常见的有达玛烷型、羊毛脂烷型、环阿屯烷型和葫芦烷型等。这几种皂苷元碳架的共同点是具有环戊烷骈全氢菲的四环母核，$C_{17}$位连接具有 8 个碳原子的侧链，$C_4$位连偕碳二甲基，$C_{14}$位连 $\alpha$-甲基，不同点主要在于其他两个 $\beta$-甲基的连接位置，具体情况见表 9-1。

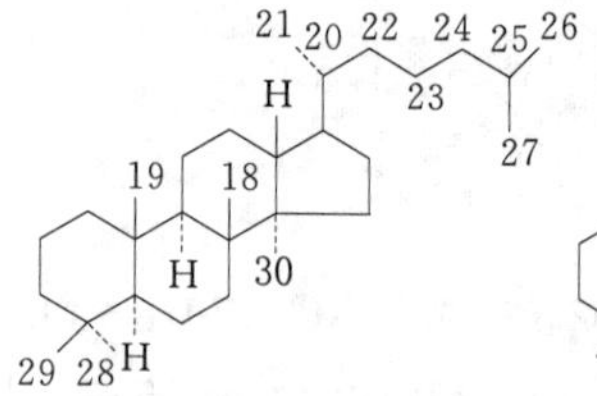

达玛烷

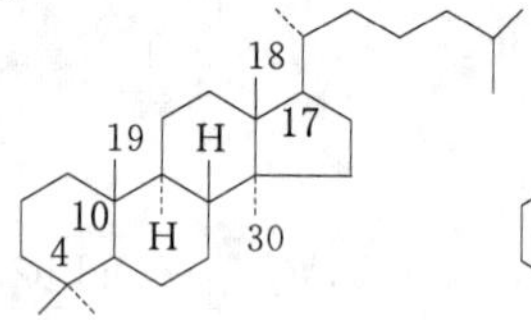

羊毛脂烷

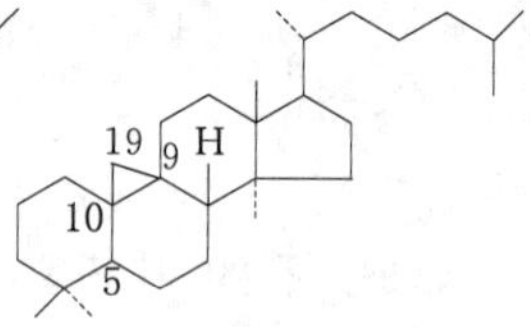

环阿屯烷

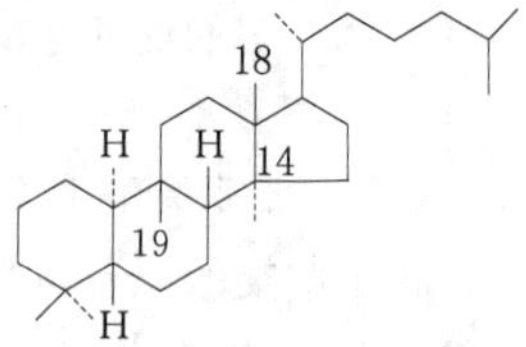

葫芦烷

**表 9-1 几种四环三萜皂苷元碳架的区别**

| 类型 | 环稠合方式 | | | 碳上取代基 | | | | $C_{20}$构型 |
|---|---|---|---|---|---|---|---|---|
| | A/B | B/C | C/D | $C_8$ | $C_9$ | $C_{10}$ | $C_{13}$ | |
| 达玛烷型 | 反 | 反 | 反 | $\beta$—$CH_3$ | $\alpha$—H | $\beta$—$CH_3$ | $\beta$—H | $R$ 或 $S$ |
| 羊毛脂烷型 | 反 | 反 | 反 | $\beta$—H | $\alpha$—H | $\beta$—$CH_3$ | $\beta$—$CH_3$ | $R$ |
| 环阿屯烷型 | 反 | | 反 | $\beta$—H | 与 $C_{19}$ 形成环丙烷 | | $\beta$—$CH_3$ | $R$ |
| 葫芦烷型 | 反 | 顺 | 反 | $\beta$—H | $\beta$—$CH_3$ | $\alpha$—H | $\beta$—$CH_3$ | $R$ |

五环三萜亦有多种碳架，五环三萜皂苷元的碳架主要有齐墩果烷型、乌苏烷型和羽扇豆烷型。它们的共同点是有五个环，除羽扇豆烷的 E 环为五元环外，其他皆为五个六元环形成的多氢蒎，此外，$C_4$位连接偕碳二甲基，$C_8$、$C_{10}$、$C_{17}$连接 $\beta$-甲基，$C_{14}$连接 $\alpha$-甲基。区别点见表 9-2。

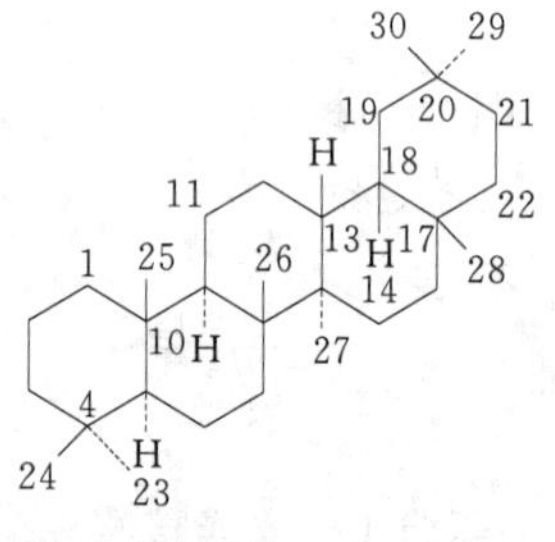

齐墩果烷

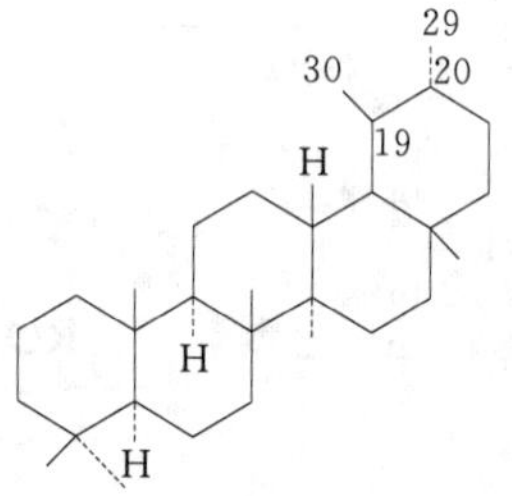

乌苏烷

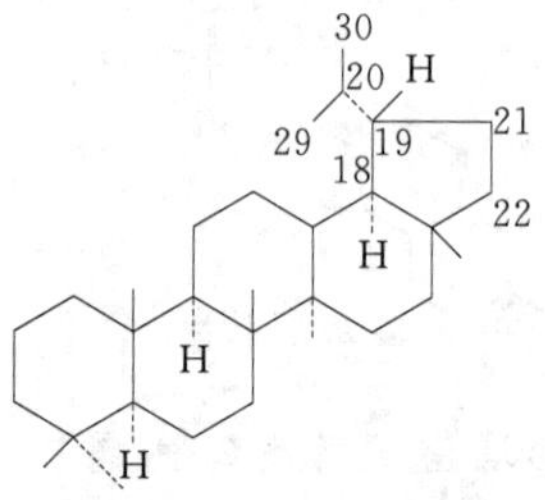

羽扇豆烷

**表 9-2 几种五环三萜皂苷元碳架的区别**

| 类型 | 环稠合方式 | | | | 碳上取代基 | | |
|---|---|---|---|---|---|---|---|
| | A/B | B/C | C/D | D/E | $C_{18}$ | $C_{19}$ | $C_{20}$ |
| 齐墩果烷型 | 反 | 反 | 反 | 顺 | $\beta$—H | 2H | 偕碳二甲基 |
| 乌苏烷型 | 反 | 反 | 反 | 顺 | $\beta$—H | $\beta$—$CH_3$ | $\alpha$—$CH_3$ |
| 羽扇豆烷型 | 反 | 反 | 反 | 反 | $\alpha$—H | 异丙基 | 异丙基组成 C，且形成 $\Delta^{20,29}$ |

在三萜皂苷元分子中常有多个羟基存在，通常具有 $C_3$ 位的 $\beta$-羟基，此羟基常与糖链缩合成苷，其他位置亦可存在羟基，有的也可与糖链缩合。此外，结构中可有双键、羰基、环氧基、羧基等存在。

（一）四环三萜皂苷

1. 达玛烷型四环三萜皂苷

人参根、茎和叶中含有多种人参皂苷，大多数为此类皂苷（人参皂苷 Ro 例外，属五环三萜齐墩果烷型皂苷），其苷元有 2 种，一种为 20(S)-原人参二醇（A 型），一种为 20(S)-原人参三醇（B 型），各形成多种皂苷，有的为单糖链皂苷，有的为双糖链皂苷。

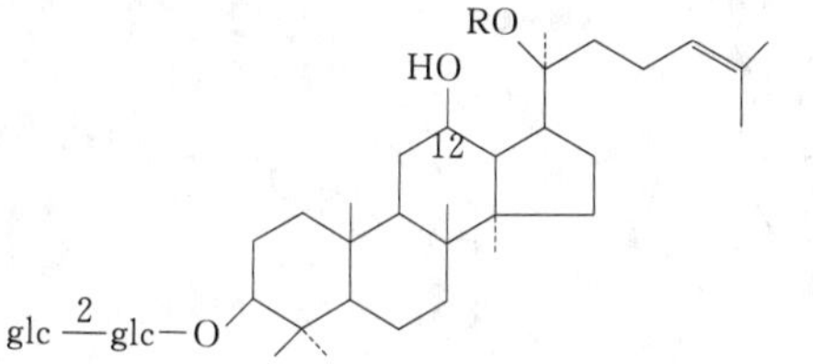

20(*S*)-原人参二醇型皂苷

| | R |
|---|---|
| $Ra_1$ | $-\mathrm{glc}\overset{6}{—}\mathrm{ara(p)}\overset{4}{—}\mathrm{xyl}$（p 表示为吡喃型糖） |
| $Ra_2$ | $-\mathrm{glc}\overset{6}{—}\mathrm{ara(f)}\overset{2}{—}\mathrm{xyl}$（f 表示为呋喃型糖） |
| $Rb_1$ | $-\mathrm{glc}\overset{6}{—}\mathrm{glc}$ |
| $Rb_2$ | $-\mathrm{glc}\overset{6}{—}\mathrm{ara(p)}$ |
| Rc | $-\mathrm{glc}\overset{6}{—}\mathrm{ara(f)}$ |
| Rd | $-\mathrm{glc}$ |
| $Rg_1$ | H(20*R*) |

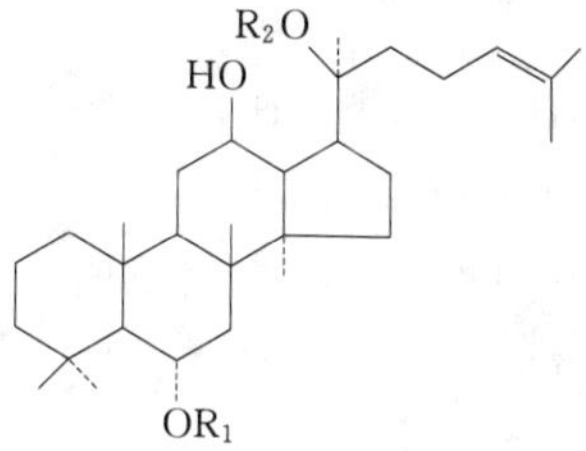

20(S)-原人参三醇型皂苷

| | $R_1$ | $R_2$ |
|---|---|---|
| Re | $-\mathrm{glc}\overset{2}{—}\mathrm{rha}$ | glc |
| Rf | $-\mathrm{glc}\overset{2}{—}\mathrm{rha}$ | H(20*S*) |

酸枣仁（酸枣成熟种子）对动物具有镇静、安定作用，其中含有酸枣仁皂苷 A 和 B。自大枣中得到枣皂苷Ⅰ、Ⅱ、Ⅲ，它们的皂苷元都是酸枣仁皂苷元。其结构中具有四氢呋喃环和四氢吡喃环，$C_{20}$ 为 *S* 构型，$C_{23}$ 为 *R* 构型。

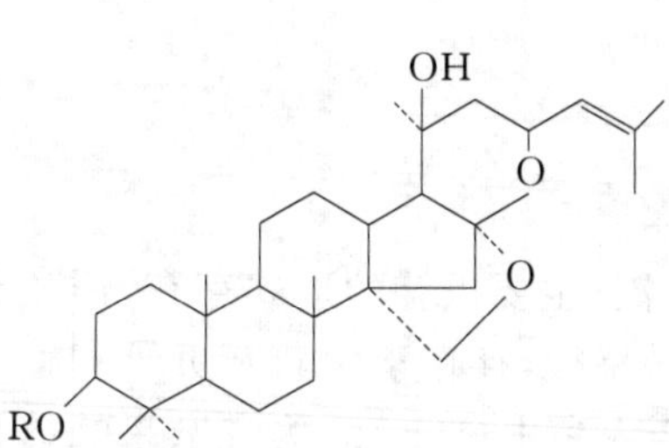

| | R |
|---|---|
| 酸枣仁皂苷 A | $-\mathrm{ara}\overset{3}{—}\mathrm{glc}\overset{6}{—}\mathrm{glc}$；ara $\overset{2}{|}$ rha；glc $\overset{2}{|}$ xyl |
| 酸枣仁皂苷 B | $-\mathrm{ara}\overset{3}{—}\mathrm{glc}\overset{2}{—}\mathrm{xyl}$；ara $\overset{2}{|}$ rha |
| 枣皂苷Ⅰ | $-\mathrm{ara}\overset{3}{—}\mathrm{glc}$；ara $\overset{2}{|}$ 6 - deoxytalose（6 -去氧塔罗糖） |
| 枣皂苷Ⅱ | $-\mathrm{ara}\overset{3}{—}\mathrm{glc}$；ara $\overset{2}{|}$ rha |
| 枣皂苷Ⅲ | $-\mathrm{ara}\overset{3}{—}\mathrm{glc}\overset{2}{—}\mathrm{xyl}$；ara $\overset{2}{|}$ 6 - deoxytalose |

2. 羊毛脂烷型四环三萜皂萜

此类皂苷广泛分布于植物界及海洋生物中，如海参、海星等。从海绵（asteropus sarasinosum）中得到的30-去甲羊毛脂烷型（皂苷元由29个碳原子构成）三萜皂苷有9种，如

sarasinoside $A_1$，结构中糖链由 5 个糖组成，其中有 2 个为 2-乙酰氨基糖。中药黄芪中所含的皂苷属环阿屯烷型四环三萜皂苷，在酸水中水解时，除得到环阿屯烷型皂苷元环黄芪醇外，还获得羊毛脂烷型化合物黄芪醇，这是环黄芪醇结构中的环丙烷环在酸水解时开裂形成的次生结构，不是真正的皂苷元。

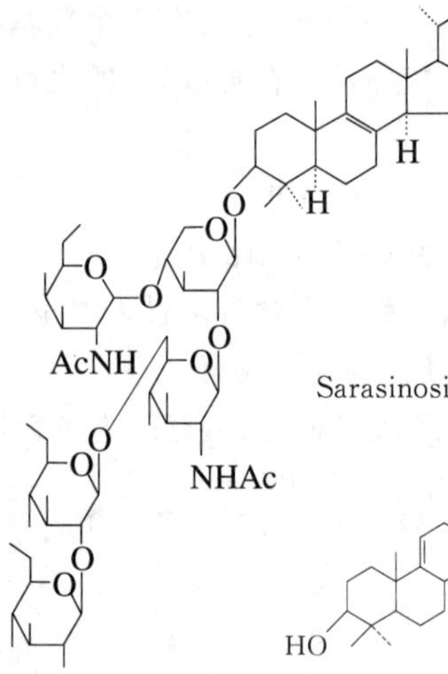


Sarasinoside $A_1$

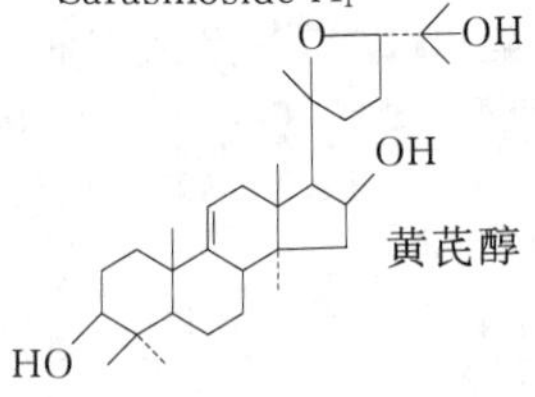


黄芪醇

3. 环阿屯烷型四环三萜皂苷

中药膜荚黄芪具有补气、强状之功效，其主要成分为皂苷，其中绝大多数为环阿屯烷型四环三萜皂苷，如黄芪苷Ⅰ、Ⅴ、Ⅶ等，它们的皂苷元都为环黄芪醇，其中黄芪苷Ⅶ是自然界发现的第一个三糖链三萜皂苷。

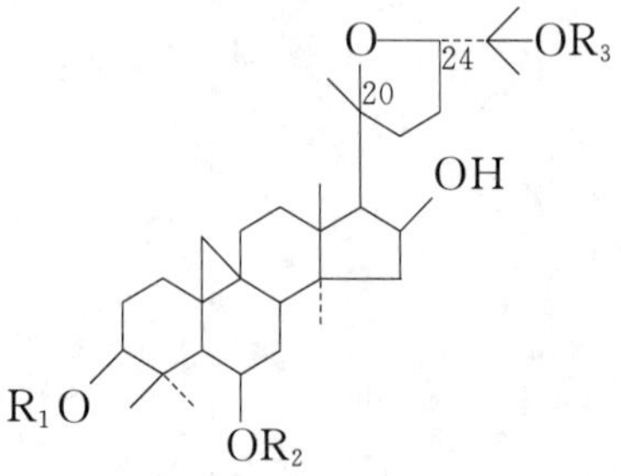


| | $R_1$ | $R_2$ | $R_3$ |
|---|---|---|---|
| 环黄芪醇 | H | H | H |
| 黄芪苷Ⅰ | xyl(2,3 二乙酰基) | glc | H |
| 黄芪苷Ⅴ | $-xyl\overset{2}{—}glc$ | H | glc |
| 黄芪苷Ⅶ | xyl | glc | glc |

4. 葫芦烷型四环三萜皂苷

葫芦科植物中含有葫芦烷型化合物，总称为葫芦苦素类。其中有些为皂苷类化合物，如具有镇咳清热作用的中药罗汉果果实中的成分罗汉果甜素Ⅴ即为此类皂苷。

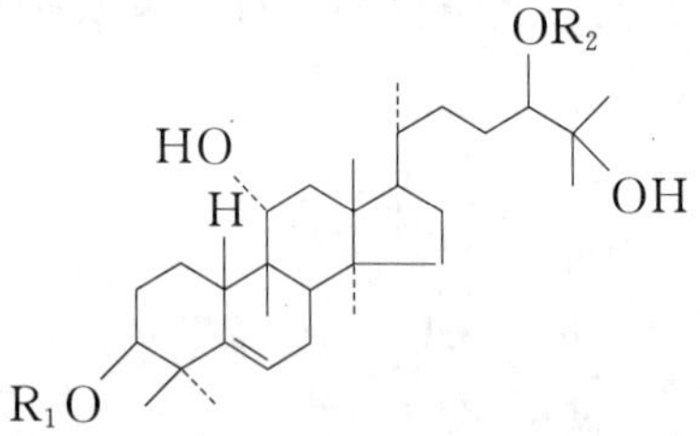


| | $R_1$ | $R_2$ |
|---|---|---|
| 罗汉果甜素苷元 | H | H |
| 罗汉果甜素Ⅴ | $-glc\overset{6}{—}glc$ | $-glc\overset{6}{—}glc$ (glc 的 2 位连 glc) |

（二）五环三萜皂苷

1. 齐墩果烷型五环三萜皂苷

齐墩果烷又称 β-香树脂烷，此类三萜在植物界中分布广泛，主要以苷的形式存在，但亦有以游离状态或酯的形式存在。其中分布较广的游离体是齐墩果酸，存在于中药女贞子和青叶胆全草中，具有降转氨酶作用，是治疗肝炎的有效药物。中药人参中皂苷 Ro 为齐墩果酸的苷类(C 型人参皂苷)。

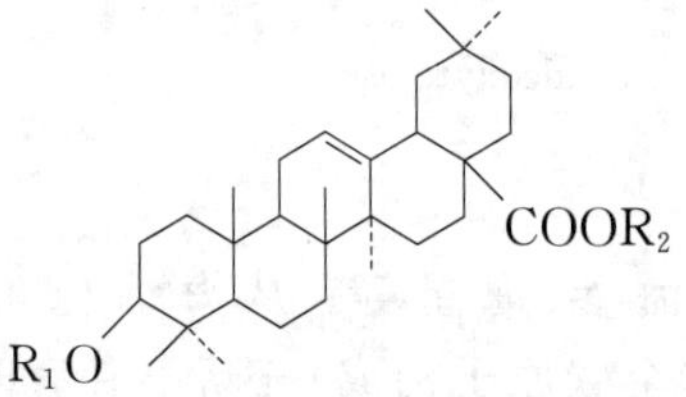


| | $R_1$ | $R_2$ |
|---|---|---|
| 齐墩果酸 | H | H |
| 人参皂苷 Ro | $-gluc\ A\overset{2}{—}glc$ | glc |

(gluc A 葡萄糖醛酸)

中药甘草具有广泛的药理作用，包括抗溃疡、抗炎、镇咳、镇静等。其主要有效成分是甘草酸（甘草皂苷、甘草甜素），由两分子 D-葡萄糖醛酸和皂苷元甘草次酸形成，其中 D-葡萄糖醛酸苷键构型一分子为 $\alpha$-，另一分子为 $\beta$-。甘草酸和甘草次酸都具有促肾上皮质激素（ACTH）样的生物活性，临床用于胃溃疡病的治疗。自甘草中尚得到乌拉尔甘草皂苷 A 和 B，其组成与甘草酸相似，但葡萄糖醛酸的连接位置或构型有所不同。

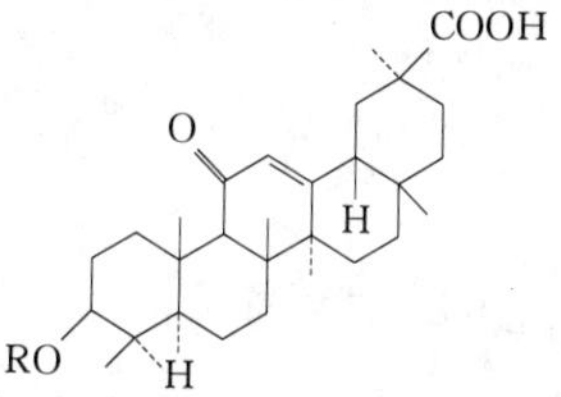


| | R |
|---|---|
| 甘草次酸 | H |
| 甘草酸 | $\overset{\alpha}{—}$gluc A$\overset{2\beta}{—}$gluc A |
| 乌拉尔甘草皂苷 A | $\overset{\beta}{—}$gluc A$\overset{2\beta}{—}$gluc A |
| 乌拉尔甘草皂苷 $\beta$ | $\overset{\beta}{—}$gluc A$\overset{3\beta}{—}$gluc A |

中药柴胡有北柴胡和南柴胡，都为伞形科柴胡属植物，含齐墩果烷型五环三萜皂苷，已证明这些皂苷为柴胡的有效成分，具有镇静、止痛、解热、镇咳和抗炎等作用。目前从柴胡属植物中已分得这类皂苷化合物近百种，其中柴胡皂苷 a 和 d 等是柴胡的主要成分。柴胡皂苷类成分的研究是从日本产三岛柴胡根开始的，从中得到 3 种柴胡皂苷 a、c、d，而酸水解得到的柴胡皂苷元有 8 种，其中皂苷元 E、F、G 分别为柴胡皂苷 c、a、d 的苷元，而皂苷元 A、B、C、D 均为在提制过程中得到的次生物，另有一种皂苷元为长刺皂苷元。

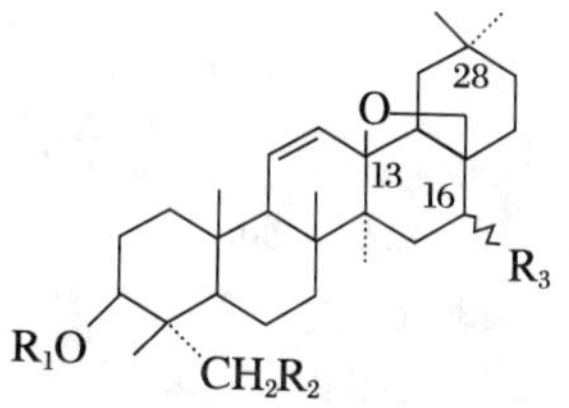


| 柴胡皂苷 | $R_1$ | $R_2$ | $R_3$ | 柴胡皂苷元 | $R_1$ | $R_2$ | $R_3$ |
|---|---|---|---|---|---|---|---|
| 柴胡皂苷 c | —glc$\overset{6}{—}$glc<br>\|4<br>rha | H | $\beta$—OH | 柴胡皂苷元E | H | H | $\beta$—OH |
| 柴胡皂苷 a | —fuc$\overset{3}{—}$glc | OH | $\beta$—OH | 柴胡皂苷元F | H | OH | $\beta$—OH |
| 柴胡皂苷 d | —fuc$\overset{3}{—}$glc | OH | $\alpha$—OH | 柴胡皂苷元G | H | OH | $\alpha$—OH |
| 柴胡皂苷 e | —fuc$\overset{3}{—}$glc | H | $\beta$—OH | 柴胡皂苷元E | | | |

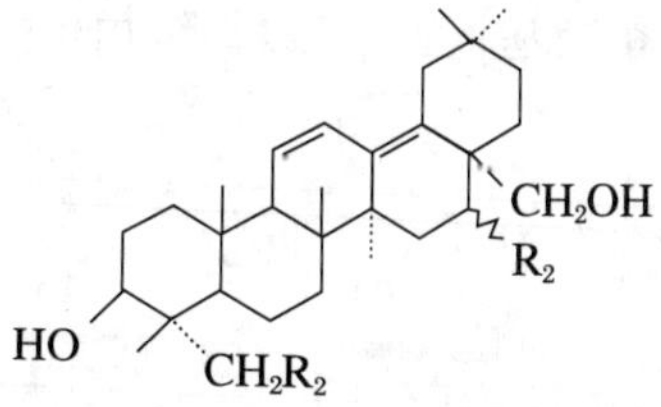


| | $R_1$ | $R_2$ |
|---|---|---|
| 柴胡皂苷元 A | OH | $\beta$—OH（由柴胡皂苷元 F 产生） |
| 柴胡皂苷元 C | H | $\beta$—OH（由柴胡皂苷元 E 产生） |
| 柴胡皂苷元 D | OH | $\alpha$—OH（由柴胡皂苷元 G 产生） |

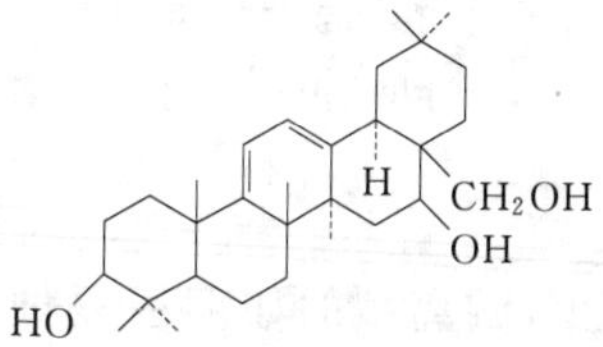


柴胡皂苷元 B

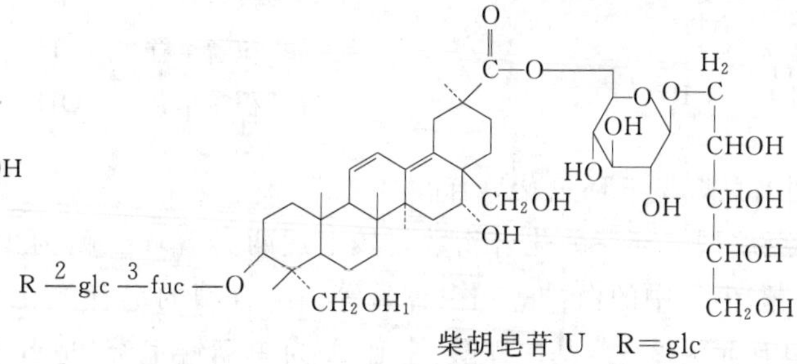


柴胡皂苷 U　R=glc

柴胡皂苷 V　R=H

在柴胡中尚分得柴胡皂苷 e、u、v、f 等，其中柴胡皂苷 e 的苷元与柴胡皂苷 c 的苷元相同，而糖链与柴胡皂苷 a 和 d 相同。柴胡皂苷 u 和 v 是从南柴胡和北柴胡中得到的双糖链皂苷，除 $C_3$ 位羟基与糖成苷外，$C_{30}$ 位羧基与糖链形成酯苷，而且此糖链部分有直链多元醇存在。柴胡皂苷 f 是长刺皂苷元的三糖苷，而长刺皂苷元可能是其他皂苷元的前体，它可形成柴胡皂苷元 E，如再在 $C_{23}$ 位进行羟基化，又可形成柴胡皂苷元 F。

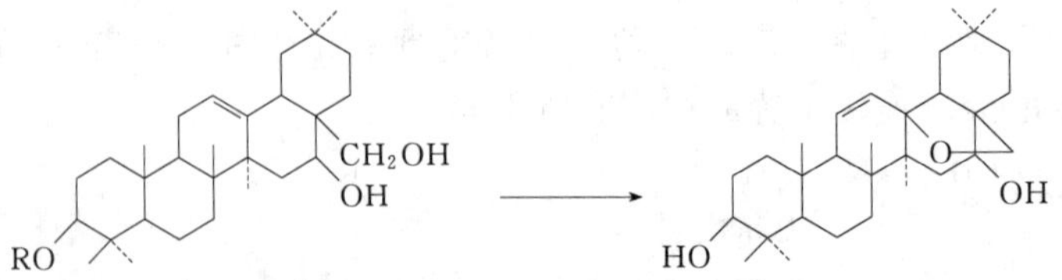

长刺皂苷元　R=H

柴胡皂苷 f　R=—glc $\overset{6}{—}$ glc（glc 的 4 位连 rha）

柴胡皂苷元 E

2. 乌苏烷型五环三萜皂苷

乌苏烷（α-香树脂烷）型五环三萜皂苷的皂苷元大多数为乌苏酸（熊果酸）的衍生物。乌苏酸在熊果叶、女贞叶、栀子、车前草、石榴叶和果实中皆有存在，对革兰氏阳性细菌、阴性细菌和酵母菌有抑制作用，能降低大鼠体温及有安定作用。

中药地榆除含鞣质外，还含有乌苏酸形成的皂苷，如地榆皂苷 B 和 E。由 19α-羟基乌苏酸形成的皂苷，如地榆皂苷Ⅰ和Ⅱ。

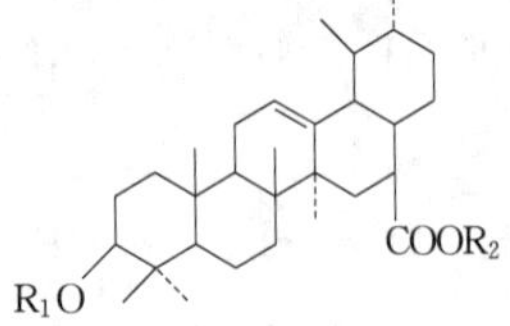

| | $R_1$ | $R_2$ |
|---|---|---|
| 乌苏酸 | H | H |
| 地榆皂苷 B | ara(p) | H |
| 地榆皂苷 E | ara(p) | 3-Ac-glc |

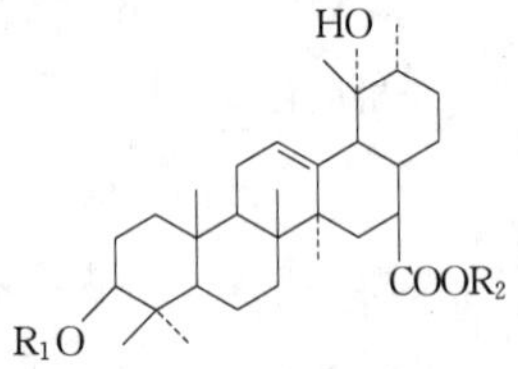

| | $R_1$ | $R_2$ |
|---|---|---|
| 19α-羟基乌苏酸 | H | H |
| 地榆皂苷Ⅰ | ara(p) | H |
| 地榆皂苷Ⅱ | ara(p) | glc |

伞形科植物积雪草粗皂苷具有促进创伤愈合作用。由粗皂苷中分得多种皂苷，如积雪草苷和羟基积雪草苷等，它们的苷元分别为积雪草酸（亚细亚酸）和羟基积雪草酸，糖链由 2 分子葡萄糖和 1 分子鼠李糖组成，而且与 $C_{28}$ 羧基缩合成酯皂苷。

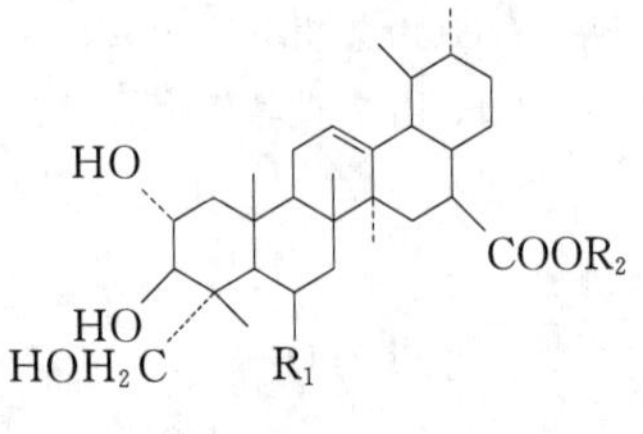

| | $R_1$ | $R_2$ |
|---|---|---|
| 积雪草酸 | H | H |
| 羟基积雪草酸 | OH | H |
| 积雪草苷 | H | $-glc\overset{6}{—}glc\overset{4}{—}rha$ |
| 羟基积雪草苷 | OH | $-glc\overset{6}{—}glc\overset{4}{—}rha$ |

3. 羽扇豆烷型五环三萜皂苷

羽扇豆烷型五环三萜化合物数目较上述两类五环三萜为少，游离型的如羽扇豆种子中的羽扇豆醇、酸枣仁中的白桦醇和白桦酸等。结合型的皂苷类化合物如白头翁根中含有的多种皂苷，其皂苷元为 23-羟基白桦酸，皂苷 A 为单糖链皂苷，皂苷 C 为双糖链皂苷。值得注意的是毛茛科白头翁属多种植物都作白头翁入药，治疗阿米巴痢疾和阴道滴虫，它们都含有皂苷，但有些白头翁属植物中的皂苷类化合物的皂苷元不是 23-羟基白桦酸，而是齐墩果烷型的常春藤皂苷元，糖链组成相似。

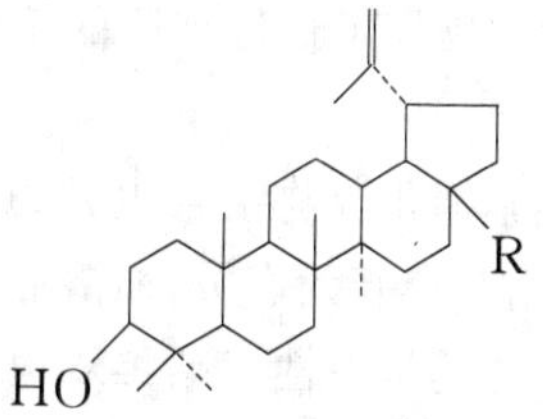

羽扇豆醇　$R=CH_3$

白桦醇　$R=CH_2OH$

白桦酸　$R=COOH$

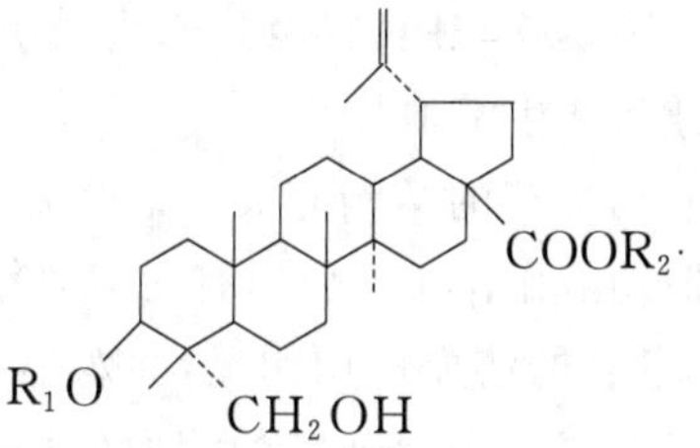

23-羟基白桦酸　$R_1=R_2=H$

白头翁皂苷 A　$R_1=ara$　$R_2=H$

白头翁皂苷 C　$R_1=-ara\xrightarrow{2}rha$

$R_2=-glc\xrightarrow{6}glc\xrightarrow{4}rha$

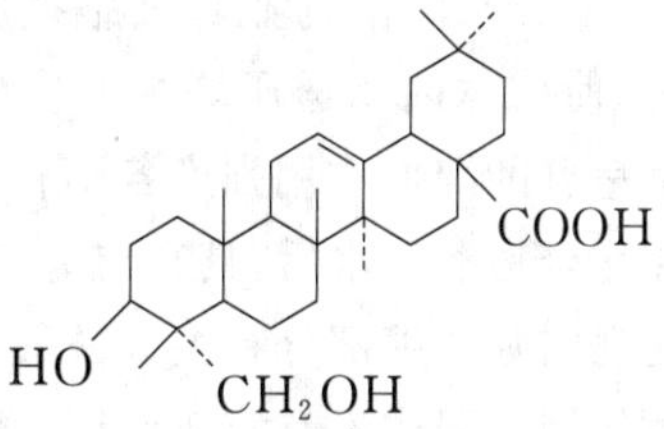

常春藤皂苷元

## 第三节　皂苷类化合物的理化性质与检识

### 一、性状

皂苷分子量较大，结构中糖基多，故不易纯化结晶，多数为白色或乳白色无定形粉末，仅有少数皂苷由于所含糖基少，而且纯度高，可得到结晶形固体。皂苷元亲脂性强，易于获得结晶。

多数皂苷具有苦而辛辣味，少数可为其他味感，如甘草皂苷具有甜味。

皂苷对黏膜有强烈的刺激性，尤其对鼻黏膜，可引起喷嚏。由于皂苷对黏膜有刺激性，故含皂苷的中药常作祛痰药用。

由于皂苷结构中糖基多，故具有较强的吸湿性。

### 二、溶解性

大多数皂苷含有较多的糖基，故极性较大，易溶于水、热甲醇、热乙醇，难溶于丙酮、乙酸乙酯、乙醚等溶剂。在含水的丁醇和含水的戊醇中溶解度较大，故自水溶液中分离皂苷时，常用它们做萃取溶剂。也可在皂苷乙醇提取液中，加入丙酮或乙醚或丙酮乙醚(1∶1)混合液，使乙醇极性降低而析出皂苷。

水解除去部分糖基的次级皂苷，其极性较原生皂苷降低，故其水中溶解度也较原生皂苷降低，易溶于醇、丙酮、乙酸乙酯。

皂苷元亲脂性强，不溶于水，溶于苯、乙醚、氯仿、醇等有机溶剂，甚至可溶于石油醚、汽油等非极性溶剂。

皂苷具有助溶性，可促进其他中药化学成分在水中的溶解。

### 三、起泡性

皂苷具有降低水溶液表面张力的作用，多数皂苷水溶液经振摇后可产生大量而持久的泡沫，而且不因加热而消失，故可与蛋白质水溶液振摇产生的泡沫相区别(因蛋白质加热凝固后不能产生泡沫)。此外，植物体中的粘液质、树胶等多糖类成分的水溶液振摇，也可产生泡沫，故鉴别皂苷时应注意(多糖酸水解后不产生皂苷元沉淀，也无皂苷元的显色反应)。

皂苷水溶液振摇产生持久性泡沫的稳定性与溶液的 pH 有关，中性皂苷的水溶液在碱性条件下能形成较稳定的泡沫，而在酸性条件下形成的泡沫不稳定；酸性皂苷水溶液在碱性或酸性条件下形成的泡沫稳定性相同。此性质可用于区别中性和酸性皂苷。

### 四、溶血性

皂苷具有与胆甾醇生成不溶于水的分子复合物作用。血液中的血红细胞壁上存在胆甾醇，当皂苷水溶液与血红细胞接触时，则皂苷与胆甾醇结合，生成沉淀，破坏了血红细胞的正常渗透，使血球内渗透压增加而发生崩解，产生溶血作用。

皂苷的溶血作用强度各不相同，它与皂苷的结构有关。皂苷元与非糖化合物结合生成的水溶性化合物溶于水后，具有与皂苷相似的溶血作用。所以有无溶血作用与皂苷元有关，而溶血作用的强弱则与糖部分有关。一般是单皂苷的溶血作用明显，而双皂苷尤其是中性三萜类双皂苷溶血作用较弱或没有溶血作用；酸性皂苷显示中等强度的溶血作用；皂苷元因不溶于水，故无溶血作用。例如人参总皂苷无溶血作用，但分离成单体后则 20(S)-原人参三醇型皂苷(B 型)和齐墩果酸型皂苷(C 型)有显著溶血作用，而 20(S)-原人参二醇型皂苷(A 型)则有抗溶血作用。

皂苷溶血作用的强弱用溶血指数表示，溶血指数是指皂苷对同一动物来源的血红细胞稀悬浮液，在同样的等渗条件、缓冲条件及恒温下产生完全溶血(变成红色澄清液，无血红细胞存在)的最低浓度。如薯蓣皂苷的溶血指数为 1∶400000，甘草皂苷为 1∶4000 等。

具溶血作用的皂苷不能制成供静脉注射用的注射剂，但可制成口服制剂，因为皂苷在高等动物的消化道中不被吸收，能被肠道中的酶水解，故口服无溶血作用。皂苷水溶液肌肉注射易引起组织坏死，故应引起注意。

### 五、皂苷的水解

皂苷结构中的糖都为 2-羟基糖，有的还有糖醛酸，故用酸催化水解法水解时酸的浓度一般较高，通常用 2～4 mol/L 的盐酸或硫酸，有时甚至需要加压或更高的酸浓度才能达到完全水解的目的。由于水解条件较为剧烈，常使生成的皂苷元结构尤其是三萜皂苷元结构发生脱水、环合、取代基移位、构型转变等变化，得不到真正的皂苷元，而是得到人工次生产物。如前述的柴胡皂苷 c、a、d 水解产生的真正皂苷元是 E、F、G，但同时产生的皂苷元 A、B、C、D 都为次生产物。又如人参皂苷中的达玛烷型皂苷在用缓和条件(如 50%HOAc，在 70℃加热 4 h)水解时，$C_{20}$ 位苷键断裂生成次皂苷($C_3$ 苷键未断裂)，同时发生 $C_{20}$ 构型转变，由 20(S)-转变为 20(*R*)-型；若用盐酸溶液加热煮沸水解，则得到的苷元是人参二醇或人参三醇，具有三甲基四氢吡喃环的结构。

为了避免皂苷类酸水解过程中发生苷元结构的改变，可选用其他温和酸水解的方法，如 Smith 氧化裂解法、土壤微生物培养法、光解法等。如人参皂苷用 Smith 氧化裂解法水解，得到了 20(S)-原人参二醇和 20(*S*)原人参三醇。

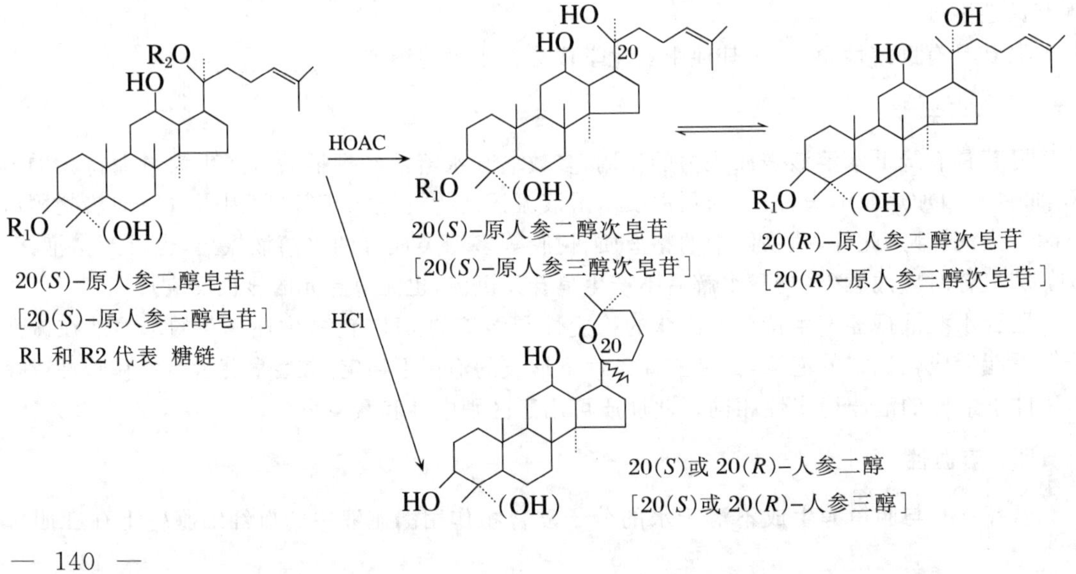

## 六、皂苷类化合物检识

### （一）显色反应

皂苷的苷元为甾类或三萜，它们都可与下列一些显色试剂发生反应，有的反应结果尚可用于区别甾类和三萜，但这些试剂的专属性较差。

1. 醋酐-浓硫酸反应（Liebermann－Burchard 反应）

取少量皂苷样品溶解于醋酐中，加入浓硫酸，呈现黄→红→蓝→紫→绿等颜色变化。甾体皂苷最后显绿色，而三萜皂苷只能转变为红或蓝或紫色，最后不显绿色。

2. 三氯乙酸反应

将皂苷的氯仿溶液滴在滤纸上，加三氯乙酸试剂 1 滴，加热至 60℃，显红色，渐变为紫色者为甾体皂苷，而加热到 100℃，才能发生上述颜色变化者为三萜皂苷。

3. 五氯化锑反应

皂苷与五氯化锑的氯仿溶液反应显紫蓝色。

4. 冰醋酸-乙酰氯反应

皂苷溶于冰醋酸中，加乙酰氯数滴及氯化锌结晶数粒，稍加热，显淡红色或紫红色。

### （二）沉淀反应

1. 金属盐类试剂的沉淀反应

皂苷水溶液可与铅盐、钡盐、铜盐等金属盐类产生沉淀。酸性皂苷水溶液，加入醋酸铅、硫酸铵等中性盐类即生成沉淀；中性皂苷水溶液则需加入碱式醋酸铅或氢氧化钡等碱性盐类才能生成沉淀。此性质也可用于皂苷的提取分离。

2. 与胆甾醇的沉淀反应

甾体皂苷乙醇溶液可与胆甾醇生成难溶于水和醇的分子复合物沉淀（呋甾烷醇型双糖链皂苷例外）。此外，其他具有 $C_3$-$\beta$-羟基的甾醇类化合物也可与甾体皂苷生成难溶性分子复合物。三萜皂苷也可与胆甾醇生成分子复合物，但其稳定性较甾体皂苷弱。此性质常用于甾体皂苷的提取分离，甾体皂苷与胆甾醇生成的分子复合物沉淀干燥后用乙醚回流提取，即可使复合物分解，胆甾醇转溶于乙醚，而甾体皂苷不溶。

### （三）酸性皂苷与中性皂苷的泡沫区别反应

取二支试管，一管加入 5 mL 0.1 mol/L 盐酸，另一管加入 0.1 mol/L 氢氧化钠，在各试管中滴加适量中药水提取液，使酸管的 pH 为 1，碱管的 pH 为 13，两管同时振摇 1 分钟，如两管形成的泡沫高度相同，则药液中含酸性皂苷，如果碱管的泡沫较酸管的泡沫高数倍，则药液中含中性皂苷。

### （四）甾体皂苷中单皂苷与双皂苷的区别反应

呋甾烷醇型甾体皂苷若为双糖链皂苷，对盐酸二甲氨基苯甲醛试剂（Ehrlich 试剂，简称 E 试剂）显红色反应，对茴香醛试剂（简称 A 试剂）则显黄色；而 F 环闭环的单糖链皂苷和螺旋甾烷衍生的皂苷元，只对 A 试剂显黄色，对 E 试剂不显色。

### （五）色谱法检识

1. 薄层色谱

对亲水性强的皂苷一般选用分配薄层。吸附剂选用硅胶、氧化铝或纤维素等，展开剂一般应极性较大，常用的多为含水溶剂，如氯仿-甲醇-水（65：35：10，下层）、正丁醇-醋酸-水（4：1：5，上层）、正丁醇-乙酸乙酯-水（4：1：5）、乙酸乙酯-醋酸-水（8：2：1，上层）、乙酸乙酯-吡啶-水(3∶1∶3)和氯仿-甲醇(7∶3)等。

对亲脂性强的皂苷元及亲水性弱的皂苷一般选用吸附薄层。吸附剂选用硅胶或氧化铝，有时也可应用分配薄层，用甲酰胺作固定相，展开剂的亲脂性应稍强，如环己烷(或苯或氯仿)-乙酸乙酯(1∶1)、氯仿-丙酮(95∶5)等。

2. 纸色谱

对亲水性强的皂苷，一般用水作固定相，展开剂的极性也应较强，如乙酸乙酯-吡啶-水(3∶1∶3)、丁醇-乙醇-25%氨水(10∶2∶5)或丁醇-乙醇-15%氨水(9∶2∶9)等，加氨水的展开剂适用于酸性皂苷的检识。

对亲水性弱的皂苷，展开剂极性应稍弱，如氯仿-四氢呋喃-吡啶(10∶10∶2，下层)、氯仿-二氧六环-吡啶(10∶10∶3，下层)等。

对亲脂性强的皂苷元一般选用甲酰胺作固定相，展开剂用甲酰胺饱和氯仿、苯或它们的混合溶剂。

3. 显色剂

一般用三氯化锑试剂或三氯乙酸-氯胺T做显色剂。对薄层色谱也可应用0.5%茴香醛浓硫酸、三氯乙酸试剂等。

## 第四节　皂苷类化合物的提取与分离

### 一、皂苷类化合物的提取

皂苷类化合物的提取一般选用亲水性有机溶剂(乙醇、甲醇)或水为提取溶剂。但由于皂苷水溶液的起泡性，故用水作提取溶剂时，在提取及提取液浓缩时，尤其是减压浓缩水提取液时会产生大量的泡沫，给操作带来很大的麻烦。因此，一般提取皂苷的溶剂以亲水性有机溶剂较为理想。

皂苷醇提取液的进一步去杂、富集皂苷的方法有多种，如：

（一）溶剂萃取法

皂苷极性较大，可被正丁醇等萃取而与糖、鞣质等分离。故皂苷醇提取液回收醇后的提取物，加适量水稀释后用正丁醇或戊醇等极性大而与水不能任意混溶的有机溶剂萃取皂苷，萃取液减压浓缩即得总皂苷。若醇提取液中含有较多的油脂、色素等脂溶性杂质，则应在正丁醇等溶剂萃取前先用石油醚等溶剂脱脂。

（二）溶剂沉淀法

醇提取液适当回收醇至小体积，加入丙酮或乙醚，或乙醚-丙酮(1∶1)混合液适量，使皂苷全部析出，过滤，即得总皂苷。

（三）大孔树脂吸附法

皂苷水溶液通过已处理的非极性大孔吸附树脂(如$D_{101}$型大孔吸附树脂)柱，皂苷和一些水溶性杂质被吸附于树脂上，用水洗脱比皂苷极性大的水溶性杂质，再用适当浓度的甲醇或乙醇洗脱皂苷，回收溶剂即得较纯的总皂苷。此法也可用于皂苷的初步分离，在较稀浓度醇中被洗脱的为含糖基多极性大的皂苷，而在较高浓度醇中被洗脱的是含糖基少极性小的皂苷。

（四）其他吸附法

粗皂苷中往往含有糖、鞣质、色素等杂质，这些杂质可被氧化镁或硅藻土吸附。如向粗皂苷的水溶液或稀醇溶液中加入新鲜煅制的氧化镁粉末，拌匀，水浴上蒸干、研碎，转入连续回流提取器中，用甲醇或乙醇提取皂苷，而杂质仍被吸附在氧化镁上，提取液浓缩，可得较纯的总皂苷。

（五）沉淀法

富集皂苷的方法也可选用沉淀法，如胆甾醇沉淀法，可用于甾体皂苷，这是因为甾体皂苷水或醇溶液中加入胆甾醇醇溶液，可使甾体皂苷与胆甾醇生成难溶性分子复合物沉淀，滤取沉淀后干燥，再用乙醚回流提取胆甾醇，使复合物分解，得到甾体皂苷。

铅盐沉淀法可用于总皂苷的制备，在皂苷的水或稀醇溶液中加入碱式醋酸铅饱和水溶液，可使皂苷产生沉淀，过滤后的沉淀混悬于水或稀醇中，通硫化氢气体或加入硫酸、磷酸等脱铅，过滤后的滤液，浓缩即得总皂苷。此法也可用于分离酸性皂苷和中性皂苷，即在皂苷溶液中先加中性醋酸铅，沉淀酸性皂苷，过滤后于滤液中加碱式醋酸铅沉淀中性皂苷。

除铅盐外，其他一些重金属盐类，如钡盐或铜盐也可与皂苷产生沉淀。

## 二、皂苷类化合物的分离

（一）分级沉淀法

分级沉淀法是利用皂苷分子中糖基数目的多少不同其极性大小不同的性质，将皂苷析出的方法。在皂苷醇溶液中加入乙醚或丙酮，或两者的混合溶液，开始析出的为极性大（糖基多）的皂苷，随着沉淀溶剂加入量的增多，极性稍小（糖基少）的皂苷又可析出。具体方法是将总皂苷溶于少量甲醇或乙醇中，然后将沉淀溶剂分次加入，每次加入后摇匀，静置适当时间，分出上清液（或过滤的滤液），然后再在上清液中加入沉淀溶剂，如此反复进行，直至皂苷全部析出为止。这样可将皂苷按极性由大至小分开，但此法很难获得单一的纯皂苷。

（二）铅盐沉淀法

铅盐沉淀法是利用酸性皂苷可被中性醋酸铅沉淀，中性皂苷可被碱式醋酸铅沉淀的性质，将这两类皂苷分离的方法，具体操作见提取部分沉淀法所述。

（三）色谱法

皂苷极性大，用色谱法分离时，通常采用分配色谱法，常用水饱和的硅胶为支持剂，以氯仿-甲醇-水、二氯甲烷-甲醇-水、乙酸乙酯-乙醇-水、水饱和的乙酸乙酯-甲醇等溶剂系统为洗脱剂进行梯度洗脱。

反相分配色谱法也常用于皂苷的分离，通常以反相键合相，如 Rp－18、Rp－8、Rp－2 为固定相，以甲醇-水（9∶1，7∶3 等）或乙腈-水系统为洗脱剂。其中 Rp－18 吸附力最强，可用水比例较小的溶剂系统，如甲醇-水（9∶1，8∶2）为洗脱剂。反相柱色谱法分离时，需用相对应的反相薄层色谱进行柱色谱各流分的检识，目前市场上有预制的 Rp－18、Rp－8 等反相高效薄层板商品。

凝胶过滤法也可用于皂苷类化合物的分离，通常采用 Sephadex LH－20，以甲醇等为洗脱剂。对于其他色谱法分离所得的较纯皂苷中，若有一些其他杂质存在时，用此法进行纯化常可得到满意的结果。

液滴逆流色谱法（DCCC）也是一种分离皂苷类化合物的有效方法，其分离效能高，有时可将结构极为近似的皂苷分开。如柴胡皂苷 a、c、d 的分离，柴胡皂苷 c 为三糖苷，而柴胡皂苷 a、d 为双糖苷，采用一般硅胶柱色法即可将 c 与 a、d 分开，但 a 与 d 由于结构极为相似，只是 $C_{16}$—OH的构型不同（前者为 $C_{16}$-$\beta$—OH，后者为 $C_{16}$-$\alpha$—OH），一般柱色谱法很难分开，采用 DCCC 法可得到满意的分离效果。

（四）衍生物法

皂苷类化合物极性大，分离时困难较多，有时可将皂苷类化合物先制成极性较小的衍生物，用吸附柱色谱法就比较容易分离，然后再将分离所得的皂苷衍生物分解为原化合物。常用的方法是将含羟基的皂苷制成乙酰酯化合物；含羧基的制成甲酯衍生物，然后用硅胶柱色谱分离，以己烷、乙酸乙酯等为溶剂洗脱，洗脱物纯化后再在碱性条件下脱乙酰基或甲基。

### 三、皂苷元的提取

皂苷元具亲脂性，提取一般选用亲脂性有机溶剂。植物体中皂苷元游离存在的很少，主要以皂苷形式存在，故提取皂苷元前必须先将皂苷进行水解，再提取皂苷元。具体方法有两种：一种方法是先用亲水性有机溶剂从植物中提取皂苷，然后回收溶剂，残留物加酸加热水解，滤取水解液中的沉淀物（苷元），再用有机溶剂提取皂苷元。

另一种方法是将含皂苷的植物原料在酸水中加热水解，过滤，药材水洗后干燥，再用亲脂性有机溶剂自药材中提取皂苷元。如自穿山龙干燥根茎（含薯蓣皂苷）中提取薯蓣皂苷元，即用此法。

穿山龙

↓ 加水浸透后，再加 3.5 倍量水，加入浓硫酸达到 3%浓度，通蒸汽加压水解 8 h，抽滤

水解物

↓ 水洗去硫酸，干燥后粉碎，使含水量不超过 6%

干燥粉

↓ 用 6 倍量汽油（或甲苯）连续回流提取 20 h

汽油提取液

↓ 回收汽油，浓缩至约 1∶40，室温放置析晶，离心甩干

薯蓣皂苷元粗晶

↓ 乙醇或丙酮重结晶，活性炭脱色

薯蓣皂苷元（m. p. 204～207℃）

工业上用此法所得产品收得率较低（2%左右），若将原料在酸水解前先经过发酵处理，再按上述工艺生产，据报道可提高收得率 50%左右。

### 四、皂苷元的分离

#### （一）色谱法

皂苷元由于极性小，其色谱分离一般采用吸附色谱法。吸附剂常用硅胶或氧化铝，洗脱剂采用苯、氯仿、乙酸乙酯、甲醇的混合溶剂梯度洗脱。如甾体皂苷元混合物的分离，用 2%氯仿的苯溶液溶解样品上硅胶柱，用此比例的溶剂洗脱得单羟基甾体皂苷元，继用 20%氯仿的苯溶液洗脱，得单羟基酮基甾体皂苷元，再用 10%甲醇的苯溶液洗脱，得双羟基甾体皂苷元。

#### （二）化学法

含羧基的皂苷元可用碱水（如 $NaHCO_3$、$Na_2CO_3$溶液等）萃取的方法与其他中性皂苷元分离。

含羰基的皂苷元可用吉拉德试剂缩合法分离（吉拉德试剂参阅第八章第一节概述），羰基与试剂缩合成腙的季铵盐，溶于水而与不含羰基的皂苷元分离。具体操作是将样品溶于乙醇，加吉拉德试剂，再加乙酸使达 10%的浓度，室温放置或水浴上加热，即生成吉拉德腙。反应混合物加水稀释，用乙醚轻轻振摇萃取非羰基皂苷元。水液加盐酸加热，吉拉德腙分解，冷后乙醚萃取含羰基皂苷元。

### 五、皂苷类化合物提取分离实例

#### （一）黄芪皂苷的提取分离

黄芪根含多种皂苷，其提取分离方法是用甲醇回流提取，提取液回收甲醇后，用正丁醇萃取，正丁醇萃取部分经硅胶柱色谱法初步分离得到六个部分，每部分再进行正相和反相硅胶柱

色谱分离，共得到 12 个纯皂苷。具体流程如下：

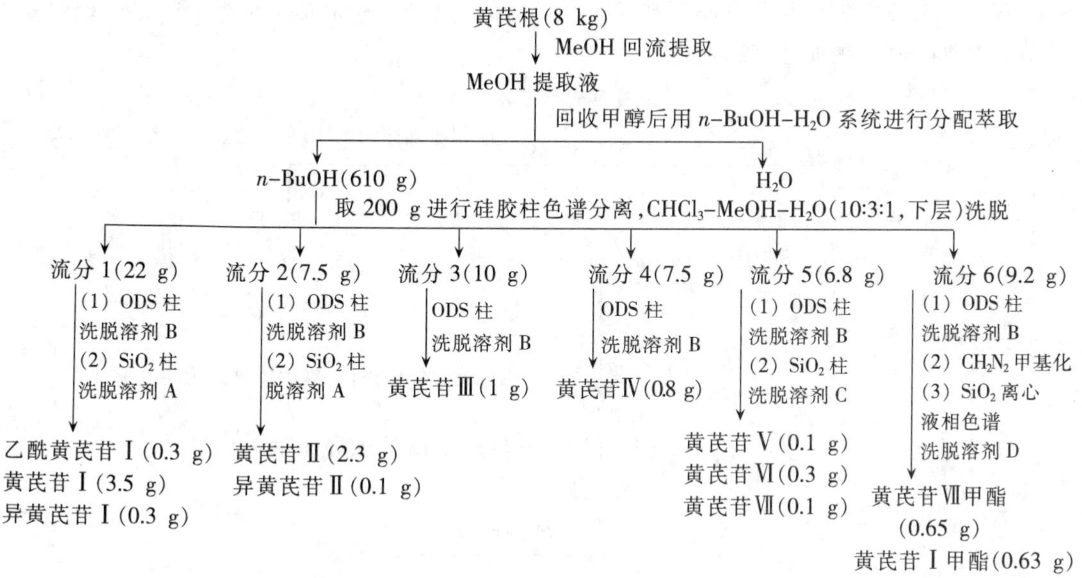


洗脱溶剂：A. $CHCl_3$ - MeOH - $H_2O$(10∶3∶1，下层)

B. MeOH - $H_2O$(5∶4 - 5∶1)

C. $CHCl_3$ - MeOH - $H_2O$(7∶1∶1，下层)

D. $CHCl_3$ - MeOH - $H_2O$(20∶3∶1，下层)

### (二) 甘草皂苷的提取分离

甘草中主要含有酸性皂苷甘草酸，而甘草酸虽经重结晶亦不易得到结晶，故在制备时需制成单钾盐，进一步精制后才能得到精制品(其流程如下)。甘草酸结构中有三个羧基，与 KOH 生成三钾盐，此盐在冰醋酸中有 2 个糖醛酸羧基游离，只有苷元上的羧基仍以钾盐存在。

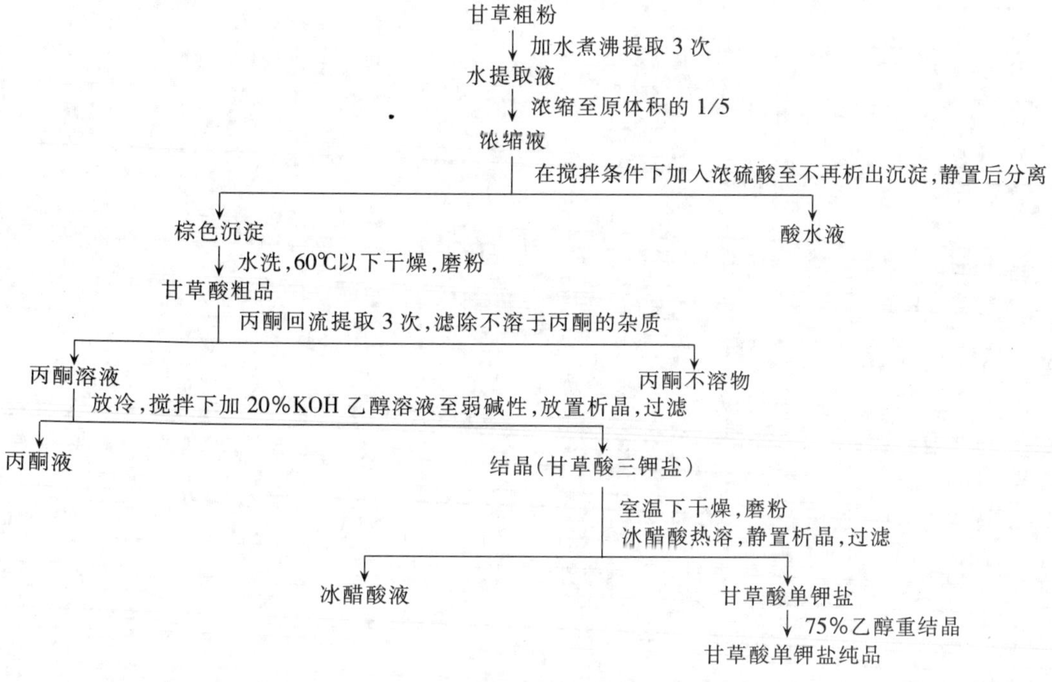

（三）甘草皂苷元甘草次酸的提取分离

甘草次酸通常可由甘草酸单钾盐通过较长时间的酸水解，除去两分子葡萄糖醛酸获得，再经精制处理得到的纯品，其流程如下：

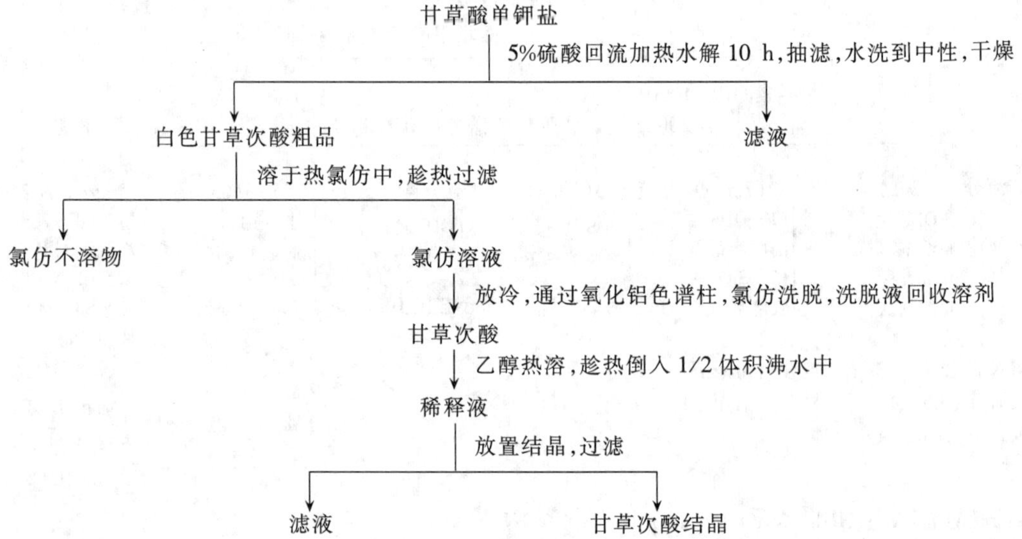

# 第十章 挥 发 油

## 第一节 概 述

挥发油(volatile oils)又称精油(essential oils),是存在于植物体中的一类在常温下可挥发的具有芳香气味的油状液体总称。

挥发油在植物界分布极广,在我国野生和栽培的芳香植物有56科、136属,约300种。特别是菊科植物(如菊、蒿、艾、苍术、白术、泽兰、佩竺、木香等)、芸香科植物(如芸香、降香、花椒、橙、橘、佛手、吴茱萸等)、伞形科植物(如小茴香、芫荽、川芎、白芷、前胡、防风、柴胡、当归、羌活、独活、蛇床等)、唇形科植物(如薄荷、藿香、香薷、荆芥、紫苏、罗勒等)、姜科植物(如姜黄、郁金、莪术、砂仁、草果、豆蔻、姜、高良姜、山柰等)和樟科植物(如山鸡椒、乌药、肉桂、阴香、樟等)分布为广,其次是木兰科植物(如八角茴香、厚朴、辛夷、五味子等)、马兜铃科植物(如细辛、杜衡、马兜铃等)、桃金娘科植物(如丁香、桉、白千层等)、马鞭草科植物(如马鞭草、牡荆、蔓荆等)、败酱科植物(如败酱、缬草、甘松等)、胡椒科植物(如胡椒、荜茇等)和禾本科植物(如香茅、芸香草等)。此外,松科、柏科、杜鹃花科、木犀科、瑞香科、檀香科、蔷薇科等的某些植物中,也含丰富的挥发油。

挥发油在植物体中主要存在于腺毛、油细胞、油室、分泌细胞或树脂道中,大多数成油滴状存在,也有与树脂、粘液质共存。有少数以苷的形式存在,如冬绿苷,水解后产生水杨酸甲酯、葡萄糖和木糖,而冬绿油的主要成分是水杨酸甲酯。

挥发油在植物中的含量一般在1%以下,也有少数植物中含量较高,如中药丁香中挥发油含量达14%以上。植物中挥发油的含量还与植物的生长环境和采收季节有关,全草类药材一般以开花前期或含苞待放时含量最高,而根、茎类药材则以秋天成熟后采集较好。同一种植物的不同部位,挥发油的含量也不相同,如薄荷、紫苏的叶,荆芥的全草;檀香的树干;桂树的皮;当归的根;茴香的果实;柠檬的果皮;丁香的花蕾;豆蔻的种子等部位的含油量都较高。

植物体不同药用部位挥发油的化学成分也可能不同,如樟科桂属植物的树皮挥发油多含桂皮醛、叶挥发油主含丁香酚、而根和木部挥发油主含樟脑。甚至有的植物挥发油因采收时间不同其化学成分也有不同,如芫荽果实未熟时挥发油主含桂皮醛和异桂皮醛、成熟时挥发油则主含芳樟醇和杨梅叶烯等。

挥发油多具有止咳、平喘、祛痰、消炎、祛风、健胃、解热、镇痛、解痉、杀虫、抗癌、利尿、降压和强心等作用。如柴胡挥发油注射剂有较好的退热作用;丁香挥发油有局部麻醉、镇痛作用;薄荷挥发油有清凉、祛风、消炎、局麻作用;莪术挥发油具有抗癌作用;当归、川芎挥发油具有活血镇静作用;檀香和松节挥发油具有利尿、降压作用;芸香、满山红、小叶枇杷挥发油具有止咳、平喘、祛痰、消炎作用;小茴香、豆蔻、木香挥发油具有祛风健胃作用;樟脑挥发油有强心作用;土荆芥挥发油具有驱蛔虫和驱钩虫作用等。

挥发油不仅在医药上具有重要作用,在香料工业、日用食品工业和化学工业上也是重要的原料。在香料工业生产中除有挥发油外尚有一些其他制品,如用低沸点溶剂浸提得到的芳香

“浸膏”、“净油”、“香膏”、“香脂”、“头香”等。

芳香浸膏是以香花为原料，经浸提、浓缩的制品。

净油是将浸膏再经乙醇处理，回收乙醇而成的浓缩物（可完全溶于乙醇）。

香膏是芳香植物原料，经乙醇提取、浓缩的产品；而鲜花一般用石油醚或苯冷浸制备。

香脂是鲜花用脂肪吸收法制备的含挥发油脂肪。

头香是用冷浸法或多孔聚合树脂吸附法得到的鲜花芳香成分，多为鲜花中低沸点的组分，可真实反映鲜花天然香气的成分组成。在日用食品工业中，挥发油和挥发油的某种化学成分常用作调香剂和调味剂。

在化学工业中挥发油中的某些成分常用作合成其他成分的原料，如松节油中的主要成分 α-蒎烯（含量约 70%）常用于合成樟脑。这是由于萜类化合物（特别是双环萜）在发生加成、消除或亲核取代反应时，常发生碳架的改变，产生 Wagner-Meerwein 重排的原因。

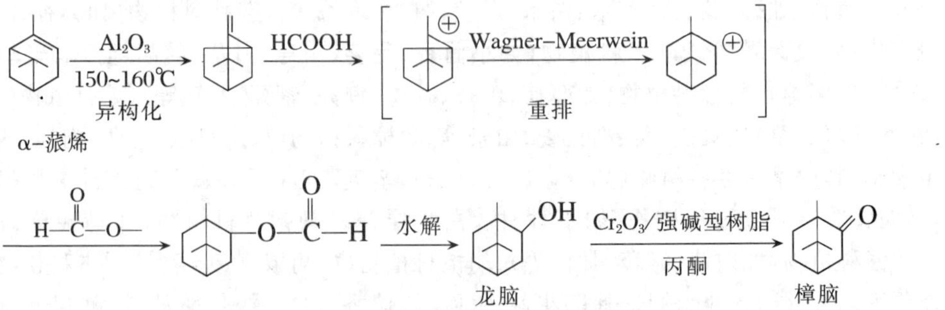


## 第二节　挥发油的化学组成

挥发油中所含的化学成分较多，是一种混合物，其中有的是液体化合物，有的是固体化合物，但总的混合物为液体状态。挥发油中的化学成分一般有几十种，多的可达数百种，如茶叶挥发油中成分有 150 余种，又如保加利亚玫瑰油中检出 270 多种化合物等。挥发油中虽然成分众多，但各成分所占的比例并不完全相同，通常有一种或数种成分在挥发油中占有较大比例，如薄荷挥发油中主要成分薄荷醇占 80%左右。挥发油中组成成分以萜类化合物多见，此外，尚含有非萜类小分子的芳香族和脂肪族化合物。

### 一、萜类化合物

挥发油中萜类成分主要是单萜、倍半萜及其含氧衍生物，而含氧衍生物多具有较强的生物活性或芳香气味。如第八章中介绍的相关内容，单萜和倍半萜成分中除苷和某些内酯衍生物外，其他的都可在挥发油中存在。

### 二、芳香族化合物

挥发油中芳香族化合物，有的是萜源衍生物，如麝香草酚、α-姜黄烯等；有的是苯丙素类衍生物（具 $C_6-C_3$ 骨架），如桂皮酸、桂皮醛、茴香脑、丁香油酚等；此外，还有 $C_6-C_2$ 和 $C_6-C_1$ 骨架的化合物，前者如苯乙酮、苯乙醇，后者如苯甲醛、苯甲酸等。

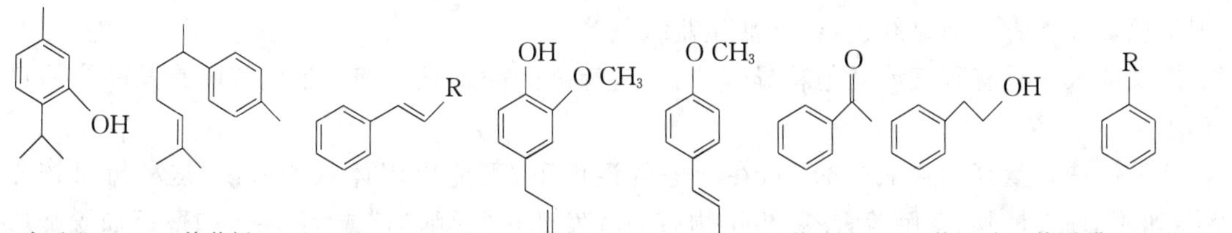

麝香草酚　α-姜黄烯　桂皮酸 R=COOH　桂皮醛 R=CHO　丁香油酚　茴香脑　苯乙酮　苯乙醇　苯甲醛 R=CHO　苯甲酸 R=COOH

### 三、脂肪族化合物

小分子的脂肪族化合物在一些挥发油中也可存在，如甲基正壬酮、正庚烷、正壬醇、癸酰乙醛(鱼腥草素)等。

$CH_3-CO-(CH_2)_8CH_3$　甲基正壬酮

$CH_3(CH_2)_5-CH_3$　正庚烷

$CH_3(CH_2)_7CH_2OH$　正壬醇

$CH_3(CH_2)_8COCH_2CHO$　癸酰乙醛

### 四、其他类化合物

在中药化学成分中，有些在植物体中并不是以挥发油状态存在的，但经植物中酶的水解，产生了一些具有挥发性的化合物，能随水蒸气蒸馏，并且呈现油状，这些有时也称之为“挥发油”，但和挥发油的含义不完全符合。如芥子油是芥子中硫苷酶水解产生的异硫氰酸酯类；挥发杏仁油是苦杏仁中苦杏仁苷酶解产生的苯甲醛；大蒜油是大蒜中大蒜氨酸酶解产生的含硫化合物，如大蒜辣素、大蒜新素等的混合物。

$CH_2=CH-CH_2-N=C=S$

异硫氰酸烯丙酯(黑芥子苷水解产物)

$CH_2=CH-CH_2-S-S-S-CH_2-CH=CH_2$

大蒜新素(三硫二烯丙)

$CH_2=CH-CH_2-S(=O)-S-CH_2-CH=CH_2$

大蒜辣素

此外，川芎、麻黄挥发油中的川芎嗪及烟草中的烟碱、毒藜中的毒藜碱为液体生物碱，也可随水蒸气蒸馏，但通常不作挥发油成分对待，而是属于挥发性生物碱。类似的还有一些植物中具挥发性成分，但其是单独存在的，如北五加皮中的香味成分4-甲氧基水杨醛、丹皮和徐长卿中的丹皮酚等皆不应属于挥发油范畴。

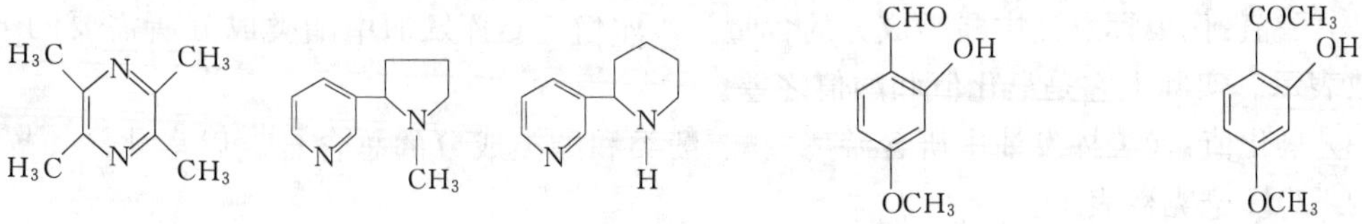

川芎嗪　烟碱　毒藜碱　4-甲氧基水杨醛　丹皮酚

## 第三节　挥发油的理化性质与检识

### 一、挥发油的理化性质

(一) 性状

挥发油在常温下大多为无色或微带淡黄色的透明油状液体，但若含有薁类成分或其他色素则呈色。如麝香草油显红色，苦艾油显蓝绿色等。

挥发油大多具有香气或其他特异气味，有辛辣烧灼的感觉。挥发油的气味是其品质的重要标志。

挥发油中含量高的含氧化合物，在冷冻的温度下，可能以固体状态析出，这种析出物称“脑”，如薄荷脑、樟脑、龙脑等，滤除析出物后的挥发油称“脱脑油”或“素油”，如薄荷油脱脑后的油称薄荷素油，其中薄荷醇含量仍有50％左右。

挥发油具挥发性，在常温下滴在纸上可自行挥发而不留下任何油迹，此点与脂肪油有着明显差异。

（二）溶解性

挥发油不溶于水，易溶于各种有机溶剂，尤其可溶于亲脂性有机溶剂，如石油醚、二硫化碳、乙醚、油脂等。在高浓度乙醇中可全溶，而在低浓度乙醇中只能溶解一定数量。

（三）物理常数

挥发油的沸点一般在70～300℃；挥发油多数比水轻，少数比水重（如丁香油、桂皮油），相对密度在0.85～1.065；挥发油几乎皆有光学活性，比旋度在＋97°～－177°范围内；挥发油具有强折光性，折光率在1.43～1.61。

**表10－1　几种常见挥发油的物理常数**

| 名称 | 在95％乙醇中的溶解度 | 相对密度（25℃） | 比旋度（25℃） | 折光率（20℃） |
|---|---|---|---|---|
| 橙皮油 | 1∶4 | 0.842～0.846 | ＋90°～＋99° | 1.4723～1.4737 |
| 薄荷油 | 任意混溶 | 0.890～0.910 | －16°～－28° | 1.458～1.471 |
| 丁香油 | 易溶 | 1.038～1.060 | －130° | 1.530～1.535 |
| 桂皮油 | 1∶1 | 1.052～1.062 | －10°～＋10° | 1.602～1.614 |
| 茴香油 | 1∶1 | 0.951～0.975 | ＋12°～＋24° | 1.528～1.538 |
| 桉叶油 | 1∶5（70％乙醇） | 0.900～0.923 | －5°～＋5° | 1.458～1.468 |
| 八角茴香油 | 1∶3 | 0.987～0.988 | －2°～＋1° | 1.553～1.560 |

（四）化学常数

挥发油的化学常数亦是其质量的重要指标，有酸值、酯值和皂化值。

（1）酸值：代表挥发油中游离羧酸和酚类成分的含量。以中和1 g挥发油中的游离酸性成分所消耗的KOH毫克数表示。

（2）酯值：代表挥发油中酯类成分的含量。以水解1 g挥发油中酯类成分所需要的KOH毫克数表示。实际上它是皂化值和酸值之差。

（3）皂化值：代表挥发油中所含游离羧酸、酚类和酯类成分的总含量。以皂化1 g挥发油所需的KOH毫克数表示。

（五）不稳定性

挥发油经常与空气、光线接触，常会逐渐氧化变质，使挥发油的相对密度增加，黏度增大，颜色变深，失去原有香味，甚至树脂化，失去挥发性，不再随水蒸气蒸馏。因此，挥发油应贮存于棕色瓶内，装满、密塞，并在阴凉低温处保存。

## 二、挥发油的检识

（一）挥发性试验

挥发油的石油醚提取液滴在滤纸上，室温放置，若油斑消失，表明含挥发油；若油斑不消失，则为脂肪油。

（二）理化常数检识

挥发油的物理常数（相对密度、比旋度、折光率和沸点等）和化学常数（酸值、酯值、皂化值）是衡量挥发油品质真伪优劣的指标。测定时通常先测折光率，因所需样品少，且操作迅速简便，如折光率不符合规定，则其余检查可不必进行。

（三）功能基检识

（1）酸碱性：测定挥发油的 pH，如呈酸性表示有游离羧酸或酚类化合物；如呈碱性表示有碱性化合物，如挥发性生物碱类等。

（2）酚类：将挥发油少许溶于乙醇，加三氯化铁乙醇溶液，如产生蓝、蓝紫或绿色等颜色变化，表示有酚类化合物存在。

（3）醛酮类：挥发油的乙醇溶液加 2,4-二硝基苯肼或氨基脲或羟胺等试剂，能产生结晶形缩合产物，则表明有醛酮类化合物存在。若能与氨性硝酸银试剂产生银镜反应，则表示为醛类化合物。但应注意有些其他具还原性的化合物亦可产生银镜反应。

（4）$\alpha,\beta$-不饱和五元内酯类：挥发油的吡啶溶液中，加入亚硝酰铁氰化钠试剂和氢氧化钠溶液，如产生红色并逐渐消失，则表明有 $\alpha,\beta$-不饱和五元内酯存在（Legal 反应）。

（5）不饱和化合物和薁类：挥发油的氯仿溶液中滴加 5%溴的氯仿溶液，如溴的红棕色褪去，表示有不饱和化合物存在。继续滴加溴的氯仿溶液，如呈现蓝色、紫色或绿色，则表示有薁类化合物存在。此外，在挥发油的无水甲醇溶液中加入浓硫酸，如产生蓝色或紫色，亦表示有薁类化合物存在。

（四）色谱法检识

挥发油的色谱检识法常用吸附薄层色谱或气相色谱，很少采用纸色谱法。

1. 薄层色谱

挥发油通常显中性或酸性，其组成化合物极性一般较小，故薄层色谱所用吸附剂一般是硅胶 G 或Ⅱ～Ⅲ级中性氧化铝。展开剂一般有两类：一类是石油醚或正己烷，主要用于检识萜烯类化合物；另一类是石油醚-乙酸乙酯混合溶液（90∶10 或 85∶15 等），主要用于检识极性较大的含氧衍生物。在实际工作中也可将两种展开剂分别作用于同一薄层，如进行双向展开，或单向两次展开（开始用极性强的展开剂，当展开到色谱板 1/2 以上时，取出色谱板，挥去展开剂，再用极性弱的展开剂展开到前沿），可使挥发油中极性较大的含氧衍生物和极性较小的萜烯类都各自分离。

检识挥发油的显色剂通常选用香草醛-浓硫酸试剂或香草醛-浓盐酸试剂，喷后 105℃加热，挥发油中各组分分别显示不同的颜色。有时为了检识挥发油中某一类功能基的成分，也可选用各类功能基的显色试剂。下面是显色试剂的举例。

（1）溴甲酚绿试剂：斑点显黄色表明是有机酸。

（2）2%高锰酸钾水溶液：在粉红色背景上显黄色斑点表明是不饱和化合物。

（3）荧光素-溴试剂：在长波紫外光灯下观察，如果斑点显黄色荧光，表明是含乙烯基化合物。

（4）对二甲氨基苯甲醛试剂：薁类在室温显蓝色，氢化薁类在 80℃加热 10 分钟后显蓝色。

（5）三氯化铁试剂：斑点显绿色或蓝色，表明是酚类化合物。

（6）4-氨基安替比林-铁氰化钾试剂：斑点显橙红色至深红色，表明是酚类化合物。

（7）硝酸铈铵试剂：在黄色背景上显棕色斑点，表明可能是醇类化合物。

(8) 2,4-二硝基苯肼试剂：产生黄红色斑点，表明有醛酮类化合物。

(9) 0.3%邻联二茴香胺-冰醋酸溶液：若有醛酮类化合物存在，可显各种颜色。

(10) 异羟肟酸铁试剂：产生淡红色斑点，表明是内酯或酯类化合物。

2. 气相色谱

气相色谱法现已广泛用于挥发油的定性、定量分析。用于定性分析，主要用于解决挥发油中已知成分的鉴定，即利用已知成分的标准品与挥发油在同一条件下，所出现的色谱峰相对保留值是否相同，以确定挥发油中是否有该已知成分存在。

对于挥发油中未知成分或无标准品对照时，则应选用气相色谱-质谱(GC/MS)联用技术或气相色谱-质谱-微机数据处理系统(GC/MS/DS)技术。分析时，首先将样品注入气相色谱仪内，经分离后得到的各个组分依次进入分离器，浓缩后的各组分又依次进入质谱仪。质谱仪对每个组分进行检测和结构分析，得到每个组分的质谱图，通过计算机与数据库的标准谱对照，再根据质谱裂解碎片规律进行解析，并参考有关文献数据加以确认。

在挥发油气相色谱中，单萜烃类可选择在130℃或低于130℃的柱温下进行分析；倍半萜烃类需在170～180℃或更高一些温度下才能较好分离；而含氧萜烃一般要求柱温在130～190℃，现多采用线性程序升温气相色谱，可将挥发油中单萜、倍半萜及它们的含氧衍生物一次分离成功。

## 第四节　挥发油的提取和分离

### 一、挥发油的提取

#### (一) 水蒸气蒸馏法

水蒸气蒸馏法有共水蒸馏和水蒸气蒸馏两种操作方法，前者是将药材切碎后，加水浸泡，直火加热进行蒸馏，此法虽简单，但局部受热温度较高，有可能使挥发油的某些成分分解或药材焦化，影响挥发油质量；后者是药材加水浸泡，然后通入水蒸气，使挥发油随水蒸气一同蒸出，此法可避免过热或焦化，但设备稍复杂。

蒸馏液冷凝后，挥发油与水共存，其分离法可采用静置法，使油水分层，分出油层即得；若不易油水分层，形成乳浊液，可采用盐析法促使挥发油自水中析出；或盐析后再用低沸点有机溶剂(如乙醚、30～60℃石油醚)萃取，萃取液回收溶剂得到挥发油。

#### (二) 溶剂提取法

溶液提取法是用低沸点有机溶剂连续回流提取或冷浸提取，提取液回收溶剂即得到挥发油粗品。此法得到的挥发油尚混存有其他脂溶性杂质，如树脂、油脂、蜡等，故必须进一步去杂。其方法可进行水蒸气蒸馏，或是用浓乙醇浸渍，浸渍液放置冷冻(一般－20℃左右)，使杂质析出，过滤后滤液减压回收乙醇，得到挥发油。

#### (三) 压榨法

压榨法适用于挥发油含量高的新鲜原料，如鲜橘皮、柠檬皮等。压榨使原料中的挥发油挤出，在压榨过程中，植物原料中的水分和一些细胞组织碎片及细胞内含的粘液质、叶绿素等也一同随挥发油被压出，故所得的挥发油呈浑浊状态，需按上述方法进一步处理。此外，压榨法亦不能将原料中的挥发油全部压出，故药渣需进一步进行水蒸气蒸馏，使残留的挥发油蒸出。

（四）超临界流体萃取法

超临界流体萃取法是应用二氧化碳超临界流体萃取原料中的挥发油，这种方法可防止挥发油被氧化、被热解，故所得的挥发油品质优良，其香气与原料相同。此方法优于上述各种提取法，是未来的一种发展方向。

此外，吸收法常用于某些对热敏感的贵重原料挥发油的提取，如玫瑰油、茉莉花油等。其方法是用特制的脂肪（无臭味豚脂 3 份和牛脂 2 份的混合物）涂布于玻璃板两面，在玻璃之间再放装有鲜花瓣的金属纲，如此间隔地放在一个大容器中，挥发油逐渐被脂肪吸收，每隔 1～2 天更换鲜花瓣，待脂肪充分吸收芳香成分后，刮下脂肪，即为“香脂”，可直接供香料工业用作化妆品原料。

## 二、挥发油的分离

从植物中得到的挥发油为混合物，如要获得挥发油各种成分的单体，必须进一步分离。下面是常用的分离方法。

（一）冷冻法

冷冻法是将挥发油置于 0℃以下，使某种含量高的成分析出结晶的方法，通常析出的多为含氧化合物。冷冻时，可根据需要调节温度，如薄荷油冷至－10℃，放置 12 小时析出第一批粗脑，剩下的油再放置于－20℃冷冻 24 小时，又析出第二批粗脑。粗脑合并后，加热熔融，在 0℃冷冻，即可析出较纯的薄荷脑结晶。

冷冻法操作简单，但分离不完全，如薄荷油析脑后的素油内仍含 50％的薄荷醇。更应注意的是大多数挥发油冷冻后不能析出结晶。

（二）分馏法

分馏法是利用挥发油各组分的沸点不同进行的分离方法。沸点的高低与分子结构有关，如萜类化合物单萜和倍半萜的碳原子数相差 5 个，此外，结构中的双键数目和位置、含氧功能基的类型等都能使沸点存在差异。

一般在单萜中，沸点随双键的减少而降低，三烯＞二烯＞一烯；含氧化合物沸点高于不含氧化合物；在含氧化合物中，沸点随功能基极性的增大而升高，醚＜酮＜醛＜醇＜羧酸，而酯比相应的醇沸点高，这与碳原于数增加有关；含氧倍半萜的沸点比含氧单萜为高，这也与碳原子数增加有关。

**表 10－2　萜的沸程**

| 萜的类型 | 常压沸程（℃） |
|---|---|
| 半萜类 | ～130 |
| 单萜烯烃 双环一个双键 | 150～170 |
| 单萜烯烃 单环两个双键 | 170～180 |
| 单萜烯烃 链状三个双键 | 180～200 |
| 含氧单萜 | 200～230 |
| 倍半萜及其含氧衍生物 | 230～300 |

挥发油中有些成分在沸点温度下，结构会发生改变，故采用减压分馏法较好。一般在 35～70℃/1. 333 kPa 馏程为单萜烯类化合物；70～100℃/1. 333 kPa 馏程为单萜含氧化合物；100～140℃/1. 333 kPa 馏程为倍半萜烯及其含氧化合物。

用分馏法或减压分馏法所得各馏分中的组成成分常存在交叉情况，而且仍可能是混合物，故需再进一步采用精馏、冷冻、重结晶、色谱法等分离，才有可能得到单一化合物。

（三）化学分离法

化学分离法是利用挥发油中各组分的结构或功能基不同，利用不同的化学试剂与之反应，生成溶解性能改变的产物，从而达到与挥发油中其他组分分离的目的。

1．碱性成分的分离

挥发油用乙醚溶解后，用1%硫酸或盐酸水溶液萃取，酸水萃取液碱化后用乙醚萃取，回收乙醚即可得到挥发性碱性成分。

2．酸性成分的分离

挥发油乙醚溶液先用5%碳酸氢钠溶液萃取数次，再用2%氢氧化钠溶液萃取数次，分别收集两种碱水萃取液，酸化后用乙醚萃取，回收乙醚，分别得到挥发性羧酸类成分（如萜酸等）和挥发性弱酸成分（如酚类、烯醇类及某些在上述条件下可开环的内酯类化合物）。

3．醛酮类成分的分离

挥发油中醛酮类成分的分离常采用亚硫酸氢钠加成法或吉拉德（Girard）试剂缩合法，反应的产物为水溶性化合物或沉淀。但应注意亚硫酸氢钠只能与醛类或部分酮类形成加成物，而吉拉德试剂对所有的醛类和酮类都能产生水溶性的缩合产物。这两种方法的反应原理等见第八章萜类化合物的理化性质相关部分。下面是具体方法。

（1）亚硫酸氢钠加成法：分离酸性成分后的挥发油乙醚溶液，水洗至中性，加入30%亚硫酸氢钠溶液，在低温下短时间振摇萃取，一般有加成物结晶析出。分出加成物，加酸或碱使加成物分解，乙醚萃取，水洗后回收乙醚，得挥发性醛、酮类化合物。

（2）吉拉德试剂缩合法：分离酸性成分后的挥发油乙醚溶液，回收溶剂得到中性挥发油，加入吉拉德试剂的乙醇溶液和10%乙酸（促进反应），回流加热约1.5小时，反应液加水稀释，用乙醚提取剩余的挥发油，而水层酸化后用乙醚萃取，回收乙醚，得挥发性醛、酮类化合物。

4．醇类成分的分离

中性挥发油与邻苯二甲酸酐或丙二酸单酰氯或丙二酸反应，使挥发油中的醇类生成单酯，用5%碳酸氢钠溶液使生成的醇类单酯转变成单酯钠盐，溶于碱水。未反应的挥发油用乙醚萃取除去。含单酯钠盐的碱水液用20%硫酸酸化，乙醚萃取醇类单酯。回收乙醚得醇类单酯，加氢氧化钠溶液加热皂化，使单酯水解，再用乙醚萃取原有的醇类，回收乙醚得挥发性醇类化合物。此法对伯醇容易形成定量的酯，仲醇只能在无溶剂下于120～130℃才直接反应，而叔醇则无明显反应。

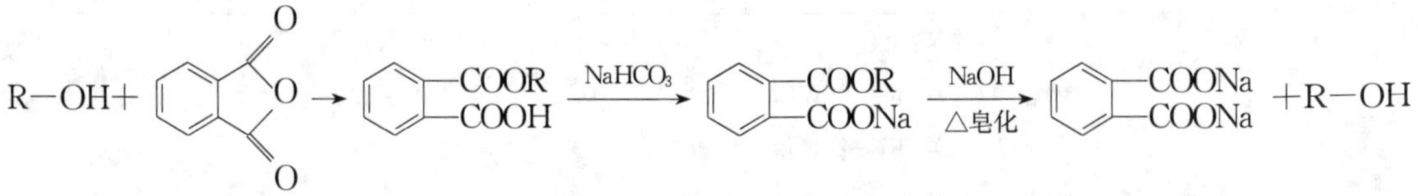


萜醇　邻苯二甲酸酐　邻苯二甲酸单酯　邻苯二甲酸单酯钠盐　邻苯二甲酸钠盐　萜醇

5．其他成分的分离

对于不饱和的萜烯类化合物，可应用与卤化氢、卤素、亚硝酰氯等的加成反应，生成结晶性加成物分离。对于薁类和醚类化合物，可用浓酸提取，再加水稀释，得到原化合物。醚类与浓酸形成的鎓盐有时还可形成结晶析出，如桉叶油中的主要成分桉油精与浓磷酸生成白色磷酸盐结晶即为此种情况。对于酯类等一般无适当化学分离方法的成分，通常用精密分馏和色谱法分离。

上述挥发油的分离可用下列流程表示：

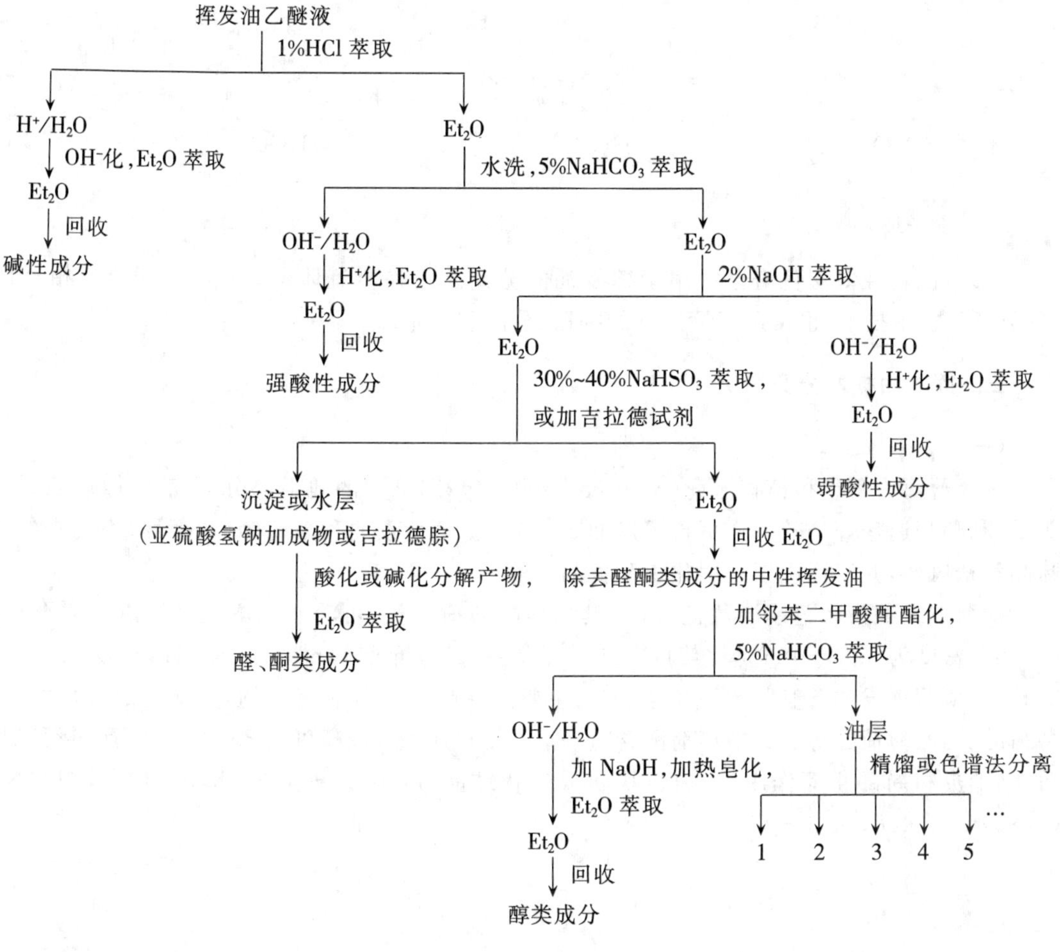


（四）色谱法

硅胶或中性氧化铝吸附柱色谱是分离挥发油类成分常用的色谱方法。洗脱剂常用的是石油醚（或己烷）、石油醚-乙酸乙酯混合液梯度洗脱，挥发油中各种化学成分按极性由小至大的顺序依次洗脱。在柱色谱法分离前，若能将挥发油先进行分馏，分成几个馏分后再分别进行色谱法分离，则分离效果更好。此外，对一些挥发性较大的成分或 $R_f$ 值相近的同一类型化合物，也可先制备成衍生物（如醇类化合物制成苯甲酸酯；醛、酮类化合物制成 2，4-二硝基苯腙等）再进行色谱法分离，这样可减少分离过程中化合物挥发损失和提高分离效果。

挥发油中有一些成分结构仅是双键的多少和位置不同，用一般的色谱法分离，较难得到满意的结果。可采用硝酸银柱色谱或硝酸银薄层色谱法进行分离。这是利用银离子与双键中的 $\pi$ 键形成 $\pi$ 络合物，极性增大，被硅胶吸附能力增大的缘故。由于双键位置不同，与硝酸银形成 $\pi$ 络合物的难易程度和稳定性也不相同，从而能得到较好的分离。如 $\alpha$-细辛醚、$\beta$-细辛醚和欧细辛醚的混合物，用 2％硝酸银处理的硅胶柱进行分离，苯-乙醚（5：1）混合溶剂洗脱，分别收集，并用 TLC 检查。具有反式双键的 $\alpha$-细辛醚形成 $\pi$ 络合物的能力最弱，先被洗脱，其次是具有顺式双键的 $\beta$-细辛醚，而具有末端双键的欧细辛醚与硝酸银生成的 $\pi$ 络合物最稳定，故最后被洗脱。

气相色谱除用于挥发油组分的检识和鉴定外，也可用于挥发油的成分分离。用于分离时，常用制备性气-液色谱，将挥发油成分分开，所得单一的化合物再进行结构鉴定。

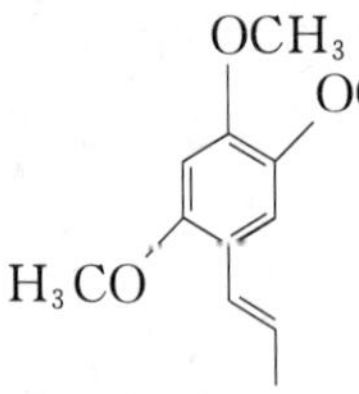

$\alpha$-细辛醚

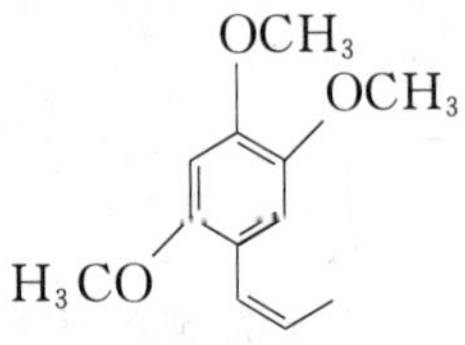

$\beta$-细辛醚

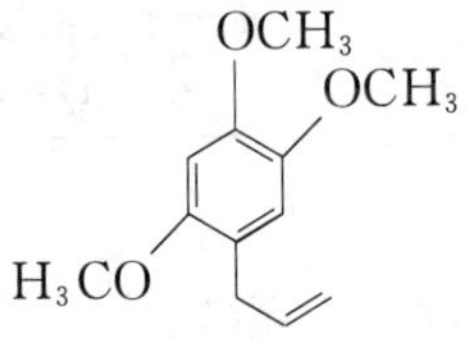

欧细辛醚

此外，制备性薄层色谱也可用于挥发油的分离。超临界流体萃取(SFE)配合气相-质谱(GC/MS)联用技术，也可用于挥发油的提取、分离和鉴定。

## 三、挥发油提取分离实例

### （一）薄荷挥发油

中药薄荷为唇形科植物薄荷(Mentha haplocalyx Briq.)的地上部分，具有疏散风热、清利头目、利咽和透疹等功效。全草含挥发油1%以上。薄荷素油和薄荷脑（薄荷醇）为芳香药、调味品和祛风药，并广泛用于日用化工和食品工业。

薄荷挥发油为无色或淡黄色液体，具强烈的薄荷香气，可溶于乙醇、乙醚、氯仿等有机溶剂，相对密度为0.89～0.91，比旋度$[\alpha]_D^{25}$ $-16°$～$-28°$，折光率$n_D^{20}$ 1.458～1.471，沸点204～211℃。薄荷挥发油含有几十种化学成分，主要是单萜及其含氧衍生物，如薄荷醇、薄荷酮、新薄荷醇、乙酸薄荷酯等。其中薄荷醇含量一般在50%以上，最高可达85%。薄荷醇具有祛风、矫味、消炎和局部止痛作用，为白色块状或针状结晶，m. p. 41～43℃，b. p. 212℃，相对密度0.890，$n_D^{25}$ 1.458，$[\alpha]_D^{18}$ $-5°$。

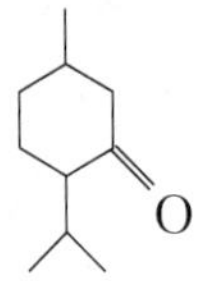

薄荷酮

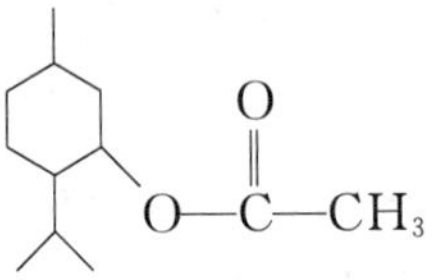

乙酸薄荷酯

薄荷挥发油及薄荷脑的提取分离工艺流程如下：

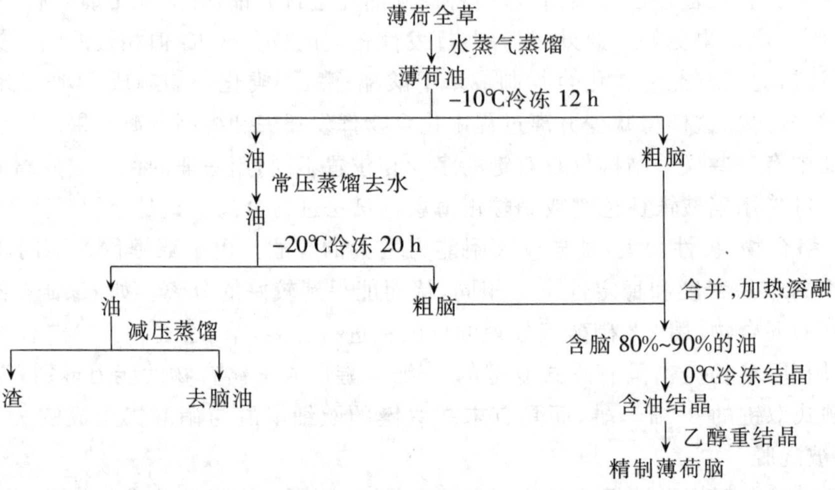

也有用分馏法分离薄荷醇，流程如下：

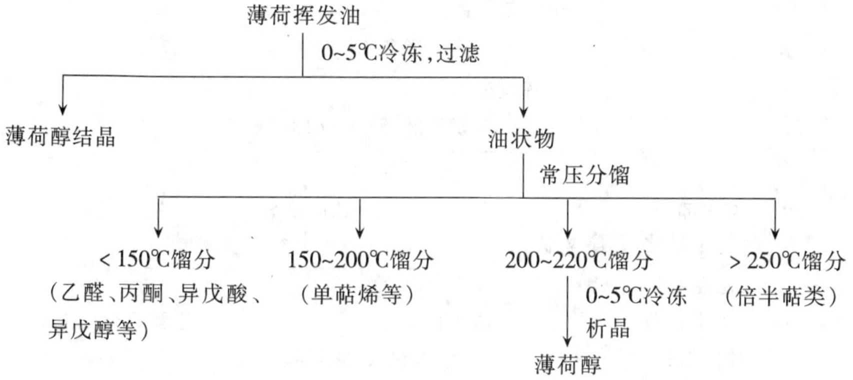


（二）土香薷挥发油

土香薷为唇形科植物土香薷（Origanum vulgara L.）的地上部分，具有发汗、清暑和利尿作用。含挥发油，鲜茎叶含 0.07%～0.2%，干茎叶含 0.15%～0.4%，花含 0.74%～0.76%。其挥发油对痢疾杆菌、绿脓杆菌、伤寒杆菌、变形杆菌、大肠杆菌和葡萄球菌等具有抑菌作用。

土香薷挥发油用化学法分离，分成酸性、碱性和中性三部分。分别进行抑菌试验，表明酸性部分为抑菌的有效部位。酸性部位进一步用硅胶柱色谱分离，得到有一个与 1% 香草醛-浓硫酸试剂呈鲜红色单一斑点的流分，具有显著的抑菌活性，而其他流分则无抑菌活性。将具有抑菌活性的流分用 GC/MS 检识，发现主要有两个保留值（$t_R$）极为相近的峰 A 和 B（$t_R$ 值分别为 23′135″和 23′892″，其含量分别为 39.67% 和 60.33%）。若用硅胶 TLC 检识，在不同展开剂[苯或氯仿或石油醚-乙酸乙酯（9：1）]中皆为单一斑点，表明这两个化合物性质极为相似。红外光谱（IR）和质谱（MS）测定，这两个化合物也无明显差异，显示结构皆为单萜萜源化合物，具有苯环、酚羟基、异丙基和甲基，推测这两个化合物可能为麝香草酚和香荆芥酚。为了证实此点，以这两个化合物为标准品，分别进行叠加试验。以麝香草酚进行的叠加试验，A 和 B 含量分别为 52.39% 和 47.61%，表明 A 峰为麝香草酚；以香荆芥酚进行的叠加试验，A 和 B 含量分别为 24.56% 和 75.44%，表明 B 峰为香荆芥酚。从上述实验结果知土香薷挥发油的抑菌活性成分为麝香草酚和香荆芥酚。

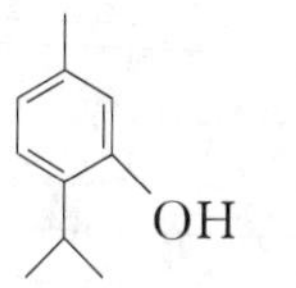


麝香草酚（A）

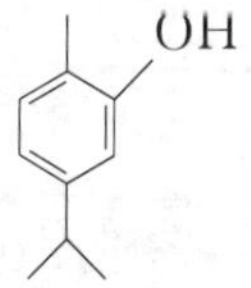


香荆芥酚（B）

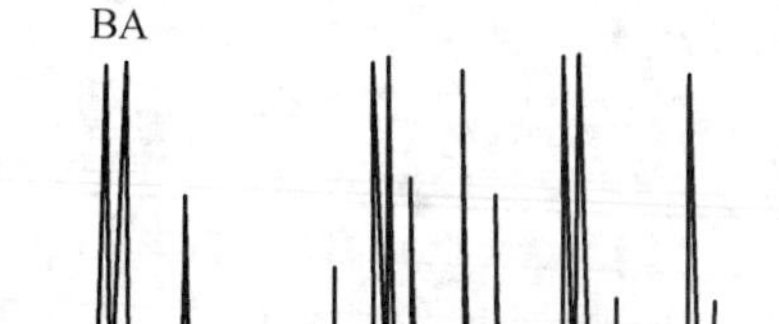


土香薷挥发油的气相色谱图

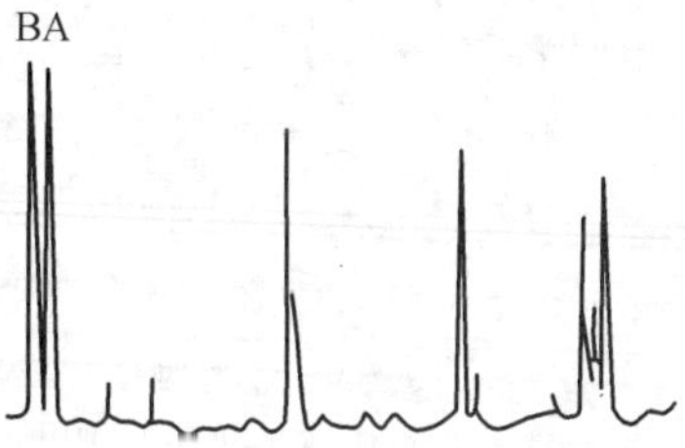


土香薷挥发油酸性部分的气相色谱图

土香薷挥发油提取分离工艺流程如下：

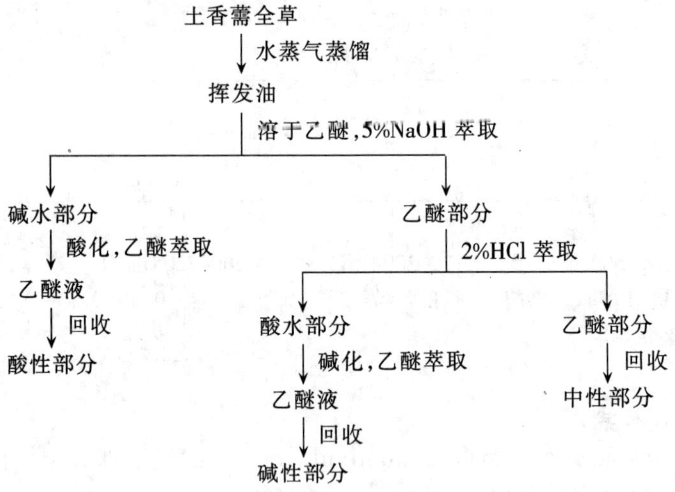

# 中编　中药化学结构鉴定波谱知识

# 第一章　紫外光谱法

## 第一节　紫外光谱法的基本知识

### 一、定义与应用

分子吸收波长范围在200～800 nm区间的电磁波产生的吸收光谱称紫外-可见吸收光谱(ultraviolet - visible absorption spectra)简称紫外光谱(UV)。紫外光谱在中药化学中的应用主要可提供天然产物分子不饱和的程度,在无紫外吸收峰时表示为饱和化合物,当有紫外吸收峰时,说明分子中存在不饱和键或具有芳香结构或共轭体系等。因此,紫外光谱在分子结构测定中具有广泛的应用性,如官能团及大致的结构、结构式构型和构象的测定均可根据光谱上的一些特征吸收,包括最大吸收波长、肩峰、吸收系数、吸收度比来加以判断。

### 二、紫外图谱

紫外作图方法比较简单。将样品选取一定溶剂溶解,即可测定。当需要测定摩尔吸收系数时,样品需定量称取。要求样品纯度较高,特别是当样品的紫外吸收不强时尤需注意。紫外-可见分光光度计可自动扫描得出波长(横坐标)和吸收度(纵坐标)的曲线,即为图谱。

选择溶解样品的溶剂,需注意:① 对样品有足够的溶解性。② 多数溶剂对光会产生强烈的吸收(即溶剂不透明),样品的吸收带应处于溶剂的透明范围。透明范围的最短波长称透明界限,常用溶剂的透明界限见表1-1。③ 尽量采用低极性溶剂。④ 与文献对比时,应采用与文献相同的溶剂。

**表1-1　常用溶剂的透明界限**

| 溶剂 | 水 | 乙腈 | 正己烷 | 环己烷 | 乙醇 | 甲醇 | 二氧六环 | 氯仿 |
|---|---|---|---|---|---|---|---|---|
| 透明界限(nm) | 190 | 190 | 200 | 205 | 205 | 205 | 215 | 245 |

### 三、光、电磁波、波谱

光是电磁波,波长(λ)指相邻波峰间的距离。在UV中常用纳米(nanometer,nm)为单位。

频率(ν)为一秒内经过某点的电磁波的数目,单位为秒$^{-1}$($s^{-1}$)或赫兹(Hz),因光的频率很大,为了方便,频率常用波数$\bar{\nu}$代替(光在真空中行进1 cm长度时的电磁波的数目,即波长的倒数,单位$cm^{-1}$)。

光速、波长、频率、波数之间的关系可用下式表示：

$c=\lambda\times\nu=v/\bar{\nu}$

式中：$c$：光速，$3\times10^{10}$ cm·$s^{-1}$。

电磁波谱根据能量划分区段见表 1－2：

**表 1－2 电磁波谱的区段**

| 波长 | 100 nm | 200 nm | 400 nm | 800 nm (0.8 μm) | 2.5～25 μm | 50 μm | 400 μm | 1 m 5 m |
|---|---|---|---|---|---|---|---|---|
| 光谱区 | X 射线 | 远紫外区 | 近紫外区 | 可见光区 | 近、中红外区 | 远红外光区 | 微波区 | 射频区<br>核磁共振 |
| 激发方式 | | 电子能级跃迁 | | | 分子振动与转动能级跃迁 | 分子转动能级跃迁 | | 电子和核自旋能级跃迁 |
| 能级差 | | 20～1 eV | | | 1 eV～0.025 eV | 0.025～0.001 eV | | |

# 第二节 基本原理

## 一、电子跃迁

分子能量＝电子状态能＋振动能＋转动能

当电子从辐射的电磁波吸收能量之后，电子将会从基态低能级跃迁到激发态高能级，吸收频率决定于分子的能级差($\Delta E$)，其计算式为：

$\Delta E=h\nu=hc/\lambda$

式中：$\Delta E$ 为分子跃迁前后的能级差；$\nu$、$\lambda$ 分别为吸收电磁波的频率及波长；$c$ 为光速；$h$ 为普朗克常数。

由于分子从电子基态跃迁到电子激发态的 $\Delta E$ 远大于振动能、转动能的 $\Delta E$，因此，电子跃迁所吸收的电磁波是吸收光谱中频率最高、波长最短的，即紫外和可见光。因此，分子从电子能级的基态跃迁到激发态时，同时伴有振动、转动能级的跃迁，产生紫外和可见光谱。

## 二、多原子电子能级跃迁的种类

转动、振动跃迁与紫外吸收有关，只有当照射光的能量与价键电子的跃迁能 $\Delta E$ 相等时，光才能被吸收，表明光的吸收和化学键有关。而有机化合物的价电子为形成单键的 $\sigma$ 电子、形成双键或三键的 $\pi$ 电子，以及未成键的 $n$ 电子。从图1－1中可见，$\sigma$ 电子只能从 $\sigma$ 键的基态跃迁到 $\sigma$ 键的激发态，即 $\sigma\rightarrow\sigma^*$，因其能级差大，对应的紫外吸收处于远紫外区。$\pi$ 电子的跃迁为 $\pi\rightarrow\pi^*$，能级差较 $\sigma\rightarrow\sigma^*$ 为小，反映在紫外吸收上其波长较 $\sigma\rightarrow\sigma^*$ 长。$n$ 电子跃迁有两种，$n\rightarrow\sigma^*$ 的吸收波长较短，$n\rightarrow\pi^*$ 跃迁中能级最小，吸收波长最长。

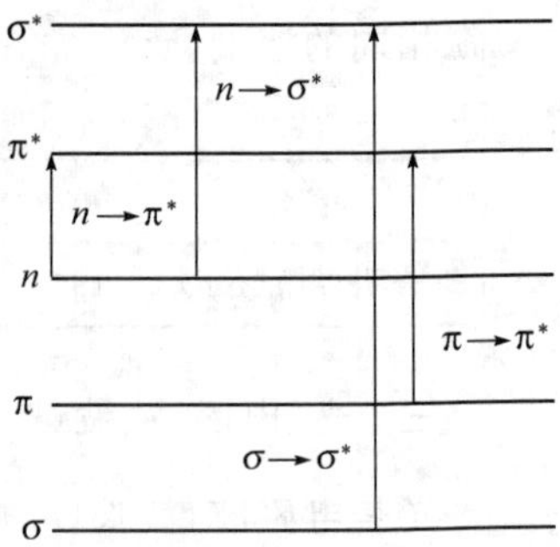

**图 1－1 电子能级和跃迁类型图**

各种电子跃迁的能级差 $\Delta E$ 存在下列次序：

$\sigma\rightarrow\sigma^*>n\rightarrow\sigma^*>\pi\rightarrow\pi^*>n\rightarrow\pi^*$

## 三、吸收带

吸收带出现的波长范围和吸收强度与化合物的结构有关，通常根据跃迁类型不同将吸收带（或峰）分为四种：

（一）R-带

由含杂原子的不饱和基团（如 C=O、—NO、—$NO_2$、—N=N—等发色团）的 $n \rightarrow \pi^*$ 跃迁所产生的吸收带。特点是处于较长波长范围（250～500 nm），吸收强度弱（$\varepsilon_{max}<100$），并随溶剂极性增强而移向短波方向（蓝移）。

（二）K-带

是由共轭双键 $\pi \rightarrow \pi^*$ 跃迁所产生的吸收带，吸收峰出现在 210～250 nm，吸收强度大，$\varepsilon_{max}>10000$（$\log \varepsilon \geqslant 4$）。随共轭双键增加吸收带红移，且强度增加。C=C−C=C 的 K-带与 C=C−C=O 的 K-带区别在于前者不受溶剂极性的影响，而后者随溶剂极性的增加向长波方向偏移（红移）。

（三）B-带

是由苯的 $n \rightarrow \pi^*$ 跃迁引起的。B-带为一宽峰，并出现若干小峰或称细微结构。峰位在 230～270 nm 间，重心在 256 nm，ε 值 220 左右。B-带是芳香化合物的特征吸收。

（四）E-带

为芳香化合物的特征吸收，是由苯环中三个乙烯组成的环状共轭系统引起的，为 $\pi \rightarrow \pi^*$ 跃迁吸收带。E-带又分为 $E_1$、$E_2$ 两个吸收带：$E_1$ 出现在 184 nm 处，$\log \varepsilon>4$（ε 值约 60000）；$E_2$ 出现在 204 nm 处，$\log \varepsilon=3.9$（ε 值 7900）。

## 四、影响波长位移的因素

（一）取代基的影响

取代基的引入改变分子内电子环境，当增加分子轨道之间相互作用时，生成键的长度减小，成键轨道与反键轨道之间的能量差 $\Delta E$ 增加，跃迁时吸收较短波长的光线。反之，$\Delta E$ 减小，跃迁时吸收较长波长的光线。

（二）共轭效应(conjugative effect)

共轭效应使 $\pi \rightarrow \pi^*$ 跃迁向长波方向移动（红移），共轭体系越大向长波方向移动越大，且吸收强度（ε）增加。某些具有孤对电子（$n$ 电子）的基团如—OH、—X 或—$NH_2$，当它们被引入双键一端时，由于产生 $p-\pi$ 共轭效应，跃迁能小于未共轭时的 $\pi \rightarrow \pi^*$ 跃迁能，使 $\lambda_{max}$ 向长波方向移动。同时 $\varepsilon_{max}$ 也增大。$p-\pi$ 共轭体系越大，助色基的助色效应越强，吸收带越向长波方向偏移。

（三）超共轭效应(hyperconjugation effect)

甲基取代双键碳上的氢，通过甲基的 C—H 键和 π 体系电子云重叠引起的共轭作用，使 $\pi \rightarrow \pi^*$ 跃迁红移。当分子中含有数个孤立双键时，吸收峰不发生位移，但吸收强度随孤立双键数目的增加而增加。

（四）立体效应(steric effect)

指空间位阻、环张力、跨环共轭等因素，导致波长红移或蓝移。

分子内基团间空间位阻常影响分子内发色团的有效共轭，使吸收带位置发生变化，如联苯苯环间共轭，苯环的 $E_2$ 带移至 249 nm（ε 值 1900）；四甲基联苯中甲基空间位阻使苯环共轭减弱，249 nm 处 $E_2$ 带消失，仅出现孤立苯环 B-带。

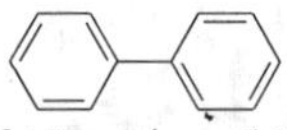

$\lambda_{max}$ 249 nm($\varepsilon_{max}$ 19000)

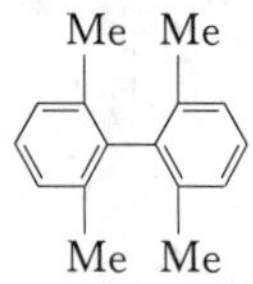

$\lambda_{max}$ 255 nm($\varepsilon_{max}$ 164)

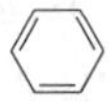

$\lambda_{max}$ 256 nm($\varepsilon_{max}$ 250)

又如 $\alpha$-二酮化合物羰基间两面角($\Phi$)影响羰基间的有效共轭。

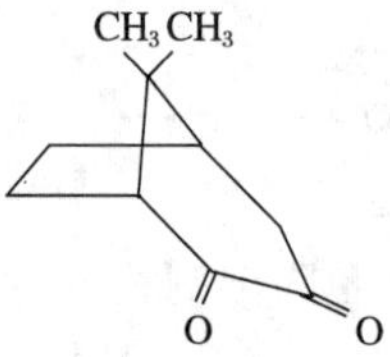

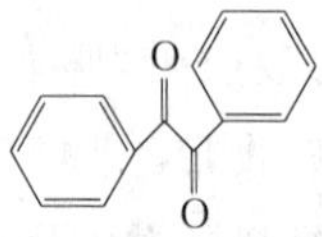

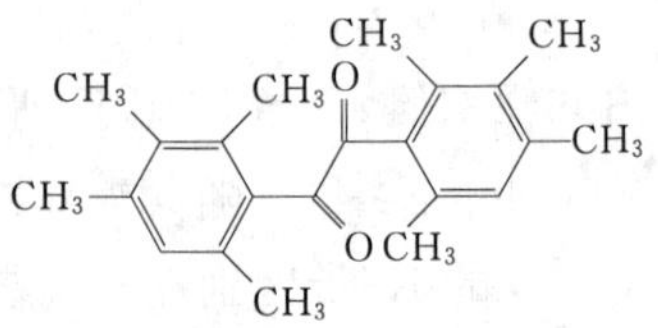

| | | | |
|---|---|---|---|
| $\Phi$ | 0～10° | 90° | 180° |
| $\lambda_{max}$: | 466 nm | 370 nm | 490 nm |

环张力导致 $\pi \rightarrow \pi^*$ 跃迁吸收带的位移。

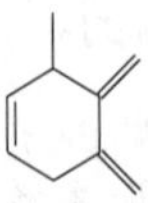

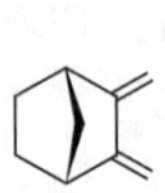

| | | |
|---|---|---|
| $\lambda_{max}$: | 220 nm | 249 nm |
| $\varepsilon_{max}$: | 6000 | 11500 |

跨环效应存在于某些刚性环状分子中。

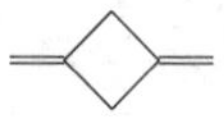

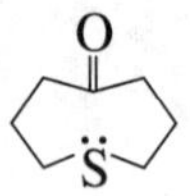

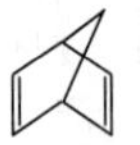

| | | | | | |
|---|---|---|---|---|---|
| $\lambda_{max}$: | 214 nm | 238 nm | 205 nm | 220 nm | 214 nm |
| $\varepsilon_{max}$: | | 2535 | 2100 | 870 | 1480 |

（五）溶剂效应

如极性溶剂对羰基吸收带的影响：在 $\pi \rightarrow \pi^*$ 跃迁时红移，在 $n \rightarrow \pi^*$ 跃迁时蓝移。由于溶剂有吸收带，如果溶剂与溶质的吸收带重合，则影响溶质紫外光谱的观察。所以选择溶剂不能使溶质的吸收带低于溶剂的紫外吸收波长极限。

## 第三节　各类化合物的紫外吸收

### 一、不含共轭体系的分子

除含不饱和杂原子化合物 $n \rightarrow \pi^*$ 跃迁吸收在紫外区可检测外，其余均不被检测。

### 二、含有共轭体系的分子

（一）共轭体系的形成使吸收峰移向长波方向，并称 K-带

共轭体系越长，其最大吸收越移向长波方向。乙烯与丁二烯比较，后者向长波移。又如 $\beta$-胡萝卜素($\beta$-caratene)。

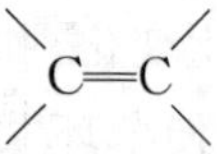

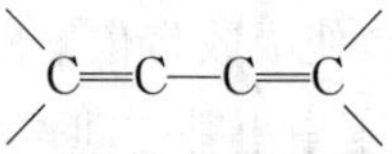

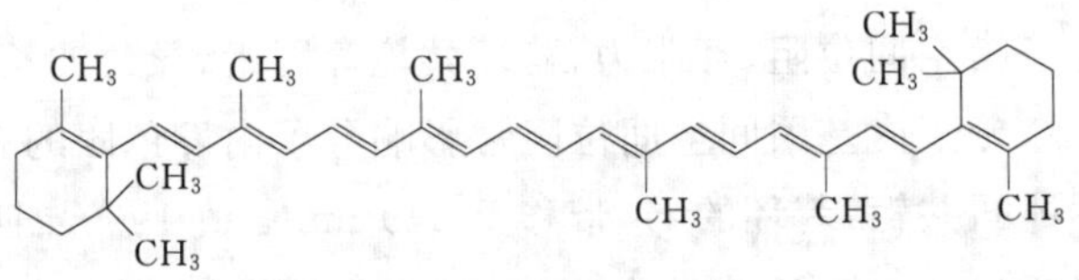

$\lambda_{max}$:　165 nm　　217 nm　　452 nm（己烷）　（$\varepsilon$:$1.52 \times 10^4$）

（二）共轭烯紫外吸收波长的计算值

对共轭体系的 K-带吸收波长的位置可进行计算，计算值与实测值较为符合。计算所用参数见表 1-3。

**表 1-3　共轭烯紫外吸收位置计算规则（乙醇为溶剂）(nm)**

| | | | |
|---|---|---|---|
| 基值：共轭二烯（链状） | 217 | 增加值：每增加一个共轭双键 | +30 |
| 共轭二烯（异环） | 214 | 同环二烯 | +36 |
| 环内外二烯 | | 环外双键 | +5 |
| 同环二烯 | 253 | 助色团取代：—OAc　+0，—OR　+6，—SR　+30<br>—Cl、Br　+5，$—NH_2$　+60 | |

计算举例：

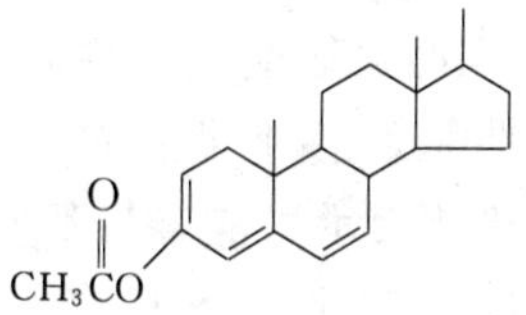

| | |
|---|---|
| 同环二烯基准值 | 253 nm |
| 延伸一个共轭双键 | +30 |
| 环外双键 | +5 |
| 烷基及环的取代 | (+5)×3 |
| 计算值 | 303 |
| 实测值 | 304 |

$\alpha,\beta$-不饱和醛、酮的摩尔系数一般大于 10000，并随共轭链的增长而增加。$\alpha,\beta$-不饱和醛、酮的紫外吸收值计算的增量见表 1-4。

**表 1-4　$\alpha,\beta$-不饱和醛、酮紫外吸收的计算规则（增量）（乙醇）***

| | |
|---|---|
| 六元环或非环 $\alpha,\beta$-不饱和醛酮的基准值 | 215(nm) |
| 五元环 $\alpha,\beta$-不饱和醛酮的基准值 | 202(nm) |
| $\alpha,\beta$-不饱和醛的基准值 | 207(nm) |
| $\alpha,\beta$-不饱和酸或酯 | 193(nm) |
| 每个取代基上位移增加量 | 延伸一个共轭双键　+30<br>烷基或环的取代：羰基碳上 $\alpha$ 位 +10，$\beta$ 位 +12，$\gamma$ 位或更高位 +18<br>环外双键(C=C) +5，共轭双键同环 +39<br>助色团取代：—OH　$\alpha$ 位 +35，$\beta$ 位 +30，$\gamma$ 位 +50<br>—OAc　($\alpha,\beta,\gamma$ 位) +6<br>—OMe　$\alpha$ 位 +35，$\beta$ 位 +30，$\gamma$ 位 +17，$\delta$ 位 +31<br>—SH　($\beta$ 位) +85<br>—Cl　$\alpha$ 位 +15，$\beta$ 位 +12<br>—Br　$\alpha$ 位 +25，$\beta$ 位 +30<br>$—NR_2$　($\beta$ 位) +95 |

注：* 若改用其他溶剂应进行溶剂的修正，改用氯仿+1，二氧六环+5，乙醚+7，己烷+11，环己烷+11，水-8。

（三）$\alpha,\beta$-不饱和酸、酯

$\alpha,\beta$-不饱和酸、酯的计算类似于 $\alpha,\beta$-不饱和醛、酮，$\beta$-单取代基准值波长为 208 nm；$\alpha,\beta$ 或 $\beta,\beta$ 双取代基准值为 217 nm；$\alpha,\beta,\beta$ 三取代基准值为 225 nm。每个取代基位移增量为：延伸一个共轭双键+30，环外双键+5，双键在三元环或六元环中+5。

## 三、芳香族化合物

苯环显示 $E_1$、$E_2$、B 三个吸收带，均因 $\pi \rightarrow \pi^*$ 跃迁所致。$E_1$ 在远紫外区波长 180 nm 处，

通常仪器观测不到。$E_2$ 在近紫外区边缘 204 nm 处，经助色团的深色位移，可被应用。B-带在近紫外区中部 250 nm 处，有精细结构，ε 值相当，所以很重要。（见图 1－2）通过 B 带可较容易识别苯环及其衍生物。芳香化合物中具有与芳环共轭的不饱和取代基时，$E_2$ 带红移，在 250 nm 处产生一个吸收带，ε 值约为（1～3）× $10^4$，称 K 吸收带；如取代基具有未用电子对（—$OCH_3$）时，可发生 $n\rightarrow\pi^*$ 跃迁，约在 275～340 nm 光区产生吸收带，ε 值约在 10～$10^3$，称 R-带。

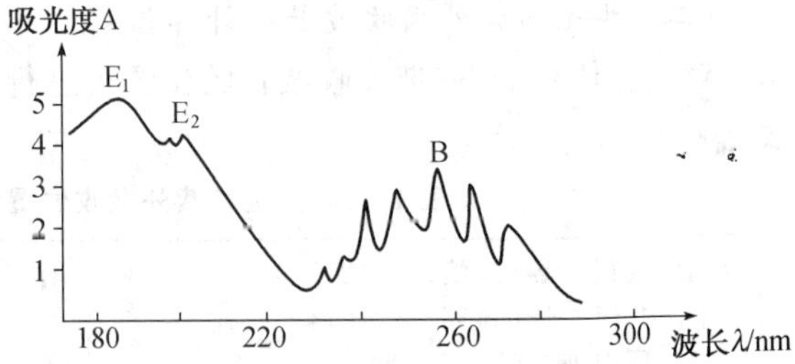


**图 1－2　苯的紫外光谱**

某些酚性物质、不饱和酸、烯醇与苯胺类，当改变溶剂 pH 时会影响共轭效应，吸收光谱会发生显著变化。在测定时，当中性溶液变成碱性时，如果吸收带红移则可能为酚、烯醇或不饱和酸类物质。相反，从中性溶液变成酸性时，吸收带发生蓝移就表示可能有与苯环共轭的含氮基团（—$NR_2$）存在。

当苯环上有两个取代基时，吸收带的变化较复杂，当吸电子基团和供电子基相互处于对位时，吸收带显著红移。

当吸电子基和供电子基在间位或邻位取代时，吸收光谱与共轭效应较强取代基单独取代的芳香化合物的吸收光谱相似，吸收光谱差别较小。

对位取代：

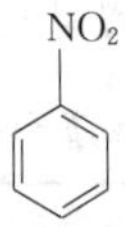


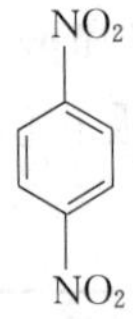


$\lambda_{max}$：　269　　317.5

有关苯的多取代衍生物 K-带（$E_2$-带）$\lambda_{max}$ 值的计算可按 Scott 规则。计算参数见表 1－5。

**表 1－5　Scott 规则计算方法（nm）**

| | | | | | | | | |
|---|---|---|---|---|---|---|---|---|
| 基值 | —CO—Alkyl | 246 | —COO—Alkyl | 230 | —CO—环 | 246 | —CHO | 250 |
| | —COO—环 | 230 | —CN | 224 | —COOH | 230 | | |
| 增加值 | —烷基/环：o、m 位 +3　p 位 −10；—OH、OR：o、m 位 +7，p 位 +25；<br>—$O^-$：o 位 +11，m 位 +20，p 位 +78；—Cl：o、m 位 +0，p 位 +10；<br>—Br：o、m 位 +2，p 位 +15；—$NH_2$：o、m 位 +13，p 位 +58；<br>—NHAc：o、m 位 +20，p 位 +45；—NHMe：p 位 73；<br>—$NMe_2$：o、m 位 +20，p 位 +85 | | | | | | | |

注：o、m、p 分别表示苯环上邻、间、对位。

对多功能基取代苯也可按取代基的电负性和位置用表 1－6 的增值（Δλ）参数计算 K-带（$E_2$-带）

**表 1－6　多功能基取代苯的增值（Δλ）参数表**

| | R | Δλ(nm) | R | Δλ(nm) | R | Δλ(nm) |
|---|---|---|---|---|---|---|
| 基值 240 nm | $CH_3$ | 3.0 | $OCH_3$ | 13.5 | $O^-$ | 31.5 |
| | Cl | 6.0 | CN | 20.5 | $COCH_3$ | 42.0 |
| | Br | 6.5 | $NH_2$ | 26.5 | CHO | 46.0 |
| | OH | 7.0 | COOH | 26.5 | $NO_2$ | 65.0 |
| | $NHCOCH_3$ | 38.5① | COOH | 24.5② | | |

注：①②的溶剂为乙醇。

## 第四节　紫外吸收光谱在中药化学成分结构测定中的应用

紫外光谱应用于鉴定，其指纹作用不及红外光谱，但是紫外光谱的吸收强度较高，容易在极小浓度下检出样品的特征吸收谱，可提供天然产物的下述信息。

### 一、官能团与结构初探

(1) 215～800 nm 波长区没有吸收带(透明)表明不含有共轭链烯、$\alpha,\beta$-不饱和羰基、苯环等发色基团，可能化合物为脂肪族或环状烃、胺类、醇类。

(2) 在 210～250 nm 波长区内有强吸收($\varepsilon$ 值 10000 左右)则很可能有两个双键构成的共轭体系，如共轭二烯、$\alpha,\beta$-不饱和羰基化合物。

(3) 当 260、300 或 330 nm 附近有强吸收带则可推断该化合物有 3～5 个共轭双键。

(4) 230～270 nm 附近有中、强度吸收带($\varepsilon$ 值 200～1000)很可能有苯环存在。

(5) 200～250 nm 区无主要吸收，在 275～340 nm 有低强度吸收带($\varepsilon$ 值 10～100)通常表明$n\rightarrow\pi^*$跃迁，可能基团是未共轭的 C＝O、C＝N、N＝N。290 nm 附近有弱吸收是醛基的特征峰，280 nm 附近有弱吸收是酮基的特征峰，羧基和酰胺羰基移到小于 250 nm 的波长区。

### 二、结构式的确定

根据 UV 确定发色团之间是否有共轭关系，如有，根据 K-带的波长就可以推定取代基的种类、位置和数目。

如从中药满山红中分离得到的单萜类化合物杜鹃酮，可能为 A 和 B 两种异构体之一，试用紫外光谱进行确证。

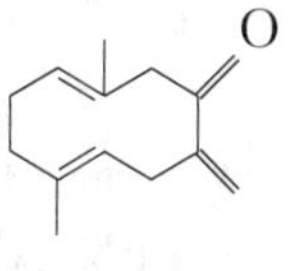

A

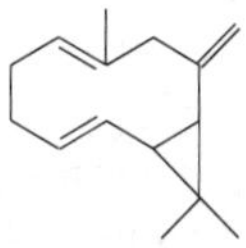

B

经测定其紫外吸收光谱，$\lambda_{max}$(log $\varepsilon$)分别为 211 nm(4.1)，240 nm(3.6)和 314 nm(2.7)，显然 A 结构与此紫外光谱数据相符。240 nm 表明分子中含有 $\alpha,\beta$-不饱和羰基结构，B 化合物没有。314 nm 处弱吸收为羰基的 R-带，211 nm 处吸收峰可能是由两个孤立双键跨环的共轭效应。

紫外光谱由分子价键电子跃迁产生，不能反映整个分子的细微结构。当具有相同发色团时，如 $\alpha,\beta$-不饱和酮等，紫外光谱相同。

如胆甾-4-烯-3-酮(a)和异丙叉丙酮(b)结构不同，发色团 $\alpha,\beta$-不饱和酮相同，紫外光谱相同(图 1－3)。

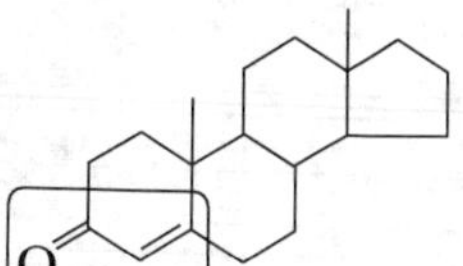

(a)

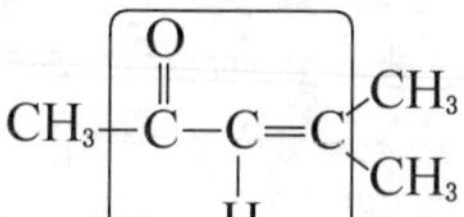

(b)

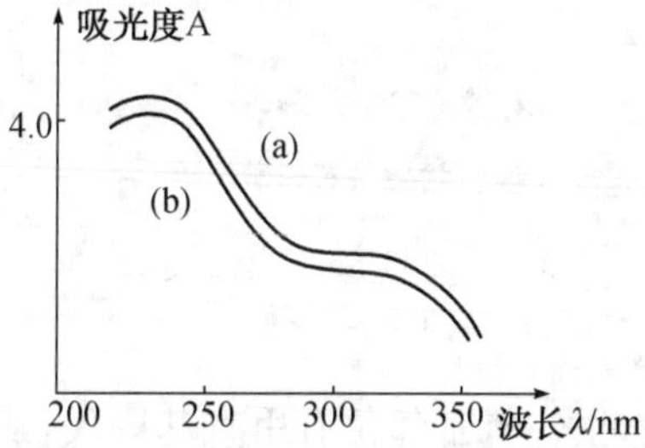


**图 1－3　具有相同发色团 α,β-不饱和酮的紫外光谱**

中药强心类药物有两种结构类型：一种是来源于植物毛花洋地黄叶中 $C_{17}$ 侧链为 $\alpha,\beta$-不饱和五元内酯，称甲型强心苷；另一种来源于动物蟾酥腺体加工品，$C_{17}$ 侧链为 $\alpha,\beta,\gamma,\delta$-不饱和六元内酯，称乙型强心苷。要区别甲型和乙型，可采用化学反应法，也可采用紫外光谱来区别（见表 1-7，图 1-4）。

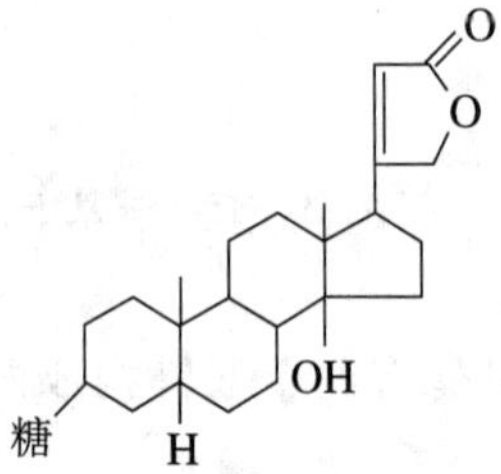


甲型强心苷

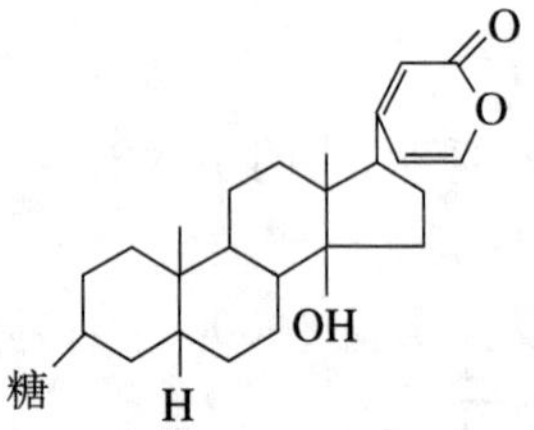


乙型强心苷　(蟾酥灵)

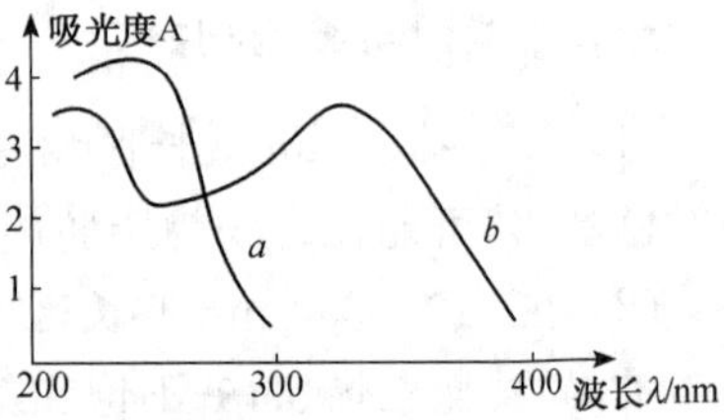


**图 1-4　强心甾烯和蟾酥甾烯的紫外图谱**

**表 1-7　强心甾烯和蟾酥甾烯的 UV 数据**

| 类　型 | $\lambda_{max}$ nm (log ε) | $\lambda_{min}$ nm (log ε) |
|---|---|---|
| 强心甾烯 | 216～218(14500) | |
| | 300(30～60) | |
| 蟾酥甾烯 | 300(5500～5600) | 250(500～600) |

从表和图中可以得出两者有明显区别：强心甾烯在 217～220 nm(log ε 约 4.34)附近有强吸收峰，后者在 300 nm 处有强吸收峰(log ε 约 3.93)。

木脂素由苯丙素双分子聚合而成，为一类具有多种生理活性的天然产物。由于分子中存在两个取代芳环的发色团，其 UV 吸收峰位置相似，吸收强度是两者的总和。如鬼臼毒素和去氧鬼臼毒素等。

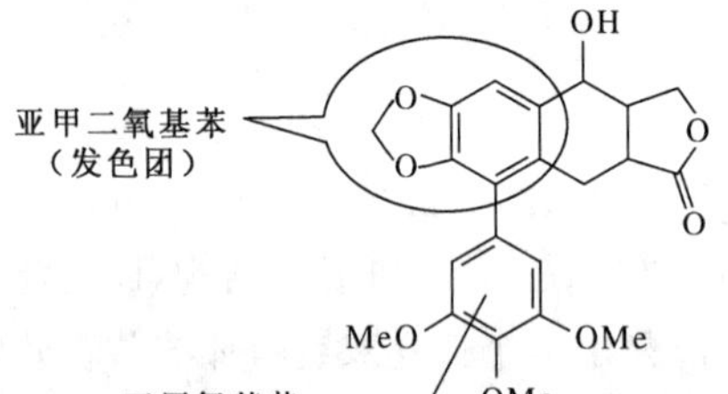


$\lambda_{max}$ 290～294 nm(ε 值 4400～4800)

两个发色团

$\lambda_{max}$ 283 nm(ε 值 3300)　亚甲二氧基苯

$\lambda_{max}$ 270 nm(ε 值 650)　三甲氧基苯

峰位稍往红移是由于 B 环存在相当于烷基取代，例如：

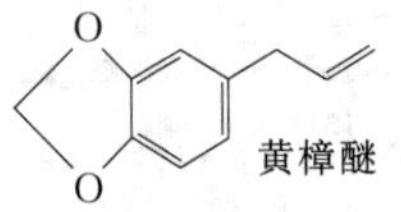


黄樟醚

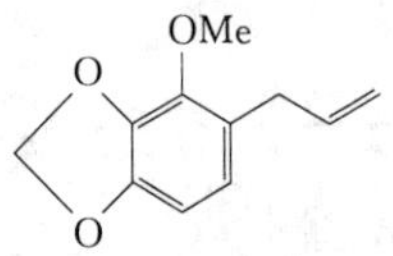


| | | |
|---|---|---|
| $\lambda_{max}$ | 286 nm | 276 nm |
| ε | 4000 | 1400 |

次甲二氧基邻位有甲氧基取代，紫移，强度减小。

苯醌、萘醌及蒽醌类化合物是天然产物中具有羰基构成邻醌、对醌的一类化合物。由于存在发色团，且又有引入—OH、—OMe 等助色团，所以紫外吸收明显，与结构特点十分相关。

例如苯醌有三个主要吸收峰，$\lambda_{max(1)}$ —240 nm 强峰；$\lambda_{max(2)}$ —285 nm 中强峰；$\lambda_{max(3)}$ —400 nm 弱峰，其与结构关系如下所示：

当分子中引入—OH、—OMe，可使分子中相应吸收峰红移。如在上述结构中醌环上引入＋I/＋Me 取代基，影响 $\lambda_{max}$ 257 nm 向红移。若在苯环上引入 $\alpha$—OH，则使 335 nm 峰红移至 427 nm。

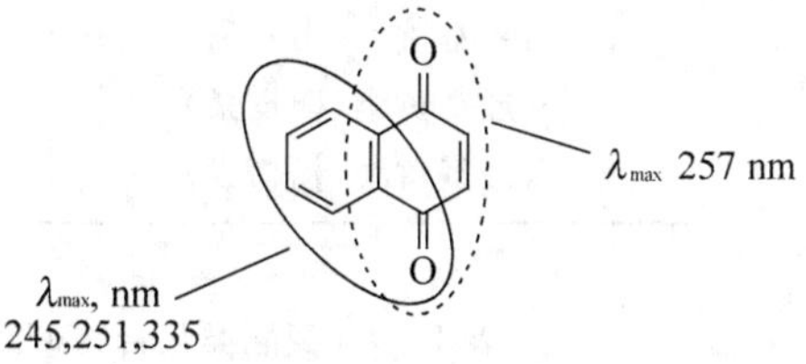


蒽醌有四个吸收峰，分别由苯样结构(a)及醌样结构(b)所提供。

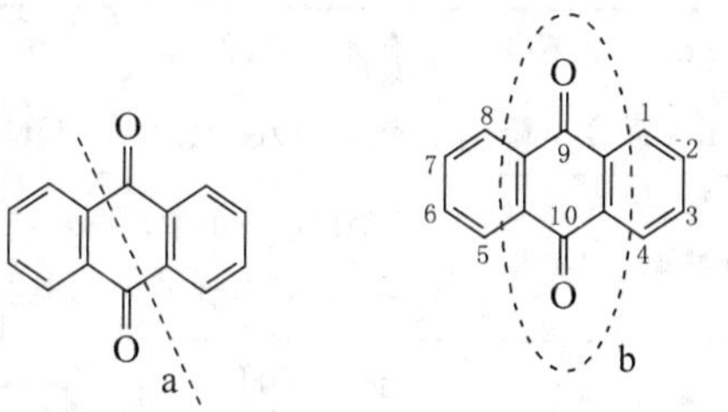

1,4,5,8 位为 $\alpha$ 位；2,3,6,7 位为 $\beta$ 位

(a) 苯甲酰基 $\lambda_{max}$ 252，325 nm　(b) 对苯醌基 $\lambda_{max}$ 272，405 nm

羟基蒽醌衍生物的紫外吸收与上述蒽醌母核类似。此外在波长 230 nm 处还有一强峰，故羟基蒽醌显示有五个主要吸收带。第一峰：230 nm 左右；第二峰：240～260 nm(苯样结构引起)；第三峰：262～295 nm(醌样结构引起)；第四峰：305～389 nm(苯样结构引起)；第五峰：大于 400 nm(由醌样结构中的 C＝O 引起)。其中第三峰(262～295 nm)受 $\beta$-酚羟基的影响，存在 $\beta$—OH 可使该峰红移，且强度增加。第五峰受 $\alpha$—OH 影响大，$\alpha$—OH 数目多，峰带红移也大。如在没有 $\alpha$—OH 时，第五峰 $\lambda_{max}$ 356～362.5 nm；当有 1,8-位有 $\alpha$—OH 时，$\lambda_{max}$ 430～450 nm。

紫外光谱在中药化学成分中的应用尤其是对黄酮类成分中羟基的存在与位置的判断有着重要的意义。黄酮类化合物结构如右图所示。

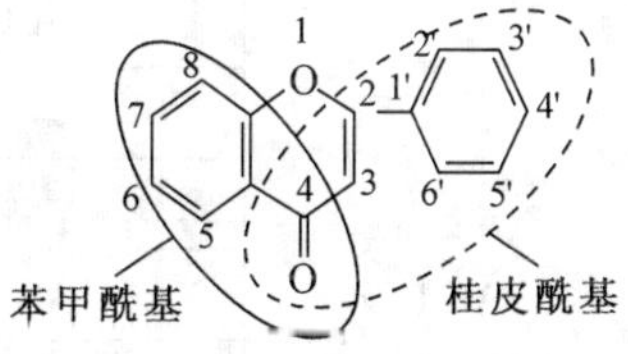


结构中存在苯甲酰基和桂皮酰基，前者引起峰带Ⅱ，$\lambda_{max}$ 220～280 nm；后者引起峰带Ⅰ，$\lambda_{max}$ 300～400 nm。检识时先在甲醇溶液中测得 UV 光谱，后在甲醇溶液中加诊断试剂如甲醇钠(NaOMe)、醋酸钠(NaOAc)、醋酸钠/硼酸($NaOAc/H_3BO_3$)、三氯化铝($AlCl_3$)及三氯化铝/盐酸($AlCl_3/HCl$)，将上述各种光谱进行对比分析，即可获知有关结构的重要信息。图 1-5 为黄酮醇、查耳酮和橙酮的紫外光图谱。表 1-8 是几种羟基黄酮类化合物的紫外波长与结构特征归属，羟基数目的增加使化合物紫外峰红移。加入诊断试剂后黄酮类化合物紫外位移与结构特征归属见表 1-9。

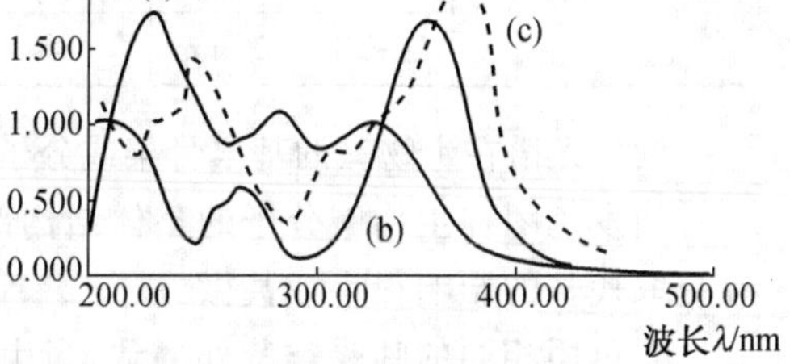


**图 1-5　黄酮醇(a)、查耳酮(b)、橙酮(c)类化合物的紫外光谱**

**表 1-8　几种羟基黄酮类化合物的紫外吸收光谱(带 Ⅰ)**

| 化合物 | 带 Ⅰ ($\lambda_{max}^{MeoH}$/nm) | |
|---|---|---|
| 三羟基黄酮(高良姜素) | 359 | 红移↓ |
| 四羟基黄酮(山柰酚) | 367 | |
| 五羟基黄酮(槲皮素) | 370 | |
| 六羟基黄酮(杨梅素) | 374 | |

**表 1-9　黄酮类化合物 UV 光谱的试剂位移及结构特征归属**

| 诊断试剂 | 带 Ⅱ | 带 Ⅰ | 归　属 |
|---|---|---|---|
| NaOMe | | 红移 40～60 nm 强度不变 | 示有 4′—OH |
| | | 红移 50～60 nm 强度下降 | 示有 3—OH 但无 4′—OH |
| | 吸收谱图随时间延长而衰退 | | 示有对碱敏感的取代图示,如 3,4′-;3,3′-;5,6,7-;5,7,8-;4′,5′-羟基取代图式 |
| NaOAc(未熔融) | 红移 5～20 nm | | 示有 7—OH |
| | | 在长波一侧有明显肩峰 | 示有 4′—OH,但无 3-/7—OH |
| NaOAc(熔融) | | 红移 40～65 nm 强度下降 | 示有 4′—OH |
| | 吸收谱图随时间延长而衰退 | | 示有对碱敏感的取代图示(如同上示) |
| NaOAc/$H_3BO_3$ | | 红移 12～30 nm | 示 B 环有邻二酚羟基 |
| | 红移 5～10 nm | | 示 A 环有邻二酚羟基(但不包括 5,6 位) |
| $AlCl_3$ 及 $AlCl_3$/HCl | $AlCl_3$/HCl 谱图＝$AlCl_3$ 谱图 | | 示结构中无邻二酚羟基 |
| | $AlCl_3$/HCl 谱图≠$AlCl_3$ 谱图 | | 示结构中可能有邻二酚羟基 |
| | | 紫移 30～40 nm | 示 B 环有邻二酚羟基 |
| | 紫移 50～60 nm | | 示 A、B 环上均可能有邻二酚羟基 |
| | $AlCl_3$/HCl 谱图＝MeOH 谱图 | | 示有 3-及/或 5—OH |
| | $AlCl_3$/HCl 谱图≠MeOH 谱图 | | 示可能有 3-及/或 5—OH |
| | 红移 35～55 nm | | 示有 5—OH |
| | 红移 60 nm | | 示有 3—OH |
| | 红移 50～60 nm | | 示可能同时有 3—OH 及 5—OH |
| | 红移 17～20 nm | | 示有 5—OH 外尚有 6-含氧取代 |

紫外光谱在生物碱的基本骨架或分子中发色团的结构特点的测定上是重要的手段之一。

当发色团在生物碱分子的整体结构部分时,UV 可以反映生物碱的基本骨架与类型特征,且受取代基的影响很小或甚微。

生色团相同的吲哚类紫外一致,当生色团延伸一个共轭双键时,光谱全然不同。延伸一个共轭双键向长波处移,如化合物 ABC 的紫外图谱见图 1-6。

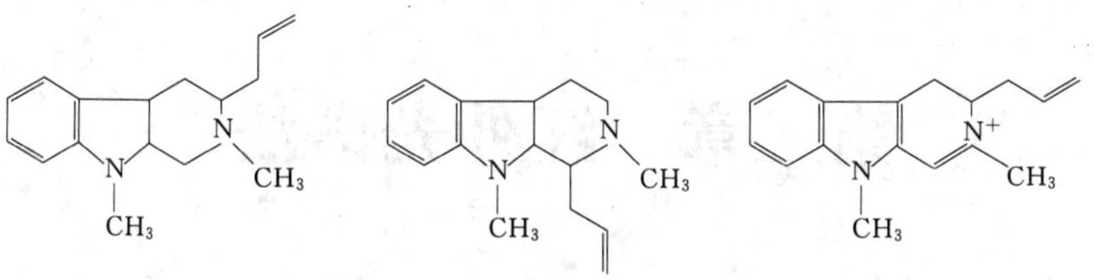

A 250　　B 350　　C 450

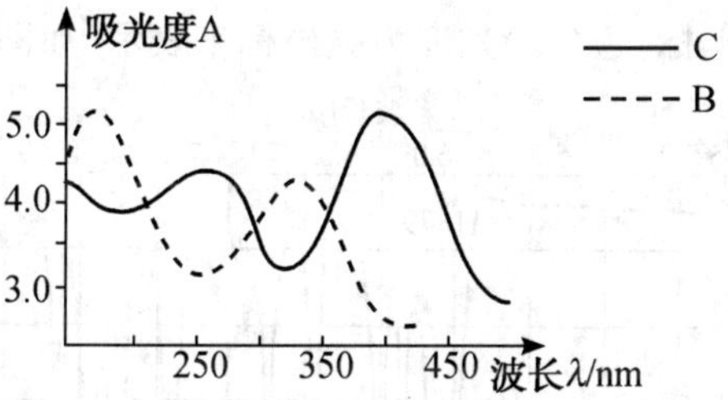


**图 1－6　共轭程度与波长示意图**

此外，紫外光谱在药物结构的鉴定上也有多方面应用。

# 第二章　红外光谱法

红外光谱(infrared spectrometry,IR)是由分子振动-转动能级跃迁引起的,故称分子的振转光谱。一般的红外分光光度计测量范围在中红外区(2.5～25 μm 即 4000～400 $cm^{-1}$)。其谱图通常用波长或波数为横坐标,透(吸)光度为纵坐标来表示,如图 2-1。

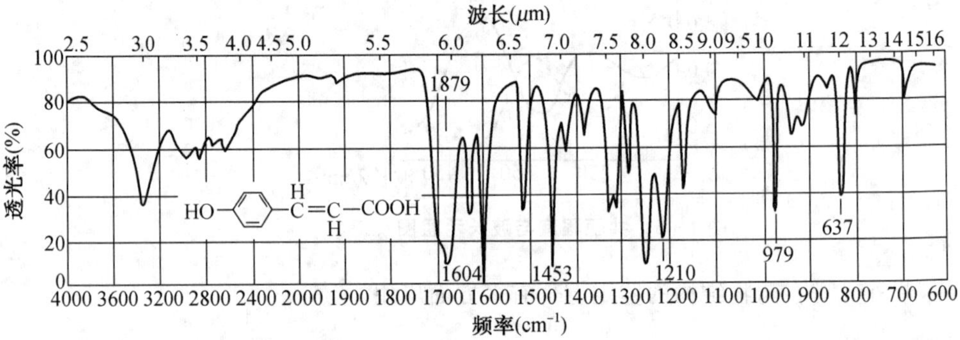


**图 2-1　化合物的红外光谱图例**

除光学异构体及长链烷类同系物外,具有共价键的化合物(包括有机和无机物)都具有特征性的红外光谱。因此,红外光谱法被广泛应用于有机化合物和来自中药的天然产物结构测定和鉴定。随着近十年来傅里叶变换红外光谱的问世以及一些新技术(如发射光谱、光声光谱、色-红连用等)的出现,使红外光谱的应用更加广泛和普及,并发展到开始应用于中药材的指纹鉴定。红外光谱法的优点在于:① 可用于任何气态、液态、固态样品,这是核磁、质谱、紫外等方法所不能及的。② 每种化合物均有红外吸收,从红外光谱中可获得化合物的不少信息,特别是显示化合物官能团的类别,而指纹区的吸收对化合物的结构鉴定提供了可靠的依据。所以说红外光谱的主要作用是提供功能基团的信息。③ 与核磁、质谱仪相比价格低廉,易于购置。④ 样品用量少。高级的红外光谱仪用样量可减至微克数量级。⑤ 针对特殊样品的测试可采用多种新的测量技术,如光声光谱(PAS)、红外显微镜等。

## 第一节　红外光谱法原理

### 一、双原子分子的振动

分子是由相同或不相同的原子通过化学键联结的。原子与原子间存在不同类型的振动形式,振动的频率取决于振动原子的质量及化学键的强度。近似于弹簧(代表化学键)联结的球(点质量)模型。分子的振动变化可用双原子分子系统来说明。设双原子分子系统吸收红外辐射引起振动,则这种振动可用谐振动公式 $\nu=\frac{1}{2\pi c}\sqrt{\frac{k}{m_r}}$ 来表示,式中:$k$ 为力常数,表示键强,或表明点质量单位位移的恢复力;$m_r$ 是两原子 $m_A$、$m_B$ 的折合质量,即 $m_r=\frac{m_A m_B}{m_A+m_B}$。

若振动频率用波数 $\bar{\nu}$ 来表示，从上式可知 $\bar{\nu}$ 与 $k$ 成正比，$k$ 越大，$\bar{\nu}$ 越高；$\bar{\nu}$ 与原子质量成反比，原子质量越轻，键振动频率越高。但实际分子的振动趋向于非谐振即振动对平衡点并不是对称的。只有当分子内原子间振动振幅很小时，其振动才可近似地看作谐振动。为了简化起见，上述谐振动公式可按下列公式近似计算 $\bar{\nu}=1307\sqrt{\frac{k}{m_r}}$。只要知道力常数 $k$，(可从相关表中查得)即可求得频率 $\bar{\nu}(cm^{-1})$。如计算 C—H 伸缩振动的吸收频率：

$$\bar{\nu}=1307\sqrt{\frac{5.0}{\frac{1\times12}{1+12}}}=1307\sqrt{\frac{5.0}{0.92}}\approx3000(cm^{-1})。$$

与实测的 C—H 波数非常接近(1 和 12 分别为 H、C 的原子质量，5.0 为C—H($CH_3X$)键的 $k$ 值)。

由于分子的振动并非谐振，分子的振动能级受到量子律的限制，所以振动频率只能是一些特定的数值，如式 $E_{振}=\left(\nu+\frac{1}{2}\right)h\nu$ 所示，$\nu$ 取值为整数 0，1，2，3……因此，振动能级 $V_0$，$V_1$，$V_2$……相互之间的差几乎为等量(图 2-2)。当吸收一定频率 $\nu$ 的辐射能，使振动由 $V_0$ 向较高的能级 $V_1$ 跃迁(或 $V_1\rightarrow V_2$)，此频率称为基本振动频率(基频)。而此频率 2 倍的辐射，即 $2\nu$ 将导致振动能级从 $V_0\rightarrow V_2$ 或 $V_1\rightarrow V_3$，此频率称为泛频。泛频为基频的谐振动发生在基频的近整数倍处。

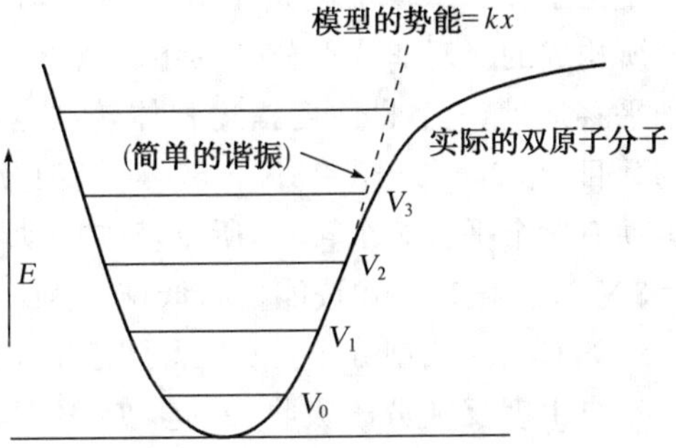


**图 2-2　模型及真实双原子分子的位能曲线**

## 二、物质吸收红外辐射的条件

当化合物受到电磁辐射时，必须满足下列两个条件才能吸收能量产生振动能级的跃迁：①红外辐射的频率与分子的振动频率相同；②振动必须伴随偶极矩的变化。根据 $\nu=\frac{1}{2\pi c}\sqrt{\frac{k}{m_r}}$ 和 $E_{振}=\left(\nu+\frac{1}{2}\right)h\nu$，则得 $E_{振}=\frac{h}{2\pi}\sqrt{\frac{k}{m_r}}$，凡符合此式的物质对红外辐射就有吸收。

一个分子本身是电中性的，但由于正电荷中心与负电荷中心不重合，而具有偶极矩(resultant dipolemoment)。偶极矩为矢量，其方向为正负电荷中心的连接线，其大小为此连接线的长度($r$)，则偶极矩 $P'=Qr$($Q$ 为电荷)。

电磁辐射的频率与由于偶极矩改变而产生的静交变电场的频率相等的分子振动运动得到激化。

## 三、多原子的振动方式与自由度

在红外光谱中，伴随偶极矩变化，分子的基本振动形式可分为两大类：一类称伸缩振动(stretching vibration)，以 $\nu$ 表示，是指原子间的振动沿着化学键的方向振动时键长有改变，当键长改变相同时称为对称伸缩振动($\nu_s$)；当振动时键长改变不相同时，则称不对称伸缩振动($\nu_{as}$)。另一类为弯曲振动(bending vibration)或称变形振动(deformation vibration)，弯曲振动引起键角的变化，如弯曲振动的方向垂直于分子的平面，称面外弯曲振动(out-of-plane bending vibration)；如其振动在分子平面上，则称面内弯曲振动(in-plane bending vibration)，分别以 $\delta_{ip}$ 和 $\delta_{oop}$ 表示。面内弯曲振动又分为剪式振动($\delta_s$)和平面振动($\rho$)。面外弯曲振动又分为摇摆($\omega$)和扭曲振动($\tau$)。见图(2－3)。此外尚有环的变形振动，如环的对称扩大和缩小。

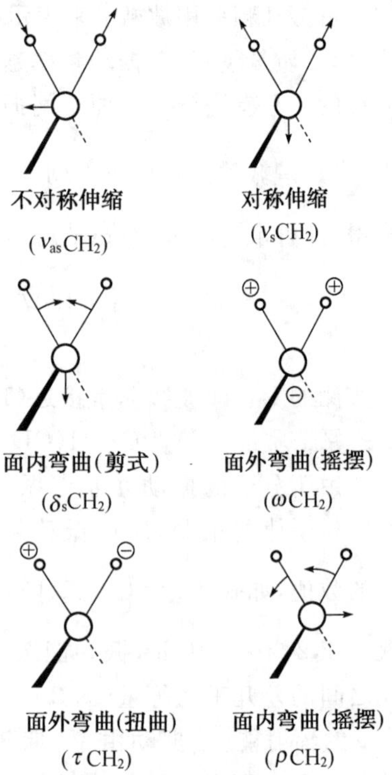


**图 2－3　原子的振动方式**

⊕ 表示纸面向上，

⊖ 表示纸面向下

自由度的数目是与分子中各原子间在空间定位的必须数目。由于每一个原子在空间的位置需要有三个笛卡儿坐标来确定，如一个分子具有 $N$ 个原子，则分子的总自由度就有 $3N$。

由于分子总自由度是由分子的转动、振动和移动自由度所构成的。对非线型分子其中包含 3 个自由度描述该分子平移运动，3 个自由度描述整体转动运动，因此基本振动的数目为 $3N-3-3=3N-6$。对线型分子作为整体转动运动有 3 个平移 2 个转动，所以基本振动数目为 $3N-3-2=3N-5$。振动方式按能量高低排列为 $\nu_{as}>\nu_s>\delta_{ip}>\delta_{oop}$。

如 $CO_2$ 为线型分子，三个原子则自由度为 $3\times3-5=4$。

自由度反映分子吸收峰的多少，预计光谱应十分复杂。实际观察到的红外光谱相对较简单，但存在比其数目少或多的影响因素。如相同频率振动发生兼并。强度太弱不被观测等因素使峰数减少。又如泛频峰、倍频峰、组频峰及谐振偶合峰的出现使峰数增加。当出现费米共振(Fermi resonance)不仅峰偏离原来的波数位置而且产生的峰强度大大加强。

### 四、峰强、峰位及其影响因素

（一）分子峰强度的表示法

峰强以摩尔吸光系数 $\varepsilon^a$ 来表示，当 $\varepsilon^a>100$ 时示峰很强，用 vs 表示；$\varepsilon^a$ 在 20～100 范围内时为强峰，用 s 表示；$\varepsilon^a$ 在 10～20 范围内时为中强峰，用 m 表示；$\varepsilon^a$ 在 1～10 范围内时为弱峰，用 w 表示；$\varepsilon^a<1$ 时为极弱峰，用 vw 表示。

（二）决定峰强的因素

峰强度主要由偶极矩变化和能级跃迁几率决定，瞬间偶极距越大，吸收峰越强。瞬间偶极矩的大小又取决于下面的原因。

原子的电负性：当化学键两端连接的原子，电负性相差越大(即极性相差越大)，则伸缩振动时引起的吸收峰也越强(有费米共振等因素时除外)：$\nu_{C=O}>\nu_{C=C}$；$\nu_{O-H}>\nu_{C-H}>\nu_{C-C}$。

振动形式：振动形式不同对分子的电荷分布影响不同，吸收峰强度也不相同。峰强与振动形式之间有如下关系：$\nu_{as}>\nu_s$；$\nu>\delta$。

分子的对称性：结构对称的分子在振动过程中由于振动方向也是对称的，所以整个分子的偶极矩始终为零，没有吸收峰出现。

由于分子内各基团的振动不是孤立的，而要受邻近基团以及整个分子其他部分的影响(即分子内部的结构因素)。有时还会因测定条件以及样品的物理状态等不同而改变。所以同一基团的特征吸收并不固定在一个频率上，而是在一定范围内波动。

其中内部因素包括：

1. 电子效应

(1) 诱导效应(induction effect，I 效应)：分为推电子效应(+I)和吸电子效应(−I)，当吸电子基团或推电子基团连接到某个化学键上后，将使该键的极性发生改变，其波数也发生相应的变动。以羰基为例，当吸电子基团和羰基碳原子邻接时，它争夺羰基氧原子的电子，使C=O的力常数增加，使 $\nu_{C=O}$峰将向高波数区移。

(2) 共轭效应(conjugative effect，+C 效应或+M 效应)：氧、氮和硫等原子都有孤对电子，能与相邻的不饱和基团共轭，使不饱和基团的振动波数降低，而自身连接的化学键振动波数升高，这种效应称为共轭效应(具体应为 $p-\pi$ 共轭)，或称中介效应。

电负性弱的原子，孤对电子容易供出电子，共轭效应大；反之，共轭效应小。

电性效应是一个很复杂的因素，同一集团或元素的诱导效应和共轭效应不可能完全分开，而它们的作用方向刚好相反，故在同一分子中须视何种效应占优势才能推知振动波数是升高还是降低。

2. 空间效应

(1) 场效应(field effect，F 效应)：指基团在空间的极化作用，常使伸缩振动能量增加，弯曲振动能量减小。同分异构体中同一基团的吸收峰位置之所以不同，通常是由场效应引起的。F 效应虽然也能使电子分布密度发生变化，但和诱导效应不同，后者是通过化学键起作用，而前者则需经过空间才能起作用。通常只有在立体结构上相互靠近的那些基团之间才能发生 F 效应。

(2) 空间障碍(空间位阻，strichindrance)：指分子中的大基团在空间的位阻作用，迫使邻近基团间的键角变小或共轭体系之间单键键角偏转，使基团的振动波数和峰形发生改变。

(3) 跨环效应(transannular effect)：跨环效应是一种特殊的空间电子效应。如：环状氨基酮化合物中，因羰基与氨基的空间位置接近而产生跨环共轭效应，使 C=O 吸收频率大幅降低。

(4) 环张力(键角张力作用 ring strain)：小环化合物由于碳的键角变小而使键长发生改变，从而使键的振动波数升高或降低，增加约 30 $cm^{-1}$左右，环内双键的伸缩频率则随着环张力的增加而降低。若 C=C 键上的原子被烷基取代，则 $\nu_{C=C}$将向高波数移动。

环的张力对环外双键的影响与环内或开链双键相反，因为环的键角越小，环外双键的 $s$ 电子成分越多，使双键伸缩振动所需能量增加，波数升高。

3. 氢键效应(hydrogen bond effect)

氢键形成使基团的键力常数变小，伸缩频率向低波数方向移动，谱带变宽。

(1) 分子内氢键(与浓度无关)：分子内氢键的形成可使谱带大幅度向低波数方向移动。

(2) 分子间氢键(与浓度有关)：醇与酚的羟基在极稀的溶液中呈游离状态，在 3650～3600 $cm^{-1}$出现吸收峰，随着浓度的增加，分子间形成氢键，$\nu_{OH}$向低频方向移动至 3515 $cm^{-1}$(二聚体)及 3350 $cm^{-1}$(多聚体)。

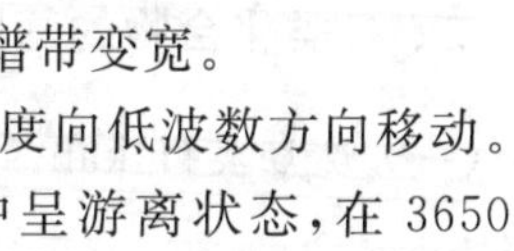


羧酸类化合物同样易形成分子间氢键，当用气体或非极性溶剂的极稀溶液测定时，可以在～1760 $cm^{-1}$处附近看到 $\nu_{C=O}$(游离)峰，但在测定液态或固态的羧酸时，则只在～1710 $cm^{-1}$附近出现一个 $\nu_{C=O}$(缔合)强吸收峰，而～1760 $cm^{-1}$吸收峰却消失了。表明这时样品中分子以二聚体的形式存在。

这种氢键缔合不仅使 C=O 的吸收频率发生变化，而且使羟基的伸缩振动吸收($\nu_{OH}$)发生位移。结果是 $\nu_{OH}$出现在 3200～2500 $cm^{-1}$区间，表现为一个宽而散的吸收峰，非常特征，可作为羧酸结构的一个重要标志。

4. 互变异构

分子发生互变异构，吸收峰也发生位移，在红外光谱上能出现各异构体的峰带。如：

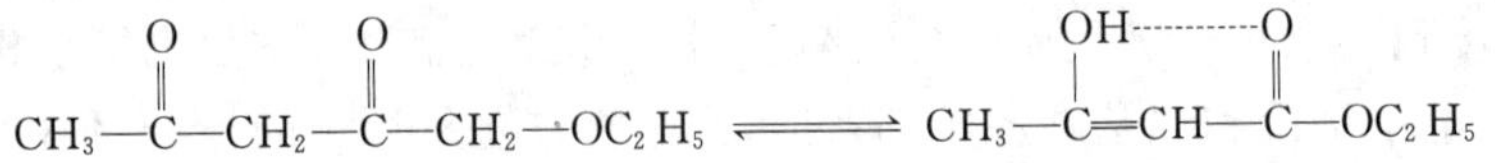

酮型 $\nu_{C=O}$ 1738 $cm^{-1}$　　　烯醇型 $\nu_{C=O}$ 1650 $cm^{-1}$

1717 $cm^{-1}$　　　$\nu_{OH}$ 3000 $cm^{-1}$

# 第二节　红外光谱的解析

## 一、图谱的解析

全谱按吸收峰的来源，大体上可以分为三个区：

倍频区 12500～4000 $cm^{-1}$（0.8～2.5 μm）：为近红外区的峰，其检测在一般红外分光光度计中尚不普遍。

特征谱带区 4000～1300 $cm^{-1}$（2.5～7.7 μm）：有机化合物的分子中一些主要官能团的特征吸收多发生在该区域。吸收峰比较稀疏容易辨认。相应的吸收峰称做特征吸收或特征峰。可以初步确定化合物中有何官能团，在推断分子结构中十分重要。

指纹区 1300～625 $cm^{-1}$（7.7～16 μm）：此区峰除了由 C—C、C—O 单键的伸缩振动和 C—H、C—O 等键的弯曲振动产生吸收外，多数吸收峰系整个分子转动和原子间键振动的加和，故较难指定其归属。对每个化合物而言，结构上的微小差别在指纹区都会得到反映，此区域谱带特别密集，犹如指纹。因此，主要用于区别化合物的异同。

一个基团常有数种振动形式，每种红外活性的振动通常都相应产生一个吸收峰，习惯上把这些相互依存而又相互可以佐证的吸收峰叫相关峰。

在确定某些官能团时，应当首先注意有无特征峰，但必须找到该官能团的一组相关峰来加以佐证。有时由于其他峰的重叠或峰强度太弱，相关峰并非都能观测到，但必须要找到主要相关峰才能认定官能团的存在。

## 二、各类化合物的基团特征频率

（一）烷烃类（alkanes）

饱和碳氢化合物的特征吸收峰系甲基（—$CH_3$）、亚甲基（—$CH_2$—）和次甲基（$\gt$CH—）的伸缩振动和弯曲振动吸收峰所提供，光谱较简单。

C—H 伸缩振动吸收总是发生在 3000 $cm^{-1}$（3.83 μm）的右侧（环丙烷和 $H_3C$—X 除外）。

$CH_2$ 亚甲基在 1645 $cm^{-1}$（6.83 μm）附近有特征吸收。

$CH_3$ 甲基在 1380 $cm^{-1}$（7.25 μm）附近有特征吸收。

C—C 伸缩振动吸收在光谱上有许多峰，无重要意义。

图 2-4 是典型的直链烷烃类化合物——十二烷烃的光谱图。

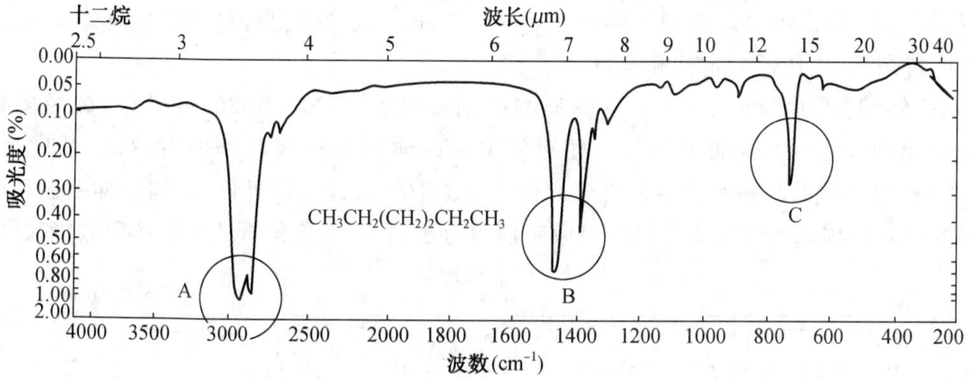


**图 2-4　十二烷的红外光谱图**

A:C—H 伸缩振动　B:C—H 弯曲振动　C:$CH_3$ 面内摇摆振动

(1) 2940 $cm^{-1}$附近宽强峰系 $CH_2$ 和 $CH_3$ 不对称伸缩振动引起，2860 $cm^{-1}$附近强峰属—$CH_2$和—$CH_3$的对称伸缩振动峰。

甲基的弯曲振动亦有两个吸收带，由不对称和对称弯曲振动引起。不对称弯曲振动($\delta_{as}$)吸收带(1460 $cm^{-1}$)常与亚甲基剪式弯曲振动吸收带相重叠。光谱鉴定上更有用的是甲基对称弯曲振动($\delta_s$)吸收带(1380 $cm^{-1}$)，此吸收带峰形尖，中等强度，一般比 1460 $cm^{-1}$谱带弱，它的出现是化合物中存在甲基的证明。当两个或三个甲基同时连接在一个碳原子上时(异丙基或叔丁基)，由于振动的偶合，结果使甲基的对称弯曲振动峰(1380 $cm^{-1}$)裂分成双峰。如果是异丙基[—$CH(CH_3)_2$]裂分形成的两个谱带分别位于 1370 $cm^{-1}$和 1385 $cm^{-1}$附近，强度大致相等，常称之为异丙基裂分。如果是叔丁基[—$C(CH_3)_3$]裂分形成的两个谱带，则位于 1365 $cm^{-1}$和 1390 $cm^{-1}$附近，且 1365 $cm^{-1}$谱带强度为 1390 $cm^{-1}$的两倍左右，常称之为叔丁基裂分。如果是[—$C(CH_3)_2$—]则裂分形成的两个谱带分别位于 1365 $cm^{-1}$和 1385 $cm^{-1}$附近，且 1365 $cm^{-1}$是 1385 $cm^{-1}$的 5/4 左右。

(2) 甲基、亚甲基与电负性原子(O、N、X)或与不饱和基团相连时，均可影响它们的对称伸缩振动和对称弯曲振动吸收峰的位置。如 $CH_3$—O 的 $\nu_s$ 为 2850～2815 $cm^{-1}$，$\delta_s$ 为 1455～1430 $cm^{-1}$；$CH_3$—N 的 $\nu_s$ 为 2820～2760 $cm^{-1}$，$\delta_s$ 为 1460～1430 $cm^{-1}$；$CH_3$—X 的 $\nu_s$ 为 3060 $cm^{-1}$；O—$CH_2$—C 的 $\nu_s$ 为 2850～2710 $cm^{-1}$，$\delta_s$ 为 1485～1350 $cm^{-1}$；Ar—$CH_2$—的 $\delta_s$ 为1445～1430 $cm^{-1}$。

(3) 甲基或亚甲基与羰基相连时，$\nu_{C-H}$ 2860～2960 $cm^{-1}$处峰的强度显著减弱，有时甚至看不见。甲基的对称弯曲振动峰向低波数位移，位于 1360 $cm^{-1}$处，且强度增加。亚甲基与羰基相连时其弯曲振动峰亦向低波数位移，位于 1420 $cm^{-1}$附近，与环相连的乙酰基上的甲基峰常分裂成双峰。

(4) 长链脂肪烃—$C(CH_2)_n$—C—当 $n>4$ 时，可看到位于 720 $cm^{-1}$附近处—$CH_2$的面内摇摆振动吸收峰，这可用于鉴定长链脂肪烃(长链脂肪酸和醇在 720 $cm^{-1}$附近亦有吸收峰)。

(二) 烯烃类(alkenes)

双键所处环境差异很大，因此它的吸收峰位置及相对强度均随化学键的改变而产生明显的变动。其变动范围大体如下：

=C—H 伸缩振动峰($\nu_{=C-H}$)发生在 3000 $cm^{-1}$(3.3 μm)的左侧。3000 $cm^{-1}$以上有吸收者，结合碳碳双键特征峰可确定其为不饱和化合物。

=C—H 弯曲振动峰($\delta_{=C-H}$)有面内和面外两种。面内弯曲振动峰出现范围在 1420～1290 $cm^{-1}$区，强度较弱，而且饱和碳碳双键和碳氢单键的弯曲振动峰也都在此区域内，故实用价值有限。面外弯曲振动峰出现范围在 1000～675 $cm^{-1}$区，峰较强，与周围结构关系不密切，具有高度特征性，用作烯的定性和定量。

C=C 伸缩振动峰（$\nu_{C=C}$）孤立双键伸缩振动峰位在 1680～1620 $cm^{-1}$ 区，烯烃多数在 1650 $cm^{-1}$附近，是一个弱的吸收峰。共轭使 C=C 伸缩振动吸收峰向右移动，强度增大。图 2 5是一典型的共轭体系产生的红外光谱。对称取代双键在红外区无吸收（伸缩振动时偶极矩无变化），对称二取代反式双键的吸收带弱得近于消失，对应的顺式异构体吸收峰较强。

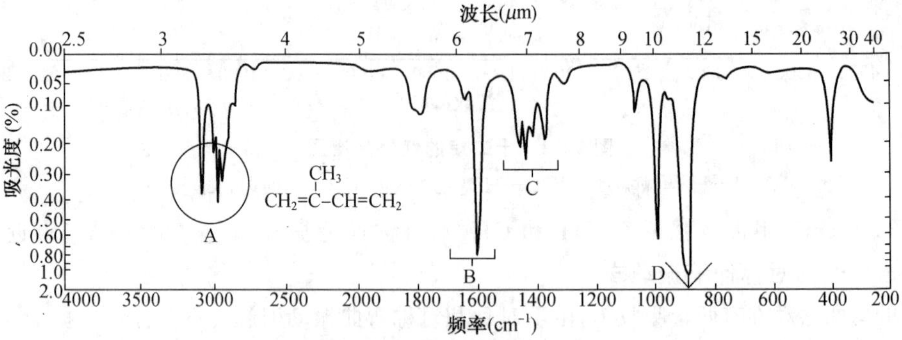


**图 2-5　异戊二烯的红外光谱图**

A：=C—H 伸缩振动　B：偶合的 C=C—C=C 伸缩振动

C：C—H 弯曲振动（饱和的、烯烃的面内）　D：C—H 面外弯曲振动

双键 $\nu_{C=C}$和羰基 $\nu_{C=O}$区分是前者强度弱且峰形陡。若与羰基形成共轭体系，$\nu_{C=C}$吸收向低波数位移，且峰强度增大。这是由于共轭使双键的单键性增加，双键的强度($k$)减小，吸收向低波数位移。此外，由于羰基的强偶极性而使双键的吸收强度增加。

环效应（张力效应）环内双键的吸收频率对环的大小很敏感。吸收频率随环内角的变小而降低，环丁烯（内角为 90°）达到最小值。环内角继续变小到环丙烯（内角为 60°）时其吸收频率反而升高。

若环内双键是在环的稠边，则吸收向低波数移动的波数与把一个碳从碳环中去掉所发生的变化相当。

环外双键的吸收频率随着环的减小而升高。

C—H 面外弯曲振动（$\delta_{oop}$），其吸收区域在 1000～650 $cm^{-1}$，是烯烃光谱中最有价值的信息。这些谱带是强峰，而且可以表示双键上的取代类型。

1. 单取代双键 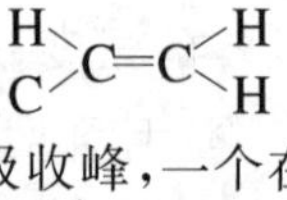

此时产生两个吸收峰，一个在 990 $cm^{-1}$(10.1 μm)附近，另一个在 910 $cm^{-1}$(11.0 μm)附近。当双键被亲电子基取代时，910 $cm^{-1}$吸收峰向低波数位移。用面外弯曲振动确定单取代结构，被认为是很可靠的。若这两个吸收峰不存在，则提示分子中一定没有单取代结构。

2. 顺式(cis)与反式(trans)-1,2-二取代双键

双键顺式取代 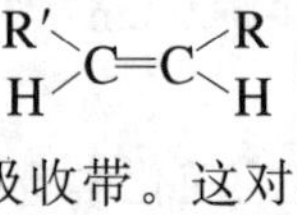 靠近 700 $cm^{-1}$有强吸收带；双键反式取代 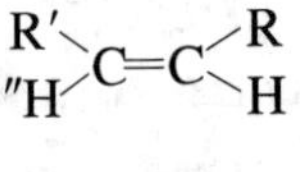 在 970 $cm^{-1}$附近有强吸收带。这对确定双键取代的几何异构体很有用处。

3. 1,1-二取代双键 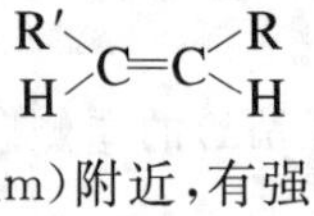

在 890 $cm^{-1}$(11.2 μm)附近，有强吸收带。

4. 三取代双键 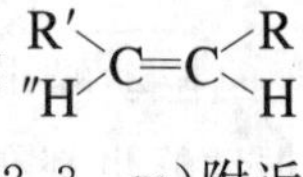

在 815 $cm^{-1}$(12.3 μm)附近，有一个中等强度的吸收峰。

5. 四取代双键

此时双键上无氢原子，因而此时无=C—H 的 $\delta_{oop}$ 特征吸收。同时在高度取代的体系里，1670 cm$^{-1}$(6.0 μm)处的 C=C 伸缩振动吸收峰也非常弱，甚至不出峰。

（三）炔烃类(alkynes)

炔类化合物的主要特征峰有三种：① $\nu_{\equiv C-H}$ 炔氢的伸缩振动峰在 3300 cm$^{-1}$(3.0 μm)附近，峰强而尖锐。② $\delta_{\equiv C-H}$ 炔氢的弯曲振动吸收峰发生在 645～615 cm$^{-1}$(15.6～16.3 μm)，峰强而宽。③ $\nu_{C\equiv C}$ 键的伸缩振动吸收峰发生在 2150 cm$^{-1}$(4.65 μm)附近。共轭使 C≡C 伸缩振动吸收峰向左位移。双取代和对称取代的三键或是无吸收，或是产生弱吸收。图 2-6 是典型的末端炔烃的光谱。

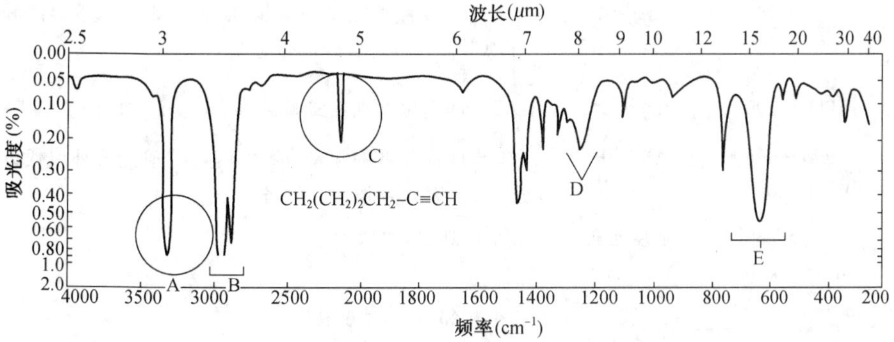


**图 2-6 1-己炔的红外光谱**

A:≡C—H 伸缩振动 C:C≡C 伸缩振动 D:≡C—H 弯曲倍频 E:≡C—H 弯曲基频

（四）芳烃类(aromatic hydrocarbons)

芳香化合物主要指苯环及其衍生物。它们在红外光谱中的特征峰来源于两类振动：一类是苯环的=C—H 伸缩振动和弯曲振动；另一类是苯环骨架振动。

苯环 $\nu_{=C-H}$ 吸收峰出现在 3000 cm$^{-1}$(3.3 μm)的左侧。

苯环 $\delta_{=C-H(oop)}$ 吸收峰出现在 900～690 cm$^{-1}$(11.1～14.5 μm)。这些峰在确定苯环的取代方式上大有用处。

苯环骨架 $\nu_{C=C}$ 吸收峰成对出现在 1600 cm$^{-1}$(6.25 μm)和 1500 cm$^{-1}$(6.96 μm)附近。

泛频峰=C—H 面外弯曲振动的倍频、合频出现在 2000～1667 cm$^{-1}$(5～6 μm)之间，这些弱吸收峰可用来确定苯环的取代方式。图 2-7 是典型的芳香族(苯环型)化合物的红外光谱。

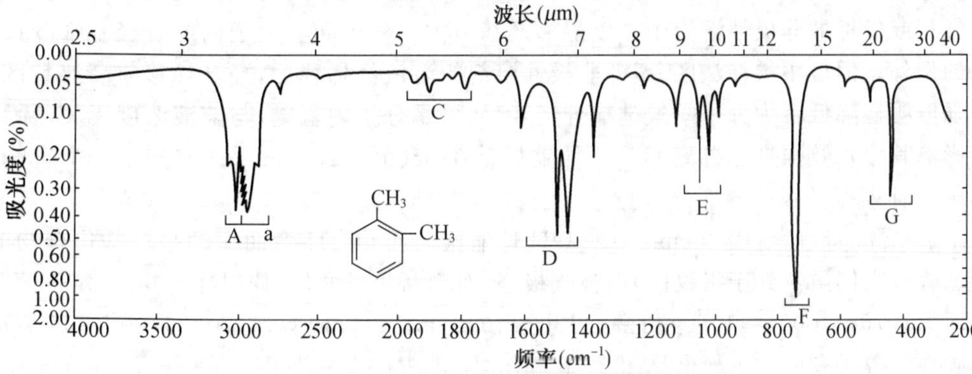


**图 2-7 邻二甲苯的红外光谱图**

A:芳基 C—H 伸缩振动 a:甲基 C—H 伸缩振动 C:倍频或复合频谱带 D:C=C 环伸缩振动
E:C—H 面内弯曲振动 F:=C—H 面外弯曲振动 G:环上 C=C 面外弯曲振动

芳香化合物的特征峰见表 2-1。

**表 2-1　芳香化合物的特征峰($cm^{-1}$)**

| 区号 | 波数范围 | 相对强度 | 归　属 |
|---|---|---|---|
| 1 | 3125～3030 | 弱～中 | 苯环＝C—H 伸缩振动，分辨率高的光栅可将其分为数个峰，强度与分子中芳香氢多少有关 |
| 2 | 2000～1660 | 弱～中 | ＝C—H 面外振动的倍数和合频等为一组较弱的峰(泛频峰)。必须用纯液或厚吸收池方能增加强度。结合 5 区峰，对判断苯核的取代方式有一定意义 |
| 3* | 1600～1450 | 中～强 | 苯环 C＝C 伸缩振动一般出现 2～4 个强弱不等的峰为确定化合物是否具有芳香性的重要信息 |
| 4 | 1250～1000 | 弱～中 | ＝C—H 面内弯曲振动峰较弱，大多无实用价值 |
| 5* | 900～665 | 强～中 | ＝C—H 面外弯曲振动，峰大多较强，确定苯环取代方式有实际意义，可称其为芳香定位峰 |
| | 770～730 | 强度近似 | 五个相邻氢，单取代 |
| | 710～690 | | δ环 |
| | 770～735 | 强 | 四个相邻氢，1,2 双取代 |
| | 810～750 | 强 | 三个相邻氢，1,2,3 三取代 |
| | 725～680 | 中(有时无) | δ环 |
| | 860～800 | 强 | 两个相邻氢，1,4 双取代 |
| | 900～860 | 中 | 孤立氢 |

注：* 为主要特征峰。

(五) 醇类和酚类(alcohols and phenols)

醇、酚等分子中均有羟基，因此它们有 O—H 键的伸缩振动($\nu_{OH}$)、弯曲振动($\delta_{OH}$)和碳氧键的伸缩振动($\nu_{C\text{-}O}$)等特征峰。

$\nu_{OH}$ 3670～2500 $cm^{-1}$，羟基伸缩振动的波数按其类型和缔合方式不同而异。固态晶体的光谱，羟基大多为缔合式，因为分子在晶格中是以能够形成最牢的氢键取向排列的。液态和浓溶液也是以缔合羟基为主。极性溶剂即使很稀也不能避免溶剂与溶质间的缔合作用，因此只有在气相或极稀的非极性溶液中才以游离羟基为主。分子间与分子内缔合羟基峰波数相近、螯合的例外。但可用稀释法区分，即非极性溶剂的溶液经稀释后，羟基峰移向高波数区，同时吸收强度明显降低者为分子间氢键缔合羟基；如果是分子内氢键，与溶液浓度无关，稀释与否并不影响其位置及强度。游离 O—H 伸缩振动在 3500～3200 $cm^{-1}$ 区间产生一个宽峰，有时与 N—H 伸缩振动吸收峰部分重叠。

$\nu_{C-OH}$ 及 $\delta_{OH}$ 1410～1000 $cm^{-1}$，C—OH 伸缩振动和 O—H 弯曲振动是羟基化合物的第二个特征峰。它们虽然处于指纹区，但吸收极强，对判断醇类的伯、仲、叔结构有一定价值。

$\nu_{C-O}$ 1075～1000(≈1050)伯醇；1130～1030(≈1100)仲醇；1170～1100(≈1150)叔醇。有代表性的醇类和酚类的光谱见图 2-8 和图 2-9。

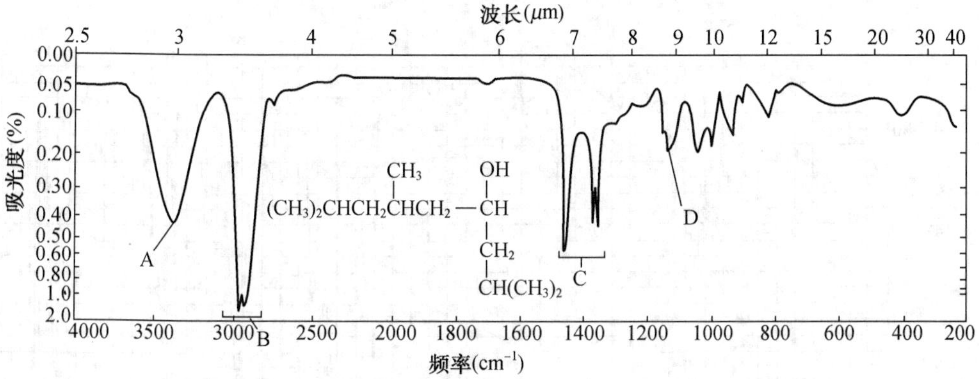


**图 2-8　2,6,8-三甲基-4-壬醇的红外光谱图**

A:O—H 伸缩振动　B:C—H 伸缩振动　C:C—H 弯曲振动　D:C—O 伸缩振动

质子的给予体 X—H(如—OH、—COOH、—NH—、—CONH—)与质子的接受体(含 O、N、卤素的基团)之间常常形成氢键。

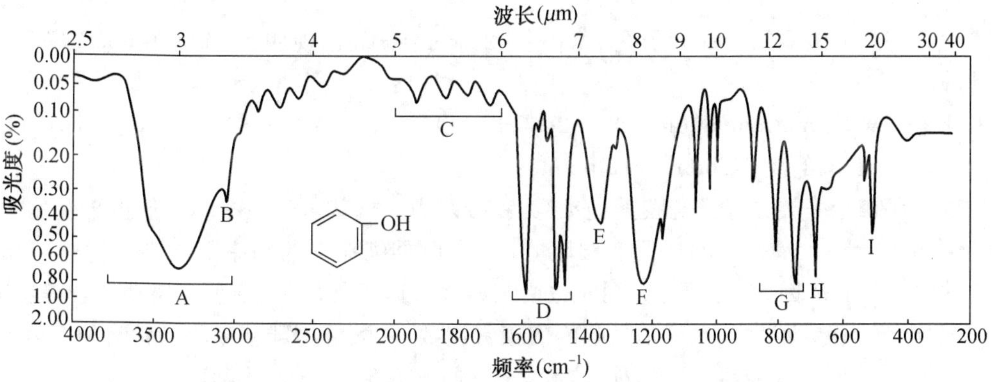


**图 2-9　苯酚的红外光谱图**

A:分子间氢键的宽的 O—H 伸缩谱带　B:芳基 C—H 伸缩振动　C:倍频或复合频谱带

D:C=C 环伸缩谱带　E:O—H 面内弯曲振动　F:C—O 伸缩振动　G:C—H 面外弯曲振动

H:环上 C—C 面外弯曲振动　I:(宽的)或成氢键的 O—H 面外弯曲振动

氢键减弱相关键的强度,使相应的伸缩振动及弯曲振动频率发生变化。X—H 伸缩振动带向低波数位移,并常伴有吸收峰强度增加和谱带增宽现象。羰基(C=O)等质子接受体伸缩振动带向低波数位移程度较小。X—H 弯曲振动向高波数方向位移,但程度不明显。

(六) 醚类(ethers)

醚最显著的峰是 1300～1000 $cm^{-1}$ 区间(7.7～10.0 μm)的 C—O 伸缩峰。醇和酯等化合物在此区间也产生 C—O 伸缩振动强吸收。但醇和酚有羟基吸收峰;酯、内酯和酸有羰基峰;而醚只有 C—O—C 键的振动吸收峰。C—O—C 键有对称和不对称伸缩振动,$\nu_{asC-O-C}$ 出现在 1275～1000 $cm^{-1}$ 区,为一个强吸收峰。它对环境较为敏感,因此随分子结构不同而有变动。图 2-10 为苯甲醚的红外光谱图。

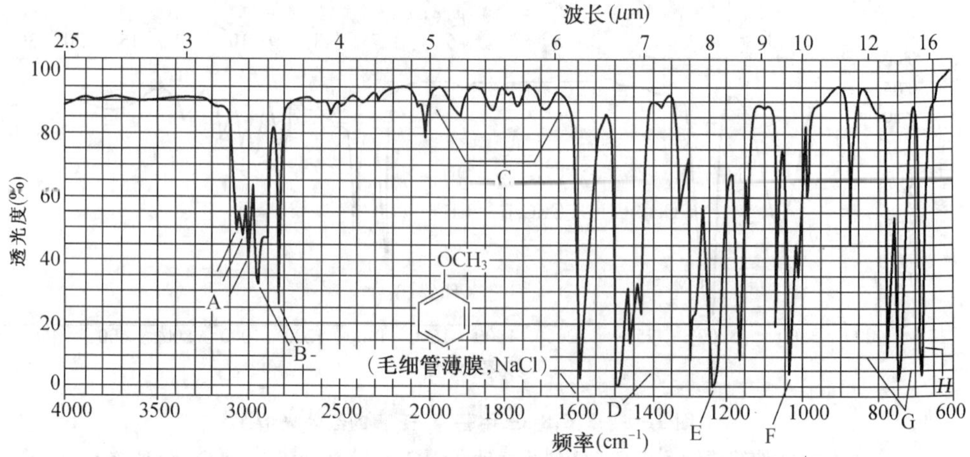


**图 2-10　苯甲醚的红外光谱图**

A:芳基 C—H 伸缩振动　B:甲基 C—H 伸缩振动　C:倍频或复合频区域　D:C=C 伸缩振动

E:C—O—C 不对称伸缩振动(1245 $cm^{-1}$)　F:C—O—C 对称伸缩振动(1030 $cm^{-1}$)

G:C—H 面外弯曲振动　H:环上 C=C 面外弯曲振动

含有缩醛或缩酮结构的分子在 1200～1020 $cm^{-1}$ 区间出现四、五个强峰,这些峰常常是未分开的。

亚甲二氧基(methylene dioxy):(O—$CH_2$—O)$\nu_{CH_2}$ 为 2750 $cm^{-1}$,$\nu_{as\,C-O}$为 950 $cm^{-1}$。

(七) 羰基化合物(carbonyl compounds)

羰基存在于醛类、酮类、酰胺类、羧酸类和酸酐中。羰基由于在振动中偶极矩变化大,而在 1850～1650 $cm^{-1}$(8.93 μm)区间有强吸收。C=O 伸缩振动的频率与周围环境密切相关,其中电性因素和立体因素是主要的,同时也受某些物理因素如质量、键角和振动偶合等影响。表 2-2 列出了一些羰基化合物羰基吸收峰的正常波数。(酸酐的羰基吸收通常有两个峰)

**表 2-2　各种羰基化合物 $\nu_{asC=O}$ 的正常波数 $cm^{-1}$(μm)**

| 酸酐(1) | 酰氯 | 酸酐(2) | 酯 | 醛 | 酮 | 羧酸 | 酰胺 |
|---|---|---|---|---|---|---|---|
| 1810 $cm^{-1}$ | 1800 | 1760 | 1735 | 1725 | 1715 | 1710 | 1690 |
| 5.52 μm | 5.56 | 5.68 | 5.76 | 5.80 | 5.83 | 5.85 | 5.92 |

诱导效应和共轭效应的影响:C=O 是个极性基团,其极性大小还受羰基取代基团的影响。当电负性元素的原子结合羰基后,通过诱导效应使电子云分布接近于 C=O 的中心,减少了羰基的极性,增大了它的双键性和力常数,于是羰基的伸缩振动频率升高。诱导作用只能沿着键发生,所以和分子几何构型无关。含杂原子取代基的未共用电子对亦可通过 $p-\pi$ 共轭效应作用于羰基,共轭作用使 $\pi$ 电子均匀化,因而使羰基伸缩振动频率降低。

氢键效应的影响:羰基形成氢键,使 C=O 的单键性增大,键长变长,力常数减小,导致羰基吸收频率降低。

下面分类讨论羰基化合物的红外吸收光谱。

1. 醛类(aldehydes)

$\nu_{C=O}$一般正常情况下出现在 1725 $cm^{-1}$附近。共轭使吸收峰向右移。

$\nu_{CHO}$醛基氢的伸缩振动吸收峰区:分醛和酮主要看 2900～2700 $cm^{-1}$区内是否有醛氢伸缩

振动尖锐的吸收峰出现。该峰往往分叉为双峰。由于醛基氢直接受羰基氧原子的强烈影响，因此吸收峰位置受分子其他部分的影响极小，从而具有很强的特征。一般出现在 2850 $cm^{-1}$ 和 2750 $cm^{-1}$ 附近，前一峰常比后一峰强，但后一峰位置比较恒定。原因是 C—H 伸缩振动基频（～2830 $cm^{-1}$）同 $\delta_{C-H(ip)}$（～1400 $cm^{-1}$）的倍频很近，产生 Fermi 共振，使本来很弱的倍频峰变强。烷基中的 C—H 伸缩峰通常不会在广谱中延伸至这样的位置。2850 $cm^{-1}$ 峰常以饱和烃 $\delta_{C-H}$ 的肩峰出现，而 2750 $cm^{-1}$ 峰在光谱上不与其他 $\nu_{C-H}$ 重叠，若同时存在 $\nu_{C=O}$ 峰，几乎可以肯定醛基存在。如图 2－11 所示。

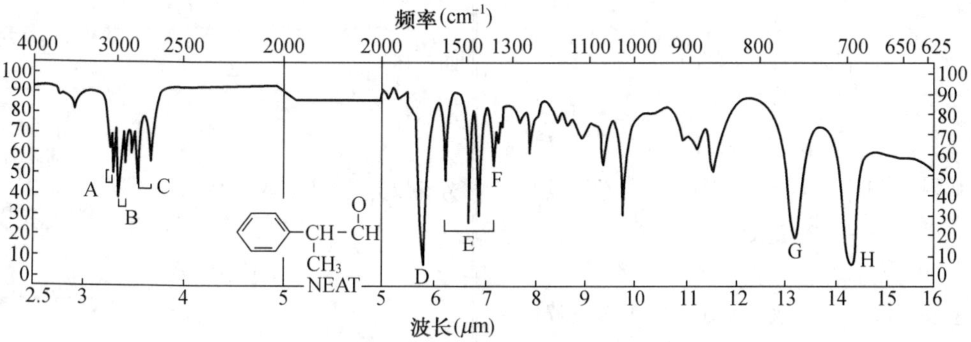


**图 2－11　2－苯基丙醛[a] 的红外光谱图**

A：芳基的 CH 伸缩振动　B：脂肪族的 CH 伸缩振动

C：醛基的 C－H 伸缩振动（与谱带 F 的倍频有 Ferni 共振而产生双峰）

D：正常醛的 C＝O 伸缩振动　E：环上 C┈C 伸缩振动　F：醛的 C－H 弯曲振动

G：C－H 面外弯曲振动　H：C－C 面外弯曲振动

2. 酮类（ketones）

羰基伸缩振动极强，为酮类化合物的特征峰。它的弱倍频峰出现在 3500～3200 $cm^{-1}$。另外还有基团中的碳碳单键伸缩振动峰，脂肪酮出现在 1325～1215 $cm^{-1}$；芳香酮出现在 1225～1075 $cm^{-1}$，位于指纹区，为一列数个中等强度的峰，可作为确定位置其中有无酮类的佐证。详细数据见表 2－3。

（1）酮类羰基的伸缩振动频率比醛类的低，这是由于烃基比氢的供电子效应大，使 C＝O 极性增大，即单键性增大，力常数变小；而且有质量效应（酮分子中质量 12 的碳被质量 1 的氢所取代），共同作用使振动频率降低。

（2）共轭使 C＝O 吸收峰向右移动。

（3）环张力使伸缩振动吸收频率向左移动。从没有张力的六元环每减少一个碳原子，使 $\nu_{C=O}$ 伸缩振动频率升高约 30 $cm^{-1}$。

（4）$\alpha$-取代效应：羰基的 $\alpha$ 碳原子有电负性原子取代时，$\nu_{C=O}$ 峰向高波数位移，称为 $\alpha$-取代效应。

$\alpha$-卤代环己酮 C＝O 的吸收频率与分子立体结构有关。在刚性的环己酮中，当卤素为竖键位置时对羰基吸收频率影响较小，而卤素在横键位置时羰基吸收频率升高。这可用偶极场效应进行解释，即卤素原子和氧原子的负极性都较小，力常数增加，因而 C－O 振动频率升高。“偶极场效应”与基团的空间距离有关，卤代在横键时基团间空间距离小于竖键取代，因此横键取代向高波数位移程度更大些。

**表 2-3　酮类特征红外基团频率($cm^{-1}$)**

| 类　型 | | $\nu_{C=O}$,强度 | 类　型 | | $\nu_{C=O}$,强度 |
|---|---|---|---|---|---|
| 脂肪酮类 | ( R—C(=O)—R′ ) | 1715±10,s | 环酮　七元环以上 | 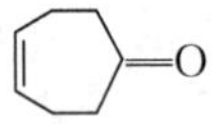 | 1705,s |
| α,β-不饱和酮 | ( —C=C—C=O ) | 1675±10,s | 六元环 | 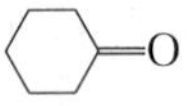 | 1715,s |
| α,β-α′,β′-双不饱和酮 | (—C=C—C(=O)—C=C) | 1670～1663,s | 五元环 | 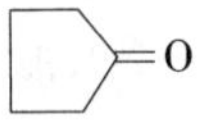 | 1750～1740,s |
| | 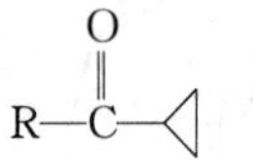 | 1695,s | 四元环 | 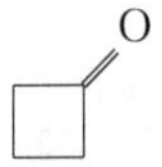 | 1780～1760,s |
| α-卤代酮 | (C—$CH_2$—C(=O)—R) | 1735±10,s | 三元环 | 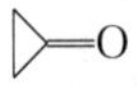 | 1850,s |
| α,α′-二卤代酮 | ( CXC(=O)CX ) | 1765～1745,s | 芳香酮类 | Ar—C(=O)—R | 1690±10,s |
| α-二酮 | ( —C(=O)—C(=O)— ) | 1720±10,s | | Ar—C(=O)—Ar | 1670～1600,s |
| β-二酮 | (—C(=O)—$CH_2$—C(=O)— ) | 1710±10,s | | 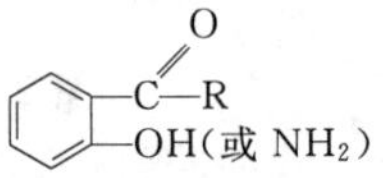 | 1645±10,s |
| γ-二酮 | ( —C(=O)—$(CH_2)_2$—C(=O)— ) | 1715±10,s | 醌 1,2 或 1,4 | | 1690～1660,s |
| 羟基酮 | ( —C(OH)—C(=O)— ) | 1675,s | 两个羰基处在两个环 | | 1655～1635,s |
| α,β-不饱和-β-羟基酮 | ( —C(OH)=C—C(=O)— ) | 1640～1540,vs,br | 环庚三烯酚酮 | 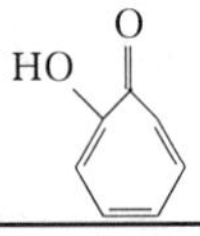 | 1622～1612,s |

3. 羧酸(carboxylic acids)

羧酸化合物在高于 150℃的气态和极稀的非极性溶液中以单体为主。处于液体或固相中都以环状二聚体存在,有少量链状的多聚体,几乎没有单体。

通常羧酸 $\nu_{OH}$在3400～2400 $cm^{-1}$区间产生很宽的特征吸收峰(形成氢键所致),常与其他吸收峰重叠。

羰基伸缩振动峰($\nu_{C=O}$):羧酸的羰基受羟基的吸电子诱导效应(－I),振动频率按理应比相应的醛酮化合物高,但实测的数据与醛酮相近,这是因为大多数羧酸是以八元环二聚体存在的,羰基与羟基之间有极强的螯合氢键,使 $\nu_{C=O}$频率降低。通常羧酸 $\nu_{C=O}$在 1730～1700 $cm^{-1}$区间产生比醛类或酮类更宽、更强的吸收峰,共轭使吸收峰向低波数位移。$\nu_{C=O}$峰及强而宽的 $\nu_{OH}$峰存在,可确定—COOH 的存在。

羰基 C—O 单键伸缩振动峰($\nu_{C=O}$)在 1320～1210 $cm^{-1}$区间产生中等强度的峰。随羧酸的不同,该峰位置变动较大。

羟基面外弯曲振动($\delta_{OH}$)羟基在 930 $cm^{-1}$附近出现,强度变化很大,可作为羧基存在的旁证。

羧酸盐在光谱中没有游离的羰基峰，代之以两个等价的 C┅O 键，有不对称（$\nu_{as}$）和对称（$\nu_s$）两种伸缩振动吸收峰。羧酸多聚体前者比后者强 7.5 倍。

羧基（COO）的不对称伸缩振动在 1615～1540 $cm^{-1}$，峰强，位置比较固定。

羧基的对称伸缩振动在 1420～1300 $cm^{-1}$，峰稍弱，由于分子中其他骨架振动峰也在此区出现，故特征性不如 $\nu_{as}$强。

羧基上的烷基分叉越大，$\nu_{as}$波数降得越多。

当在 1330～1180 $cm^{-1}$ 区内有一系列强度依次下降的尖峰存在时为结晶长链脂肪酸 $CH_3(CH_2)_nCOOH$在固相中的特征峰，其中～1298 $cm^{-1}$处峰因与 $\nu_{C-O}$峰重叠，往往使高波数的一个峰为其肩峰。在直链羧酸的分子中亚甲基的数目与峰的数目有如下关系：

$R—(CH_2)_n—COOH$　$n$ 为偶数，峰的数目$=\frac{n}{2}$；$n$ 为奇数，峰的数目$=\frac{n+1}{2}$。

图 2－12 为庚酸的红外光谱图。

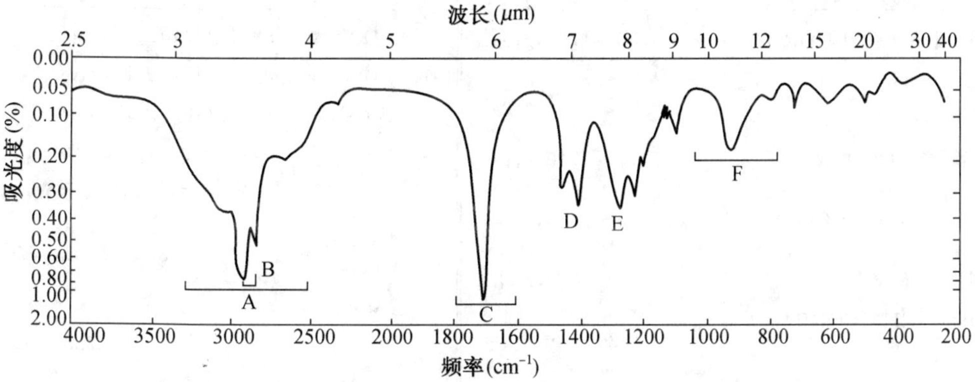


**图 2－12　庚酸的红外光谱图**

A：宽的 O—H 伸缩振动　B：C—H 伸缩振动　C：正常的二聚体的羰基 C═O 伸缩振动
D：C—O—H 面内弯曲振动　E：C—O 伸缩振动，二聚体　F：O—H 面外弯曲振动

4. 酯类（esters）

酯的主要特征峰之一是羰基伸缩振动吸收峰（$\nu_{C=O}$），是全谱中最强的峰。其次是酯基中的 C—O 单键伸缩振动峰（$\nu_{C-O}$），它的特点是强度与羰基相近但比其大。

羰基伸缩振动吸收峰（$\nu_{C=O}$）：酯分子中的羰基峰波数位于 1740 $cm^{-1}$附近，比酮（1720 $cm^{-1}$）高，这是由于氧原子吸电子诱导效应（－I）大于供电子共轭效应（＋C），从而使其振动频率升高。

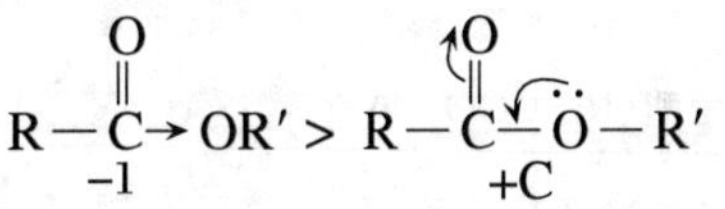


烯醇酯（ $R—C(=O)—O—C(H)═CH_2$ ）的烯酯效应使羰基频率升得更高，$\nu_{C=O}$～1775 $cm^{-1}$。而在插烯酯分子中，由于羰基同烷氧基被双键分隔开，情况完全两样，此时双键与羰基共轭的趋势胜过氧原子的吸电子效应（＋C＞－I），$\nu_{C=O}$波数降至～1640 $cm^{-1}$。

碳氧单键伸缩振动峰（$\nu_{C-O}$）：在 1300～1000 $cm^{-1}$区呈宽而强的吸收峰，常常比羰基峰还略强一些。有的是单峰，有的为多重峰，具有相当强的特征性。酮类在这个区间只有弱而窄的吸收峰。图 2－13 为乙酰苯酯的红外光谱图。表 2－4 列举了各种酯及内酯的特征峰波数。

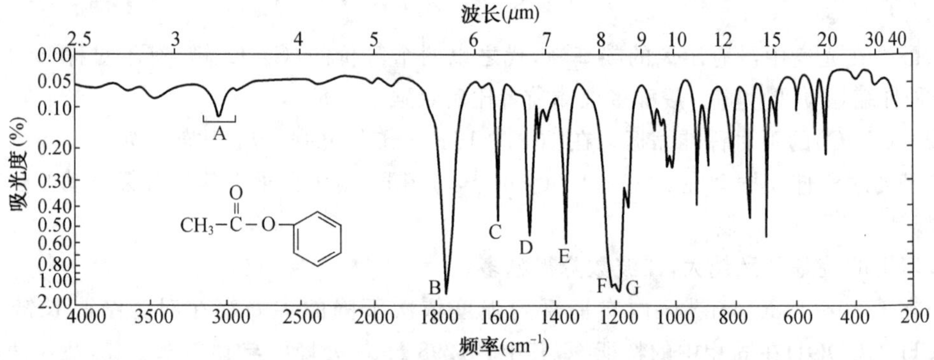

**图 2-13　乙酰苯酯的红外光谱图**

A:芳基 C—H 伸缩振动　B:C═O 伸缩振动　C:环上 C═C 伸缩振动　D:$CH_3$ 的 $\delta_{as}$

E:$CH_3$ 的 $\delta_s$　F:乙酸酯 CC(═O)—O 伸缩振动　G: O—C═C 不对称伸缩振动

**表 2-4　酯类特征红外基团频率($cm^{-1}$)**

| 类　　型 | 峰位,强度,判属 | 类　　型 | 峰位,强度,判属 |
|---|---|---|---|
| 饱和脂肪酸酯(RCOOR′) | 1750～1730,s,$\nu_{C=O}$ | 内酯 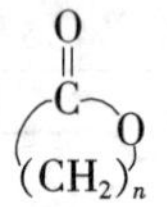 | $n=4$　1740±5,s,$\nu_{C=O}$<br>$n=3$　1770±10,s,$\nu_{C=O}$<br>$n=2$　1830±10,s,$\nu_{C=O}$ |
| | 1300～1050,$\nu_s$,$\nu_{C-O}$ | | |
| α-酮酯(—COCOOR) | 1755～1740,s,$\nu_{C=O}$ | 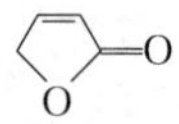 | 1790～1777($\nu_1$),<br>1718～1708($\nu_2$),s,$\nu_{C=O}$ |
| α-双酯(ROOC—COOR′) | 1755～1735,s,$\nu_{C=O}$ | 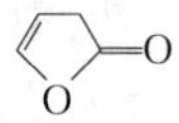 | 1805～1785,s,$\nu_{C=O}$ |
| β-酮酯(烯醇式) | ～1650,s,$\nu_{C=O}$ | | |
| C(OH)═CH—COOR<br>⇅ | 1630,s,br,$\nu_{C=C}$ | 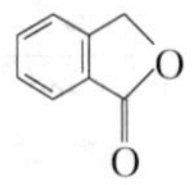 | 1800～1750,s,$\nu_{C=O}$ |
| CO—$CH_2$COOR(非烯醇) | 1740～1735,s,$\nu_{C=O}$ | | |
| γ-酮酯(—CO$CH_2CH_2$COOR) | 1750～1735,s,$\nu_{C=O}$ | 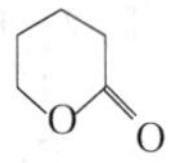 | 1750～1735,s,$\nu_{C=O}$ |
| X—$CH_2$COOR(X=卤素) | 1770～1745,s,$\nu_{C=O}$ | 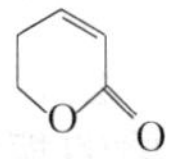 | 1760～1740($v_1$),<br>1718～1708($v_2$),s,$\nu_{C=O}$ |
| 烯酯(—CH═CH—OCOR) | 1800～1760,s,$\nu_{C=O}$ | 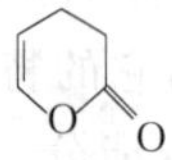 | 1775～1760,s,$\nu_{C=O}$<br>1685,s,$\nu_{C=O}$ |
| | 1690～1665,s,$\nu_{C=C}$ | | |
| 酚酯(R—COO—Ar) | 1735～1717,s,$\nu_{C=O}$ | 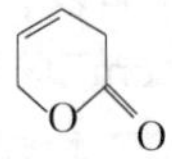 | 1740～1725,s,$\nu_{C=O}$ |
| 芳香酸酯(ArCOOR) | ～1770,s,$\nu_{C=O}$ | 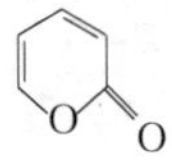 | 1750～1713(裂分),s,$\nu_{C=O}$ |
| | 1310～1250,vs,$\nu_{C-O}$ | | |
| | 1180～1100,s,$\nu_{C-O}$ | 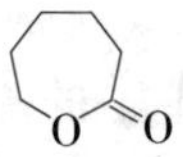 | ～1727,s,$\nu_{C=O}$ |
| 炔酯(C≡C—COOR) | 1720～1705,s,$\nu_{C=O}$ | 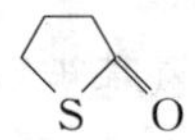 | ～1695,s,$\nu_{C=O}$ |
| 邻羟基(氨基)苯甲酸酯 | 1690～1670,vs,$\nu_{C=O}$ | | |
| 硫醇酯(RCOSR′) | 1698～1690,s,$\nu_{C=O}$ | 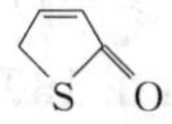 | 1685～1675,,s,$\nu_{C=O}$ |
| 硅醇酯(RCOSiR′) | ～1618,s,$\nu_{C=O}$ | 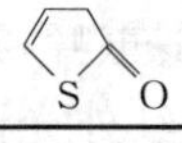 | ～1715,s,$\nu_{C=O}$ |

5. 酰胺(amides)

酰胺的特征峰有 N—H 伸缩振动($\nu_{NH}$),羰基伸缩振动($\nu_{C=O}$)和 N—H 弯曲振动($\delta_{NH}$)。图 2-14 为异丁酰胺的红外光谱图。

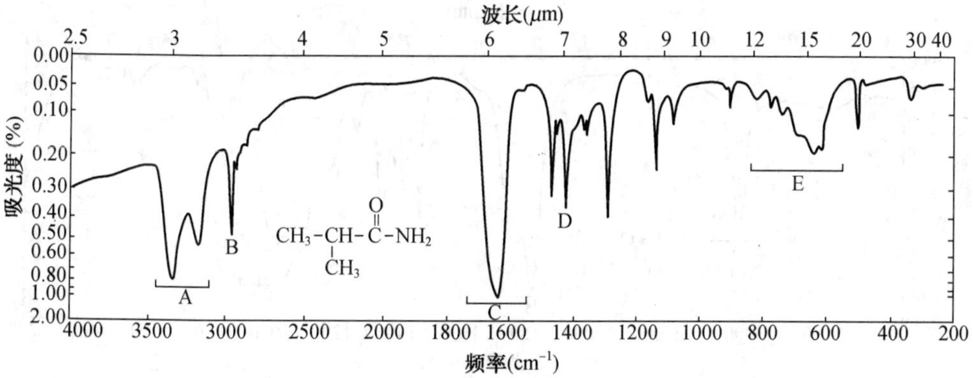


**图 2-14 异丁酰胺的红外光谱图**

A:N—H 伸缩振动,偶合的,伯酰胺成氢键,不对称的(3350 $cm^{-1}$),对称的(3170 $cm^{-1}$)

B:脂肪族 C—H 伸缩振动 C:重叠 C=O 伸缩振动,酰胺Ⅰ谱带(1460 $cm^{-1}$),

N—H 弯曲振动(1640 $cm^{-1}$),酰胺Ⅱ谱带 D:C—N 伸缩振动 E:宽的 N—H 面外弯曲振动

(1) $\nu_{C=O}$比正常的酮类要低,出现在 1690~1620 $cm^{-1}$区间,称酰胺Ⅰ带。伯、仲酰胺偶极缔合强,因此对物理状态较为敏感。固相因有氢键缔合,$\nu_{C=O}$在 1640 $cm^{-1}$附近,比溶液低 20~40 $cm^{-1}$。气态高至 1700 $cm^{-1}$以上,比溶液又高 30~50 $cm^{-1}$。叔酰胺不及伯、仲酰胺缔合强,所以叔酰胺Ⅰ带不受测定状态影响,在 1680 $cm^{-1}$附近有吸收峰,但如与溶剂间形成氢键,峰位将右移。

(2) $\nu_{NH}$3540~3125 $cm^{-1}$,伯、仲酰胺是高度缔合的化合物,因此它同羰基峰一样受到测定状态的影响很大。固相、纯液等凝聚态以缔合为主,缔合的 $\nu_{NH}$波数低至~3200 $cm^{-1}$,比在溶液中的波数低 150 $cm^{-1}$左右。在溶液中,分子的缔合程度与浓度相关,浓度大,缔合程度高,$\nu_{NH}$波数减小。在稀的非极性溶剂中以游离态为主,$\nu_{NH}$在 3500 $cm^{-1}$附近。

伯胺有对称和不对称两种伸缩振动方式,故有两个吸收峰,强度相近,间距达 120 $cm^{-1}$以上。仲酰胺只有一个 $\nu_{NH}$峰;叔酰胺无 $\nu_{NH}$峰。

(3) $\delta_{N-H}$伯酰胺弯曲振动峰出现 1640~1600 $cm^{-1}$区间。仲酰胺出现 1550~1510 $cm^{-1}$处。它们是中等强度的吸收峰,称酰胺Ⅱ带。固态中,酰胺Ⅱ带常与 C=O 伸缩振动吸收峰重叠而无法辨认。

(4) $\nu_{C-H}$伯酰胺伸缩振动峰出现在 1420~1405 $cm^{-1}$区间。仲酰胺出现在 1300~1260 $cm^{-1}$区间。这些峰很强,称酰胺Ⅲ带。

6. 酸酐(carboxy acid naydrides)

酸酐在红外光谱中的特征峰主要有下面几种。

羰基伸缩振动峰($\nu_{C=O}$):酸酐的两个羰基有对称和不对称两种伸缩振动方式,因此出现双峰。两峰之间的距离及相对强度与酸酐的结构有关。

开链酸酐两峰之间的距离约为 60 $cm^{-1}$($\nu_s$1850~1800 $cm^{-1}$,$\nu_{as}$1799~1740 $cm^{-1}$)。高波数峰比低波数峰强。

有张力的环状酸酐有两个峰:$\nu_s$1870~1820 $cm^{-1}$(中)和 $\nu_{as}$1810~1750 $cm^{-1}$(强),波数比

开链酸酐高。相对强度与开链酸酐相反，高波数峰弱，低波数峰强，强度差别比开链酸酐悬殊。共轭使吸收峰向右移动约 20 $cm^{-1}$。图 2－15 为丙酸酐的红外光谱。表 2－5 列举了三类酸酐的特征峰。

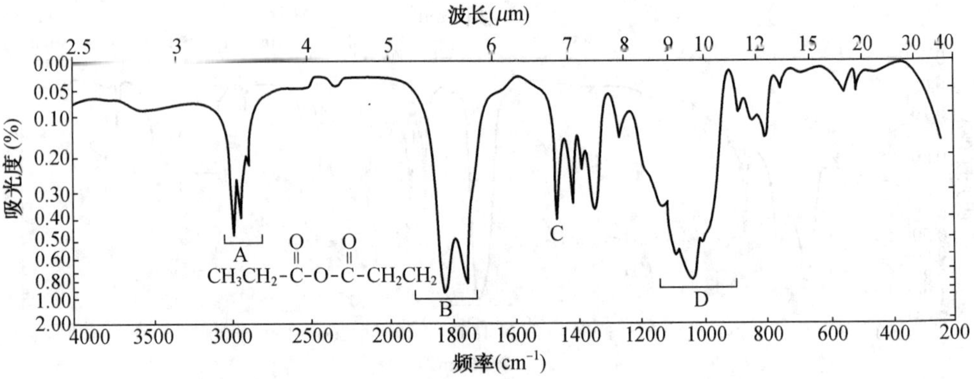


**图 2－15　丙酸酐的红外光谱**

A：C—H 伸缩振动　B：不对称的和对称的 C═O 偶合伸缩振动

C：$CH_2$ 的($\delta_{as}$剪式)　D：C—CO—O—CO—C 伸缩振动

**表 2－5　酸酐的特征峰($cm^{-1}$)**

| 化　合　物 | | $\nu_{sC=O}$ | $\nu_{asC=O}$ | $\Delta\nu(\nu_s-\nu_{as})$ | $\nu_{C-O-C}$ |
|---|---|---|---|---|---|
| 开链酸酐 | 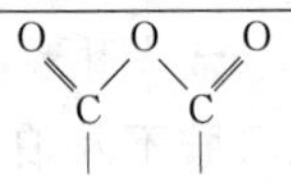 | 1850～1800 s | 1790～1740 w | >60 | 1175～1045 s |
| 环状酸酐 | 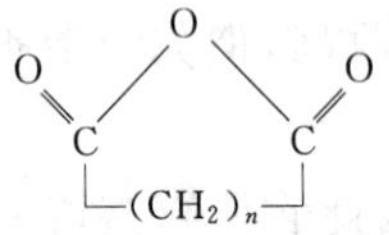 | 1870～1820 w | 1810～1750 s | 40～60 | 1310～1200 s |
| 芳香酸酐 | 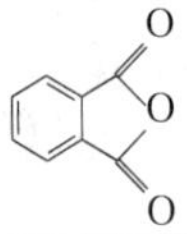 | 1885～1810 m | 1770～1760 s | | 1110～1000 |

（八）胺类(amines)

胺类化合物的红外光谱中的特征峰有：① N—H 伸缩振动；② N—H 弯曲振动；③ C—N 伸缩振动三种。

1. N—H 伸缩振动峰($\nu_{NH}$)呈现在 3509～3300 $cm^{-1}$处

伯、仲和叔胺因氮原子上氢的数目不同，在 3509～3300$cm^{-1}$区间出现 N—H 伸缩振动峰的数目也不相同。伯胺产生两个峰；仲胺只有一个峰；脂肪仲胺峰的强度弱，难以辨认；芳香仲胺峰则较强；叔胺无 N—H 伸缩峰。N—H 伸缩谱带比相应的 O—H 伸缩振动谱带弱而尖。

2. N—H 弯曲振动($\delta_{NH}$)分面内和面外两种

面内剪式振动发生在 1650～1515 $cm^{-1}$区间。伯胺在 1650～1580 $cm^{-1}$区间呈中等强度的吸收峰。脂肪仲胺的吸收峰很弱，通常观察不到。芳仲胺在 1515 $cm^{-1}$附近，常与芳环骨架振动峰重叠。面外摆动振动吸收峰在 900～650 $cm^{-1}$附近，不易辨认，只有液体伯胺纯液检测时，此峰才显得宽大，方易确定。

3. C—N 伸缩振动($\delta_{C-N}$)

脂肪胺的 C—N 伸缩振动峰在 1230～1020 $cm^{-1}$区，峰较弱，实用价值有限。

芳香胺的C—N伸缩振动峰在1360～1250 $cm^{-1}$区，比脂肪胺的峰强得多，因此容易指定。当芳环上有推电子基时，$\delta_{C-N}$向高波数移动。图2-16为一典型的胺类的红外光谱。

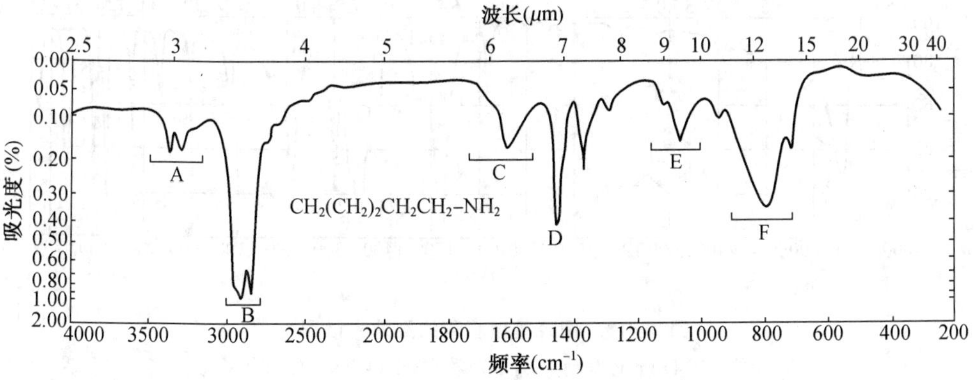


**图2-16 戊胺的红外光谱图**

A:N—H伸缩振动，氢键，伯胺有偶合双峰(在3200 $cm^{-1}$即3.12 μm附近的肩峰，是同碳处的谱带的倍频形成的Fermi共振谱带)

B:脂肪族的C—H伸缩振动　C:N—H弯曲振动(剪式)　D:$\delta_{as}$，$CH_2$(剪式)

（九）腈类(nitriles)

腈类化合物的C≡N基化学键是由一个*sp*杂化键和两个*p*轨道的电子构成的。红外光谱的特征峰出现在2300～2220 $cm^{-1}$区间，比C≡C键的波数略高，同时吸收峰较强。与双键共轭后，向低波数移至2325～2215 $cm^{-1}$，峰加强。芳香腈的范围同α,β-不饱和腈类似。图2-17为一个典型腈的光谱(有一个芳香基与腈官能团共轭)。

除了$\nu_{C\equiv N}$特征峰外，还有X—C≡N基的弯曲振动吸收峰，出现在385～357 $cm^{-1}$范围内。

腈基是一个极性基团，它的峰强度对取代基和溶剂的性质十分敏感，当上述因素是增加C≡N键极化度时，吸收强度就明显增加。

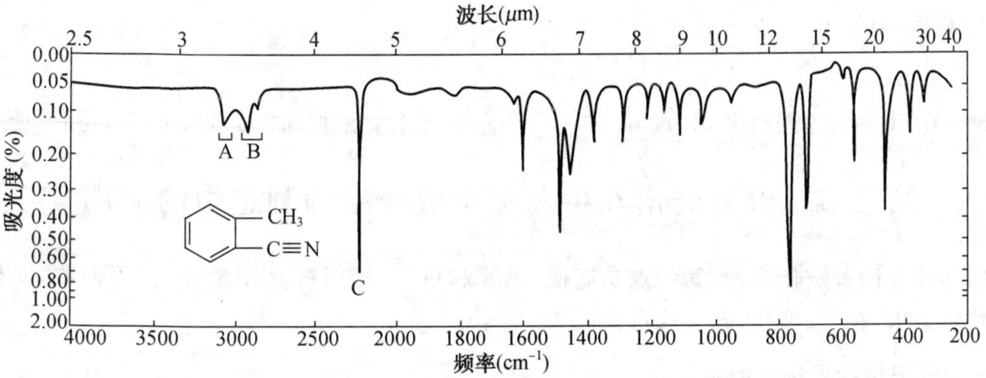


**图2-17 邻苄基腈的红外光谱**

A:芳基C—H伸缩振动　B:脂肪族C—H伸缩振动　C:C≡N伸缩振动(2210 $cm^{-1}$)

（十）硝基化合物(nitro compounds)

硝基化合物最明显的特征是硝基的不对称伸缩振动和伸缩振动。前一峰强且宽，位于1600～1500 $cm^{-1}$；后一峰比较弱，位于1390～1300 $cm^{-1}$区间。硝基为平面型结构，故同双键、芳环等有共轭，共轭效应常常使芳香族和烯类硝基化合物的两个特征峰波数低于饱和硝基化合物。硝基苯的光谱见图 2-18。

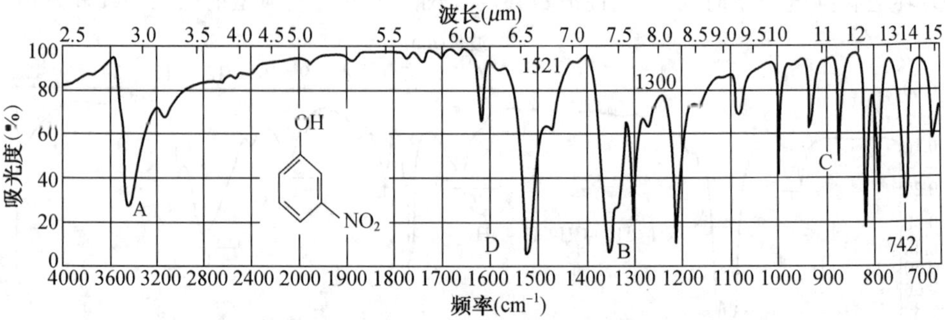


**图 2-18　间羟基硝基苯的红外光谱图**

A:芳族 C—H 伸缩振动　B:不对称($ArNO_2$)N=O 伸缩振动

C:$ArNO_2$ 的 C—H 伸缩振动　D:$NO_2$ 的不对称伸缩振动

亚硝基(R—N=O)在 1600～1500 $cm^{-1}$ 区间只产生一个强峰。

(十一) 含硫化合物(sulfur compands)

1. 硫醇类(mercaptans)R—SH

S—H 伸缩振动在 2550 $cm^{-1}$ 附近产生一个弱峰,因为此区间几乎没有其他吸收峰出现,常用来确证 S—H 的存在。

2. 硫醚类(sulfides)R—S—R

硫醚类从红外光谱中得不到什么有用的信息。

3. 亚砜类(sulfoxides) R—S(=O)—R

S=O 伸缩振动在 1050 $cm^{-1}$ 附近产生一个强峰。

4. 砜类(sulfones) R—S(=O)(=O)—R

S=O 不对称伸缩振动在 1300 $cm^{-1}$ 产生一个强峰,对称伸缩振动在 1150 $cm^{-1}$ 产生一个强峰。

## 第三节　红外光谱在中药化学成分结构测定中的应用

用红外光谱鉴定化合物,其优点是简便、迅速和可靠;同时样品用量少,且可回收,对样品也无特殊要求,在气、液、固态下均可检测。

### 一、分子结构异构体的鉴别

化合物的红外光谱如同熔点、沸点、折射率和比旋度等物理性质一样,是化合物的一种重要物理特征。有机化合物的红外吸收峰可多达 20 个以上,指纹区又各不一样,用于鉴别化合物的异同,较其他物理手段更为可靠。

但同一分子的不同样品,存在红外光谱不同的现象。

(一) 同质异晶体

同质异晶体是化学结构完全相同而晶型不同的化合物,由于分子在不同晶体的晶格中排列方式不同，因此对光的散射、折射不同，造成同质异晶体的固相红外光谱有差异。而用相同溶剂配成相同浓度溶液，两者的液相红外光谱应是相同的(见图 2-19)。

（二）来源和精制方法

由于来源、精制方法不同，使样品中所含微量杂质类型不同，对样品的红外吸收影响亦不同。提高样品浓度，可以使这些差异缩小。因此可用红外光谱来指导样品的精制方法。

## 二、中药材的鉴别

在中药材的鉴别中，可以用不同的溶剂对同一药材进行提取，并分别测定其提取物的红外光谱。依据样品与标准品红外光谱的比较，来确定药材的真伪。

中药材经溶剂提取后，其红外光谱显示出很高的特征性。由于提取方法相同，提取物中的化学成分相对稳定，因此其光谱必然具有较高的可重复性和可比性。人们可以将药材提取物的红外光谱作为一种指纹图谱，来准确、简便、快速地鉴别药材。特别是对于未知的粉末样品，使用计算机检索可迅速获得确切的鉴别结果。

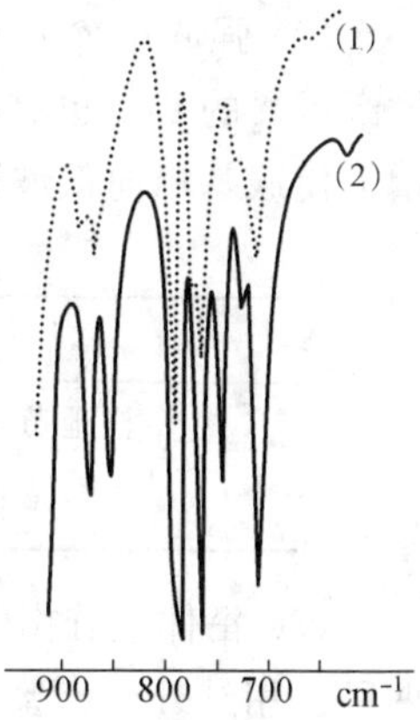


**图 2-19　联苯双酯同质异晶体 900～650 cm⁻¹ 区的红外光谱**

(1) 高熔点棱柱状晶体联苯双酯

(2) 低熔点片状晶体联苯双酯

## 三、中药化学成分鉴定中的例子

(1) 沉香呋喃 $\alpha$、$\beta$ 两个异构体的区别，$\beta$-沉香呋喃($\beta$- agarofuran)具有环外次甲基；$\alpha$-沉香呋喃($\alpha$- agarofuran)具有环内双键，且为三取代基双键。三取代基双键在 1667～1640 cm$^{-1}$不出现双键的特征吸收峰，相反具环外双键的 $\beta$-沉香呋喃却出现明显的特征吸收峰，很容易用红外光谱加以区别(图 2-20)。

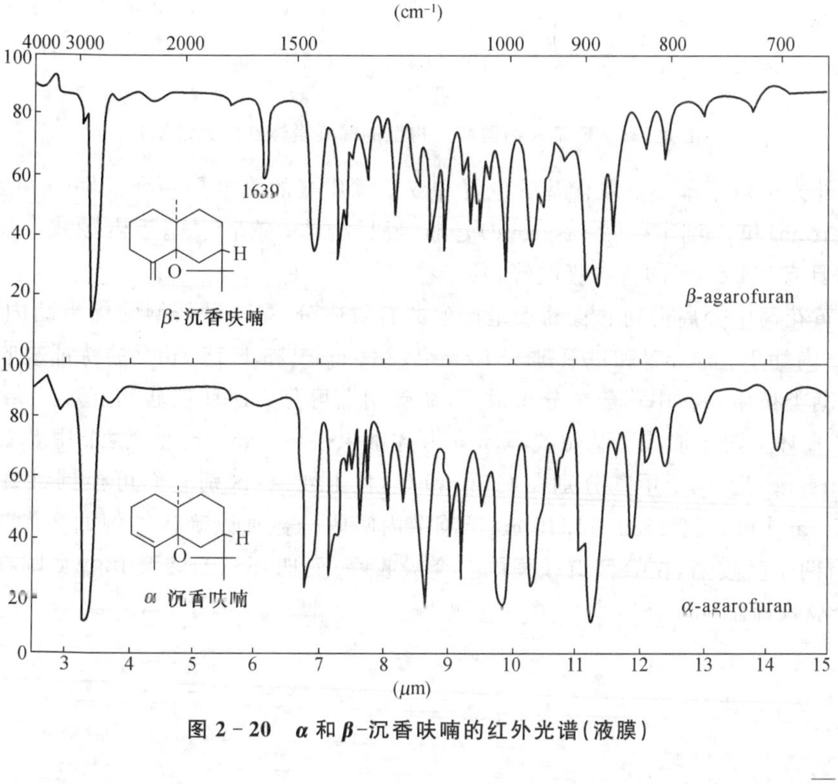


**图 2-20　$\alpha$ 和 $\beta$-沉香呋喃的红外光谱(液膜)**

(2) 强心甾烯五元不饱和内酯的 $\nu_{C=O}$ 峰一般在 1800～1700 $cm^{-1}$，并有两个吸收峰出现，蟾酥甾烯的 $\nu_{C=O}$ 也有两个吸收峰，但由于后者为六元环不饱和内酯，其共轭系统增加和环的增大使羰基峰向低波数移，很容易区别甲型强心苷和乙型强心苷（表 2－6）。

**表 2－6　强心甾烯与蟾酥甾烯的羰基吸收**

| | $\nu_{C=O}$ ($cm^{-1}$) | |
|---|---|---|
| 洋地黄毒甙元醋酸酯（甲型） | 1783 | 1756 |
| 嚏根草甙元（乙型） | 1740 | 1718 |

(3) 甾体皂苷由于 F 环 $C_{25}$ 位上甲基（$C_{27}$）的定向不同，其绝对构型有 25*R*(D) 和 25*S*(L) 两种。用红外光谱鉴定 25*R* 型 897～890 $cm^{-1}$ 有强吸收。25*S* 型在 912～923 $cm^{-1}$ 有强吸收（图 2－21）。

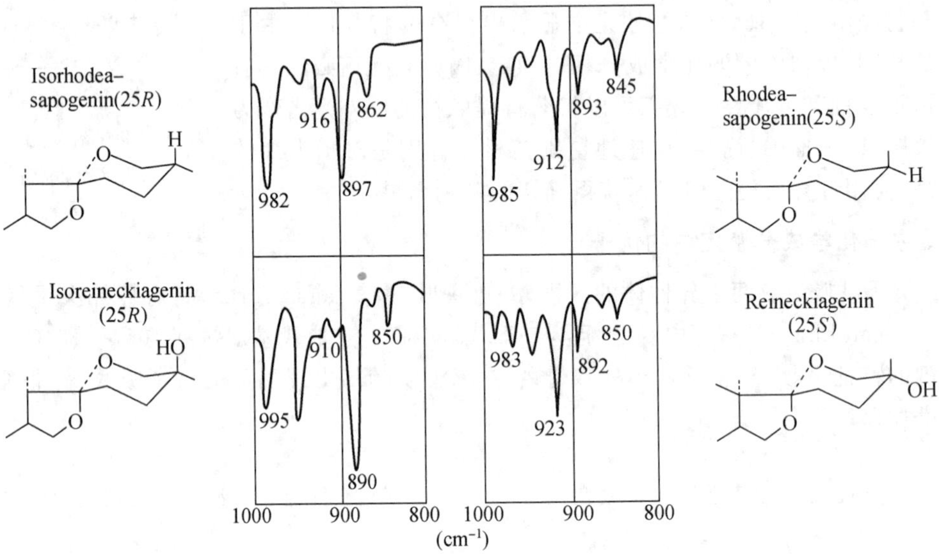


**图 2－21　F 环 *R* 构型和 *S* 构型的螺旋甾体红外光谱图**

(4) 红外光谱对于苯环上取代基的位置和双键顺反式的确定是一个很好的方法。如α-细辛醚（α- asarone）和 β-细辛醚（β- asarone）是顺、反异构体，前者反式，后者顺式。反式异构体的红外光谱具有964 $cm^{-1}$ 的特殊吸收峰，易于检识。

(5) 从黄花蒿中分离得到的青蒿素是抗疟的有效成分，是一种新型的倍半萜内酯，其红外光谱显示 δ-内酯 1745 $cm^{-1}$ 和过氧键 831 $cm^{-1}$、881 $cm^{-1}$ 和 1115 $cm^{-1}$ 的特征吸收。

(6) 三萜类衍生物在中草药中分布很广，从碳架上可分为四环三萜和五环三萜两大类，五环三萜又因 E 环上两个取代甲基位置不同分为齐墩果烷（oleanane）型（两个甲基在 $C_{20}$ 位上）和乌苏烷（ursane）型（两个甲基分别在 $C_{19}$ 位和 $C_{20}$ 位上）。要区别它们可根据红外光谱 A 区 1392～1355 $cm^{-1}$ 和 B 区 1330～1245 $cm^{-1}$ 范围内吸收峰数加以确认。例如齐墩果酸衍生物在 A 区只有两个吸收峰，在 B 区有较强的三个吸收峰；而四环三萜酸及其酯类则在 A 区和 B 区只有一个吸收峰。

# 第三章　核磁共振谱法

## 第一节　核磁共振基本知识

### 一、核磁共振的概况

核磁共振(nuclear magnetic resonance, NMR)类似于 UV、IR,也是一种吸收光谱,区别在于照射波长范围和产生光谱方式不同。UV 0.19～0.4μm(190～400 nm),价电子跃迁;IR 2.5～25μm(4000～400 $cm^{-1}$)分子振动和转动;NMR $10^7$～$10^8$ μm(10～100 m),原子核磁能级间的跃迁。所以 NMR 是指在某个静磁场中物质的原子核系统受到相应频率为或兆赫(MHz)λ 为 $10^7$～$10^8$ μm 的长波电磁波的作用时,原子核在磁能级间发生跃迁的共振现象。

NMR 研究对象有:质子$^1$H,氢谱(PMR 或$^1$H－NMR);$^{13}$C,碳谱($^{13}$C－NMR);$^{11}$B,硼谱($^{11}$B－NMR)和$^{15}$N,氮谱($^{15}$N－NMR)等。

1946 年发现 NMR 现象,研究者伯塞尔(E. M. Purcell)和布洛赫(F. Block)也因此获得诺贝尔物理学奖。

1953 年进入应用阶段,工作频率 30 MHz,1958 年工作频率为 60 MHz,60 年代为 90 MHz、100 MHz,70 年代后发展到工作频率为 360 MHz、400 MHz、500 MHz 和 600 MHz 的仪器。工作频率越高,仪器越先进,频率高分辨高,便于图谱解析。

核磁共振可以提供很多有用的参数:谱线宽度、形状和面积、谱线在频率上的位置化学位移(δ 值)、裂分(J 值)和弛豫时间 $T_1$、$T_2$ 等。

NMR 一般可以用于:①结构鉴定与确证;②化学纯度检测;③混合物分析;④反应速率的推定等。近代 NMR 在医学上得到了广泛应用,如肿瘤诊断、断层扫描等。

### 二、核的磁性与自旋

#### (一) 原子核的质量

原子核的质量(A)＝中子数(N)＋质子数(Z),Z 相同 A 不同称同位素。

#### (二) 自旋性

各元素的同位素有一半多的原子核具有自旋性,常用自旋量数(I)来描述。因其是量子化,只能取 0、半整数和整数,有自旋性核,$I\neq 0$;$I=0$ 无自旋性。

A 奇数,N、Z 一奇一偶时,I 为半整数 1/2,3/2,5/2…

A 偶数,N、Z 都为偶数时,I 为 0。

A 偶数,N、Z 都为奇数时,I＝1,2,3…

有机化合物中$^{12}$C、$^{16}$O,I－0 对 NMR 无意义。

$^{15}$N、$^{17}$O、$^{13}$C、$^1$H、$^{19}$F、$^{31}$P,$I=1/2$;$^2$H、$^{14}$N,$I=1$;$^{11}$B、$^{35}$Cl、$^{37}$Cl、$^{81}$Br,$I=3/2$ 均为 NMR 研究的对象。其中$^1$H、$^{14}$N、$^{15}$N 和$^{17}$O 同位素丰度大,易测定。$^{13}$C 丰度小,只有$^{12}$C 的 1.1%,信号只有$^1$H 的 1/64,灵敏度只有$^1$H 的 1/6000,较难测定。但随着傅里叶变换技术(PFT－NMR)的出现,可将信号累加,同时

$^{13}C$-NMR 可提供碳类别(伯、仲、叔、季碳)的信息,峰也很少重叠,使得碳谱比氢谱更有特色。

(三) 自旋角动量和磁矩

有自旋的原子核有自旋角动量($\rho$)和磁矩($\mu$)产生,$\rho$ 的大小决定于 $I$,关系式为:$\rho=\sqrt{I(I+1)}\cdot h/2\pi$,式中 $h$ 为普朗克常数$=6.626\times10^{-34}$J·s;$I$ 为自旋量子数取 0,1/2,1,3/2…

(四) 核磁矩

原子核是带电的,电荷分布在核的表面,自旋产生环电流,形成磁场有 N、S 两极,极间磁性大小谓核磁矩,用 $\mu$ 表示,其单位为核磁子($\mu_N$),其值为 $5.050\times10^{-27}$J/T,$I>0$,$\mu$ 有定值。如 $\mu_{^1H}=2.79$,$\mu_{^{13}C}=0.70$ 等。

(五) 磁量子数

磁性核在外磁场中的自旋取向数不是任意的,自旋取向数为 $2I+1$,它可以分别代表原子核的能级状态,用磁量子数 $m$ 表示,即 $m$ 取值也为 $2I+1$,$I=1/2$,则自旋取向为 2,$m$ 取值为 $-1/2$ 和 $+1/2$,自旋方向相反的取向(图 3-1)。

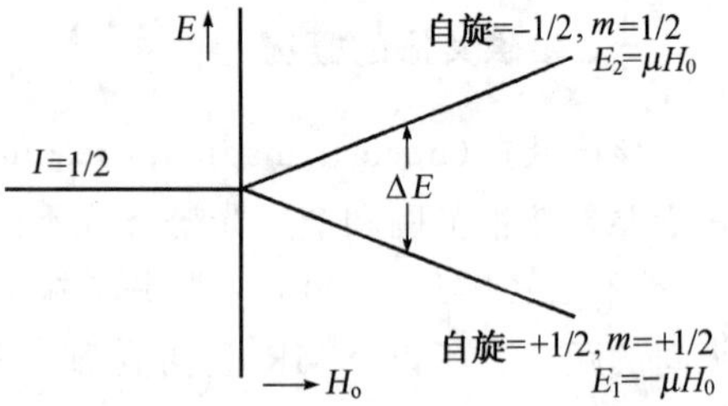


**图 3-1 质子在磁场 $H_0$ 下的两个取向**

当自旋取向与外磁场方向一致,$m=+1/2$,核处于低能级状态;当自旋取向与外磁场方向相反,$m=-1/2$,核处于高能级状态。

$m=+1/2$ 时其能量 $E_1=-\mu H$。$m=-1/2$ 时 $E_2=\mu H$。

两能级之间的能量差 $\Delta E=E_2-E_1=2\mu H$。式中 $\mu$ 为核磁矩,$H_0$ 为磁场强度(T,tesla),即核由低能级跃迁到高能级的能量与 $H_0$、$\mu$ 成正比。

(六) 核的进动

核磁矩与外加磁场指向成一夹角时,核磁矩在外磁场作用下所进行的拉莫回旋称核的进动(precess)或称拉莫尔(Larmor)进动(图 3-2)。

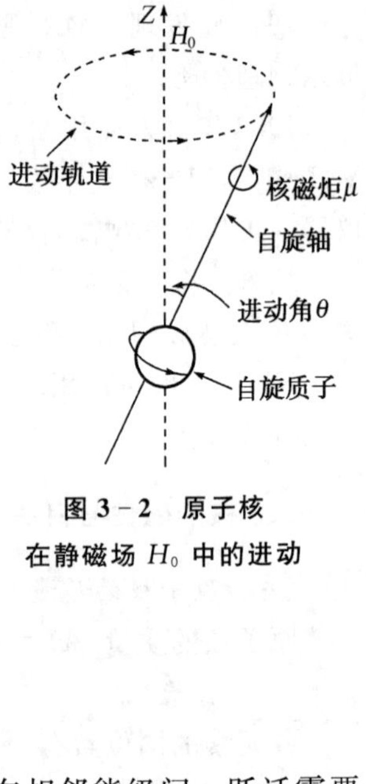


**图 3-2 原子核在静磁场 $H_0$ 中的进动**

进动频率 $\omega=H_0(1-\sigma)\cdot\gamma/2\pi$,式中 $H_0$ 为外加磁场强度,$\sigma$ 为屏蔽常数(核外电子运动产生对抗外加磁场的作用),$\gamma$ 为磁旋比(magnetogyric ratio)即核磁矩与自旋量子数的比值(为核的特征常数,$\gamma=\frac{2\pi\mu}{hI}$,$^1$H 的 $\gamma$ 为 $26.753\times10^7$ rad/sT)。

## 三、核的共振

原子核从某能态进到另一能态称核在能级间跃迁,且只能发生在相邻能级间。跃迁需要吸收一定的能量,能量由照射体系电磁辐射供给。对进动核只有当电磁辐射频率等于核磁矩进动频率时,能量才能向核转移,使核由低能级跃迁到高能级、核磁矩对 $H_0$ 的取向发生倒转的这种现象即为核磁共振(图 3-3)。部分原子核的核磁共振参数见表 3-1。

根据核磁共振条件,电磁辐射能量 $h\nu=\Delta E$(原子核能级间能量差),$\Delta E=2\mu H_0$,因 $h\nu=2\mu H_0$,$\nu=(2\mu/h)\cdot H_0$,$H_0=h\nu/2\mu$。

式中 $h$ 和 $\mu$ 是常数,所以实现 NMR 可采用:① 改变外磁 $H_0$,固定射频 $\nu$ 即扫场;② 固定外磁场 $H_0$,改变照射体系中电磁辐射频率,并用脉冲-傅里叶变换核磁共振波谱仪即扫频。目前以扫场为主。

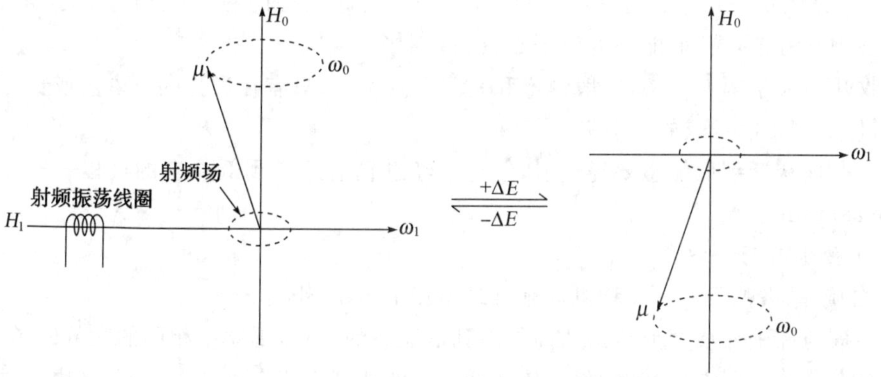


**图 3-3　在外磁场中射频场 $H_1$ 和进动核的相互作用**

**表 3-1　部分原子核的核磁共振参数**

| 同位素 | 共振频率(MHz) | 天然丰度(%) | 核磁矩 | 自旋量子数($I$) |
|---|---|---|---|---|
| $^{1}H$ | 42.577 | 99.98 | 2.7927 | 1/2 |
| $^{11}B$ | 13.660 | 81.17 | 2.688 | 3/2 |
| $^{13}C$ | 10.705 | 1.108 | 0.7021 | 1/2 |
| $^{15}N$ | 4.315 | 0.365 | −0.2830 | 1/2 |
| $^{31}P$ | 17.235 | 100 | 3.6385 | 5/2 |

## 四、弛豫与共振信息

（一）电磁波与核相互作用的三个过程

(1) 感应吸收：低能态核吸收能量跃迁到高能态，结果外加电磁波能量降低。

(2) 感应辐射：高能态核在电磁波照射下，回到低能态，多余的 $h\nu$ 放出，外加电磁波能量增加。

(3) 自发辐射：高能态核自发跃迁到低能态。

核磁共振主要讨论(1)(2)的过程，对每个核(1)(2)跃迁的几率是一样的。在多核系统中吸收的总几率与 $E_1$ 能级上的核数 $N_1$ 成正比，在多核系统中感应辐射总几率与 $E_2$ 能级上的核数 $N_2$ 成正比。

当 $N_1=N_2$ 时，吸收和辐射的电磁波量子相等，外加电磁波强度不发生变化无 NMR 现象，此时叫饱和(saturation)，但实际原子核在平衡时各能级上的核数目分布符合玻耳兹曼公式：

$$N_i = Ne\,\frac{E_i}{kT}$$

式中：$N_i$，第 i 能级上的核数；$E_i$，第 i 能级上的能量；$N$，与系统核能级有关的常数；e，自然对数底数；$k$，玻耳兹曼常数 $1.3805\times10^{-23}$ J/K；$T$，绝对温度。

设 $N_-$、$N_+$ 分别代表高低能态的核数，则两者相互比较：

$$\frac{N_+}{N_-}=\frac{Ne^{E_1/kT}}{Ne^{E_2/kT}}=e^{\Delta E/kT}\approx 1+\frac{\Delta E}{kT}$$

式中：$\Delta E$ 为高低能态间能量差值。此差值很小，接近于零。故在常温下($T=300$ K)，对$^1H$ 核在 2.34 $T$ 的磁场中，$N_+/N_- \approx 1.000009$，可见高、低能态的粒子数相差很小，在上述条件下，$^1H$ 核 100 万个，高、低能态的粒子数只相差十个左右。

吸收几率大于辐射几率，一般说饱和是不会发生的，只有在过强的电磁波或长时间扫描才会出现，使 NMR 信号减弱至消失。

高能态核跃迁到低能态要经辐射，但有不经过辐射跃迁到低能态的过程——这种过程称弛豫(relaxation)。

(二) 弛豫有两种方式

1. 自旋-晶格弛豫——又称纵向弛豫(longitudinal relaxation)

自旋核与周围介质交换能量从高能态到低能态的过程，属频率相同的交替磁场。

一个自旋体系因电磁波的照射，核从低能态跃迁到高能态破坏了平衡，又由自旋格子弛豫恢复到平衡，需一定时间，该时间用半衰期 $T_1$ 表示，对气体和液体 $T_1$ 小，约为 1 秒，对固体 $T_1$ 大。

2. 自旋-自旋弛豫——横向弛豫(transverse relaxation)

由核自旋系统内部交换能量引起的，即频率相同的高能态核与低能态核靠近时，高能态核的能量转给低能态核，原高能态核到低能态核，原低能态核到高能态核，所以各种能态的核数无变化，总能量也无变化。其半衰期以 $T_2$ 表示，$T_2$ 在固体和黏滞度大的样品中约 $10^{-4}$ 秒，黏度小的样品或气体约 1 秒。

弛豫时间 $T_1$、$T_2$ 对每个核在高能态平均停留的时间由其中较小者决定。

$T_1$、$T_2$ 对谱线宽度有很大影响，弛豫引起谱线加宽，$T$ 太小谱线太宽，谱线与 $T_1$、$T_2$ 成反比；$T$ 太大信号强度不够，最佳半衰期为 0.1～1 秒相当于 1Hz。

## 五、电子屏蔽

(一) 屏蔽效应(shielding effect)——抗磁性屏蔽(diamagnetic shielding)

分子中原子核外电子云及成键电子对质子的作用称屏蔽作用。分子处在 $H_0$ 中，电子在外磁场垂直平面上环流，结果感应产生感应磁场，方向与 $H_0$ 相反，抵消了一部分 $H_0$(图 3-4)。

$^1H$ 受到小于外磁场 $H_0$ 的作用，称抗磁性影响，$^1H$ 在这种情况下发生共振，需要增加外磁场约百万分之几以补偿抗磁性影响，所抵消的那部分磁场称屏蔽效应，或称抗磁性影响。

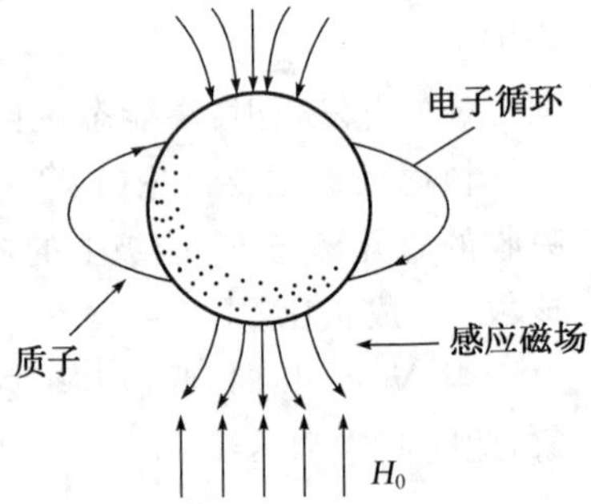

图 3-4 电子对质子的屏蔽作用

屏蔽效应使质子信号向高场移。

屏蔽效应$=\sigma H_0$，$\sigma$ 为屏蔽常数，与电子云密度成正比。电子云密度大，$\sigma$ 大，信号出现在高场处。

如用 $H_N$ 表示$^1H$ 实际受到的磁场，则：

$H_N=H_0-\sigma H_0=H_0(1-\sigma)$，

因 $\Delta E=2\mu H_N=2\mu H_0(1-\sigma)=h\nu$，

所以 $h\nu=2\mu H_0(1-\sigma)$，$H_0=h\nu/2\mu(1-\sigma)$。

每个核的化学环境不同，电子屏蔽效应的强弱也不同，即使在同一频率电磁辐射波照射下，共振峰也将出现在不同磁场区域。

$\sigma$ 小，屏蔽效应小，$H_0$ 小，信号在较低场处；

$\sigma$ 大，屏蔽效应大，$H_0$ 大，信号在较高场处。

（二）去屏蔽效应——顺磁性屏蔽

去屏蔽效应指有未成对电子的分子（如 $NO_2$）放在外磁场中，未成对电子环流产生与外磁场同向的磁场，这时环电流产生的感应磁场增加了外磁场，称去屏蔽效应或称顺磁性屏蔽（paramagnetic shielding）。去屏蔽效应，质子信号向低场移。

# 第二节　核磁共振氢谱（$^1H-NMR$ 或 PMR）

## 一、化学位移

（一）表示法

待测定共振峰所在位置（磁场强度或相应的共振频率）与某基准物质的核共振峰所在位置比较，求其相对距离称化学位移（chemical shift，$\delta$）。

当固定磁场，扫描频率时，$\delta=\frac{\nu_{样品}-\nu_{标准物}}{\nu_{标准物}}\times10^6$。

公式中 $\times10^6$ 为扩大数值，使 $\delta$ 值数字易读写。$\nu$ 为吸收频率，单位：Hz。

当固定频率，扫描磁场时，$\delta=\frac{\Delta H}{H_{标准}}10^6=\frac{H_{样品}-H_{标准物}}{H_{标准物}}\times10^6$。

$\delta$ 值与外磁场强度无关，与仪器工作频率无关。60 MHz 仪器照射频率为 60 MHz，1 MHz $=10^6$ Hz。

对某个质子在 60 MHz，测得 $\delta=1$ 时，则 100 MHz 时测得 $\delta$ 也为 1。

另一种化学位移表示法为 $\tau$ 值，$\tau=10-\delta$。

（二）标准物

要求：化学惰性，磁等价，沸点低，溶解度广。常用的有：

（1）四甲基硅（TMS），$(CH_3)_4Si$，12 个 H 化学环境相同呈单一尖峰。

Si 电负性（1.9）＜C 电负性（2.6），有强的屏蔽效应，峰出现在最高场处；b.p. 27℃使样品容易回收。

测定时少量 TMS 加到样品液中，称内标法。

TMS 不溶于 $D_2O$，样品用 $D_2O$ 溶解时，TMS 加封于毛细管后，插入样品溶液中，为外标法。

（2）三甲基硅丙烷磺酸钠（DSS），$(CH_3)_3Si(CH_2)_3\cdot SO_3Na$，适用样品以 $D_2O$ 溶解的测定。

1%浓度时只见 $CH_3$ 信号，无 $CH_2$ 信号，与样品不干扰。

（3）高温下测定时用 HMDS 六甲基二硅氧烷，$(CH_3)_3SiOSi(CH_3)_3$，$\delta=0.04$，所需 $H_0$ 大于一般有机化合物，与样品信号不会重峰。

## 二、核磁共振谱仪和核磁共振谱

（一）核磁共振谱仪

核磁共振谱仪主要有电磁铁、射频振荡器、射频接受器、探头和样品管座所组成。示意图见

图 3－5。为提高分辨力，必须有稳定性高的磁场，并附有通量稳定器、核磁共振控制仪、基线稳定器和分辨力稳定器，这样分辨力可达$6\times10^{-9}$左右，即在射频 100 MHz 时，信号的半腰宽为 0.6 Hz。新式的仪器还附有去偶仪、电子计算机、异核射频振荡器（可测定$^{13}C$、$^{19}F$、$^{14}N$ 等异核的 NMR）、温度可变装量（－150～＋200℃可测黏性大的化合物或区别 $a$ 键和 $e$ 键的质子）及其他装置（能测定 $T_1$、$T_2$ 等）。较前期多使用的连续波核磁共振仪，目前使用的 PFT－NMR 谱仪，具有大幅度提高仪器灵敏度、分辨力，速度快、方便和用途广泛的优点。

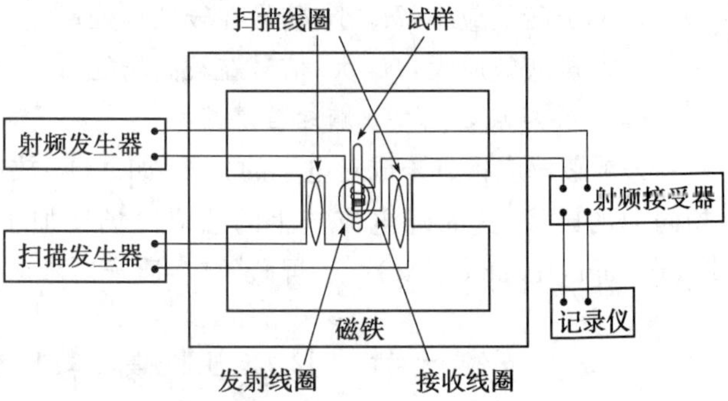

图 3－5　核磁共振谱仪示意图

（二）溶剂与样品

溶剂必须具备以下条件：即不含质子，沸点低，与样品不发生缔合，溶解度好且价格便宜。$CCl_4$ 不含质子是较好的溶剂，但对某些化合物溶解度不好。$CDCl_3$ 除价格贵外其他均符合，存在微量 $CHCl_3$ 有质子信号，但影响不大。此外还有用 $D_2O$、$(CD_3)_2SO$、$(CD_3)_2CO$ 和 $C_6D_6$ 等，常用氘代溶剂的物理常数及其共振峰的化学位移见表 3－2。

表 3－2　常用氘代溶剂的物理常数及其共振峰的化学位移

| 溶剂 | m. p. * | b. p. * | $\delta_H$(裂分数)** | $\delta_C$(裂分数) | 备注 |
|---|---|---|---|---|---|
| 氯仿－d | －64 | 62 | 7.24(1) | 77.0(3) | $H_2O$ 杂质　$\delta$1.5～1.7 单峰 |
| 丙酮－$d_6$ | －94 | 57 |  | 206.0(宽) | $H_2O$ 杂质　$\delta$3.2 单峰 |
|  |  |  | 2.04(5) | 29.8(7) |  |
| 苯－$d_6$ | 5 | 80 | 7.15(宽) | 128.0(3) | $H_2O$ 杂质　$\delta$0.5 单峰 |
| 重水－$d_2$ | 3.8 | 101.4 | 4.63*** |  |  |
| 二甲基亚砜－$d_6$ | 18 | 189 | 2.49(5) | 39.5(7) | $H_2O$ 杂质　$\delta$3.4 单峰 |
| 乙腈－$d_3$ | －45 | 82 |  | 118.2(宽) |  |
|  |  |  | 1.93(5) | 1.3(7) |  |
| 吡啶－$d_5$ | －42 | 116 | 8.71(宽) | 149.3(3) |  |
|  |  |  | 7.55(宽) | 145.3(3) |  |
|  |  |  | 7.19(宽) | 123.5(3) |  |
| 甲醇－$d_4$ | －98 | 65 | 4.78(1) |  |  |
|  |  |  | 3.30(5) | 49.07(7) |  |
| 乙醇－$d_6$ | ＜－130 | 79 | 5.19(1) |  |  |
|  |  |  | 3.55(宽) | 56.8(5) |  |
|  |  |  | 1.11(多) | 17.2(7) |  |
| 三氟醋酸－d | －15 | 72 | 11.50(1) | 164.2(4) |  |
|  |  |  |  | 116.6(4) |  |

注：* 表示 m.p. 及 b.p. 为摄氏温度(℃)；** 表示裂分数，“宽”代表宽峰，“多”代表多重峰，$\delta_H$ 为末端氘代杂质的质子位移；*** 以三甲基硅丙烷磺酸钠(DSS)为内标，其他均以四甲基硅烷(TMS)为内标。

要注意，在不同溶剂中测定的信号位置可能会有所变化。

样品一般制备成 10％样品液加 1％～2％TMS 置于内径 4 mm 的样品管中，当样品很少时可用容量为 0.025 mL 的样品管，2.5 mg 样品也能测定，通过扫描累加获得较好的谱线。

（三）核磁共振谱

1. 记录纸

核磁共振记录纸表示如图 3－6。

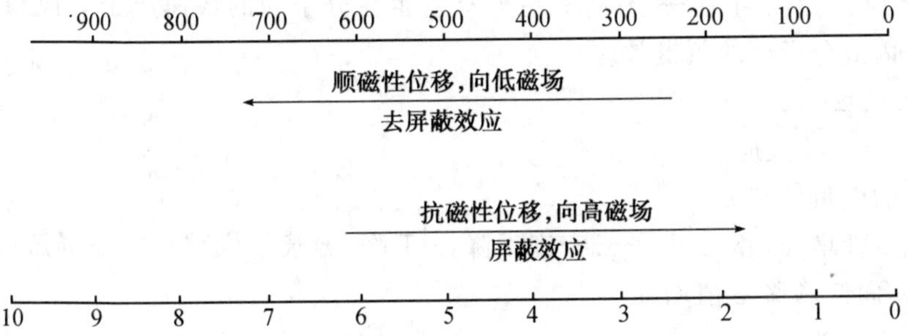


**图 3－6　核磁共振记录纸**

2. 积分线

在氢谱中信号的面积与各质子的数目成正比，因此比较各信号的面积就能确定各质子的相对数目，信号面积用阶梯式的积分曲线来表示，如图 3－7。阶梯高度（格数）反映质子的多少。或如图 3－8，信号下方的数值即表示质子的个数。

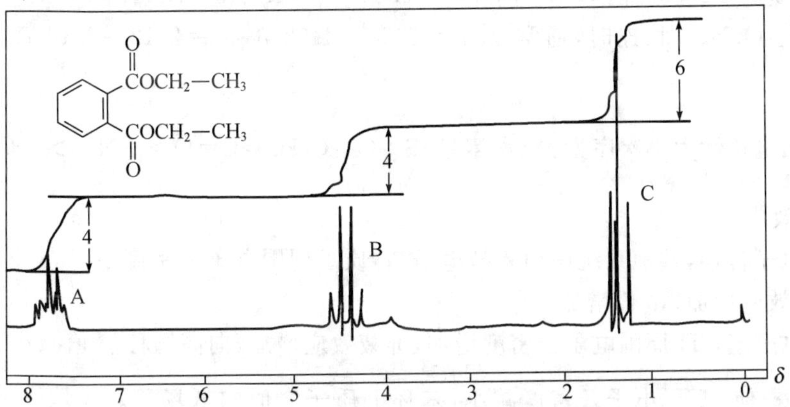


**图 3－7　邻苯二甲酸乙酯核磁共振氢谱**

A、B、C 三组峰分别代表 4H，4H，6H

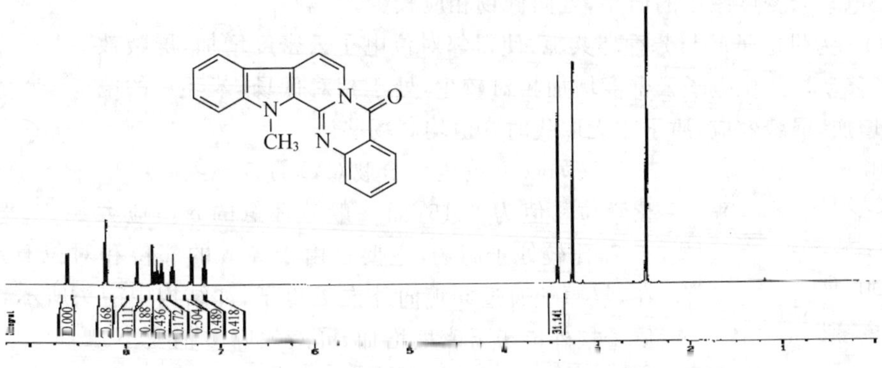


**图 3－8　化合物 WZ－1 的 $^1H$－NMR（300 MHz，$CDCl_3$）**

谱峰下方的数值≈10.000 表示一个氢，31.141 表示三个氢

## 三、影响化学位移的因素

影响化学位移的因素主要有电性效应，其中包括诱导效应和共轭效应、各向异性效应和 Vanderweal 效应，它们发生在分子内部，另外有发生在分子间的快速质子交换和溶剂效应及可发生在分子内或分子间的氢键效应。

（一）电性效应

1. 诱导效应（－I 效应）

与取代基的电负性有关。

取代基电负性增加，邻 H 电子云密度下降，$\sigma$ 下降，屏蔽效应减小。去屏蔽（deshielding）增加，化学位移向低场移，$\delta$ 值增加。

如 $Cl-\underset{H_a}{\overset{H}{C}}-\underset{H_b}{\overset{H}{C}}-Br$，因电负性 Cl＞Br，$\delta_{H_a}>\delta_{H_b}$，－I 效应随碳键碳数增加而减弱，当碳数增到 3 时，$C_3$ 则已很弱。

卤代甲烷的化学位移随取代基（X）电负性增加，甲基质子向低场移，如 $CH_3Cl$ $\delta_{CH_3}=3.05$，$CH_3Br$ $\delta_{CH_3}=2.68$。但 $CHF_3$ 例外（$\delta=6.25$）＜$CHCl_3$（$\delta=7.24$）。

当 $CH_3$ 与 O、N、C 相连时，通常 $\delta_{OCH_3}=3.24\sim4.02$，$\delta_{NCH_3}=2.12\sim3.10$，$\delta_{C-CH3}=0.77\sim1.88$。

常见基团电负性大小次序为：X（卤素）＞S＞O＞$C_6H_6$＞C＝O＞$-\underset{|}{N}-$＞$-\underset{|}{\overset{|}{C}}-$

2. 共轭效应

通过 $\pi$ 电子传递，共轭系统中引入拉电子基，质子周围电子云密度下降，$\sigma$ 下降，屏蔽效应下降（去屏蔽效应增加），$\delta$ 值增加。

引入供电子基，[1]H 周围电子云密度增加，屏蔽效应增加，向高场移，$\delta$ 值减小。

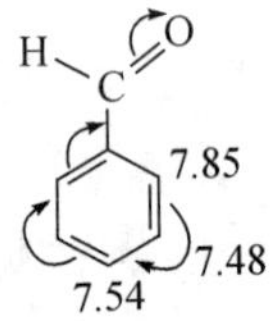


如：CHO—使 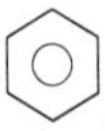 电子云密度减小，苯环上质子 $\delta$ 值向低场移。无取代苯环质子 $\delta=7.27$，取代后 $\delta>7.27$，o、p 位电子云密度减小的值大，处向更低场，m 位电子云密度减小的值小，处向低场相应较少。

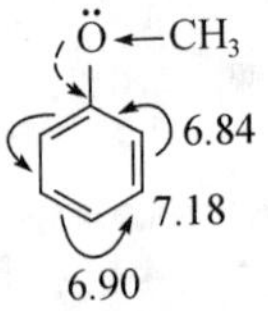


$CH_3O$—为供电子基与芳香环共轭，使得邻对位电子云密度增加，屏蔽效应，向高场移动。间位电子云密度增加相对较少，处于相对低场，苯环总的电子云密度增加，屏蔽效应，质子比无取代时 $\delta$ 值均高场些。

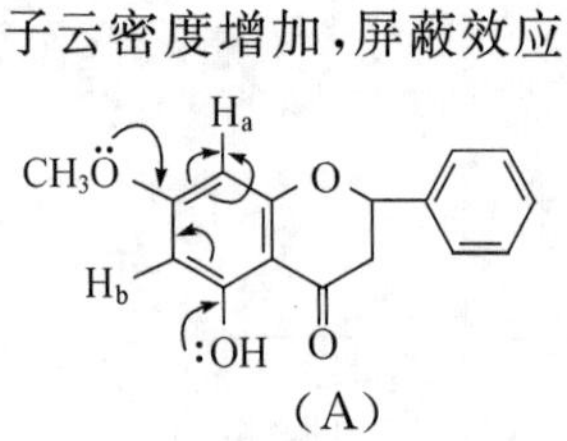


（A）

又如双氢黄酮化合物（A）的芳环氢 a、b 的化学位移值为 6.15，而一般芳环氢的 $\delta$ 值应大于 7，比较处于高场，主要是由于 a、b 的邻位和对位有氧原子存在，氧原子通过共轭向外推 $p$ 电子，如结构中箭头所示，使得 a、b 质子核外电子云密度增加，屏蔽效应，$\delta$ 值变小。

（二）各向异性效应

质子与某一功能基因空间关系影响质子的化学位移，这种影响称各向异性（anisotropic）效应。通过空间而影响质子的化学位移与通过化学键所起的作用（诱导、共轭）不一样。

如 $HC\equiv CH$、$CH_2=CH_2$、$CH_3-CH_3$，其碳键电负性：$sp>sp^2>sp^3$。

则 $\delta_{CH\equiv CH}>\delta_{CH_2=CH_2}>\delta_{CH_3-CH_3}$，但实测 $\delta_{CH\equiv CH}<\delta_{CH_2=CH_2}$，原因是各向异性效应的结果。

有些分子的电子环绕是各向异性的(不对称性)，由此产生的磁场也是各向异性的，分子在外加磁场内有一定排列方向，这样可引起质子区域的外加磁场增强或减弱。增强外加磁场的各向异性效应将引起质子在较低磁场区共振(去屏蔽效应)，顺磁性位移。减弱外加磁场的各向异性效应将引起质子在较高磁场区共振(屏蔽效应)，抗磁性位移。在含 π 键分子(芳香族、羰基化合物)中各向异性效应是很重要的。

1. 乙炔分子的各向异性效应

乙炔分子放在外加磁场内，分子的轴平行于外加磁场，π 电子在轴对称的轨道内环行(乙炔分子若垂直外磁场，π 电子环行将受到很大的限制)，环行电子流产生感应磁场，使处在轴方向上的质子附近产生抗磁性影响。

虽然 $sp$ 杂化碳键的诱导效应减少了这些质子附近的电子云密度，按理应在低场，但由于各向异性效应，环电流产生磁场在键轴上与外磁场方向相反，质子仍受到高的屏蔽效应，乙炔的 $\delta$ 为 2.88 小于乙烯的 $\delta$ 值。

2. 双键的各向异性效应

质子靠近双键时双键对这质子产生某种各向异性效应。如醛基质子的信号在很低场 $\delta$ 值 8～10，这是由羰基的各向异性效应引起的，羰基双键形成的平面与外加磁场垂直，π 电子的环行产生感应磁场在醛基质子附近或双键的延伸处，感应磁场的方向与外加磁场相同，顺磁性位移，受到去屏蔽效应，质子信号处于低场。双键上下方为屏蔽效应区，向高场移动。

链烯质子比链烷质子的 $\delta$ 值大 4 左右，原因与醛基一样受顺磁性的影响去屏蔽效应，质子在较低磁场发生共振。

除此外，酮、酯、羧基和肟等产生的各向异性效应同于上述。如：

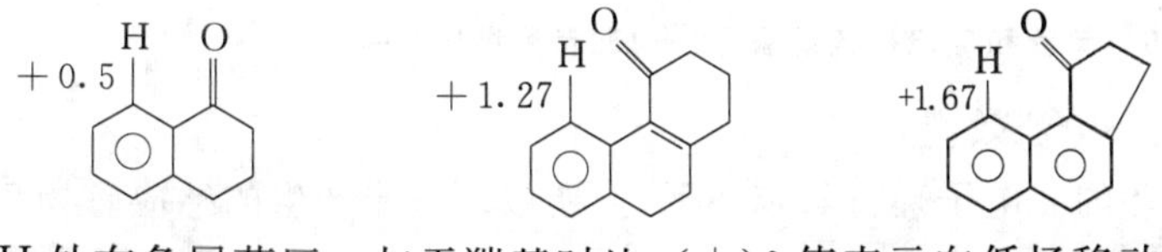


H 处在负屏蔽区。与无羰基时比，(+)$\delta$ 值表示向低场移动的 $\delta$ 值。

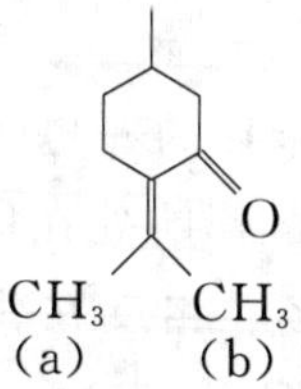

胡薄荷酮

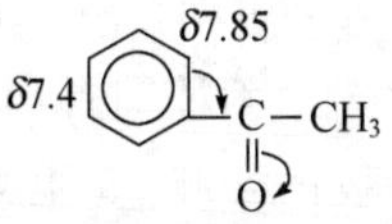

苯乙酮

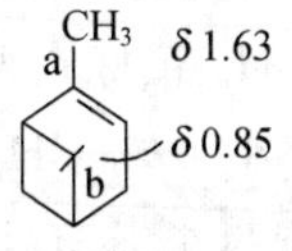

α-蒎烯

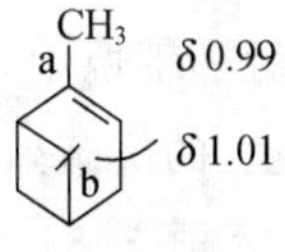

蒎烷

又如：胡薄荷酮，在无 C＝O 时，(a)、(b)$CH_3$ 因所处的化学环境相同，化学位移值也相同。

当有 C＝O 时，因各向异性效应引起 $CH_3$ 的 $\delta$ 值的差别，(a)、(b)$CH_3$ 处于负屏蔽区，$\delta_a$ 为 1.77，$\delta_b$ 为 1.95。各向异性效应是距离($r$)和角度($\theta$)的函数，且 $r$ 越小效应就越大。(b)—$CH_3$ 离双键近，越在低场。共轭效应，邻、对位电子云密度小及 C＝O 各向异性效应，苯处在负屏蔽区，其 $\delta$ 值比无取代苯环质子 $\delta$ 值 7.27 要低场一些。

蒎烯 a—$CH_3$ 在双键的负屏蔽区比蒎烷相应 $CH_3$ $\delta$ 大；蒎烯 b—$CH_3$ 在双键的屏蔽区比无双键的蒎烷 $CH_3$ $\delta$ 小。

上述键的各向异性见图 3-9。

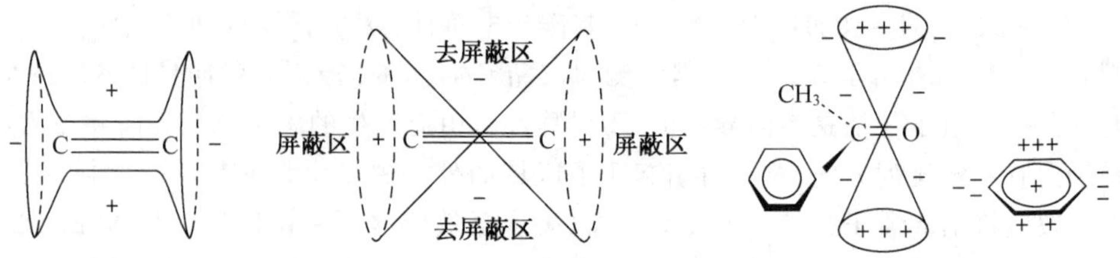


**图 3-9　乙炔基、双键、羰基(苯乙酮)、苯环的屏蔽区(+)和去屏蔽区(−)**

3．单键的各向异性

C—C 单键电子($\sigma$ 电子)也能引起各向异性，但比 $\pi$ 电子产生的影响弱得多，C—C 键的键轴就是去屏蔽圆锥体的轴，因此当 C 上的氢被烷基取代时剩下的氢受到越来越强的去屏蔽效应，共振信号移向低场。

| | | |
|---|---|---|
| $R_3CH$ | $R_2CH_2$ | $RCH_3$ |
| $\delta$ 值 1.40～1.65 | $\delta$ 值 1.20～1.48 | $\delta$ 值 0.85～0.95 |

4．其他

环丙烷体系(环丙烷、杂环丙烷)三元环的屏蔽效应很强，环的上下方为屏蔽区，如环丙烷质子 $\delta$ 值 0.22 很小。

在固定的六元环中，$e$ 键处在去屏蔽区，$\delta$ 值大；$a$ 键处在屏蔽区，$\delta$ 值小。单键和环己烷的各向异性见图 3-10。

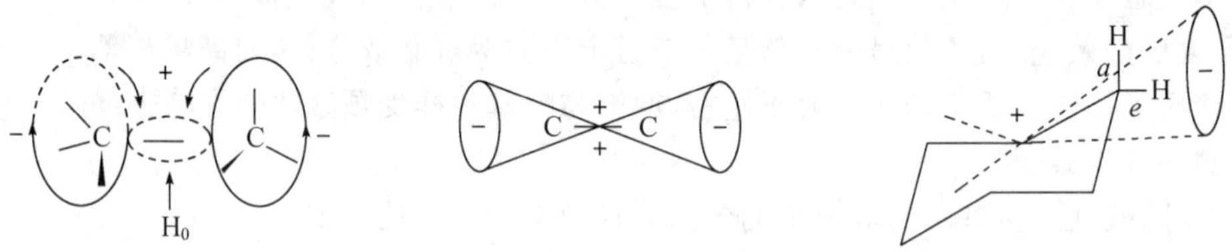


**图 3-10　单键和环己烷的屏蔽区(+)和负屏蔽区(−)**

5．苯环的各向异性效应(环电流效应)

在外部磁场的作用下，苯环的 $\pi$ 电子环行与苯环平行，所以环电流产生的感应磁场与苯环平面垂直，故苯环的外周区域为顺磁性影响，与苯环相连的质子在环的外周处，在负屏蔽区 $\delta$ 值较大(7.27)，而在苯环的上、下方区域受抗磁性影响处在正屏蔽区。

在化合物[1,8]对环番烷中，$e$—$CH_2$ 正好在两个苯环的上方，受两个苯环的 $\pi$ 电子流产生的抗磁性影响受较大的屏蔽效应，$\delta$ 小。$b$—$CH_2$ 受一个苯环的各向异性的影响处在负屏蔽区，$\delta$ 大些。$a$—$CH_2$ $\delta$ 值 3.81 大，受两个苯环去屏蔽的影响，$\delta$ 更处低场。相反在化合物 15,16-二氢-15,16-二甲基芘中的甲基受到很大的屏蔽效应，$\delta$ 为 −4.23(图 3-11)。

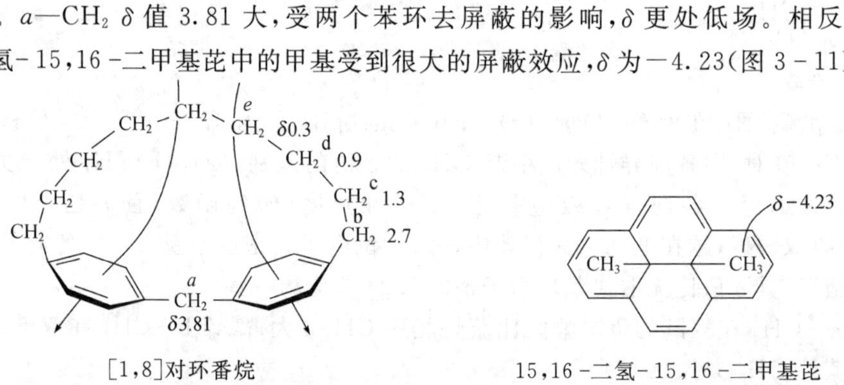


[1,8]对环番烷　　15,16-二氢-15,16-二甲基芘

**图 3-11　[1,8]对环番烷和15,16-二氢-15,16-二甲基芘的苯环各向异性效应**

（三）氢键

氢键质子比未形成氢键的质子有较小的屏蔽效应，在较低磁场发生共振，$\delta$ 值较大。很快达到平衡态的氢键和未成氢键的质子得到单一的共振峰；提高温度或稀释，使有氢键的质子信号向高场移动，这是由于分子间氢键被切断或减弱而引起的。

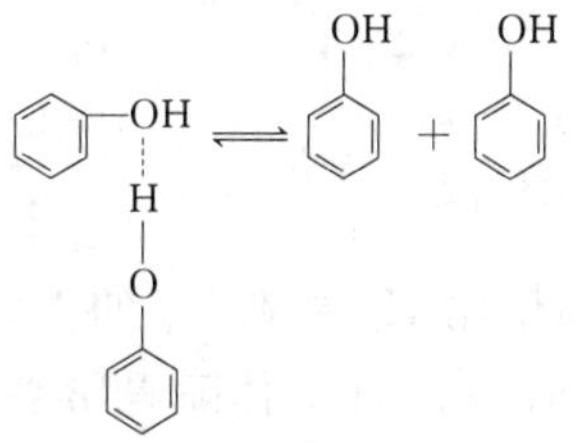

烯醇基化合物当分子内有氢键存在时，质子的 $\delta$ 值大。

在不形成氢键时，—OH 信号 $\delta$ 为 4.0～7.7。

在形成氢键时，—OH 信号 $\delta$ 为 16.61。氢键能力强，$\delta$ 值大。

羧酸常以稳定的二聚体形式存在，氢键强度受条件影响不大，其质子的 $\delta$ 值在 10～13 范围内出现。

酚和烯醇类化合物分子内氢键质子的 $\delta$ 值分别在 10～16 及 15～19 之间，并不受测量条件的明显影响。如：

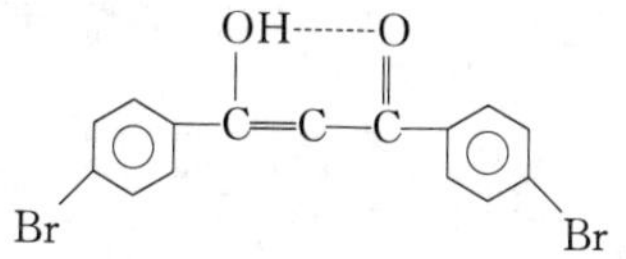

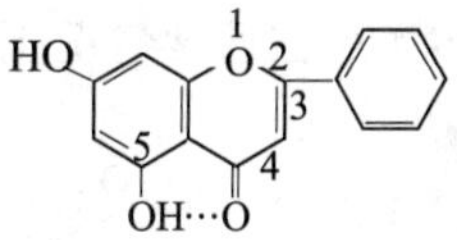

黄酮类化合物结构如右上图所示，其 $C_5$ 位的羟基与 $C_4$ 位羰基形成内氢键，$\delta$ 值为 15.5。

分子间氢键大小受溶剂、温度、浓度的影响。

（四）质子的快速交换反应

连接在负电性原子(N、O、S)上的质子是活泼性质子，这些质子可与溶剂质子起质子交换反应。如：

$$CH_3COOH(a) + HOH(b) \longrightarrow CH_3COOH(b) + HOH(a)$$

交换反应速度的快慢会影响到质子的峰形和 $\delta$ 值。

在 NMR 图谱测定时常利用重水交换来观察—OH、—COOH、—$NH_2$、—NH、—SH 的信号位置，或是为了防止谱峰的重叠。

含—OH、—$NH_2$、—COOH 等基团的样品加重水后信号强度衰减或消失，并在 $\delta$ 值 4.7 处出现 HDO 单峰，即可辨认。

对第一醇、第二醇的辨认可先进行乙酰化，乙酰化产物中的乙酰基 $\delta$ 值在 2.0 左右，其中第一醇乙酰后的 $\alpha$ 质子向低场位移 0.5；而第二醇乙酰化后的 $\alpha$ 质子向低场位移 1.0～1.2。

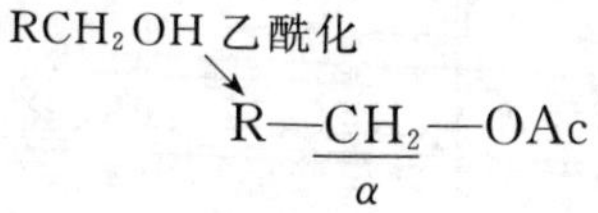

$CH_2$ $\delta$ 值向低场移 0.5

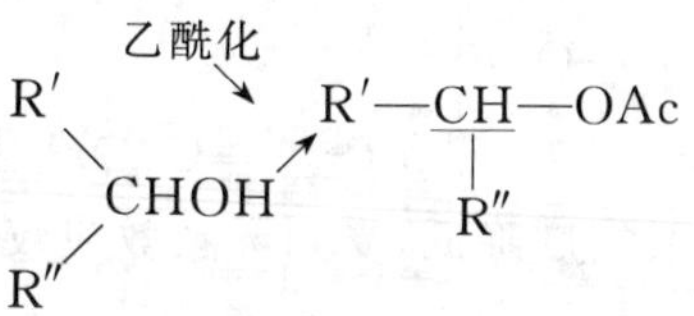

CH $\delta$ 值向低场移 1.0～1.2，

通过乙酰化前后 $\alpha$-质子 $\delta$ 值的变化可区别伯醇还是仲醇，这种现象称酰化位移

（五）范德瓦耳斯效应

两个原子非常靠近时，持有负电荷的电子云就互相排斥，结果使这些原子周围的电子云密度减少，这样对质子的屏蔽效应就显著下降，使信号向低场移动称范德瓦耳斯效应。

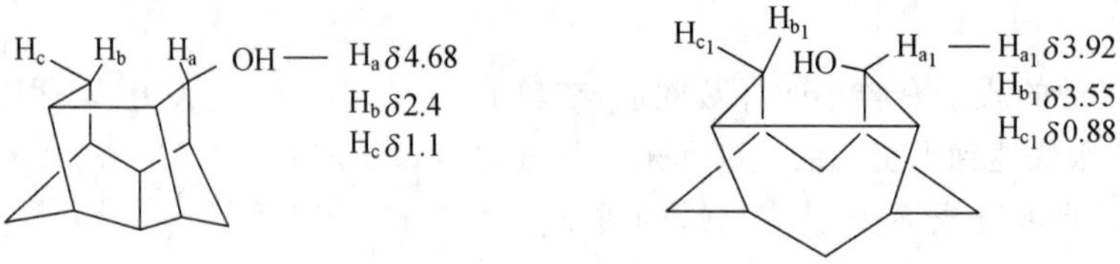


$H_a$ 比 $H_{a_1}$ 受到 $H_b$ 的立体障碍大，$H_a$ 的 δ 值 4.68，比 $H_{a_1}$ 的 δ 值 3.92 大。$H_b$ 也要受到对方的 H、OH 立体障碍，δ 各为 2.4、3.55，比 $H_c$ 和 $H_{c_1}$（δ 值 1.1 和 δ 值 0.88）大。

（六）溶剂的影响

样品配成溶液进行测试，不同的溶剂对化合物的相互作用不同，同一化合物在不同溶剂中的化学位移也可不同，有时相差很大。因溶剂造成质子 δ 值不同称溶剂效应。如氯仿 δ 值 7.27 在二甲基亚砜中测定，则 δ 增到 8.2。

溶剂效应对 OH、SH、$NH_2$、NH 等活泼质子影响大。溶剂效应有时能使原来重叠或相近的信号拉开，使图谱简化。

如化合物 A 在通常情况下氮上两个甲基质子不易分开。

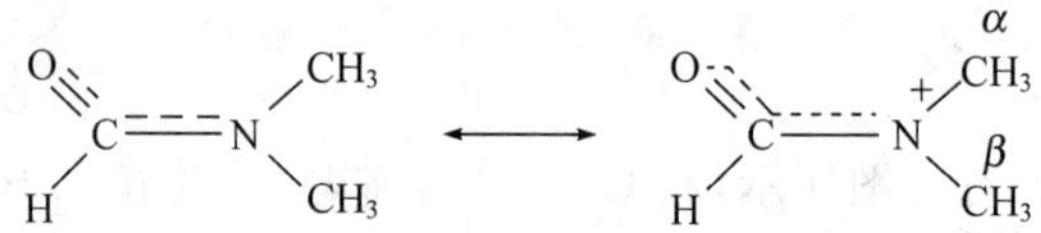


A　　B

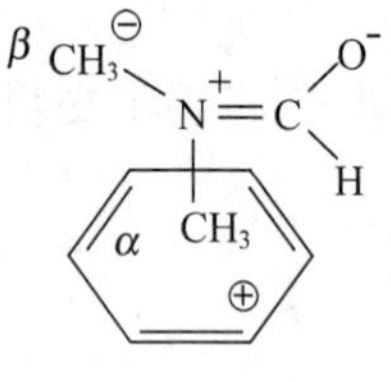


在苯溶剂中，α—$CH_3$ 的质子受苯环屏蔽效应大于 β—$CH_3$（化合物 B），因此 α—$CH_3$ 质子处在更高场，使 N 上两个 $CH_3$ 信号分开。

苯的溶剂效应在羰基化合物中使具有较大偶极的羰基附近的基团受到较大的影响。

## 四、化学位移与分子结构

在 $^1H$－NMR 谱中各种基团上的质子的化学位移有一定的区域范围。

（一）烷基化合物

以 RY［$CH_3Y$，$CH_3CH_2Y$，$(CH_3)_2CHY$，$(CH_3)_3CY$］表示。

1. 烷基质子电负性小，高场处出现吸收峰，δ 值 0.9～1.5。屏蔽效应强，质子周围电子云密度降低少。

如 R－<u>$CH_3$</u>、R′－$CH_2$－<u>$CH_3$</u>、(R′R″)CH<u>$CH_3$</u>，δ $CH_3$ 分别为 0.9、1.25、1.5；(R、R′、R″为烷基)。

2. 烷基质子和杂原子(Cl，O，N，S)或 $sp^2$（ —C=C—C(=O)— ）、$sp$（－C≡C－）杂化碳原子相连，由于这些基团电负性均大于烷基，使烷基原子电子云密度降低，受到屏蔽效应较弱，质子信号向低场位移，δ 值 1.5～5.0。

烷基和氧、卤素相连的屏蔽效应＜烷基与 N、S、—C=O、—C=C 相连，故前者在低场处出峰。如：

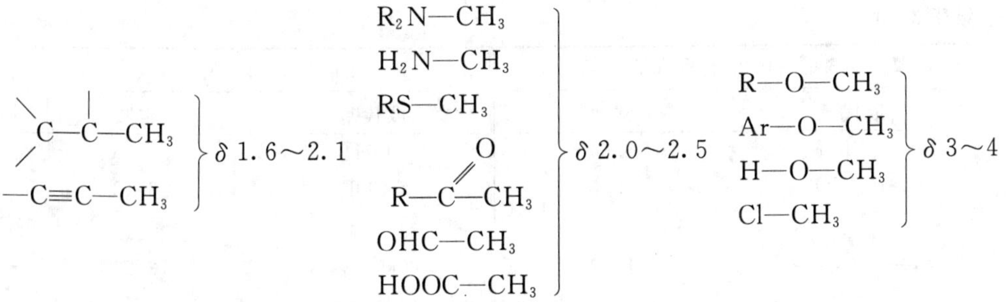


β-取代随其电负性增加，δ 值增加。

取代基电负性 X$>$—S—$>$—O—$>$ 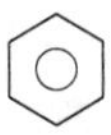 $>$ $\rangle$C═O $>$ —N— $>$ —C—，δ 值依次从大至小。

芳环甲基 δ 值 2.3～2.9，杂环甲基变化范围比芳环甲基大。如：

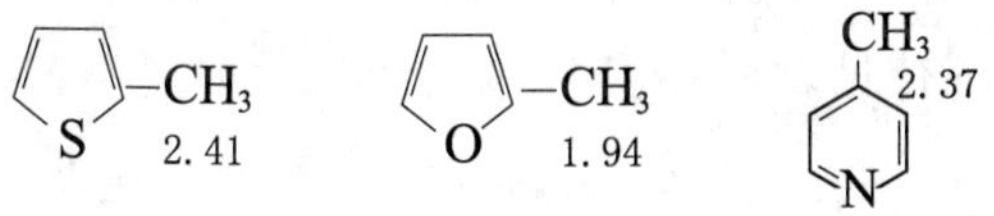


3. 链状亚甲基—$CH_2$ α 位 δ 值 1～4.5；β 位 δ 值 1～2。

与双键相连的 $CH_2$，即末端次甲基 δ 值 5 以上。

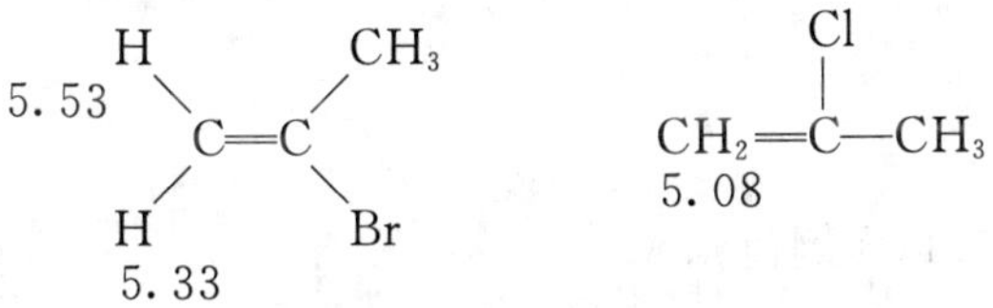


凡环中的亚甲基次甲基(烯质子)一般与环数有关。如：

 δ0.22， δ1.96，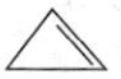 δ7.01……见附录。

4. 次甲基 —CH δ 0.7～5 之间。

5. 亚甲基、次甲基 δ 值的经验计算

(1) 次甲基：设 $CH_2$ 与两个功能基相连结以 X　$CH_2$－Y 表示。

$$\delta_{CH_2} = 0.23 + X_\sigma + Y_\sigma$$

式中：0.23 为 $\delta_{CH_2}$ 的基值；$X_\sigma$、$Y_\sigma$ 各为取代基 X、Y 的有效屏蔽常数，由 Shoolery 总结许多 $CH_2$ 资料后给予功能基的屏蔽常数，又称 Shoolery 常数。(见表 3－3)

**表 3－3　取代基的 Shoolery 常数值**

| $\delta_{CH_2} = 0.23 + X_\sigma + Y_\sigma$ | | $\delta_{CH_2} = 0.23 + X_\sigma + Y_\sigma$ | |
|---|---|---|---|
| 取代基 | 常数 | 取代基 | 常数 |
| Cl | 2.53 | C≡CH | 1.44 |
| Br | 2.33 | CN | 1.70 |
| I | 1.82 | $CH_3$ | 0.47 |
| $C_6H_5$ | 1.83 | $CF_3$ | 1.14 |
| R′－N－R | 1.57 | COOR | 1.55 |
| OR | 2.36 | $CONR_2$ | 1.59 |

**续表 3-3**

| $\delta_{CH_2}=0.23+X_\sigma+Y_\sigma$ | | $\delta_{CH_2}=0.23+X_\sigma+Y_\sigma$ | |
|---|---|---|---|
| 取代基 | 常数 | 取代基 | 常数 |
| SR | 1.64 | OH | 2.56 |
| R—CO | 1.70 | OCOR | 3.13 |
| C—C=C(R)(R′) | 1.32 | $OC_6H_5$ | 3.23 |

如：$PhCH_2Br$，$\sigma_{Ar}$ 1.85，$\sigma_{Br}$ 2.33。

$\delta_{CH_2}=0.23+1.85+2.33=4.41$，实测 4.43。

$\delta_{CH_2}$ 还可以按下式计算，

即 $\delta_{CH_2}=1.25+\sum_{1}^{2}\sigma_i$（各取代基 $\sigma$ 之和），$\sigma$ 值见表 3-3。

（2）亚甲基：同碳上有三个取代基 $\delta_{CH}=1.50+\sum_{1}^{3}\sigma_i$。

如：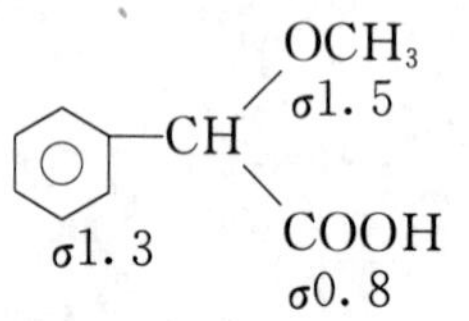


$\sigma_{CH}=1.5+1.3+0.8+1.5=5.1$，实测值 4.8。

（二）烯烃类

利用 IR、UV 确定双键类型，所含质子主要靠 NMR，其 $\delta$ 值 4.5～8.0 之间，其中非共轭烯烃质子 $\delta$ 值 4.5～5.7 之间，而共轭烯质子则在较低磁场。

化学位移计算：$\delta_{=CH}=5.25+\sum(Z_{gem}+Z_{cis}+Z_{trans})$ 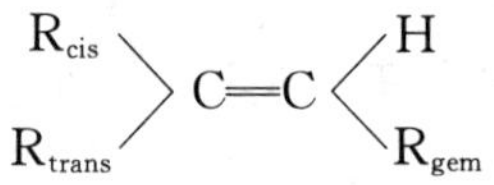


式中：5.25 为乙烯的基值；$Z_{gem}$、$Z_{cis}$、$Z_{trans}$ 分别为同碳、顺式、反式取代基对乙烯的屏蔽常数。

取代基对乙烯的屏蔽常数见表 3-4。计算误差多数在 0.3 之内。

**表 3-4 取代基对乙烯质子的位移常数**

| 取代基 | $Z_{gem}$ | $Z_{cis}$ | $Z_{trans}$ | 取代基 | $Z_{gem}$ | $Z_{cis}$ | $Z_{trans}$ |
|---|---|---|---|---|---|---|---|
| H | 0 | 0 | 0 | —CHO | 1.03 | 0.97 | 0.35 |
| —R | 0.44 | −0.26 | −0.29 | —CON< | 1.37 | 0.06 | 0.35 |
| —R(环) | 0.71 | −0.33 | −0.30 | —COCl | 1.10 | 1.41 | 0.99 |
| $—CH_2S$ | 0.53 | −0.15 | −0.15 | —OR | 1.18 | −1.06 | −1.08 |
| —CHO、$CH_2I$ | 0.67 | −0.02 | −0.07 | —OR(共轭) | 1.14 | −0.65 | −1.05 |
| $—CH_2Cl(Br)$ | 0.72 | 0.12 | 0.07 | —COOR | 2.09 | −0.40 | −0.67 |

**续表 3-4**

| 取代基 | $Z_{gem}$ | $Z_{cis}$ | $Z_{trans}$ | 取代基 | $Z_{gem}$ | $Z_{cis}$ | $Z_{trans}$ |
|---|---|---|---|---|---|---|---|
| $-CH_2N<$ | 0.66 | −0.05 | −0.23 | —Ar | 1.35 | 0.37 | −0.10 |
| —C≡C— | 0.50 | 0.35 | 0.10 | —Br | 1.04 | 0.40 | 0.55 |
| —C≡N | 0.23 | 0.78 | 0.58 | —Cl | 1.00 | 0.19 | 0.03 |
| —C=C— | 0.98 | −0.04 | −0.21 | F | 1.03 | −0.89 | −1.19 |
| —C=C—(共轭) | 1.26 | 0.08 | 0.01 | ≡N—R | 0.69 | −1.19 | −1.31 |
| —CO— | 1.10 | 1.13 | 0.81 | =NR(共轭) | 2.30 | −0.73 | −0.81 |
| —CO—(共轭) | 1.06 | 1.01 | 0.95 | —SH | 1.00 | −0.24 | −0.04 |
| —COOH | 1.00 | 1.35 | 0.74 | $-SO_2-$ | 1.58 | 1.15 | 0.95 |
| —COOH(共轭) | 0.69 | 0.97 | 0.39 | | | | |

例：

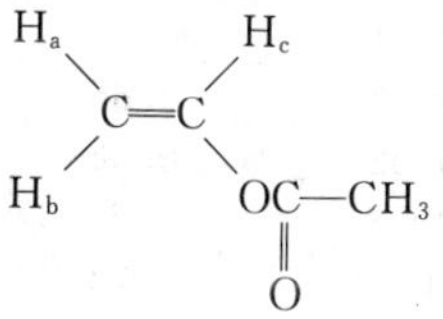


$\delta_{H_a}=5.25+(-0.67)=4.58$　　实测 4.55

$\delta_{H_b}=5.25+(0.40)=4.85$　　实测 4.85

$\delta_{H_c}=5.25+2.09=7.34$　　实测 7.25

另外，当 O 与烯直接相连时由于 $p-\pi$ 共轭作用而使 $\alpha$—H 的 $\delta$ 值 $>\beta$—H 的 $\delta$ 值，这与含羰基的化合物正好相反，因为 C=O 具有拉电子的共轭效应。

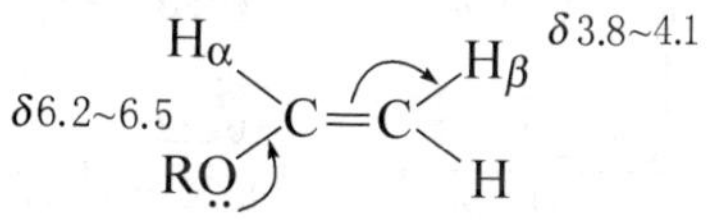


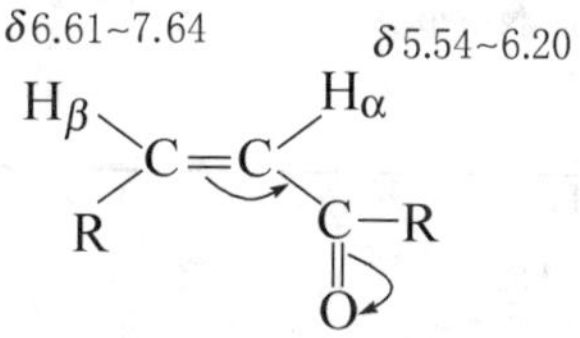


环状双键化合物也有同样的共轭效应。

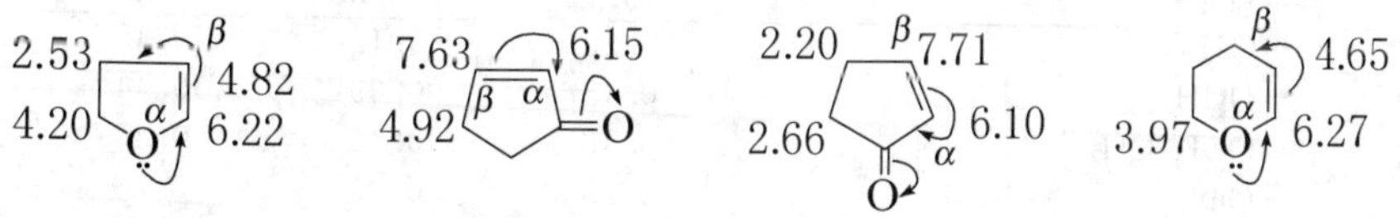


（三）炔烃类

由于三键的各向异性效应所致炔质子的化学位移介于烷烃与烯烃之间，$\delta$1.80(乙炔)，其他 $\delta$2～3 之间，因与其他类型氢重叠多数不典型。

（四）芳香族化合物

苯环的各向异性效应使芳环质子峰比烯氢出现在更低场，$\delta$ 6.5～8.0。苯环未被取代时环上 6 个氢处在化学环境相同(等价质子)，$\delta$ 7.27。取代苯各质子受取代基影响有差别，化学位移可通过 $\delta=7.27-\sum S$ 求得，$\sum S$ 为取代基对苯环各氢的屏蔽系数之和，$S$ 值见表 3-5。

表 3-5 取代基对苯环质子化学位移的影响

| 取代基 | | $S_o$ | $S_m$ | $S_p$ |
|---|---|---|---|---|
| 氢 | $-H$ | 0 | 0 | 0 |
| 碳基取代 | $-CH_3$ | 0.20 | 0.12 | 0.22 |
| | $-CH_2CH_3$ | 0.14 | 0.06 | 0.17 |
| | $-CH(CH_3)_2$ | 0.15 | 0.08 | 0.18 |
| | $-C(CH_3)_3$ | 0.02 | 0.08 | 0.21 |
| | $-CH_2Cl$ | 0 | 0 | 0 |
| | $-CF_3$ | −0.32 | −0.14 | 0.20 |
| | $-CCl_3$ | −0.64 | −0.13 | −0.10 |
| | $-CH_2OH$ | 0.07 | 0.07 | 0.07 |
| | $-CH=CH_2$ | −0.06 | −0.08 | −0.10 |
| | $-CH=CH-\Phi$ | −0.15 | 0.01 | 0.16 |
| | $-C\equiv CH$ | −0.15 | 0.02 | 0.01 |
| | $-C\equiv C-\Phi$ | −0.19 | −0.02 | 0 |
| | $-\Phi$ | −0.37 | −0.20 | −0.10 |
| 卤素 | $-F$ | 0.26 | 0 | 0.20 |
| | $-Cl$ | −0.03 | 0.02 | 0.09 |
| | $-Br$ | −0.18 | 0.08 | 0.04 |
| | $-I$ | −0.39 | 0.21 | 0 |
| 含氮取代基 | $-NH_2$ | 0.75 | 0.25 | 0.65 |
| | $-NHCH_3$ | 0.80 | 0.22 | 0.68 |
| | $-N(CH_3)_2$ | 0.66 | 0.18 | 0.67 |
| | $-N^+(CH_3)_3I^-$ | −0.69 | −0.36 | −0.31 |
| | $-NHCOCH_3$ | −0.12 | 0.07 | 0.28 |
| | $-N(CH_3)COCH_3$ | 0.16 | −0.05 | 0.02 |
| | $-NHNH_2$ | 0.60 | 0.08 | 0.55 |
| | $-N=N-\Phi$ | −0.67 | −0.20 | −0.20 |
| | $-NO$ | −0.58 | −0.31 | −0.37 |
| | $-NO_2$ | −0.95 | −0.26 | −0.38 |
| 含硫取代基 | $-SH$ | 0.08 | 0.16 | 0.22 |
| | $-SCH_3$ | 0.08 | 0.10 | 0.24 |
| | $-S-\Phi$ | −0.06 | 0.03 | 0.15 |
| | $-SO_3CH_3$ | −0.60 | −0.25 | −0.33 |
| | $-SOCl_2$ | −0.76 | −0.35 | 0.45 |
| 含氧取代基 | $-OH$ | 0.56 | 0.12 | 0.45 |
| | $-OCH_3$ | 0.48 | 0.09 | 0.44 |
| | $-OCH_2CH_3$ | 0.46 | 0.10 | 0.43 |
| | $-O\Phi$ | 0.29 | 0.05 | 0.23 |
| | $-OCOCH_3$ | 0.25 | −0.03 | 0.13 |
| | $-OCO\Phi$ | 0.09 | −0.09 | 0.08 |
| | $-OSO_2CH_3$ | 0.05 | −0.07 | −0.01 |
| 含羰基取代基 | $-CHO$ | −0.56 | −0.22 | −0.29 |
| | $-CHOCH_3$ | −0.60 | −0.14 | −0.21 |
| | $-COCH_2CH_3$ | −0.63 | −0.13 | −0.20 |
| | $-COC(CH_3)_3$ | −0.44 | −0.05 | −0.05 |
| | $-CO\Phi$ | −0.47 | −0.13 | −0.22 |
| | $-COOH$ | −0.83 | −0.18 | −0.27 |
| | $-COOCH_3$ | −0.71 | −0.11 | −0.21 |
| | $-COOC(CH_3)_3$ | −0.70 | −0.09 | −0.19 |
| | $-COO\Phi$ | −0.90 | −0.17 | −0.27 |
| | $-CONH_2$ | −0.61 | −0.10 | −0.27 |
| | $-COCl$ | −0.84 | −0.22 | −0.36 |
| | $-COBr$ | −0.80 | −0.21 | −0.37 |

续表 3-5

| 取代基 | | $S_o$ | $S_m$ | $S_p$ |
|---|---|---|---|---|
| 其他 | —CH=N—Φ | −0.60 | −0.20 | −0.20 |
| | —CN | −0.36 | −0.18 | −0.28 |
| | $-Si(CH_3)_3$ | −0.22 | 0.02 | 0.02 |
| | $PO(OCH_3)_2$ | −0.48 | −0.16 | −0.24 |

注：$S$ 下方的 o、m、p 分别表示苯环上邻、间、对位。

求得的数值对单取代苯较准确，而对多取代有时不准确。

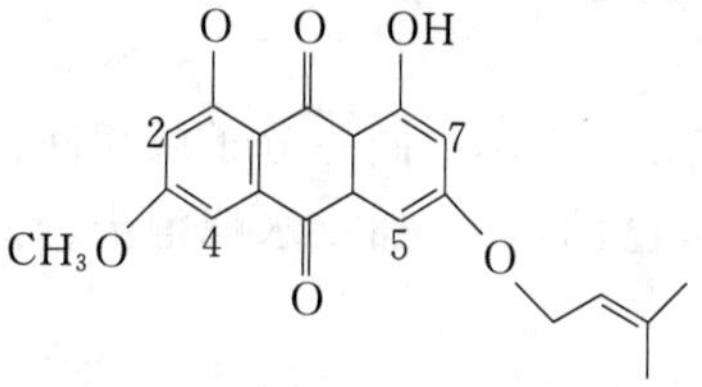


$\delta_{H_2}=7.27-0.45-0.15+0.25+0.10=7.02$（实测 7.00），

$\delta_4=7.27-0.15+0.25-0.40+0.7=7.67$（实测 7.70），

$\delta_{H_5}=7.27+0.70-0.25-0.40+0.25=7.57$（实测 7.40），

$\delta_{H_7}=7.27-0.45-0.20+0.25=6.87$（实测 6.75）。

苯胺类成盐对 o、p 位质子的去屏为 1，m 位质子的去屏约 0.5；乙酰化对 o、m、p 位质子去屏各为 0.8、0.3、0.5。若乙酰基、羰基与邻 OH 形成氢键则使邻 H 去屏蔽为 2。

下面是稠芳环和杂环质子的化学位移($\delta$)：

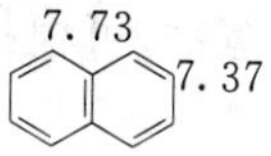


萘

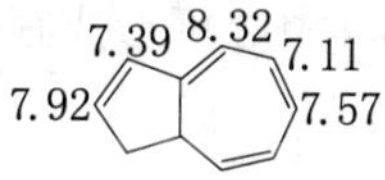


薁

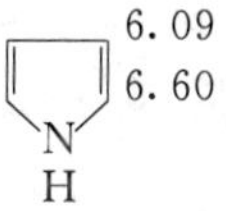


吡咯

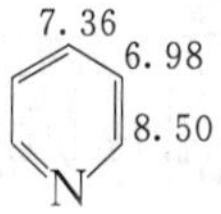


吡啶

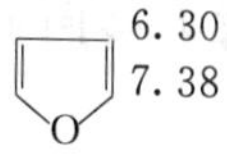


呋喃

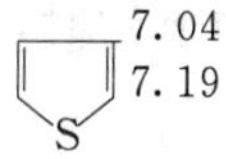


噻吩

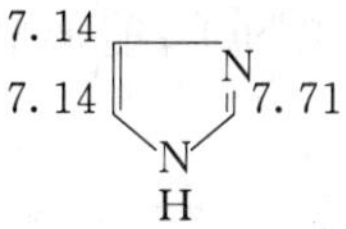


咪唑

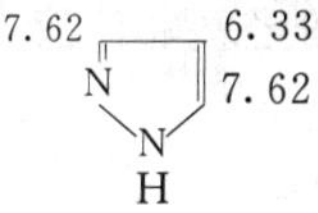


吡唑

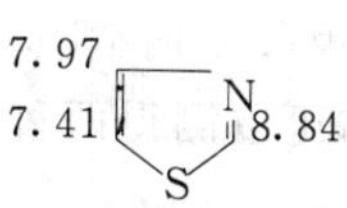


噻唑

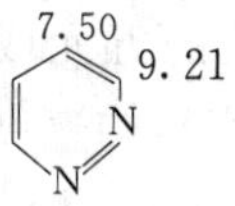


哒嗪

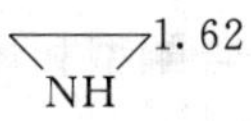


乙撑亚胺

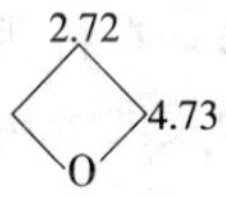


氧杂环丁烷

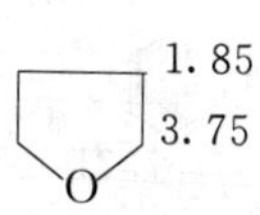


四氢呋喃

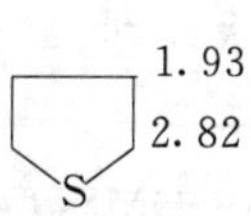


四氢噻吩

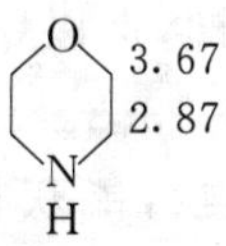


吗啉

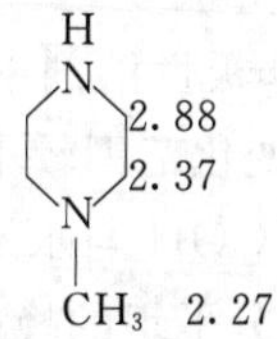


*N*-甲基哌嗪

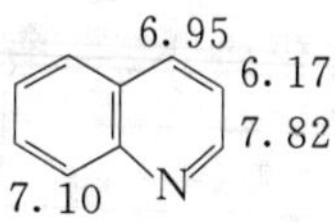


喹啉

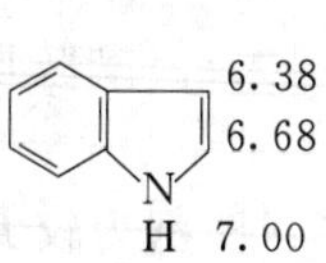


吲哚

（五）环己烷质子的化学位移

环己烷在无取代基的情况下，由于构象快速互变，*e* 与 *a* 键实际测得的吸收峰为一单峰，$\delta$1.37。当有取代基时，环己烷 *e* 键和 *a* 键质子受环上 C—C 单键各向异性的影响不完全相同。

$C_1$ 两个 H 其 $e$、$a$ 键受 $C_1—C_6$ 和 $C_1—C_2$ 两个单键的各向异性效应相同；受 $C_2—C_3$、$C_5—C_6$ 的影响不同，$e$—H 在去屏蔽区，$a$—H 在屏蔽区。

因此 $C_1$ 上的 $e$—H 与 $a$—H 的 $\delta$ 值不同，一般 $\delta He>\delta Ha$，前者 $\delta$1.60，后者 $\delta$1.12。

（六）与 O、N、S 等杂原子相连的质子

与杂原子连结的 H 称活泼氢，如—OH、—$NH_2$、—SH 等。

其峰不是固定在某点，而是质子交换显示的平均化吸收峰。

质子交换速度：—OH>—$NH_2$>—SH。

若被 $D_2O$ 交换：$-OH+D_2O \rightleftharpoons -OD+HOD$，在 $\delta$4～5 处有 HOD 信号。

1. —SH

交换速度最慢，在常温下可观察到邻位质子的偶合（$J$～8 Hz），它不与同一分子或相同分子间的—OH、—COOH、=N－OH 交换，它们共存时各显示自己的信号，加重水峰消失。因形成氢键能力弱，峰出现在高场处。

2. —OH

能形成稳定的氢键而缔合，交换速度快，显示化学位移应是参与交换的氢的平均值，$\delta$ 值随氢键强度的变化而移动，氢键强 $\delta$ 值大，在惰性溶剂中无限稀释的条件下，显示该质子的本征值 $\delta$ 0.5。

形成分子内氢键的羟基 $\delta$ 在 10～12。在 DMSO 中醇可形成很强的氢键，可根据峰分裂的情况区别伯、仲醇和叔醇的羟基。

3. 酚

交换速度快，$\delta$4.0～7.7，单峰。

当苯酚羟基邻位有 C=O、$NO_2$，能形成稳定的内氢键时，羟基信号大大移向低场，$\delta$10～13，如黄酮。

4. 烯醇

往往形成分子内氢键才能稳定地存在。

其信号处在特别低场。若由于形成氢键成稳定的五元或六元环吸收峰时 $\delta$15.0～16.0，常温下交换速度慢，峰形宽。若酮型和烯醇型的互变异构速度足够慢，可以测得两种异构体的信号。

5. 羧酸

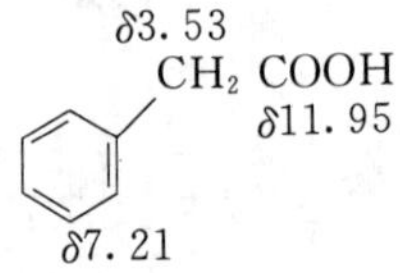


在非极性溶剂中通过氢键，常以稳定的二聚体存在，氢键强度中等，$\delta$ 值变化范围较小，$\delta$ 9.7～13.2。

—COOH 与水及醇交换快，能获得尖单峰，在 DMSO 中交换变慢，成十分平坦的峰。

6. NH

化学位移随氢键强度变化而移动，变化范围大，但酰胺质子的变化较小，一般 $\delta$ 9.00～10.20。

特点：脂肪族、芳香族伯胺 $NH_2$ 及环状仲胺 NH 都为较尖单峰。

在强酸液中，胺成盐降低了 N—H 的交换速度，$N^+H_3$ 成驼峰。

证明活性质子即样品在氯仿液中测定后加重水再测一次，活泼 H 被氘取代，消失峰为 OH、COOH、SH、NH（$NH_2$），同时出现 HOD 峰。

## 五、自旋-自旋偶合、自旋分裂和偶合常数($J$)

### (一) 自旋偶合(spin coupling)

H 核由于所处环境不同在相应 $\delta$ 值处出现峰,各峰的面积与氢数成正比,有助于鉴别各峰的归属。

从 $CH_3CH_2OH$ 共振峰面积为 3∶2∶1 的所处位置分别可知属于 $CH_3$、$CH_2$、OH $\delta$ 值位置。

这在一般的仪器如早期的 30 Mc、40 Mc 及今 60 Mc、100 Mc 都是很容易得到的,而目前的仪器不仅可知 3∶2∶1,而且可见峰形也各不相同,$CH_3$ 为三重峰,$CH_2$ 为四重峰,造成了所谓的精细结构。这种现象的产生是由于氢核间相互干扰所引起的,并通过成键电子传递。这种原子核之间相互干扰称自旋偶合。而其裂分称自旋分裂(spin splitting)。

自旋偶合可发生在相同原子核间——称同核偶合。如:$CH_3CH_2$。

自旋偶合也可发生在不相同原子核间——称异核偶合。如:$PF_3$。

关于自旋分裂的产生可以根据自旋取向排列方式产生的局部磁场及根据 pauli 原理,从偶合时迁移能量的变化来说明机制。

并可得出,自旋分裂谱线分量数目为 $n+1$,$n$ 为作用于核的全同氢核数,谱间的距离为偶合常数,都由局部磁场谱线分量的程度即为局部磁场可能组合的方案数目的比例而决定。

图谱对称分布,小峰强度比(面积比)与二项式$(a+b)^n$ 展开后的系数成正比,如下图所示。二重峰 1∶1,三重峰 1∶2∶1,四重峰 1∶3∶3∶1……

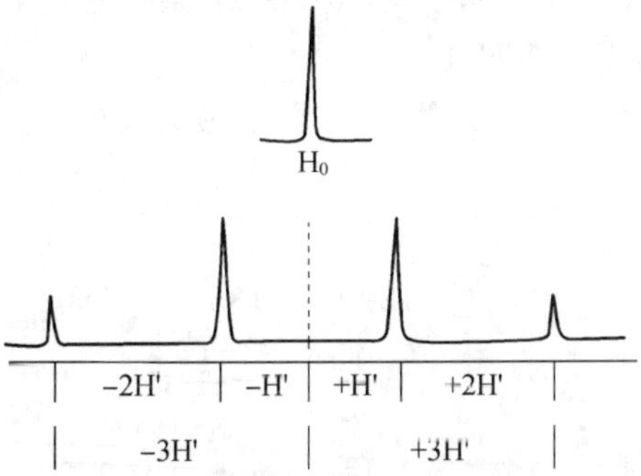


| | |
|---|---|
| 1 | 单峰(singlet) |
| 1 1 | 二重峰(doublet) |
| 1 2 1 | 三重峰(triplet) |
| 1 3 3 1 | 四重峰(quartet) |
| 1 4 6 4 1 | 五重峰(quintet) |
| 1 5 10 10 5 1 | 六重峰(sextet) |
| 1 6 15 20 15 6 1 | 七重峰(septet) |

如果对它发生的原子核($I=\frac{1}{2}$)数目为 $n$,那么谱线就分裂为 $n+1$ 条多重峰(谓 $n+1$ 规律)。当 $I>\frac{1}{2}$时,则谱线为 $2nI+1$。

由于自旋偶合产生谱线分裂的精细结构,提供了相互作用的磁核数目、类型和相对位置等信息,所以与化学位移、吸收峰强度一样是确定结构的主要参数。

（二）偶合常数和自旋体系分析方法

1. 偶合常数与结构关系

偶合常数也叫分裂常数，是自旋偶合的量度，用 $J$ 表示，单位为赫（$H_Z$）。属磁核间的干扰，并通过成键电子传递，所以 $J$ 值大小与外加磁场无关。

(1) 偕偶：相隔 2 个单键的偕质子的偶合，即同碳原子上 H 的偶合（geminal coupling），一般用 $J_{gem}$、$^2J$ 或 $J_{偕}$ 表示，$J_{gem}$值 10～16 Hz。

开链化合物 $CH_3$、$CH_2$ 可发生偶合，但因 H 常磁全同，在图谱上为单峰。当与手性碳相连时，—$CH_2$—或环上—$CH_2$—旋转受阻呈不等价氢，$\delta$ 值不同。

$J_{gem}$的大小有以下规律：

① 链烯质子的偶合常数比链烷的大，$CH_2=CH_2$：+2.5 Hz；$CH_4$：−12.4 Hz。

② $CH_2$ 的碳原子上有电负性较强取代基时，$J$ 增加。$CH_2$ 的 $\alpha$-位碳原子上有电负性强的取代基时 $J$ 减小：$CH_4$：−12.4；$CHCl_3$：−13.6 Hz。

③ 与碳氢键夹角有关：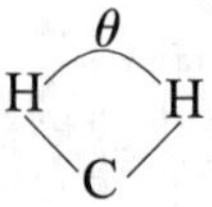，键角 $\theta$ 增加，$^2J$ 绝对值减小，$^2J$ 值增加。



(2) 邻偶（vicinal coupling）：间隔三个单键的偶合，用$^3J$、$J_{vic}$、$J_{邻}$ 表示。

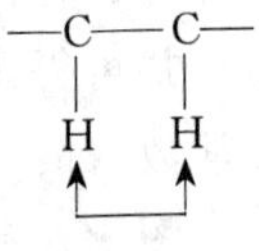

邻偶

$^3J$ 大小的规律：

① 两个碳原子都是 $sp^2$ 时 $J_{vic}$较大。

反式乙烯基质子，$J_{vic}$12～18 Hz，平均 17 Hz，有时可达 25 Hz。

顺式乙烯比反式小，$^3J$ 6～12 Hz，平均 10 Hz，$sp$ 杂化乙炔$^3J$ 9.1。

$sp^3$ 杂化 $^3J$ 较小 2～9，平均 7 Hz。

② 两面角对 $J_{vic}$影响很大：一般 $\varphi$0°、180°时 $J_{vic}$最大，$\varphi$90°时 $J_{vic}$最小。

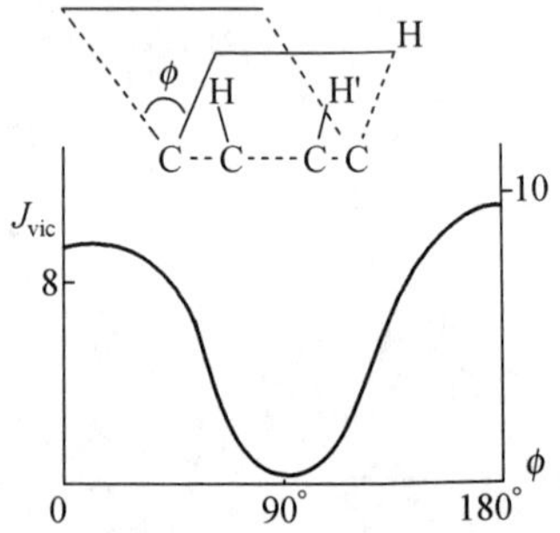


$\varphi$ 与 $J_{vic}$对应值：

| $\varphi$ | 0° | 45° | 60° | 90° | 120° | 135° | 180° |
|---|---|---|---|---|---|---|---|
| $\cos\varphi$ | 1 | $\frac{1}{\sqrt{2}}$ | $\frac{1}{2}$ | 0 | $-\frac{1}{2}$ | $-\frac{1}{\sqrt{2}}$ | −1 |
| $J_{vic}$ | 8.2 | 3.9 | 1.8 | 0.3 | 2.1 | 4.5 | 9.2 |

此关系式对环戊烷、环己烷及桥合稠环化合物计算与实验值较一致。

③ 键角 $\theta_1$ 与 $\theta_2$ 对$^3J$ 的影响：环烯中影响特别明显。

因 H 都在顺式，环的大小决定键角，环大，键角小，$^3J$ 值大。

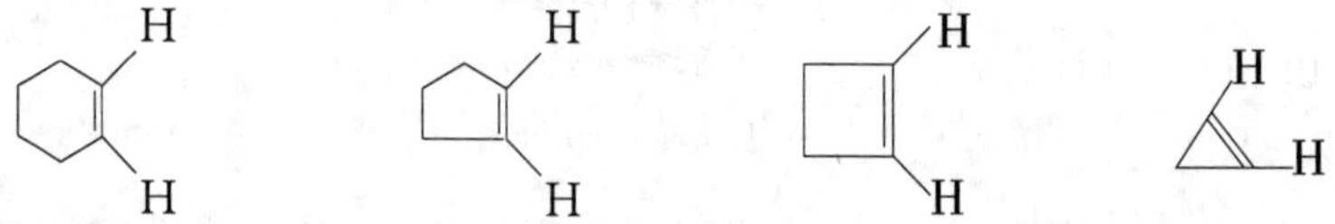


$^3J$　8～10 Hz　　5～7 Hz　　2～4 Hz　　0.5～2.0 Hz

④ 当为 X−CH=CH—Y 时，随 X、Y 的电负性增加，顺反$^3J$ 都减小。

⑤ $^3J$ 随 C—C 键长度增加而减小。

因双键比单键键长短，所以$^3J$ 值大。

(3) 远程偶合（long-range coupling）：指大于等于四个键间的偶合，$J$ 为 0～3 Hz。

① 取代苯的远程偶合

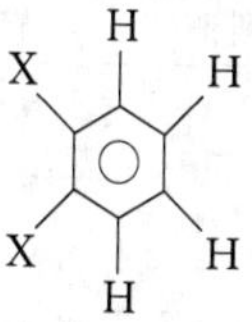

$J_{vic}=6\sim10$ Hz

$J_m=2\sim3$ Hz

$J_p=0\sim1$ Hz

② 丙烯型的远程偶合(常称烯丙式偶合)

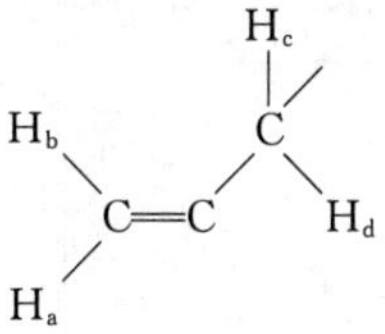

$^4J_{ac}$(反)≈0.5～3.0 Hz

$^4J_{bc}$(顺)≈0.5～2.5 Hz

③ 小环或桥环系统 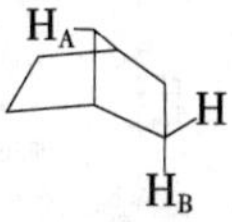

$H_A$ 和 $H_B$ 相隔 4 个 $\sigma$ 键，处在同一平面成 W 构象(W - Conformation)。

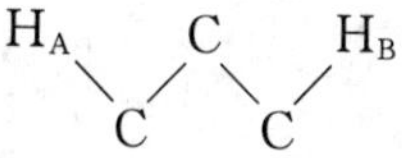 可产生远程偶合 $J_{AB}$ 7 Hz。

(4) 质子与杂原子相连时的偶合：当质子交换速度很慢时，活性质子和邻近的质子可产生偶合，造成正常分裂，交换快时不偶合，中速时活性质子为宽钝单峰。

常见化学结构类型的自旋偶合常数见表 3 - 6。

**表 3 - 6　常见化学结构类型的自旋偶合常数**

| 结构类型 | 典型值 | 范围 | 结构类型 | 典型值 | 范围 |
|---|---|---|---|---|---|
| 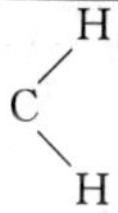 gen | 12 | 12～15 | H—C≡C—CH | 2 | 2～3 |
| 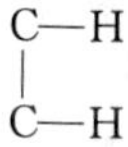 vic | 7 | 6～8 | HC—C≡C—CH | 2 | 2～3 |
| 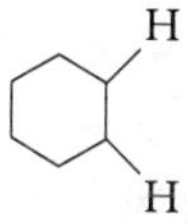 *a a*<br>*a e*<br>*e e* | 10<br>5<br>3 | 8～14<br>0～7<br>0～5 | 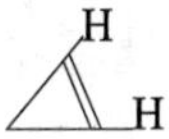 | 2 | 0～2 |
| 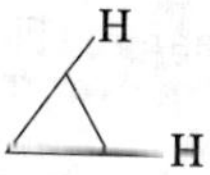 cis<br>trans | 9<br>6 | 6～12<br>4～8 | 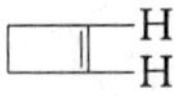 | 4 | 2～4 |
| 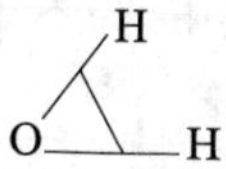 cis<br>trans | 3<br>4 | 2～4<br>2～5 | 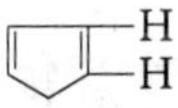 | 6 | 5～6 |
| 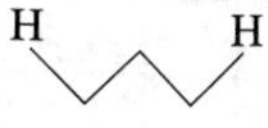 | 0 | 0～7 | 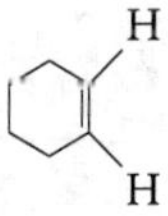 | 10 | 8～11 |
| 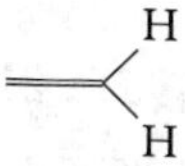 gen | 0 | 0～5 | 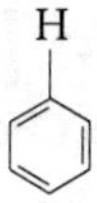 o<br>m<br>p | 8<br>3<br>1 | 6～10<br>1～4<br>0～2 |
| 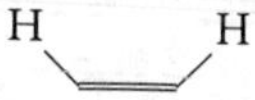 cis | 10 | 6～15 | 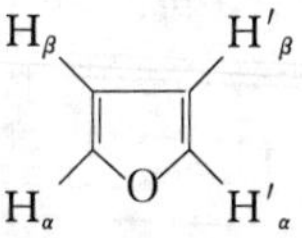 $\alpha\beta$<br>$\alpha\beta'$<br>$\alpha\alpha'$<br>$\beta\beta'$ | | 1.6～2<br>0.6～1<br>1.3～1.8<br>3.2～3.8 |
| 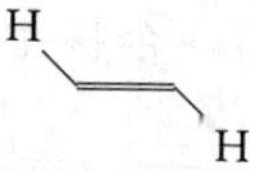 trans | 16 | 11～18 | | | |

续表 3-6

| 结构类型 | 典型值 | 范围 | 结构类型 | 典型值 | 范围 |
|---|---|---|---|---|---|
| 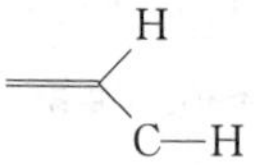 vic | 5 | 4～10 | 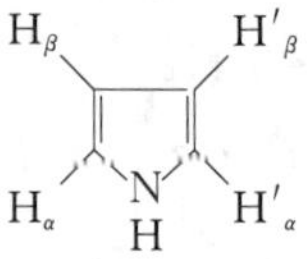 |  | αβ 2.0～2.6<br>αβ′ 1.5～2.2<br>αα′ 1.8～2.3<br>ββ′ 2.8～4.0 |
| H C═C—CH<br>（烯丙式 vis-trans） | 1 | 0～3 |  |  |  |
| CH—C═C—CH<br>高烯丙式 | 0 | 0～1.5 | 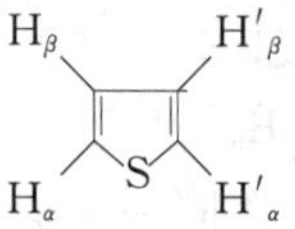 |  | αβ 4.6～5.8<br>αβ′ 1.0～1.8<br>αα′ 2.1～3.3<br>ββ′ 2.0～4.2 |
| 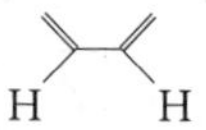 | 10 | 9～13 | 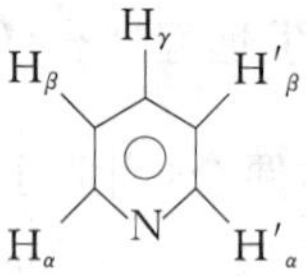 |  | αβ 4.9～5.7<br>αγ 1.6～2.6<br>αβ′ 0.7～1.1<br>αα′ 0.2～0.5<br>βγ 7.2～8.5<br>ββ′ 1.4～1.9 |
| 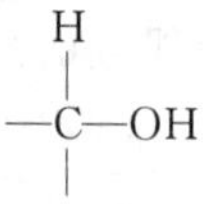 | 5 | 4～10 |  |  |  |
| 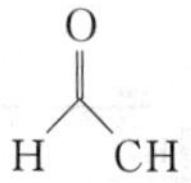 | 2 | 1～2 | 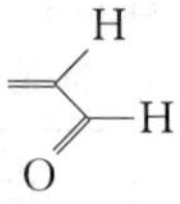 | 6 | 5～8 |

2. 几个基本概念

（1）化学等价核（chemical shift equivalent）——化学位移相同的核（核处的化学环境与周围连结原子或基团空间排列相同）。

① 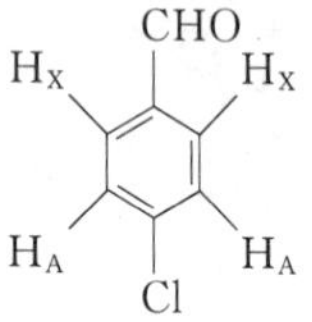 两个 $H_X$、两个 $H_A$ 分别为化学等价。

识别方法：进行对称操作、快速旋转处理，质子位置可以相互交换（interchange）即为化学等价。

当次甲基与手性碳相连时，$Z-CH_2-CHR'R''$因 $H_A$、$H_B$ 处在不同化学环境中，为不等价。

②

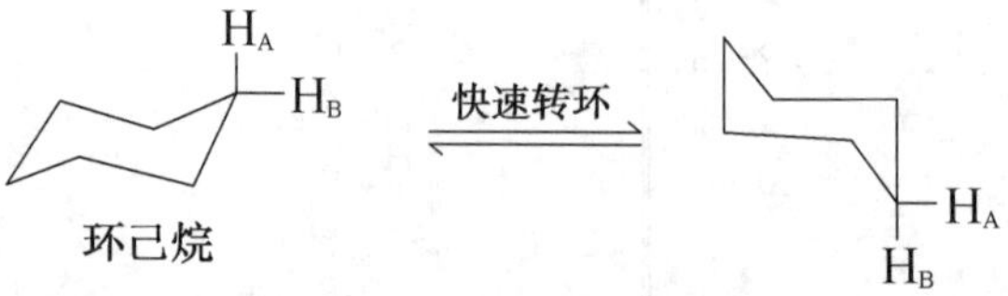


C－C 单键的各向异性效应，对 $H_A$ 和 $H_B$ 的影响是不同的，但由于快速转环，每个平伏键和直键 H 快速交换，所以 $H_A$、$H_B$ 等价。环境相同，$\delta$ 相同，单峰 $\delta$1.43。但是当环上有取代基时 $H_e$、$H_a$ 受环上 C－C 各向异性效应影响不同，$e$、$a$－H 不等价。

（2）磁等价（magnetic equivalence）：分子中若有一组核，该核对组外任何一个核都以相同大小偶合，此核称磁等价。

$CH_2F_2$：两个 H 对两个 F 中的任何一个偶合都是相同的，两个 F 对两个 H 中的任何一个偶合亦是相同的，即 $J_{F_1H_1}=J_{F_1H_2}$、$J_{H_1F_1}=J_{H_1F_2}$。通常磁等价一定化学等价，化学等价不一定磁等价。既化学等价也磁等价的质子称磁全同质子，如 $CH_3CH_2OH$ 中的 $CH_3$、$CH_2$。

(3) 磁不等价：相同核对另外核偶合不同时称磁不等同核。

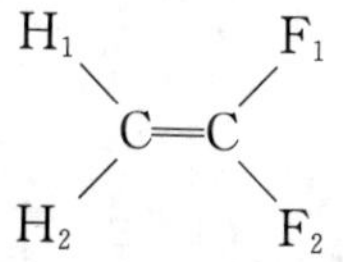


$H_1H_2$，$F_1F_2$ 化学等价，但因 C=C 不能自由转动，则 $J_{H_1F_1} \neq J_{H_1F_2}$、$J_{F_1H_1} \neq J_{F_1H_2}$，为磁不等价。

磁不等价在有机化合物中普遍存在，对结构测定很有用，在解析图谱中要特别留意。

产生磁不等价氢的几种常见结构类型。

① 双键同碳质子磁不等价，如上所指。

② 单键具有双键性时，磁不等价。

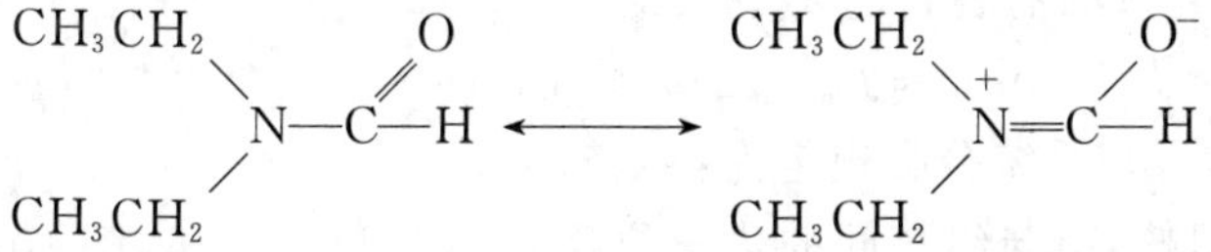


N—C 单键具有双键性，使 C—N 键旋转受阻，所以 N 上的两个 $CH_2$ 磁不等价，出现两组不同的四重峰。

又如二氢黄酮中 $C_3$ 位上两个质子，$H_a$、$H_b$ 的 $\delta$ 值不同，并有偶合裂分，为不等价质子。

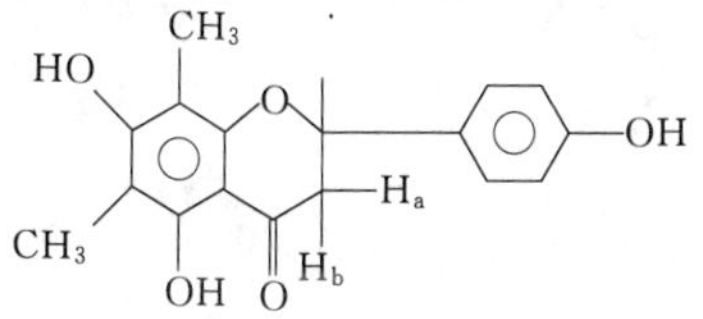


$H_a$，$H_b$ 为不等价氢。

③ 当不对称碳原子连接的 $CH_2$ 质子不等价。

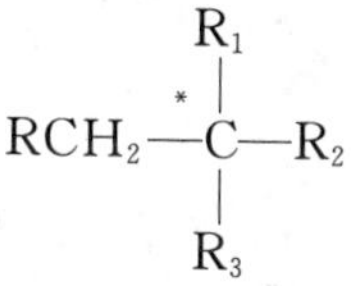


$CH_2$ 质子磁不等价

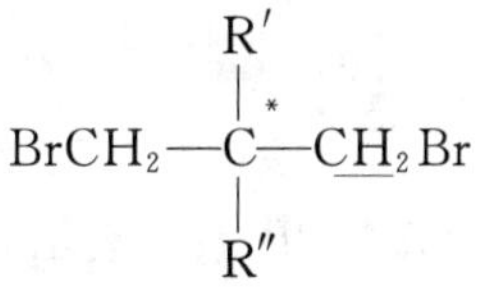


$CH_2$ 的不等价不仅是直接连结的不对称碳，有时更远的 C 原子为不对称时也会产生不等价质子，如右边化合物 $CH_2$ 中的 H 不等价。

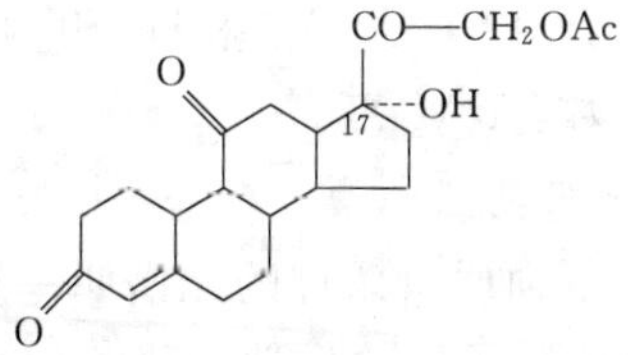


因 $C_{17}$ 是不对称 C，所以 $CH_2$ 两个质子磁不等价。从构象(Ⅱ)中可见两个氢环境不同。

④ 构象固定的环上的 $CH_2$ 质子是不等价的。

环己烷：高温时构象高速转换于船、椅式之间是等价的，呈尖单峰，δ1.43。构象固定(或低温下)$CH_2$ 质子不等价，$a$—H、$e$—H $\delta$ 值不同。

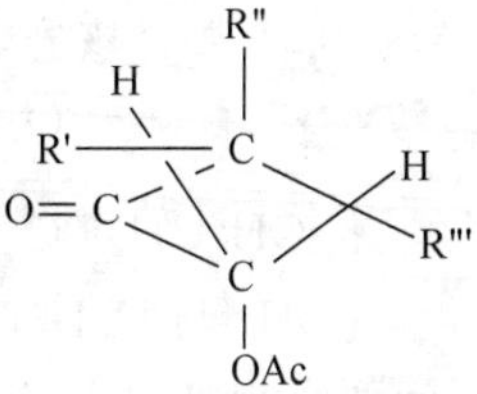


构象Ⅱ

3. 关于自旋体系中的符号表示法和说明

几个相互干扰的核构成一个系统，干扰作用的强弱是相对的，与化学位移差距有关，若差距以 Δ 表示，当其比偶合常数大得多时，$\Delta \gg J$ 干扰就弱，否则就强($\Delta \cong J$ 或 $\Delta < J$)，$\Delta = \nu_A - \nu_B$，坐标上左>右。

符号

| | |
|---|---|
| A | 一个 $H_A$ 与 $\delta_A$ |
| $A_n$ | 有几个磁全同的 $H_A$ $CH_2CCl_2$ $A_2$ |

| | |
|---|---|
| AA′ | 氢核有 $H_A$、$H_{A'}$ $\delta$ 相同，但磁不等价 |
| AB | 氢核有 $H_A$、$H_B$有各自的 $\delta$ 值，且 $J_{AB}\approx\Delta\delta_{AB}$ |
| AX | 氢核 $H_A$、$H_X$有各自的 $\delta$ 值，$\frac{\Delta\delta_{AX}}{J_{AX}}\geqslant 6$ |
| AMX | 氢核 $H_A$、$H_M$、$H_X$有各自的 $\delta_A$、$\delta_M$、$\delta_X$　　$CH_3CH_2CH_2NO_2$<br>$\Delta\delta_{AM}\geqslant 6J_{AM}$，$\Delta\delta_{MX}\geqslant 6J_{MX}$，$\Delta\delta_{AX}\geqslant 6J_{AX}$ |
| ABX | 氢核 $H_A$、$H_B$、$H_X$ 有各自的 $\delta_A$、$\delta_B$、$\delta_X$　　$\Delta\delta_{AX}\geqslant 6J_{AX}$<br>$\Delta\delta_{BX}\geqslant 6J_{BX}$，$\Delta J_{AB}\approx\Delta\delta_{AB}$　$CH_2=CHCl$ |
| ABC | $H_A$、$H_B$、$H_C$ 有各自的 $\delta_A$、$\delta_B$、$\delta_C$<br>$\Delta\delta_{AB}\approx J_{AB}$　$\Delta\delta_{AC}\approx J_{AC}$　$\Delta\delta_{BC}\approx J_{BC}$ |

从上述符号表示法，可知系统分类规定为：

(1) 分子组如有三组核，组与组核间的化学位移差别大，$\Delta\nu/J\geqslant 6$ 第一组用 A；第二组用 M；第三组用 X。

如 $CH_3CH_2CH_2NO_2$，即 $A_3M_2X_2$ 系统，3、2、2 表示同种磁全同核数目。

(2) 组内化学位移不同(但接近)，组与组之间各核化学位移差接近于它们的偶合常数时。第一组用 A，第二组用 B，第三组用 C。

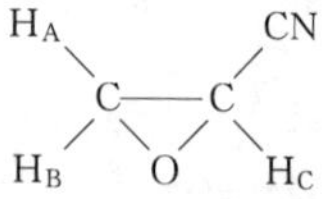


ABC 系统。

(3) 分子中化学等价而磁不等价：即组内有相同化学位移而不同偶合常数的核用同一字母表示右上加撇。

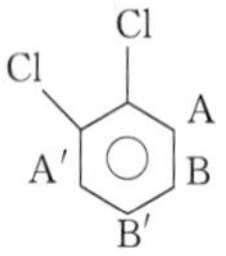


AA′BB′系统表示化学等价磁不等价。

(4) 分子中有一组核 $\delta$ 相同，组内任何一个核对外有相同偶合常数则为磁全同，在核下标以磁全同核数：$A_3M_2X_2$。

(三) 一级类型光谱

凡符合下面两个条件的光谱叫一级类型光谱：

(1) 两个质子群的化学位移差($\Delta\nu$)至少是偶合常数($J$)的 6 倍。

(2) 某个核群中各质子与另一个核群中的所在质子的偶合必须相等。

$$CH_3CH_2O\overset{\overset{\displaystyle O}{\|}}{C}—CHCl_2$$

$CH_3$ 与 $CH_2$ 质子的化学位移差($\Delta\nu$)为 180 Hz，$J=7$ Hz。则 $\Delta\nu/J>6$，$CH_3$ 与 $CH_2$ 质子间偶合相等，为一级光谱。

一级光谱有以下特征：

(1) 等价质子间尽管互相偶合，但它的信号为单峰。

(2) 等价质子群的峰的数目，与等价质子本身的数目无关，而由邻近的质子数目来决定，峰的数目等于邻近质子数加 1($n+1$)。

(3) 谱线以该核群的化学位移为中心，大体上呈左右对称的分布，各峰之间的距离相等。

(4) 峰的强度比为$(a+b)^n$，展开式的系数 $n=1:1:1$；$n=2:1:2:1$；$n=3:1:3:3:1$……

$J$ 值的判别应在另一端找到相应 $J$ 的裂分，可通过斜率来得到，裂分具有“向心”法则，两组偶合的核裂分时，峰形中间高两边低。$I=0$ 没有磁矩，对邻近质子无偶合（$^{16}O$，$^{12}C$）。

Cl、Br、I 有四极矩，引起去偶，所以 HBr、HCl、HI 无裂分。

属于一级类型的光谱有二旋系统 AX，三旋系统 $AX_2$、AMX，多旋系统 $A_mX_n$。

（1）二旋系统 AX：A 被 X 裂分为 2，X 被 A 裂分为 2。有四条谱线，如 HC≡CF。但实际上很少遇到，而是 $A_2X_2$、$AX_2$ 系统较常见。

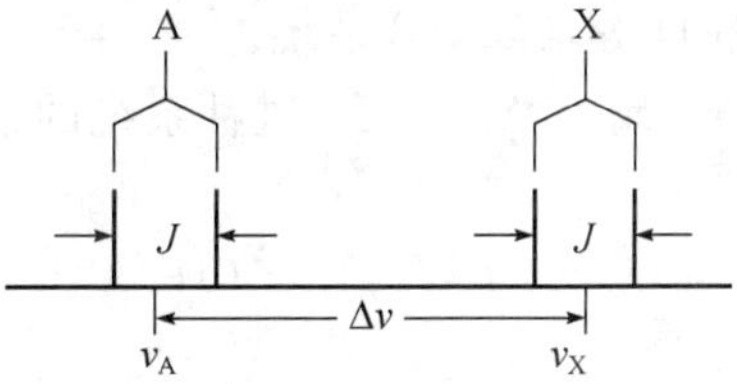


（2）三旋系统 $AX_2$、AMX

① $AX_2$：有五条谱线，A 被 $X_2$ 裂分为 3，强度 1∶2∶1；$X_2$ 被 A 裂分为 2，强度4∶4。

② AMX：每一核为其他二核分裂为四重峰，共三组四重峰，总计 12 条谱线，其中每组四重峰的四条谱线强度相等。

四重峰裂距＝$J_{AX}$ 值或 $J_{MX}$，两组四重峰之间共同的裂距为两核之间的偶合常数，四重峰中点即为该核的 $\delta$ 值。

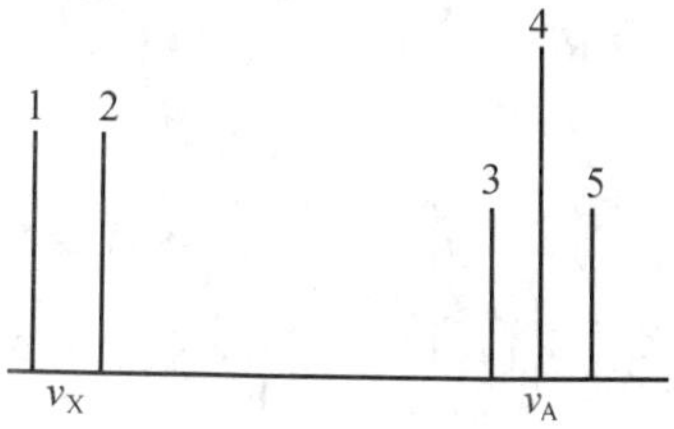


$J_{AX}=[1-2]=[3-4]=[4-5]$，如化合物：

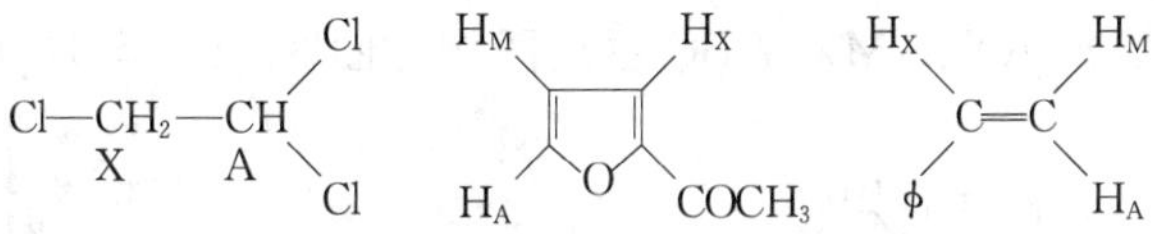

其裂分大小等于 $J$ 值，各组峰中心距为 $\delta$ 值。

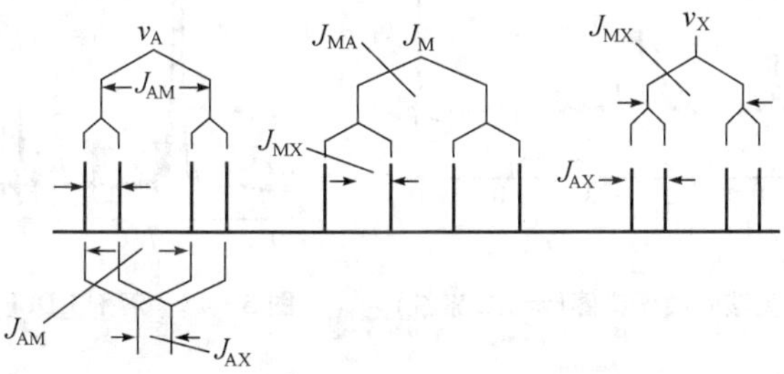


$J_{AM}$ 为 A、M 两组四重峰所共有。

$A_2X_2$，两组三重峰，峰裂距＝$J$ 值，峰中点＝$\delta$ 值。如：

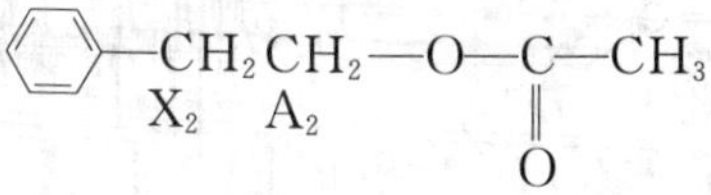

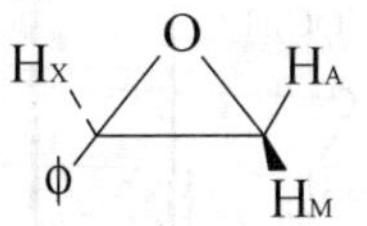

（3）多旋系数 $A_mX_n$，如：

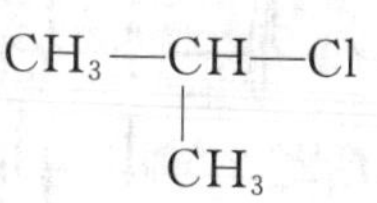

$AX_6$

由于 2 个 $CH_3$ 等价，CH 被裂分为 7 重峰，强度 1∶6∶15∶20∶15∶6∶1，2 个 $CH_3$ 被 A(CH)裂分为 2 重峰。

（四）高级类型光谱

高级类型的光谱不满足一级类型光谱的条件，出现的情况有：① 各裂峰强度比无规律性，即不按 1∶1，1∶2∶1，1∶3∶3∶1 的规律；② 裂峰数目增加，不按 $n+1$ 规律；③ 各裂峰的间隔不相同，除个别类型外，峰的间隔不能代表偶合常数，$\Delta\nu/J$ 接近 6，但小于 6。常见的系统有 AB、$AB_2$、ABX、ABC、$A_2B_2$、$AA'BB'$、$AA'XX'$等。$\delta$、$J$ 主要通过计算得出，图谱复杂。

属 AB 系统的结构很多，凡具有下列结构：

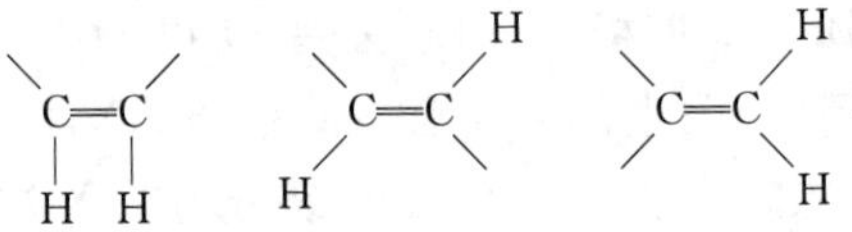

和芳环的邻 H 等均属 AB 系统。

属于 $A_2B/AB_2$ 这种系统的结构有：

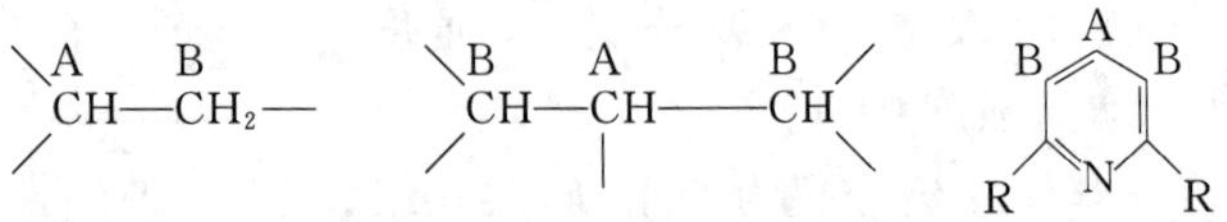

属于 ABX 的结构有：

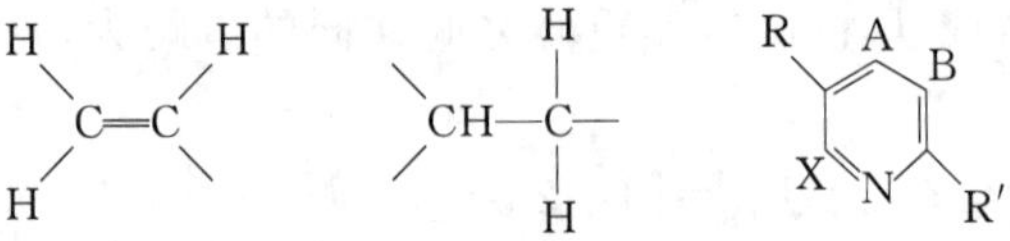

若干 AB、AX、AMX、ABC 系统图例见图 3－12 至 3－14。

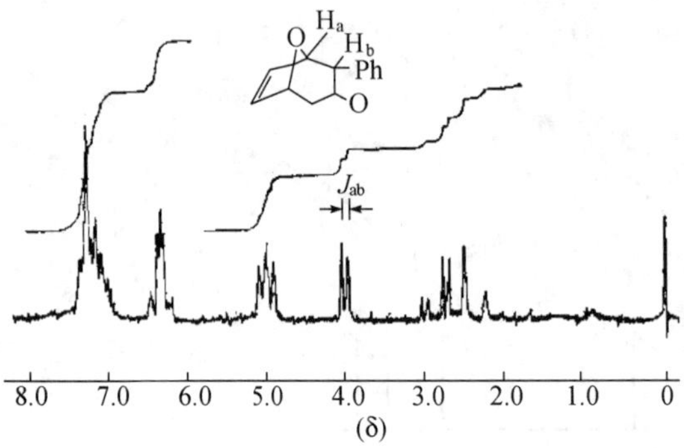


**图 3－12　一个化合物的氢核磁共振谱图(示 AB 系统)**

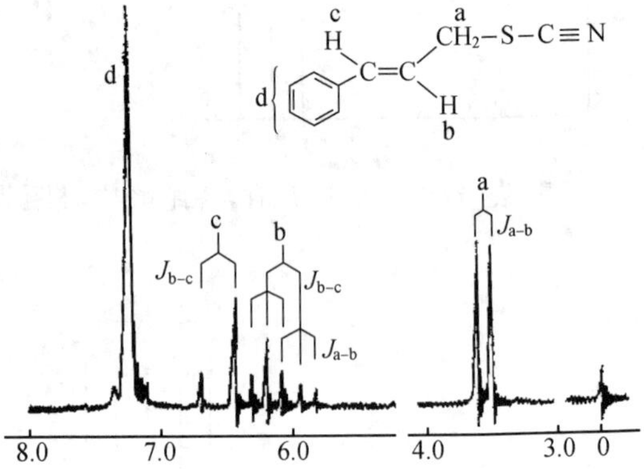


**图 3－13　溶剂 $CDCl_3$ 仪器 60 兆赫(示 ABC 系统)**

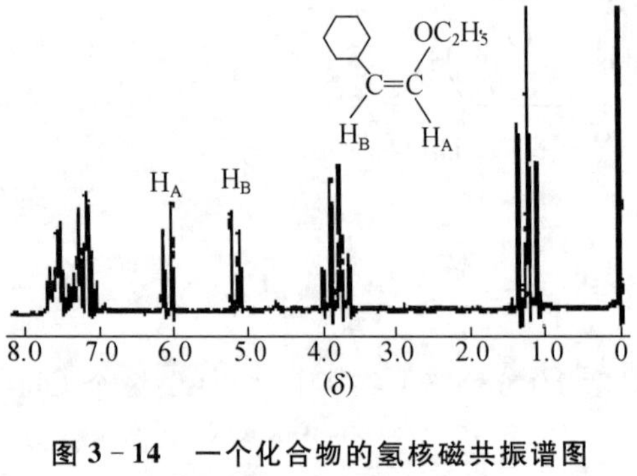


**图 3－14　一个化合物的氢核磁共振谱图**
**(示 AB 系统)**

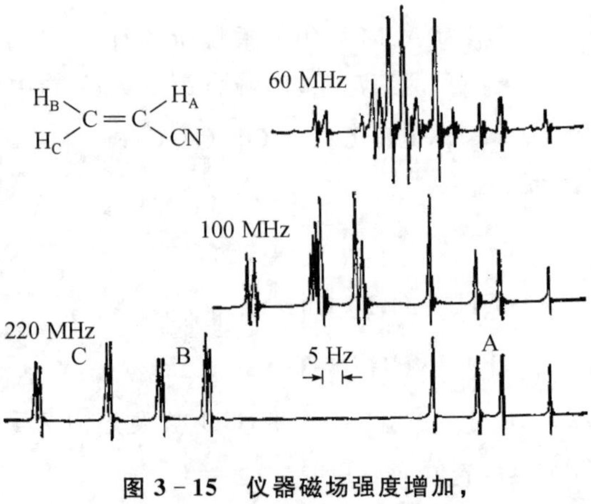


**图 3－15　仪器磁场强度增加，**
**ABC 系统变成 AMX 系统**

（五）简化图谱的方法

使高级图谱转化成一级图谱，使图谱易于解析。其方法主要有：

1. 改变磁场强度

增加 $H_0$，则 $\delta$ 值增加，$\Delta\nu/J$ 增加，可能成为一级图谱。

60 MHz 仪器谱峰复杂，若改用 200 MHz 仪器谱峰就简单，相互重叠峰就能拉开。见图 3－15。

2. 化学位移试剂法

位移试剂为

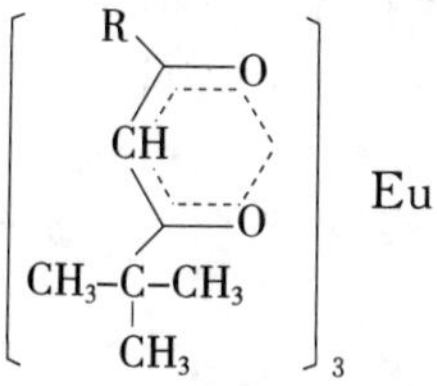


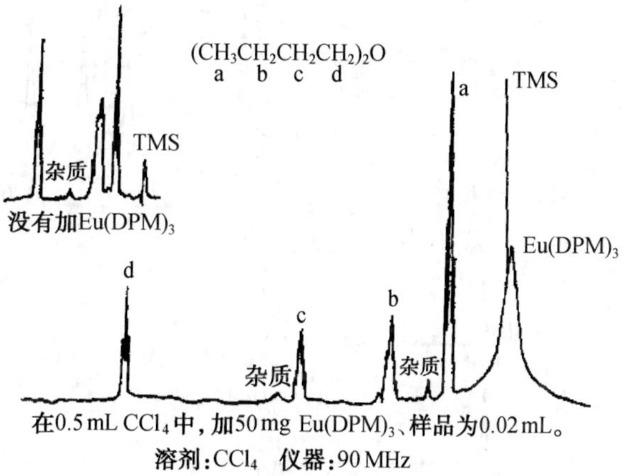


图 3－16 位移试剂的影响

样品加位移试剂，各$^1$H 产生不同的顺磁性或抗磁性位移。如丁醚加入位移试剂（图 3－16），上图为未加入位移试剂的图谱，中间两个 $CH_2$(b 和 c)重叠在一起。下图加入位移试剂后四个 $CH_2$ 分开，可用一级图谱进行解析。

位移试剂对功能基位移影响的大小：$NH_2$＞OH＞CO＞－O－＞COOR＞CN。

位移试剂与样品的作用点在功能基上。如醇在 OH 上，其他的如 $CH_2$、$CH_3$ 与离开 OH 的距离有关，相邻的 $CH_2$ 在低场，与 $1/r^3$ 成正比。

对于多功能基的化合物则比较复杂。

位移试剂对$^1$H 的影响有时要经过空间效应。如：2－羟基金刚烷，

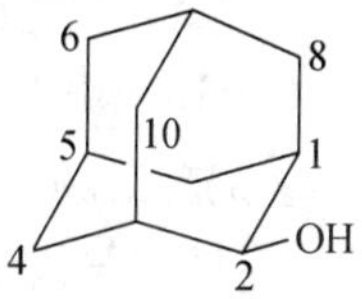


$H_8$（顺）$H_{10}$（顺）顺磁性位移 900 Hz。

$H_8$（反）$H_{10}$（反）449 Hz。

3. 溶剂效应法

利用如苯溶剂效应使某些重叠信号分开（参见 P202，“溶剂的影响”）。

4. 核磁双共振法

前述样品置于外磁场 $H_0$ 中，在其垂直方向上另加一个 $H_1$，当 $H_1$ 的频率满足共振条件时发生共振。但得到的图谱因核间干扰，谱线而变得复杂。为解决这个问题，在 1954 年，布洛赫提出了双共振法。所谓双共振即样品增加 A、B 两个核，在实验时使第一个射频场 $H_1$ 满足 A 核在 $H_0$ 中共振，同时加上第二个射频场也与 $H_0$ 垂直，使其频率 $\nu_2$ 满足 B 核在 $H_0$ 共振。这样 A、B 同时共振称为核磁双共振。

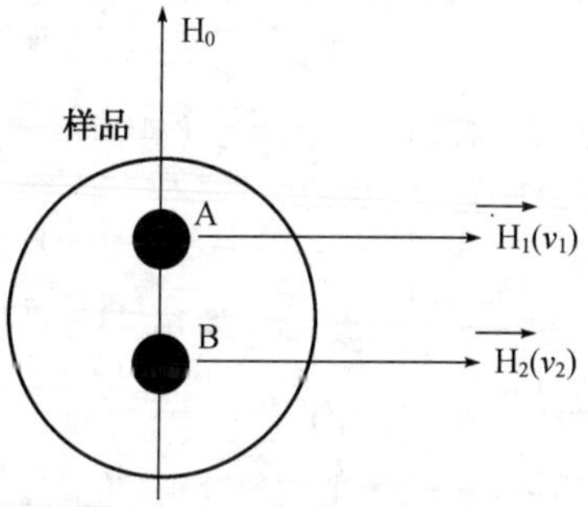


双共振信号：$H_1$ $\nu_1$ 表示观测用的交变磁场强度与频率；

$H_2$ $\nu_2$ 表示干扰用的交变磁场强度与频率；

$H_3$ $\nu_3$ 表示锁场用的交变磁场强度与频率；

$H_0$ $\nu_4$ 表示外磁场强度。

双共振法可分为同核间双共振和异核间双共振两种。例如：

当观察 $H_1$ 的谱线时再加一个干扰磁场 $H_2$，当 $\nu_2$ 扫描到$^{13}$C 核的拉姆频率时，$^{13}$C 核的共振受到干扰；当 $H_2$ 核足够强时，$H_1$ 双峰合并为单峰，称为异核共振。

通常两个频率相差很大，若$^1$H 共振频率为 100 兆赫(MHz)时，则$^{13}$C 共振频率为 25 兆赫(MHz)。实验用两个振荡器，或用一个频率综合器，产生两个相应的频率。ν 的精度、稳定度变为 0.1 Hz 左右。如化合物 $Ar-CH_2CH_3$ 在未双共振时偶合振动裂分 $CH_2$ 四重峰、$CH_3$ 两重峰，当双共振时如下图所示。

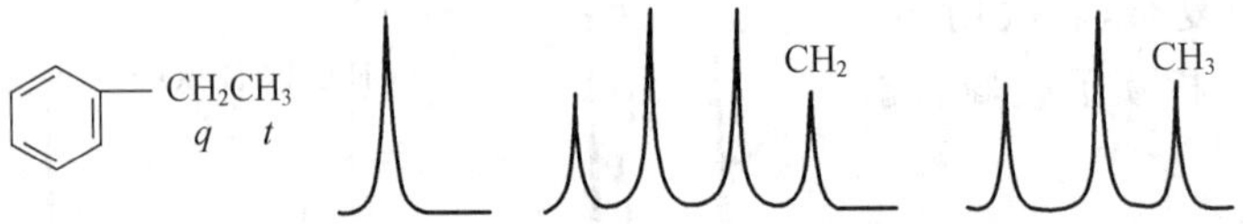


如：

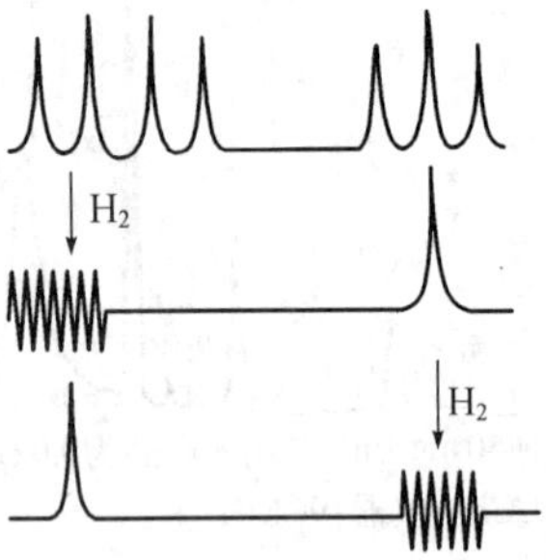


双共振表示法: $^1H-\{^{13}C\}$

$^1H-\{^1H\}$

观察核　干扰核

如在磁场 $H_1$ 下观察 $CH_3$ 同时用磁场 $H_2$ 干扰 $CH_2$，则 $CH_3$ 变为单峰。观察 $CH_2$ 同时用磁场 $H_2$ 干扰 $CH_3$，则 $CH_3$ 变为单峰。

根据所加干扰场的强度，$\nu H_2$(频率单位)、$J$(或谱线宽度 $W_{1/2}$)、$d$ 的大小及所引起被测谱线的变化可发生核间双共振(INDOR)NOE、自旋去偶(SD)等。

应用于① 简化图谱；② 确定图谱中各条谱线间的关系，找出它们的归属；③ 化学位移值($\delta$)以及偶合常数($J$)值的决定及符号。作为简化图谱常用自旋去偶。

上述利用 $H_2$ 干扰 B 核使其发生共振并使它达到饱和状态，即 B 核在两个能级上的粒子数 $n_1=n_2$，局部磁场约为零。A 核无附加磁场，相当于除去了 B 核对 A 核的作用，为自旋去偶的例子。

例如：异构体的决定。

有时分子内靠近的两个氢如用双照射法照射其中一个$^1$H 使其饱和，另外一个质子的信号面积会增加，这种现象叫做 Nuclear Overhauser Effect(NOE)效应。一个质子饱和，另一个质子 $T_1$ 减小，质子信号增加。$\frac{1}{NOE}=A$。$r_{AB}^6$，A。为常数，$r_{AB}$为 A、B 核的距离，$r_{AB}$越小 NOE 增值越大。

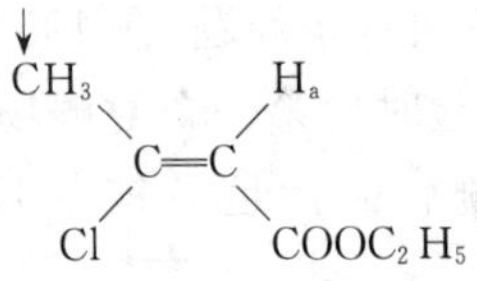


NOE 效应

$H_a$ 增加 16%

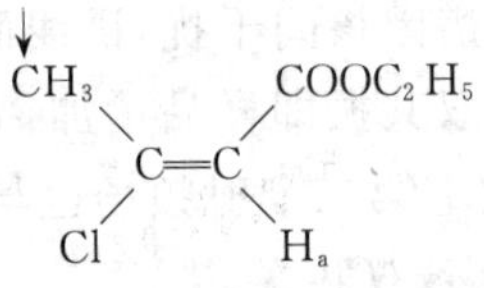


不变

增值：$\frac{S_{NOE}-S_{原}}{S_{原}}\times 100\%=$增值%

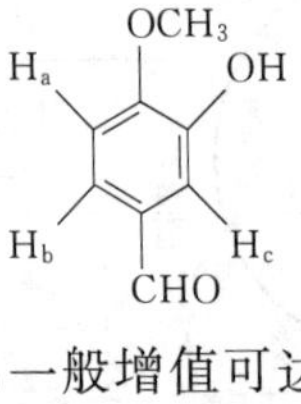


原谱 $H_a$ 面积 33.5，NOE 照射后面积增至 41.1，$\frac{41.1-33.5}{33.5}\times 100\%=23\%$，一般增值可达 50%左右。

NOE 可以决定立体构型(顺反式)以及质子间的相互关系(相邻偶合还是远程偶合)。

（六）图谱的解析

1. 送样时的注意点

(1) 溶剂最好用不含质子且溶解度好的，当用含质子溶剂或氘代溶剂时，要选择不掩盖主要质子信号的溶剂。

(2) 样品中含 COOH、CHO、OH 等基团时扫描要到 δ16。

(3) 样品中含有 OH、$NH_2$、NH、COOH、SH 等基团时，一般测定后要进行重水交换以后再进行测定。注意形成分子内氢键时交换速度较慢，—OH 信号不消失或有时—CH—信号消失。

(4) 样品应足够纯净，杂质和顺磁性物质如 $O_2$ 要除去。进样量为 20 mg 左右。

(5) 对化合物类型或类似结构、分子式最好有个大致了解，以供测试者参考，以便于获得满意的图谱。

2. 解析顺序

(1) 观察图谱是否正常，其中 TMS 信号为一尖峰，噪音小，底线平，在无信号处积分线处于水平位置。

(2) 根据积分线算出各信号的相对面积，参考化合物的分子式得出各阶梯上氢数，或用—$CH_3$ 作为标准计算。

(3) 先决定甲基的信号，如 $CH_3$—O、$CH_3$—N、$CH_3$—$C_6H_6$、$CH_3$—C=C、$CH_3$—C，孤立 $CH_3$ 信号，再解偶合甲基的信号。

(4) 比较加入重水前后信号的变化，决定活泼氢的存在与否。

(5) 决定低场的 CHO、COOH、芳氢质子（如苯环）上的质子信号。

(6) 根据化学位移值 δ、峰的裂分情况和偶合常数 *J* 这些信息可以解一级光谱。

(7) 解高级光谱首先要确定该光谱是何种系统，最好进行简化图谱的处理。

(8) 参考红外（IR）、紫外（UV）、质谱（MS）、元素分析以及化学方法推定化合物的结构。

(9) 推定结构后再检查化学位移值 δ 和偶合常数 *J* 与结构分析的一致性。

(10) 用类似化合物的共振图或标准光谱进行对比。常用的标准光谱集有：API，Sadtler NMR Spectra，High Resolution NMR Spectra Catalog。

推断结构要与其他光谱数据配合。

## 第三节　核磁共振碳谱

在有机、中药化学成分结构测定中碳谱（$^{13}C$－NMR/CMR）是很重要的工具之一。可提供有关“分子骨架”的信息：① 碳核的数目——谱图中有多少个峰、至少有多少个碳原子。② 碳核的种类——伯、仲、叔、季碳。从偏共振去偶谱中出现不同裂分的峰可以知道：*q* 代表四重峰，为伯碳（$CH_3$）；*t* 代表三重峰，为仲碳（$CH_2$）；*d* 代表二重峰，为叔碳（CH）；*s* 代表单峰，为季碳（$-\overset{|}{\underset{|}{C}}-$）。

图 3－17 为胆固醇的 $^{13}C$－NMR 谱和 $^{1}H$－NMR 谱的比较。

环戊烷骈多氢菲的甾核在 $C_{17}$ 位上连接 7～8 C 的侧链，分子式 $C_{27}H_{44}O$。$^{1}H$－NMR 中只在 δ0.5～2.5 之间出现山峰状的峰，除反映几个甲基的信号之外其余的重叠在一起很难辨认。而在 $^{13}C$－NMR 谱中可以见到 26 个峰，27 个碳除 $C_{25}$ 位上两个甲基化学环境相同为一个峰外，其余的碳均在不同的 δ 值上出现一个峰，这对了解分子骨架是相当有用的。当采用不同的实验技术时可以获得更多的分子信号。

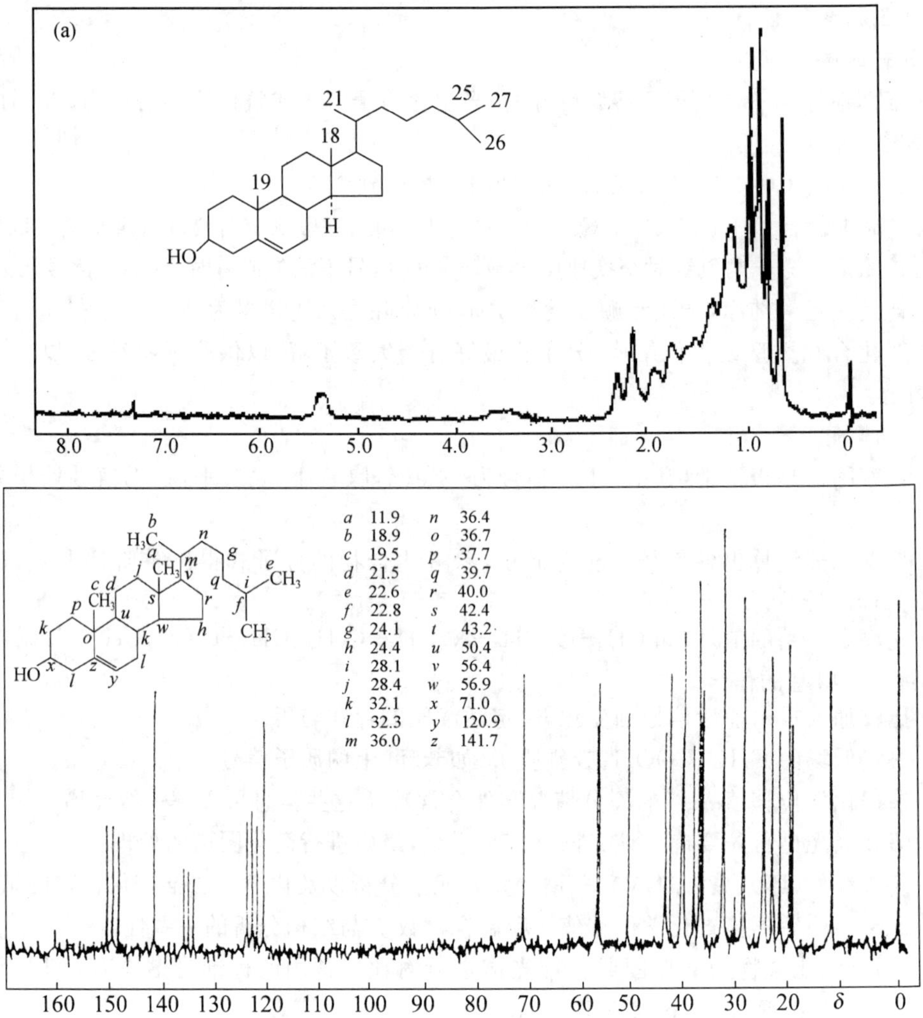


**图 3-17　胆固醇的$^{1}H$-NMR(a)和$^{13}C$-NMR(b)谱的比较**

## 一、$^{13}C$-NMR 谱的特点

### (一) 灵敏度低

信号强度小，一般测定条件下强度不与碳原子数呈正比。

原因：① $^{13}C$ 核天然丰度(天然存在率)低，为 1.11%；

② $^{13}C$ 核的磁旋比小，$\gamma_C = 6.726\times10^7$ rad/sT。

根据核的 NMR 信号强度公式，当在 $H_0$(外磁场)、$T$(绝对温度)、$N$(共振核的数目)一定的条件下主要取决于 $\gamma$(磁旋比)、$I$(自旋量子数)，$^{13}C$ 与 $^{1}H$ 比较要小得多：$^{1}H$ 的天然存在率为 99.98%，$\gamma_H = 26.753\times10^7$ rad/sT，$^{13}C$ 的灵敏度为 $^{1}H$ 的 1/64，所以 $^{13}C$ 与 $^{1}H$ 的信号强度比约为 1/6000。

因此要获得好的 $^{13}C$ 谱需要有特殊的测定方法。$^{1}H$ 与 $^{13}C$-NMR 的原理基本相同，但是 $^{13}C$-NMR的普及却比 $^{1}H$ 谱晚十年。20 世纪 70 年代随着脉冲傅里叶变换技术的应用(PFT)，碳谱在灵敏度的提高上有了突破性的解决。

（二）分辨率高

化学位移范围大，$\delta C \gg \delta H$。$^1H$ 的谱线范围在 0～10，少数可达 15，如：

RCOCH＝CH—OH　　烯醇　　$\delta \geqslant 15$。

$^{13}C$ 谱的谱线范围在 0～250，少数可至 300～400。

图 3－17 中胆固醇的烯碳　$C_5$　$\delta$ 120.9；

季碳　$C_6$　$\delta$ 141.7。

环酮羰基碳 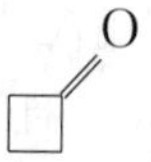 $\delta$ 207.9。

$\delta C$ 范围宽，化学环境有微小差别的核也能区别。这样对分子结构特征更为敏感，结构鉴定也更为有利。

（三）偶合中的偕偶(geminal)$^1J_{CH}$ 大（两核之间隔一个键）

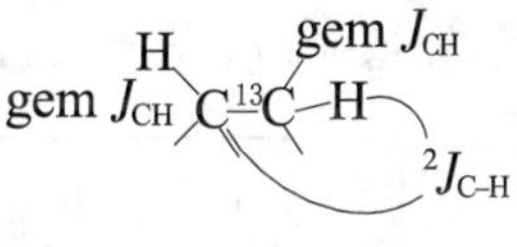


如：$sp^3$ 饱和碳　$^1J_{CH} \approx 125$ Hz

$sp^2$ 芳碳　$^1J_{CH} \approx 160$ Hz

$sp$ 炔碳　$^1J_{CH} \approx 250$ Hz

尚有$^{vic}J_{CH}$邻核$^2J_{CH}$隔两个键，$J_{CC}$几率很低($1/10^4$)。

（四）图谱形式

CH 有偶合，$^1J_{CH}$、$^2J_{CH}$、$^3J_{CH}$导致图谱复杂。由于共振频率相差很大，$^1H$ 100 MHz 时$^{13}C$为 25 MHz，所以 CH、$CH_2$、$CH_3$ 都构成简单的 AX、$AX_2$、$AX_3$ 系统，可用一级图谱解析，峰的多重度$=2nI+1=n+1(I=1/2)$。

（五）弛豫时间 $T_1$ 较长

$M_z \rightarrow M_0$ 纵向弛豫 0.1～100 秒之间。$T_1$ 值取决于所连质子数，$^{13}C$ $T_1$ 的顺序为 $CH_2 <$ $CH \ll C$。刚性分子中含氢多的碳 $T_1$ 小，含氢少的碳 $T_1$ 大，不含氢的碳 $T_1$ 最大。

HC≡C—$CH_2$OH
12.8　96.0　8.7 (s)

$T_1$ 与化学结构有关：

高分子和分子量较高的分子 $T_1$ 为 $10^{-3}$～1 秒，分子量小于 1000 的分子 $T_1$ 为 0.1～300 秒，结合氢的碳 $T_1$ 为 0.1～10 秒。

$T_1$ 的测定有助于对分子结构信号的归属。例如：

K-毒毛旋花子苷：相关时间 $NT_1$，分子中的苷元的 $NT_1$ 平均值 0.30 秒，而加拿大麻糖平均 CH 的 $T_1$ 值 0.19 秒，中间葡萄糖平均 CH 的 $T_1$ 值 0.24 秒，末端葡萄糖平均 CH 的 $NT_1$ 值 0.34 秒。说明在多糖苷的糖链上，离苷元越远糖的 $NT_1$ 越大。利用这个性质，可以方便的确定强心苷、皂苷等分子中多糖链中各个糖的连接顺序。

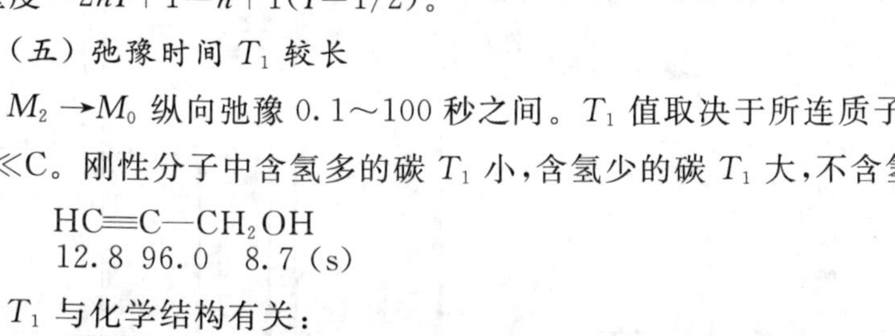

## 二、$^{13}$C 谱的实验方法

主要利用:脉冲傅里叶变换(PFT)技术、异核双共振技术。

$^{13}$C 谱异核双共振技术,其中有质子宽带去偶、偏共振去偶、选择性去偶、门控去偶及无畸变极化转移技术。采用这些不同技术去偶可得到不同的图谱,提供不同的结构信息。

(一) 宽带去偶(质子噪声去偶,proton noise decoupling spectrun)

即在观察核时照射质子$^{13}$C{$^1$H}NMR,这个附加的去偶场 $H_2$ 可使用高功率场的 1/10,使样品中的$^1$H 发生共振饱和,$^{13}$C－$^1$H 偶合消失。每个碳不等价出现单峰。且因 NOE 效应,直接与质子结合的碳信号强度提高。

图 3－18 中(a)为溴代丁酸乙酯的质子宽带去偶。每一个不等价碳出现一个峰。看不到 $^{13}$C 的多重度,不能识别伯、仲、叔、季碳。信号强度与碳数不成比例。强度与 $T_1$ 有关。$T_1$ 值越小,信号越强;$T_1$ 值越大,信号越弱。(b)为偏共振专偶图。

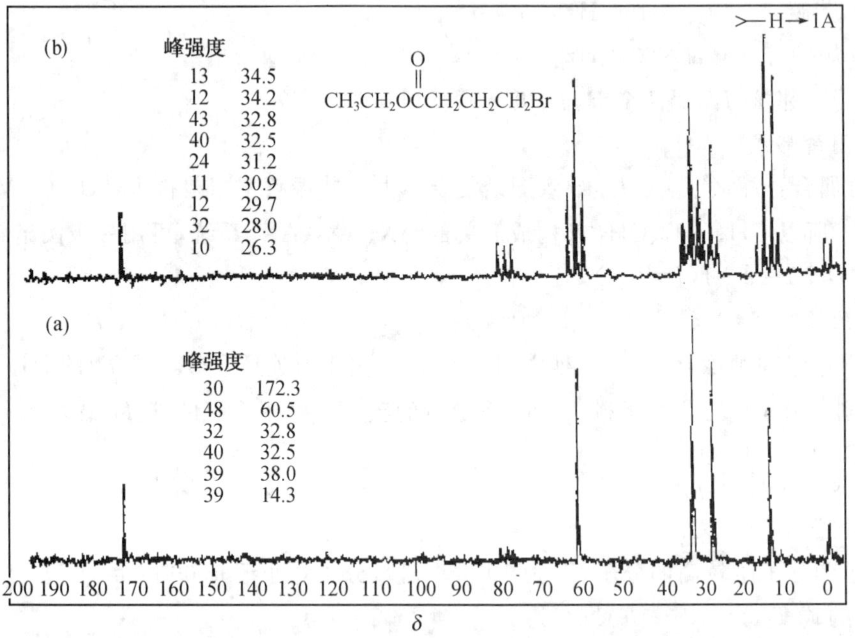


**图 3－18 溴代丁酸乙酯的偏共振去偶谱(b)和宽带去偶(a)**

(二) 偏共振质子去偶(off resenance decoupling spectrum,OFR)

照射频率偏离质子的共振频率(偏 100～1000 Hz),因为不是直接照射$^1$H,而是在界外,可获得碳直接连接的质子。相隔两个以上的键偶合完全消失,且因偏共振效应分裂的多重峰缩小,图上只见残余偶合常数 $J_R$、$J_R \ll J_{C-H}$,见图 3－18(b)。比较图(a)、(b)可知(b)中 δ15 处为四重峰,与(a)中一单峰相对应。表明该碳与三个质子相连,偏共振去偶可以知道碳的类型:伯碳为四重峰,仲碳为三重峰,叔碳为二重峰,季碳为单峰。详见表 3－7。

表 3-7　峰的多重度与质子数关系

| 碳的种类 | 多重度 | 峰强度比 |
|---|---|---|
| $CH_3$ | $q$ | 1∶4∶4∶1 |
| $-CH_2-CH_2-$ | $t$ | 1∶3∶1 |
| $-CH-$，$=C-H$，$-CHO-$ | $d$ | 1∶1 |
| C，$=C-$，COOR，C=O | $s$ | 1 |

（三）选择性去偶(selsetive pronton decoupling)

在质子归属已确定的情况下，采用该法可得到碳信号的归属。

（四）门控去偶(gated decoupling)和反门控去偶(inverse gated decoupling)

利用脉冲去偶技术可测得具有 NOE 增益的质子偶合$^{13}C$-NMR 谱，亦称门控去偶谱；又可测得没有 NOE 增益的质子偶合$^{13}C$-NMR 谱，称为反门控去偶谱。

## 三、$^{13}C$ 谱的化学位移

指核产生信号的位置(即共振频率)差别的物理量，差别产生主要有两个原因：① 电子的屏蔽效应；② 化学环境(化学键类型、邻近基团、共轭等因素)。

（一）屏蔽常数与化学位移

化学位移按受屏蔽核的共振条件可用下式表示：

$$\nu=\frac{r}{2\pi}H_0(1-\sigma),$$

在固定射频 $H_0$ 的条件下，主要决定于 $\sigma$(屏蔽常数)，而 $\sigma$ 是几种效果的加合结果。

即 $\sigma=\sigma_{d(\text{ia})}+\sigma_{p(\text{ara})}+\sigma_n$，

$\sigma_d$ 由核外电子环流所产生，因其方向与外磁场相反产生屏蔽作用，核外电荷密度越大产生屏蔽作用也越大，核信号越移向高场，为抗磁屏蔽项/抗磁屏蔽常数。

$\sigma_p$ 为非球形的局部电子流产生的去屏蔽效应的顺磁项——顺磁屏蔽常数。对于$^{13}C$ 来说此项尤为重要。

$\sigma_n$ 与 $\Delta E$(平均激发能)饱和烃、烷烃(δ)、酮(～7)成反比，$\Delta E$ 越小，去屏蔽作用大，$\sigma_C$(～10)越移向低场。

在烷烃中，多取代碳因 $\Delta E$ 小于少取代碳，所以多取代者谱峰出现在低场，少取代者出现在高场。

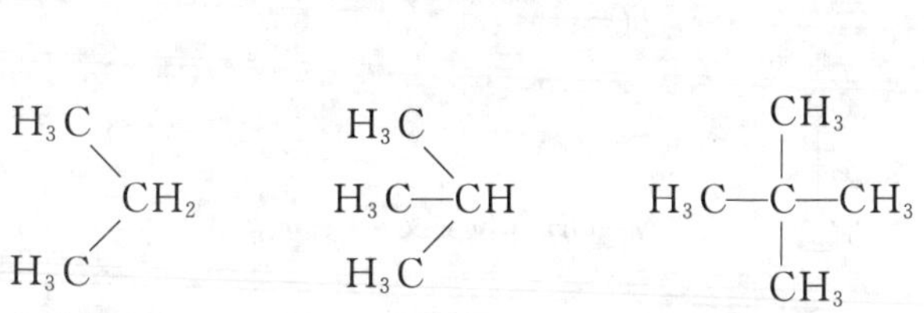

$\delta_C$ 15.4　　$\delta_C$ 22.4　　$\delta_C$ 27.0

$$\sigma_N=\sigma_A+\sigma_W+\sigma_E+\sigma_S$$

$\sigma_E$：电场效应

$\sigma_S$：溶剂效应

$\sigma_W$：核间的立体效应

$\sigma_A$：邻近原子对碳核产生的各向异性效应或去屏蔽

（二）结构因素与化学位移

1. 碳的杂化类型

| | | | |
|---|---|---|---|
| $sp^3$ | 最高场 | $—CH_3$、$—CH_2—$、$—CH<$、$—C—X$ | $\delta_C$ 0～70 |
| $sp$ | 低场 | $—C\equiv CH$　$—C\equiv C—$ | $\delta_C$ 70～90 |
| $sp^2$ | | $>C=C<$　$—CH=CH_2$ | $\delta_C$ 100～150 |
| $sp^2$ | | 芳碳、取代芳碳 | $\delta_C$ 120～160 |
| $sp^2$ | | $C=O$ | $\delta_C$ 150～220 |

2. 碳核上的电子数

缺电子碳电子云密度低，有明显的去屏蔽作用，化学位移处于低场。如 $(CH_3)_2C^+-Et$ $\delta_C$ 335.4。

3. 取代基的诱导效应

$\alpha$-碳影响大（$\alpha$-效应），增加几十；$\beta$-碳影响不大（$\beta$-效应），增加 10；$\gamma$-碳向高场移（$\gamma$-效应）几个；$\delta$-碳影响很小，$\delta$-效应 1～2。

电负性、杂原子、烃基取代时，取代碳向低场位移，随碳数的增加而减小。

饱和环中当有杂原子 O、N、S 等取代时也存在 $\alpha$、$\beta$、$\gamma$ 效应。如芳环转变为芳杂环，邻、对位碳处于低场，间位碳处于高场。

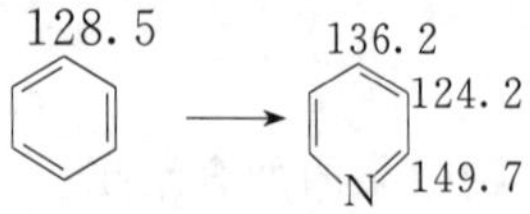


4. 立体效应

取代基构型与构象对碳的影响十分敏感，其中最常见的是 $\gamma$-效应。原因之一有 $\gamma$—H 与 $CH_3$ 产生空间作用，$\gamma$ 碳上电子云密度增加。

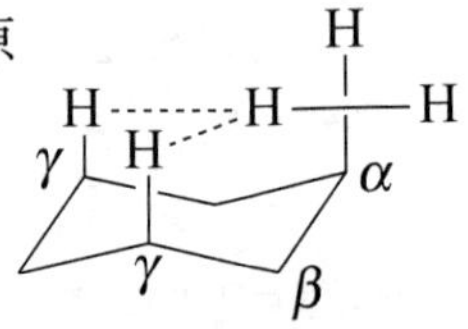

甲基环己烷

其他取代基也有类似的情况。

如降冰片烷羟基取代

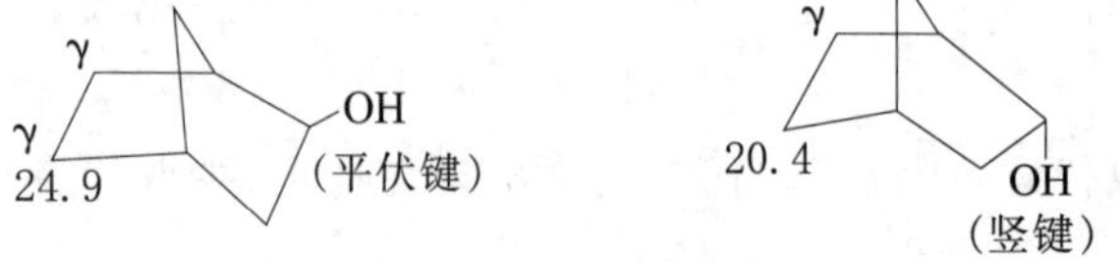


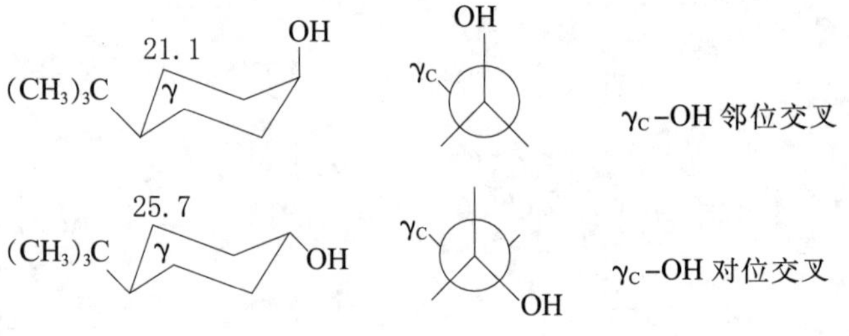

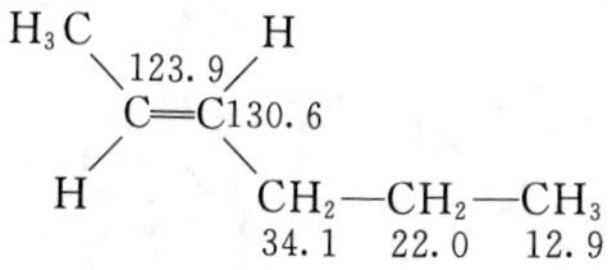

己烯(*E* 式)

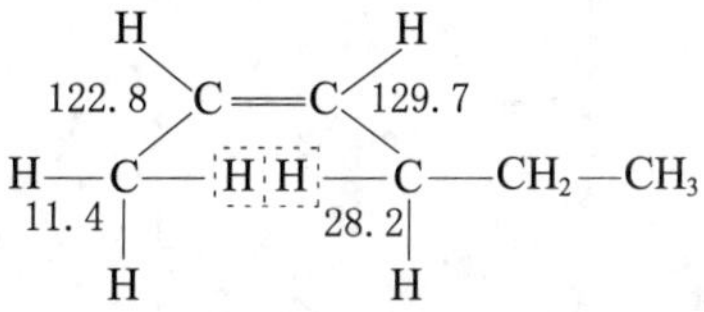

己烯(*Z* 式)H—H 相近造成 $\delta_c$ 变化

5. 电场效应

含氮芳香杂环成盐,氮的 α-碳向高场移,游离与成盐后的相应碳化学位移有变化。主要为胺基质子化后产生局部电场 C—H σ 键极化对应碳核外电子云有变化所引起。

例：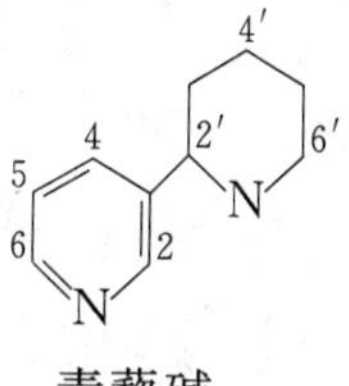

毒藜碱

| | 游离碱 B | 成盐 [BH⁺] | | 游离碱 B | 成盐 [BH⁺] |
|---|---|---|---|---|---|
| C-2 位 | 149.0 | 142.5 | C-2′位 | 59.9 | 58.5 |

6. 共轭效应

该效应对电子分布有很大影响。

(1) 共轭体系中,中间碳原子屏蔽增加,共振移向高场。

$H_2C{=}CHCH_2CH_3$ (112.3 140.2)　　$H_2C{=}CHCH{=}CH_2$ (137.2 116.2)　　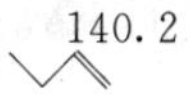　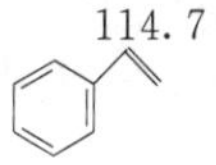

(2) α、β 不饱和醛、酮、酸中 C=O 与各自的饱和酮比较,$\delta_C$ 都移向高场。

醛 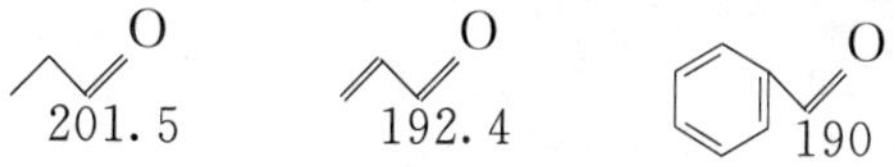

酮 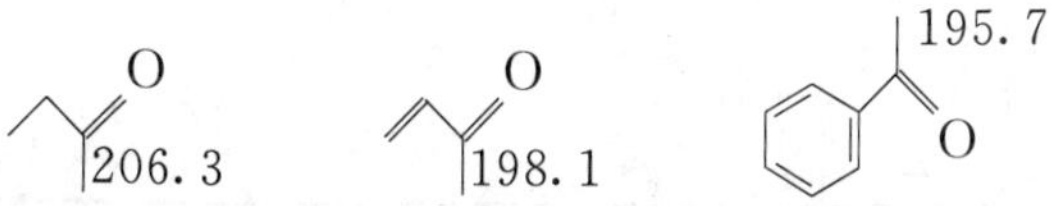

7. 磁不等价

$^1$H-NMR 常见现象如异丙基甲醇衍生物中异丙基上两个甲基是等价的,但在$^{13}$C-NMR 谱中,当 R=$CH_3$ 时,异丙基两个甲基是不等价的,$\Delta\delta_C$ 为 6.2;当 R 为叔丁基时,异丙基两个甲基是不等价的,$\Delta\delta_C$ 为 6.9。

在歧链烃中磁不等价更为明显,例如：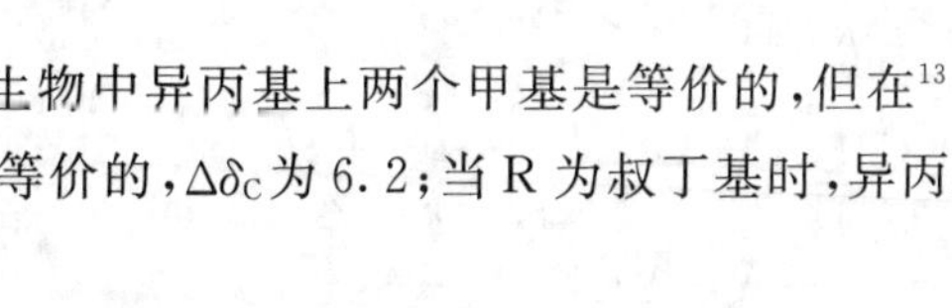

(A)　　(B)

8. 介质位移

溶剂不同极性对 $\delta_C$ 的影响:稀释位移、pH 位移。

9. 位移试剂的影响

加入试剂后使化学位移增加最大的一类试剂,常用有 Eu(铕)、Pr(镨)、Yb(镱)。

化合物Ⅱ、Ⅲ为异构体,一般情况下难以区别,加入位移试剂后 $C_1$、$C_2$、$C_3$ 有明显的不同,如加入 $Eu(dpm)_3$:

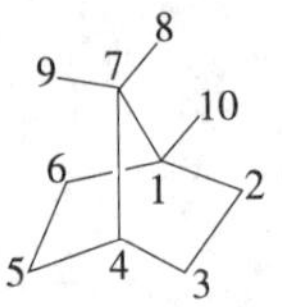


莰烷(Ⅰ)

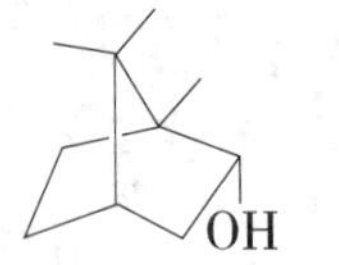


龙脑(Ⅱ)

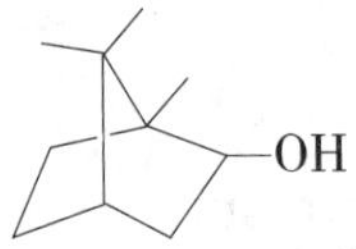


异龙脑(Ⅲ)

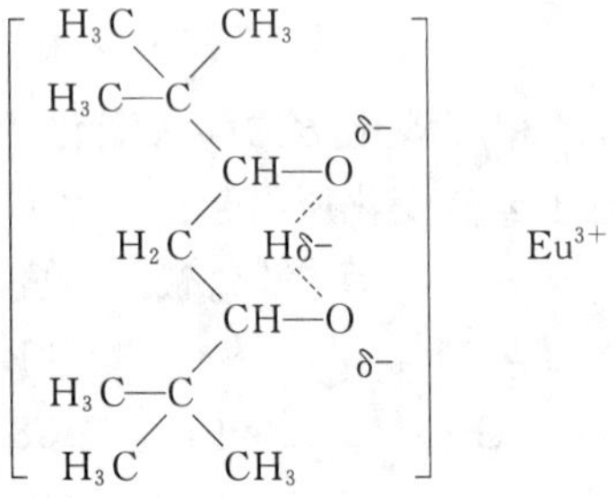


2,2,6,6,-四甲基-3,5-庚二酮

| | $C_1$ | $C_2$ | $C_3$ |
|---|---|---|---|
| (Ⅰ) | 46.9 | 37.2 | 29.4 |
| (Ⅱ) | 50.1 | 77.5 | 39.8 |
| (Ⅲ) | 49.4 | 79.8 | 41.3 |

（三）各类化合物的化学位移值

1. 开链烷烃

$sp^3$ 杂化 $\delta_C<50$，以甲烷为基数(−2.3)：

—C—C—C—C—C—C

$\beta$ $\alpha$ $(k)$ $\alpha$ $\beta$ $\gamma$

$$\delta_k = -2.3 + (n_\alpha A_\alpha + n_\beta A_\beta + n_\gamma A_\gamma \cdots + \sum S_{k(a)})$$

$\alpha$ 碳的个数（$n_\alpha$）；参数（$A_\alpha$）；支链校正值（$S_{k(a)}$）(见表 3-8)

**表 3-8 支链烷烃的支链校正值**

| $k(a)$ | $S_{k(a)}$ | $k(a)$ | $S_{k(a)}$ |
|---|---|---|---|
| 1°(3°) | −1.1 | 3°(2°) | −3.7 |
| 1°(4°) | −3.4 | 3°(3°) | −9.5 |
| 2°(3°) | −2.5 | 4°(1°) | −1.5 |
| 2°(4°) | −7.5 | 4°(2°) | −8.4 |

$$\begin{array}{c} \beta\,CH_3 \\ | \\ H_3C—CH—CH_2—\overset{H_2}{C}—\overset{H_2}{C}—CH_3 \\ \beta\quad\ \alpha\qquad (k)\qquad \alpha\quad\ \beta\quad\ \gamma \end{array}$$

$$\delta_{C-k} = B + 2A_\alpha + 2A_\beta + A_\gamma + S2°(3°)$$

表 3-9 为烷烃碳的官能团取代位移参数。

**表 3-9 烷烃碳的官能团取代位移参数 $Z_i$**

n: 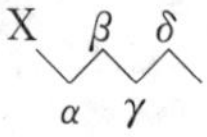


iso: 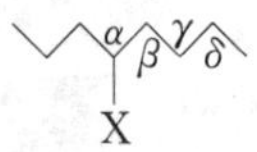


| −X | $Z_\alpha$ | | $Z_\beta$ | | $Z_\gamma$ | $Z_\delta$ | $Z_\varepsilon$ |
|---|---|---|---|---|---|---|---|
| | n | iso | n | iso | | | |
| −F | 70 | 63 | 8 | 6 | −7 | 0 | 0 |
| −Cl | 31 | 32 | 10 | 10 | −5 | −0.5 | 0 |
| −Br | 20 | 4 | 10 | 10 | −4 | −0.5 | 0 |
| −I | −7 | 4 | 11 | 12 | −1.5 | −1 | 0 |

续表 3-9

| $-X$ | $Z_\alpha$ |  | $Z_\beta$ |  | $Z_\gamma$ | $Z_\delta$ | $Z_\varepsilon$ |
|---|---|---|---|---|---|---|---|
|  | n | iso | n | iso |  |  |  |
| $-O-$ | 57 | 51 | 7 | 5 | −5 | −0.5 | 0 |
| $-OCOCH_3$ | 52 | 45 | 6.5 | 5 | −4 | 0 | 0 |
| $-OH$ | 49 | 41 | 10 | 8 | −6 | 0 | 0 |
| $-SCH_3$ | 20.5 | — | 6.5 | — | −2.5 | 0 | 0 |
| $-S-$ | 10.5 | — | 11.5 | — | −3.5 | −0.5 | 0 |
| $-SH$ | 10.5 | 11 | 11.5 | 11 | −3.5 | 0 | 0 |
| $-NH_2$ | 28.5 | 24 | 11.5 | 10 | −5 | 0 | 0 |
| $-NHR$ | 36.5 | 30 | 8 | 7 | −4.5 | −0.5 | −0.5 |
| $-NR_2$ | 40.5 | — | 5 | — | −4.5 | −0.5 | 0 |
| $-NH_3^{\oplus}$ | 26 | 24 | 7.5 | 6 | −4.5 | 0 | 0 |
| $-NR_3^{\oplus}$ | 30.5 | — | 5.5 | — | −7 | −0.5 | −0.5 |
| $-NO_2$ | 61.5 | 57 | 3 | 4 | −4.5 | −1 | −0.5 |
| $-N\equiv C$ | 27.5 | — | 6.5 | — | −4.5 | 0 | 0 |
| $-C\equiv N$ | 3 | 1 | 2.5 | 3 | −3 | 0.5 | 0 |
| $>C=NOH$ sym | 11.5 | — | 0.5 | — | −2 | 0 | 0 |
| $>C=NOH$ anti | 16 | — | 4.5 | — | −1.5 | 0 | 0 |
| $-CHO$ | 30 | — | −0.5 | — | −2.5 | 0 | 0 |
| $-CO-$ | 23 | — | 3 | — | −3 | 0 | 0 |
| $-COCH_3$ | 29 | 23 | 3 | 1 | −3.5 | 0 | 0 |
| $-COCl$ | 33 | 28 | 2 | 2 | −3.5 | 0 | 0 |
| $-COO^{\ominus}$ | 24.5 | 20 | 3.5 | 3 | −2.5 | 0 | 0 |
| $-COCH_3$ 或($C_2H_5$) | 22.5 | 17 | 2.5 | 2 | −3 | 0 | 0 |
| $-CONH_2$ | 22 | — | 2.5 | — | −3 | −0.5 | 0 |
| $-COOH$ | 20 | 16 | 2 | 2 | −3 | 0 | 0 |
| −Phenyl | 23 | 17 | 9 | 7 | −2 | 0 | 0 |
| $-CH_2=CH_2$ | 20 | 15 | 6 | 5 | −0.5 | 0 | 0 |
| $-C\equiv CH$ | 4.5 | — | 5.5 | — | −3.5 | 0.5 | 0 |

X 为取代基影响 $\alpha$、$\beta$、$\gamma$、$\delta$ 碳的化学位移；

n 为直链系烷烃(L 型)；

iso 为支链系烷烃(b 型)。

其数值为与相应烷烃的 $\delta$ 之差　　称取代基的化学位移(SCS)。与取代基直接结合的碳化学位移移向低场，称 $\alpha$-效应。位移的大小与取代基电负性大小有关：

$H<CH_3<SH<NH_2<OH<Br<Cl<F$。

$\beta$-碳向低场移，$\beta$-效应。$\gamma$-碳向高场移，$\gamma$-效应。

如已知：

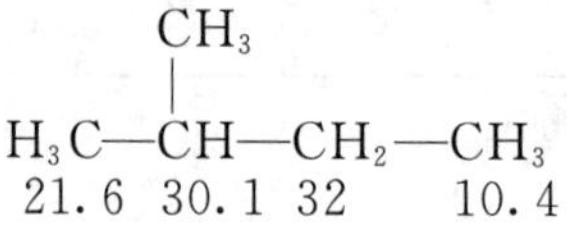


计算：

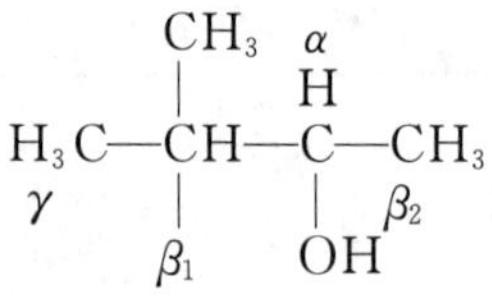


$\delta_{C-2}-32+41=73$(实测值 72)

$\delta_{\beta_1}=10.4+8=18.4$

$\delta_{\beta_2}=30.1+8=38.1$(实测值 35.1)

$\delta_{\gamma}=21.6+(-5)=16.6$(实测值 18.1)

2. 环烷烃

以环已烷最为常见，天然产物中如甾醇、甾体皂苷、强心苷、三萜等都以环已烷为骨架构成。

环已烷在未取代时 $\delta_C$ 为 27.6/27.1。取代时 $\alpha$、$\beta$ 位环碳去屏蔽，向低场移。$\gamma$ 位环碳屏蔽，向高场移。$\delta$ 值还与取代为 *a* 键、*e* 键有关。*a* 键取代 $\alpha$、$\beta$、$\gamma$ 的 $\delta_C$ 值小，*e* 键取代 $\alpha$、$\beta$、$\gamma$ 的 $\delta_C$ 值大。如：

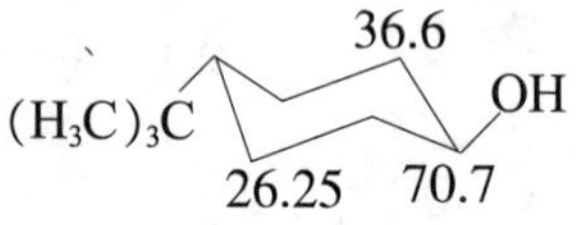


*e* 键 OH 取代

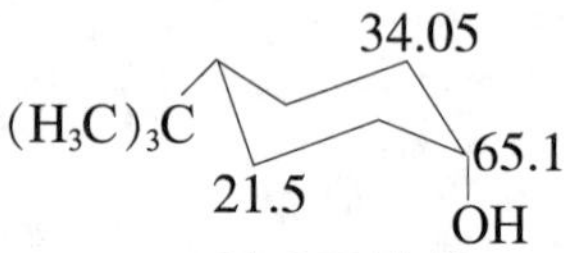


*a* 键 OH 取代

3. 烯碳

$sp^2$ 杂化，$\delta_C$ 值 80～160，$\delta$ 值随取代基增多而增大：$\delta_{=CR_2}>\delta_{=CHR}>\delta_{=CH_2}$。

计算烯碳以乙烯为基数，$B=123.5$。$\sum_Z$ 为 $k$C 的 $i$ 与 $i'$ 位取代基参数。$\sum_S$ 表示顺反及同碳二取代立体校正参数。$\delta_{kC}=B+\sum_Z+\sum_S$（表 3-10）。

**表 3-10　烯碳的取代参数**

| —X | $Z_\gamma$ | $Z_\beta$ | $Z_\alpha$ | C=C<br>$k$ | $Z_{\alpha'}$ | $Z_{\beta'}$ | $Z_{\gamma'}$ |
|---|---|---|---|---|---|---|---|
| —C— | −1.5 | 7.2 | 10.6 | | −7.9 | −1.8 | −1.5 |
| $C_6H_5$ | | | 12 | | −11 | | |
| $C(CH_3)_3$ | | | 25 | | −14 | | |
| Cl | | −1 | 3 | | −6 | 2 | |
| Br | | 0 | −8 | | −1 | 2 | |
| I | | | −38 | | 7 | | |
| OH | | 6 | — | | — | −1 | |
| OR | | 2 | 29 | | −39 | −1 | |
| $OCOCH_3$ | | | 18 | | −27 | | |
| CHO | | | 13 | | 13 | | |
| $COCH_3$ | | | 15 | | 6 | | |
| COOH | | | 4 | | 9 | | |
| COOR | | | 6 | | 7 | | |
| C≡N | | | −16 | | 15 | | |
| | $S_{\alpha\alpha'(trans)}$ | $S_{\alpha\alpha'(cis)}$ | $S_{\alpha\alpha(gen)}$ | | $S_{\alpha'\alpha'(gem)}$ | $S_{\beta\beta}$ | |
| | 0 | −1.1 | −4.8 | | 2.5 | 2.3 | |

脂环烯碳的 $\delta$ 值：

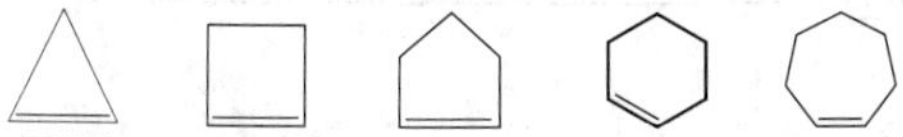

108.7　137.1　130.8　127.4　130.4

4. 芳香碳

以苯为基数 $B=128.5$，

$\delta_{kC}=128.5+\sum Z_i$（$Z_i$ 为取代基的 SCS 值，见表 3－11）。

**表 3－11　苯环碳的取代基参数**

| 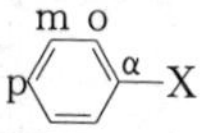 | $\delta_k=B+\sum Z_i$<br>$B=128.5(\delta\ C_6H_5)$ | | | |
|---|---|---|---|---|
| $-X$ | $Z_\alpha$ | $Z_o$ | $Z_m$ | $Z_p$ |
| $CH_3$ | 9.3 | 0.7 | −0.1 | −3.0 |
| $CH_2CH_3$ | 15.8 | −0.4 | 0.1 | −2.6 |
| $CH_2CH_2CH_3$ | 14.0 | 0.1 | −0.2 | −2.7 |
| $CH(CH_3)_2$ | 20.3 | −1.9 | 0.1 | −2.4 |
| $C(CH_3)_3$ | 22.4 | −3.1 | −0.2 | −2.8 |
| cyclopropyl | 15.2 | −3.0 | −0.4 | −3.3 |
| $CH=CH_2$ | 9.1 | −2.4 | −0.2 | −0.9 |
| phenyl | 12.1 | −1.8 | −0.1 | −1.6 |
| $C\equiv CH$ | −5.8 | 2.9 | 0.1 | 0.4 |
| $CF_3$ | −9.0 | −2.2 | 0.3 | 3.2 |
| $CH_2F$ | 8.1 | −0.9 | 0.1 | 0.2 |
| $CH_2Cl$ | 9.4 | 0.4 | 0.3 | 0.1 |
| $CH_2Br$ | 9.7 | 1.0 | 0.3 | 0.2 |
| $CH_2OH$ | 13.3 | −0.8 | 0.6 | −0.4 |
| $CH_2OCH_2C_6H_5$ | 10.5 | −0.5 | 0.5 | −0.5 |
| $CH_2NH_2$ | 14.9 | 1.4 | −0.1 | −1.9 |
| $CH_2NHCH_2C_6H_5$ | 11.9 | −0.5 | −0.3 | −1.7 |
| $CH_2SCH_2C_6H_5$ | 10.5 | 0.3 | 0.9 | −1.5 |
| F | 35.1 | −14.3 | 0.9 | −4.4 |
| Cl | 6.4 | 0.2 | 1.0 | 2.0 |
| Br | −5.9 | 3.0 | 1.5 | −1.5 |
| I | −32.3 | 9.9 | 2.6 | −0.4 |
| OH | 26.6 | −12.8 | 1.6 | −7.1 |
| $OCH_3$ | 31.4 | −14.4 | 1.0 | −7.8 |
| $OC_6H_5$ | 29.2 | −9.4 | 1.4 | −5.3 |
| $OCOCH_3$ | 22.4 | −7.1 | −0.4 | −3.2 |
| OCN | 24.6 | −13.2 | 2.2 | −1.5 |
| SH | 2.0 | 0.6 | 0.2 | −3.3 |
| $SCH_3$ | 10.1 | −1.7 | 0.3 | −3.5 |
| $SC_6H_5$ | 7.3 | 2.4 | 0.6 | −9.5 |
| $NH_2$ | 20.2 | −14.1 | 0.6 | −12.6 |
| $NHCH_3$ | 21.9 | −15.8 | 0.5 | −11.8 |
| $N(CH_3)_2$ | 22.2 | −15.8 | 0.5 | −11.8 |
| $NHC_6H_5$ | 14.7 | −10.7 | 0.9 | −7.6 |

**续表 3-11**

| 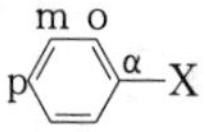 | $\delta_k = B + \sum Z_i$<br>$B=128.5(\delta\ C_6H_5)$ | | | |
|---|---|---|---|---|
| $N(C_6H_5)_2$ | 19.0 | −4.6 | 0.9 | −5.8 |
| $NHCOCH_3$ | 9.7 | −8.1 | 0.2 | −4.4 |
| $N{=}CHC_6H_5$ | 24.5 | −6.9 | 1.0 | −1.9 |
| $N{=}C{=}NC_6H_5$ | 10.8 | −3.6 | 1.7 | −2.2 |
| $N{=}C{=}O$ | 5.4 | −3.7 | 1.2 | −2.6 |
| $N{=}C{=}S$ | 17.4 | −2.2 | 2.0 | −0.4 |
| $P(C_6H_5)_2$ | 9.3 | 5.5 | 0.3 | 0.0 |
| $NO_2$ | 20.6 | −4.3 | 1.3 | 6.2 |
| $N{=}NC_6H_5$ | 24.2 | −5.5 | 1.2 | 3.3 |
| $N(CH_3)_3I$ | 8.8 | −8.2 | 0.2 | 3.0 |
| COCl | 4.8 | 2.9 | 0.6 | 6.9 |
| COONa | 10.3 | 2.8 | 2.2 | 5.1 |
| COOH | 2.9 | 1.3 | 0.4 | 4.6 |
| $COOCH_3$ | 2.0 | 1.2 | −0.1 | 4.3 |
| $COOC_2H_5$ | 2.5 | 1.0 | −0.5 | 3.9 |
| $CONH_2$ | 5.9 | −1.1 | −0.3 | 2.7 |
| CHO | 8.2 | 1.2 | 0.5 | 5.8 |
| $COCH_3$ | 7.8 | −0.4 | −0.4 | 2.8 |
| $COC_6H_5$ | 9.1 | 1.5 | −0.2 | 3.8 |
| C≡N | −16.0 | 3.5 | 0.7 | 4.3 |

取代特点：

① 取代基对 α 碳影响最大，为±35(I→高场)，取代基对邻、对位碳影响为±15，取代基对间位碳影响小，为±2。

② 烷基取代决定 α 碳上取代基分支程度，α 碳随分支增加而向低场移。

③ 取代基对 α 碳的影响主要决定于诱导效应。

计算值与实测值有一定的差额，以相近为度。

5. 芳杂环

δ 值 105～170。α、γ 位电荷密度低，处于低场。β 位电荷密度高，处于高场。

6. 羰基化合物中羰基碳的化学位移

$\delta_{C=O}$为 150～200。不同羰基 $\delta_{C=O}$的大小顺序为酮＞醛＞酸＞酯＞酰胺(酰氨)＞酸酐。

(1) 醛酮：C＝O 的 δ 值随烷基数目增加，直线地移向低场。当酮的 α 位有卤素取代时 C＝O 向高场移。

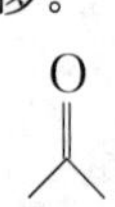

205.2

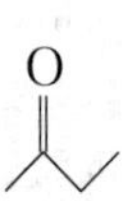

207.7

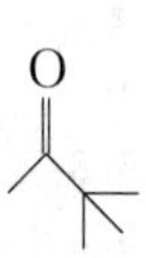

211.8

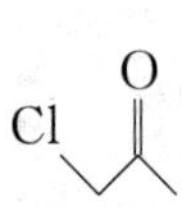


200.7

(2) α、β不饱和酮

① C=O 比饱和碳处在高场。

② α-烯碳上氢被甲基取代，羰基向低场移 1～2。

③ β-烯碳上氢被甲基取代，羰基向高场移 1～2。

④ 若双键上有三个烷基取代，羰基处于去屏蔽，向低场移 5～6。

⑤ 烯双键与酮基在同平面 δ 值有所不同。

(3) 芳香环与羰基共轭，羰基受到屏蔽。

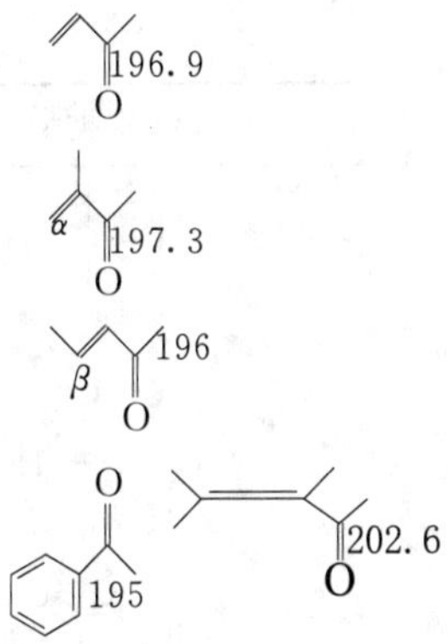


(4) 环酮羰基 δ 值受环大小的影响

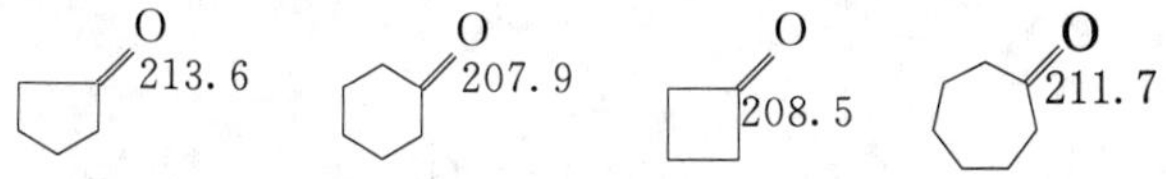


(5) 醛基碳比相应的酮碳 δ 值趋于高场(−5～−10)，−CHO 与 C=O 区别在于偏共振醛的 d 峰强度大。

(6) 羧基 C=O 比醛酮高场 3～5，约为 161～186。

(7) 酯 C=O 163～169。

内酯

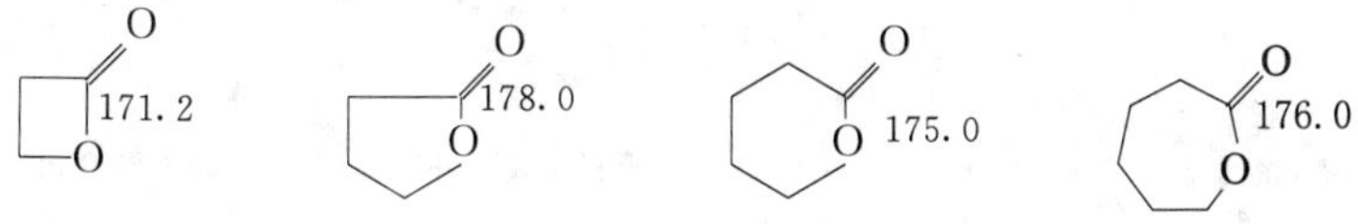


(8) 酸酐

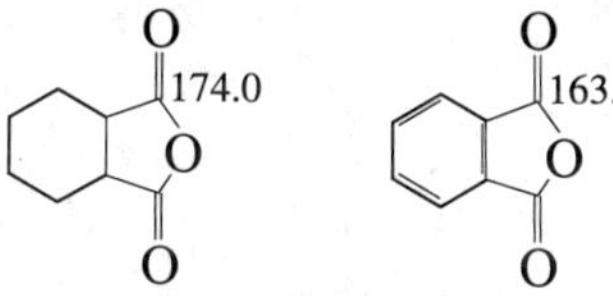


**四、$^{13}$C 谱的偶合常数**

$^{13}C-^{1}H\ ^{1}J_{C-H}$主要从非去偶 PFT-NMR 图谱中直接读出。

顺式二氯乙烯 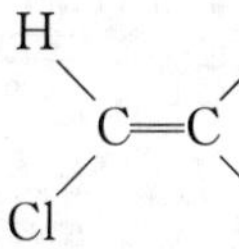 $^{1}J_{CH}$=197.8 Hz，$^{2}J_{C-C-H}$15.6 Hz。

环上$^{1}J_{CH}$： 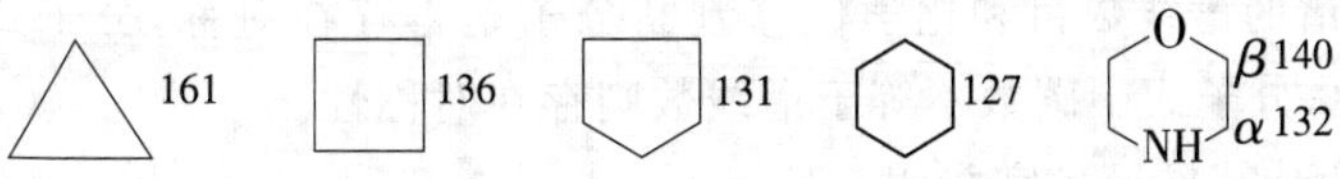


离杂原子近的 C—H 偶合常数大，当不含杂原子时，距强电负性基团近的碳偶合常数大。$^{1}J_{CH}$与二面角大小有关，二面角越小偶合常数越大。

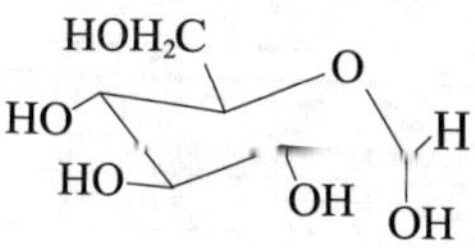


α-葡萄糖

$^{1}J_{CH}$=170 Hz

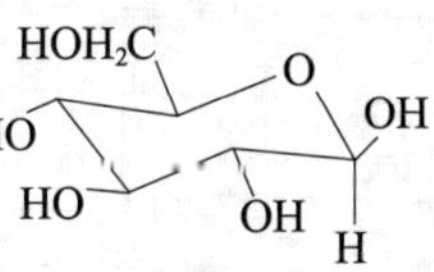


β-葡萄糖

$^{1}J_{CH}$=160 Hz

α-葡萄糖 $C_1$ 位上的氢与氧原子上的孤对电子形成的二面角小于 β-葡萄糖 $C_1$ 位上的氢与氧原子上的孤对电子所形成的二面角，所以 $^{1}J_{\alpha} > ^{1}J_{\beta}$。

$^{2}J_{CH}$、$^{3}J_{CH}$ 类型的远程偶合常数一般小于 50，$^{2}J_{CH}$详细数据见表 3-12。

**表 3-12　邻偶($^2J_{C-H}$)偶合常数(粗体 C—H 间,Hz)**

| 结构类型 | $^2J_{C-H}$偶合常数 | 代表化合物 | $^2J_{C-H}$ |
|---|---|---|---|
| 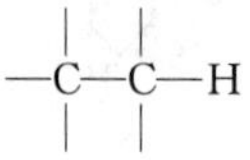 | 1～6 | $CH_3-CH_3$ | −4.5 |
| 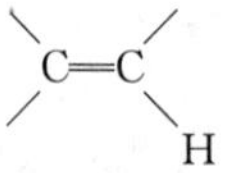 | 1～16 | $CH_2=CH_2$ | −2.4 |
| | | CHCl=CHCl(cis) | 16.0 |
| 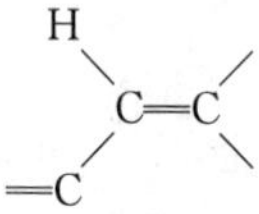 | ～8 | $H_2N-CH=CH-CH=O$ | 6.0 |
| 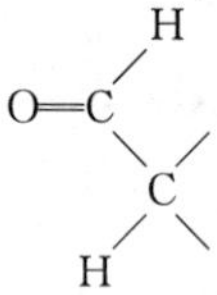 | 5～8 | $(CH_3)_2C=O$ | 5.5 |
| 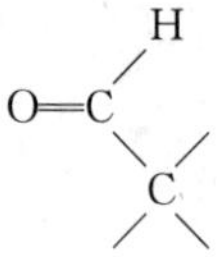 | 20～45 | $CH_3-CH=O$ | 26.7 |
| | | $CCl_3-CH=O$ | 46.3 |
| —C≡C—H | ≥40 | HC≡C−H | 49.3 |
| | | $C_6H_5O-C≡C-H$ | 61.0 |

## 五、$^{13}$C-NMR 谱的解析

程序:

(1) 按分子式求不饱和度,$F=X-Y/2+Z/2+1(C_XH_YN_ZO_n)$。

$F=1$　C=C　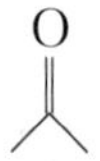　饱和单环

$F=2$　C≡C　C≡N　单环酮

$F=4$　苯环

$F=7$　萘环

(2) 按 COM 谱的谱线数目和化学位移判断分子是否存在对称,分子式中碳数等于谱线数则不存在对称性;分子式中碳数不等于谱线数则存在对称性。

(3) 根据 $\delta_C$ 的计算推导各官能团。

(4) 根据偏共振去偶确定信号的多重变,推断碳的种类,决定结构单元。

(5) 测定衍生物的$^{13}$C 谱进一步验证。

(6) 测定$^1J_{CH}$、$^2J_{CH}$通常先测$^1$H-NMR。

(7) $T_1$ 时间的测定,计算分子中部分结构的 $NT$ 值。

(8) 各种去偶谱和氘代碳谱。

(9) 测二维谱$^1$H-$^1$H COSY

$^{13}$C-$^1$H COSY。

(10) 与模式化合物对比推定化合物结构。

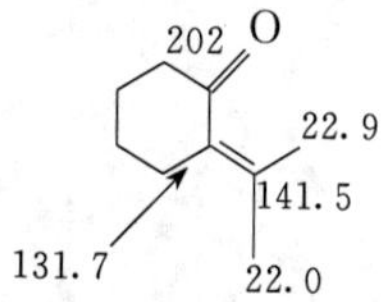


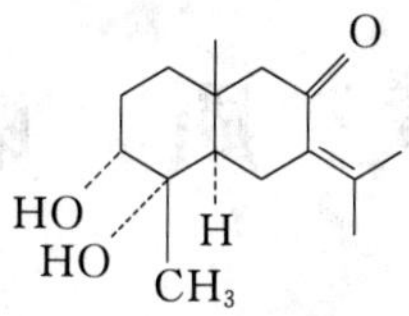


碳谱对化合物的解析有两种情况：

(1) 给分子式，根据谱图信息推断结构。

(2) 已知结构，给出$^{13}C$-NMR 信号确定化学位移的归属。

# 第四章 质 谱 法

## 第一节 质谱法的基本知识

### 一、定义和分类

有机化合物进入高真空系统($<10^{-3}$ Pa)，受热气化，在电离室内受能量为50～100eV轰击，样品分子离解成带电离子(阳离子等)，并按质量与电荷之比(质荷比 $m/z$)大小收集、顺序排列即谓质谱(mass spectrometry, MS)。质谱自20世纪50年代以来就成为鉴定有机物结构的重要手段。是唯一可以确定分子式的方法。80年代FAB，90年代ESI、MALDI、TOF的应用和彼此间的组合使质谱有了迅速的发展。

按测定所用的电离过程(离子源)不同，质谱法可分为：

电子轰击(electron impact ionization，EI)、场电离(field ionization, FI)，场解析(field desorption, FD)、化学电离(chemical ionization，CI)、快原子轰击(fast atom bombardment, FAB)、液体二次离子质谱(liquid secondary ion mass sectrometery，LSIMS)、基质辅助激光解吸电离(matrix - assisted laser desorption - ionization，MALDI)、大气压电离(atmospheric pressure ionization，API)，其中还包括电喷雾电离(electrospray ionization，ESI)和大气压化学电离(atmospheric pressure chemical ionization，APCI)等。

### 二、应用与特点

质谱的多种电离过程使其在众多领域中得以广泛应用，特别是生物化学中难度颇大的问题，如确定肽的序列，或探讨蛋白质分子的折叠和非共价键的相互作用，均可采用质谱法获得结果。质谱在天然药物中的应用主要是确定分子式，结合不同化合物的裂解规律从而推测从天然药物(如中草药)中提取分离获得的单体成分的结构。质谱除能测定分子式这一特点外，另一特点是它的灵敏度远远超过其他波谱，质谱测定所需的样品量极低，只需纳克(ng)，已低于f mol甚至到a mol($10^{-18}$mol)。这为微量成分的分析提供了可能性。因此质谱作为中药化学成分的结构鉴定是至关重要的。

### 三、仪器概述

质谱仪器按纪录分两大类。一种是记录所有离子的称质谱仪，另一种是顺次记录各种质荷比($m/z$)离子强度的称质谱计(mass spertrometer)。天然产物结构的测定使用质谱计，它由下列单元组成：

真空系统、进样系统、电离和加速室、质量分析器、检测器及计算机数据系统。双聚焦质谱示意图见图4-1。

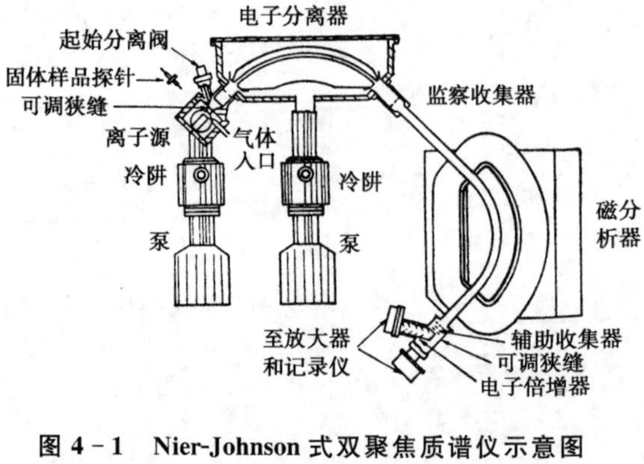


图4-1 Nier-Johnson式双聚焦质谱仪示意图

## 四、质谱仪器主要指标

（一）质量范围(mass range)

质量范围指质谱仪器所检测的离子的质荷比范围。对单电荷离子就是离子的质量范围，当检测多电荷子时，其质量可因离子的多重电荷而扩展相应倍数。

（二）分辨率(resolution)

扇形磁场质谱仪器分辨率 $R=\dfrac{m}{\Delta m}$，

式中　$m$ 为可分辨的两个峰的平均值；$\Delta m$ 为质谱仪器可分辨的两个峰的质量差。

因此分辨率是质谱仪器分开相邻两离子质量的能力，现公认仪器的分辨率是两峰间的峰谷高度为峰高的 10%时的测定值，表示为 $R_{10\%}$，分辨率和峰形见图 4-2。在实际测量中难以找到正好是两峰重叠 10%的峰高，因而可用下式表示：

$$R_{10\%}=\frac{m}{\Delta m}\times\frac{a}{b},$$

式中：$a$ 为相邻两峰的中心距离；$b$ 为峰高 5%处的峰宽。低分辨仪 $R<200$；中分辨仪 $R$ 500～5000；高分辨仪 $R>10000$。

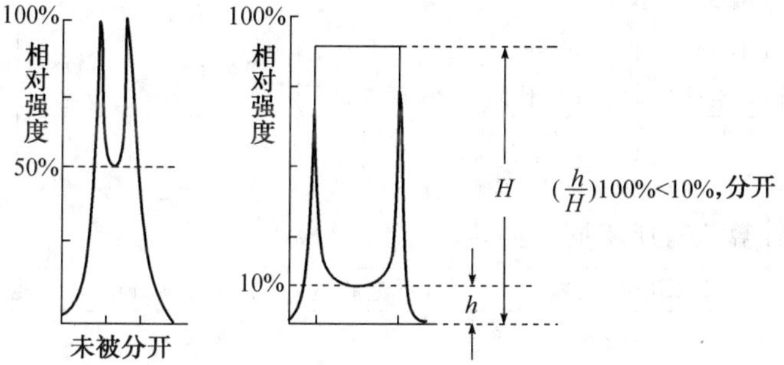


**图 4-2　分辨率和峰形**

**例 1**：如要分辨 CO、$CH_2CH_2$ 和 $N_2$ 需多少分辨率的仪器？

解：先分别计算精确分子量(exact mass)：

| $CO_2$： | | $N_2$： | $CH_2N$： | | $C_2H_4$： | |
|---|---|---|---|---|---|---|
| $^{12}C$ | 12.0000 | $^{14}N_2$ 28.0062 | $^{12}C$ | 12.0000 | $^{12}C_2$ | 24.0000 |
| $^{16}O$ | 15.9949 | | $^{1}H_2$ | 2.0156 | $^{1}H_4$ | 4.0312 |
| | 27.9949 | | $^{14}N$ | 14.0031 | | 28.0312 |
| | | | | 28.0187 | | |

代入公式，$R=\dfrac{m_1}{m_2-m_1}=\dfrac{m}{\Delta m}=\dfrac{28.0062}{28.0312-28.0062}=1120$，

即当分辨率为 1120 时可分开 $N_2$ 与 $C_2H_4$。

原子质量单位以 C 稳定同位素最大原子量的 1/12 计。$1\mu=1.6605655\times10^{-24}$ g 原子量。

能量 1eV = $1.6021773\times10^{-19}$ J。

（三）灵敏度(sensitivity)

表明出峰强度与所用样品量之间的关系。

## 五、质谱表示法

（一）质谱图

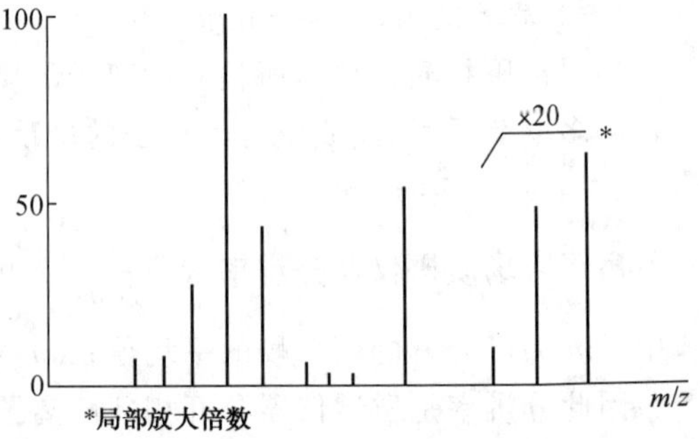


质谱图指不同质荷比的离子经质量分析器分开，而后被检测，记录下的谱图。纵坐标表示离子流的强度，最常见的标注为相对丰度（relative abundance），并把最强峰的强度定为 100%（称基峰，base peak），其他离子的峰强度以其百分数表示；横坐标表示离子的质荷比（$m/z$），实际即为离子质量。

（二）质谱表

| $m/z$ | 43 | 77 | … | 119 | … | 256 |
|---|---|---|---|---|---|---|
| 相对强度 | 40 | 100 | | 3 | … | 56 |

（三）元素图

在进行高分辨质谱计算机联用时，可给出谱上各个峰的强度及元素组成。如：

某化合物的 8 号峰的表示为

| Peak（峰号） | I/Base（相对丰度） | mass（质荷比） | Diff（误差） | $^{12}C/C^{13}$ | H | N | O |
|---|---|---|---|---|---|---|---|
| 8 | 7.52% | 65.0578 | −2.4* | 2/0 | 9 | 0 | 2 |

* $m_{实验值} - C_2H_9O_2 = -2.4m\mu$（毫原子质量单位）。

元素图表示随计算机有所不同。如：

| InT | OBSD | ERROR（误差） | US（不饱和度） | composition（元素组成，* 同位素） | | | |
|---|---|---|---|---|---|---|---|
| 2.6 | 94.0783 | 4.5 | 3.5 | $C_6$ | $H_9$ | $^*C_1$ | |
| | | 0.0 | 3.0 | $C_7$ | $H_{10}$ | | |
| 5.1 | 95.011 | 2.8 | 5.0 | $C_4$ | $H_2$ | $^*C_1$ | $O_2$ |
| | | −1.5 | 4.5 | $C_5$ | $H_3$ | | $O_2$ |

低分辨质谱给出（一）和（二）两种信息；

高分辨质谱给出（一）、（二）和（三）三种信息。

## 六、基本符号和术语

（一）阳电荷位置

一般在杂原子或不饱和系或芳环 π 电子系上。阳电荷位置明确：

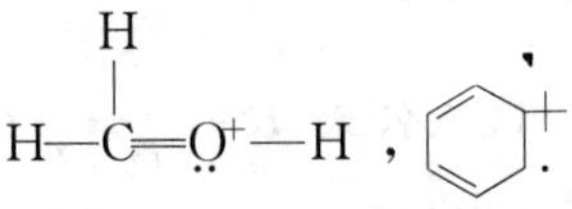

阳电荷位置不明确表示为：$[\quad]^{+\cdot}$，┐$^{+\cdot}$，$[\quad]^{+}$，┐$^{+}$

如：$RCH_2CH_3 \xrightarrow{-e} [RCH_2CH_3]^{+\cdot} \xrightarrow{-CH_3\cdot} [RCH_2]^{+}$，或┐$^{+\cdot}$，$RCH_2$┐$^{+}$

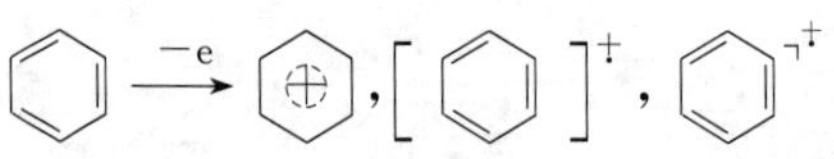

电离后双键表示：$R\dot{C}H-\overset{+}{C}H-R'$或$[RCH=CH-R']^{+\cdot}$

（二）"+̇"——含奇数个电子，"+"——含偶数个电子

（三）一个电子转移用"⌒"表示，一对电子转移用"⌒"表示

从电子转移的角度，化学键的断裂有下列三种情况：

(1) 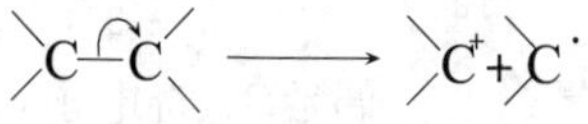 单键开裂——非均裂 (heterolytic cleavage)

(2) 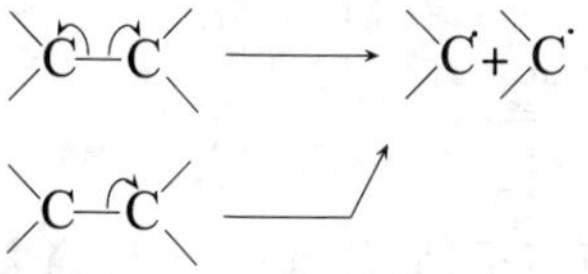 单键开裂——均裂 (homolgtic cleavage)

(3) 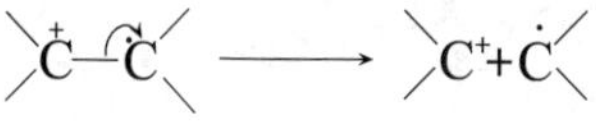 半均裂 (hemiheterolytic cleavage)

（四）$\alpha'$-开裂

具有电荷的功能团的原子和 α-碳原子间键的断裂。

$X—\dot{Y}^{+} \longrightarrow X\cdot + y^{+}$, $CH_3—CH_2—\dot{O}^{+}H \longrightarrow CH_3\dot{C}H_2 + \overset{+}{O}H$

（五）$\beta$ 开裂 $C_\alpha$ —⦚— $C_\beta$ 键的断裂

$\underset{\beta}{CH_3}—\underset{\alpha}{CH_2}\dot{O}^{+}H \longrightarrow \dot{C}H_3 + CH_2=\overset{+}{O}H$（两个电子成键）$\underset{\beta}{CH_3}—\underset{\alpha}{CH_2}\dot{N}^{+}(CH_3)_2 \longrightarrow \dot{C}H_3 + CH_2=\overset{+}{N}(CH_3)_2$

$\overset{+}{C}H_2—\underset{\alpha}{CH_2}—\underset{\beta}{CH_2}—R \xrightarrow{-R\cdot} \overset{+}{C}H_2—CH=CH_2 \rightleftharpoons CH_2=CH—\overset{+}{C}H_2$

（六）重排

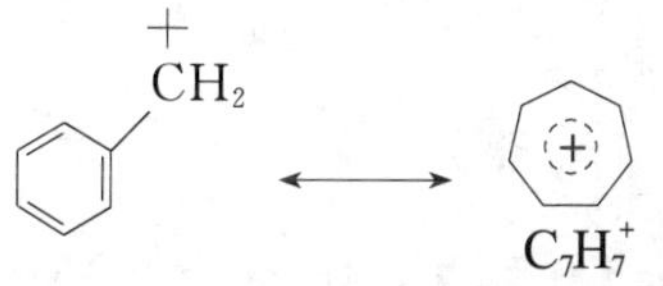

草鎓离子(tropylium ion)

重排开裂：

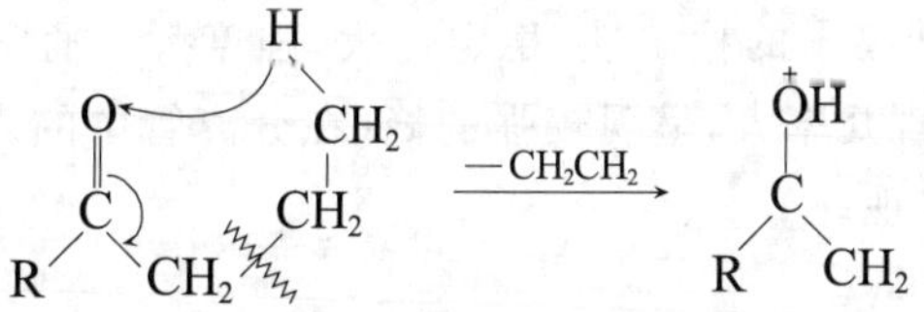


（七）C、H；C、H、O 组成的离子碎片

含奇电子，偶质量；含偶电子，奇质量。如：

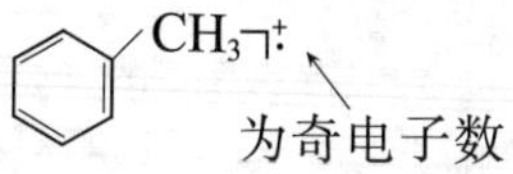

$m/z$ 92

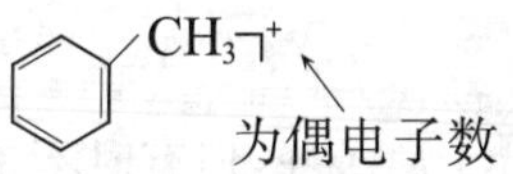

$m/z$ 91

C、H、O、N；C、H、N 组成的离子：

N 数为奇数时：奇电子，奇质量。偶电子，偶质量。

N 数为偶数时：奇电子，偶质量。偶电子，奇质量。

通称 N-的规律(N-律)。

如：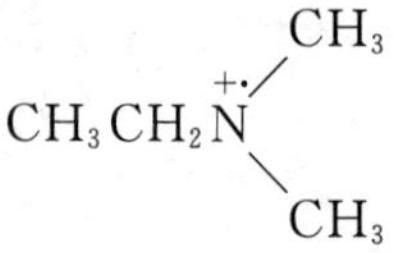 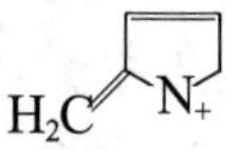 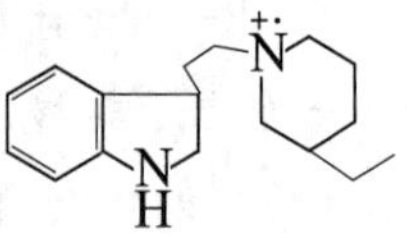

$m/z$ 73　　$m/z$ 80　　$m/z$ 254

奇数 N，奇电子，奇质量。　奇数 N，偶电子，偶质量。　偶数 N，奇电子，偶质量。

## 第二节　离子的类型

有机质谱中离子类型有：分子离子、碎片离子、多电荷离子、同位素离子、亚稳离子、重排离子和复合离子共七种。

### 一、分子离子(峰)

(一) 定义

分子失去一个电子而形成的离子称分子离子或称母离子，其峰称分子离子峰(molecular ion peak)。是质谱中最为重要的信息。因有机化合物是偶数个电子分子，所以分子离子为奇数个电子，通常以“M”表示。

形成分子离子所需能量最低为 10eV 左右。失去电子的顺序：$n$ 电子＞$\pi$ 电子＞$\sigma$ 电子。

如：失 $n$ 电子：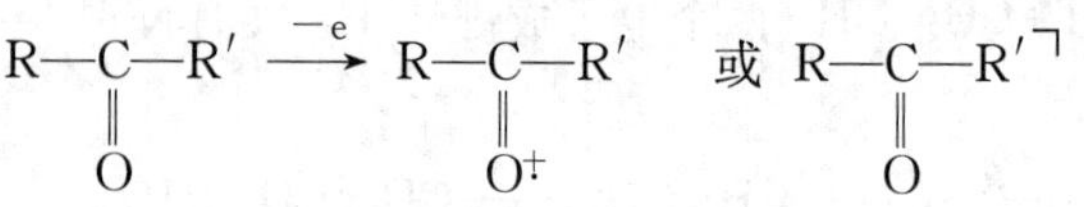

失 $\pi$ 电子：$RCH{=}CHR' \xrightarrow{-e} R\dot{C}H{-}\overset{+}{C}HR'$

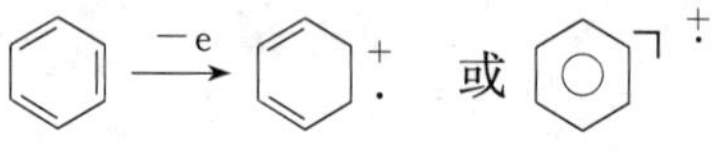

失 $\sigma$ 电子：$RCH_2CH_3 \xrightarrow{-e} RCH_2CH_3]^{+\cdot}$

(二) 分子离子(峰)的强度

分子离子(峰)强度取决于分子离子的稳定性，稳定性大，强度大。通常有利于电荷分散(离域)的结构可使稳定性增加，出现几率大，呈现较强的峰(在分离管中的寿命≥$10^{-6}$秒时可被接受)，有些分子离子峰弱或不出现。

化合物的稳定性顺序：

芳香化合物＞共轭连烯＞烯＞脂环＞硫化物＞直链烷烃＞硫醇＞酮＞胺＞酯＞醚＞酸＞分支烷烃＞醇。

(三) 分子离子峰的识别

$m/z$ 离子质量等于分子量。

一般 $m/z$ 最高质量端为分子离子峰，但有时不是分子离子峰。

当 $M\pm18$($M+H_2O$)或($M-H_2O$) $M\pm1$、$M\pm2$ ……时，最高质量端不是分子离子(峰)。

分子离子(峰)的特征：

1. 符合 N 规则

C、H、O 组成：$MW$ 偶，$m/z$ 偶。

C、H、O、N 组成：N 奇，$MW$ 奇，$m/z$ 奇；N 偶，$MW$ 偶，$m/z$ 偶。

C、H、O及一个Cl、Br、I、F组成：*MW*偶，$m/z$偶。

其元素组成可通过高分辨质谱或元素测定而知。

2. 符合裂解规则

最高质量端与靠近峰之间质量差有意义，其差值等于适当基团或中性分子。

(1) 不含N，差值4～13($M-4$到$M-13$)，21～26，37，38，50～53，65，66时，右侧$m/z$不是分子离子。

$m/z$ $M-3$、$M-14$有分子离子存在，但是极为罕见，要特别注意。

(2) 碎片离子峰的元素组成和数量＜分子离子，从高分辨质谱可知分子离子峰是否存在矛盾。

3. 获得的分子式符合原子价总数规律

H以外的原子价总和为偶数，H应是偶数；H以外的原子价总和为奇数，H应是奇数。奇电子离子不饱和度为整数，偶电子离子不饱和度为半整数。

利用M＋H或M－H峰。

M不稳定，在电离室捕获一个H，此时$M^{+\cdot}$很弱，M＋H往往很强。

醚、酯、胺、酰胺、氨基酸、氰化合物中易发生，其强度随样品蒸气压增加而增大。有些腈、醛、缩醛、仲醇、含氮杂环，$M^{+\cdot}$未出现或很弱，而出现M－H较强。

有$M$，$M-1$峰易确定分子量。

4. $M+14$，最高质量端与相近峰$m/z$差14，常因纯度不佳，存在多个$CH_2$同系物，烷基取代基的脂肪族化合物易产生。

5. 无$M^{+\cdot}$得$M-CH_3$、$M-H_2O$，则高质量端两峰差为3质量数。

$[M-H_2O]-[M-CH_3]=|3|$，糖和醇类化合物中可产生。

6. 在糖苷类化合物电子轰击质谱(EI-MS)中常得苷元和糖的碎片离子峰。

(四) 提高分子离子峰出现的方法

分子离子峰不出现或弱的主要原因：一是化合物熔点高不易气化；二是不稳定，易发生二级、三级等裂解。提高出现的方法：

1. 制备易挥发的衍生物

有机酸、氨基酸可制备成酯。如：对氨基水杨酸电子轰击质谱(EI-MS)，无$M^+$($m/z$ 153)的峰，甲醚化后出现$m/z$ 167分子离子(峰)。

醇类，可醚基化、乙酰化和三甲基硅醚化(trimethylsilyl ether)。

2. 直接进样法

用加热进样法，分子量较大或难挥发的化合物，分子离子峰很难出现，改用直接进样法，分子离子峰会显著增强。

如：对氨基水杨酸加热进样法测定时，找不到分子离子峰，改用直接进样法$M^+$153很大。

3. 降低电离电压

如：穿心莲内酯加成物在70 eV时无$M^{+\cdot}$，降低电离电压至12 eV出现$m/z$ 436分子离子峰。

4. 降低样品气化温度

受热不稳定样品，降低温度可增加$M^{+\cdot}$强度。

如：三十烷在70 eV、340℃时$m/z$ 422($M^+$)相对强度只有1％，若改变气化温度到70℃则$m/z$ 422($M^+$)相对强度为基峰的86％，显示了强的分子离子峰(图4-3)。

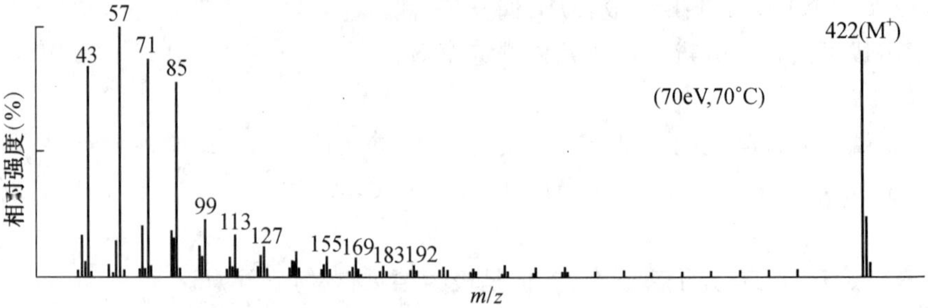


**图 4-3　三十烷** $CH_3(CH_2)_{28}CH_3$

5. 增加样品量以提高出现几率。

6. 采用软电离技术得分子离子峰

(1) FI 质谱：当样品蒸气邻近或接触带高的正电位的金属针时，由于高曲率半径的针端处产生很强的电位梯度使样品分子被电离，称场电离。场电离要求样品分子处于气态。优点：分子离子峰强，容易确定分子量和分子式；缺点：灵敏度低，光谱简单，信息量少(图 4-4)。

(2) FD 质谱：场解析质谱与 FI 相同，但样品是被沉积在电极上，电极上有很多微针(microneeelles)，在电场作用下，样品分子不经气化而是溶解于适当溶剂中后把针浸入做阳极来测定，而直接得到准分子离子或分子离子，所以场解析适合于难气化的、热不稳定样品如肽类、糖、高聚物有机酸盐和有机金属化合物。该法所得到的准分子强度高(图 4-4)。

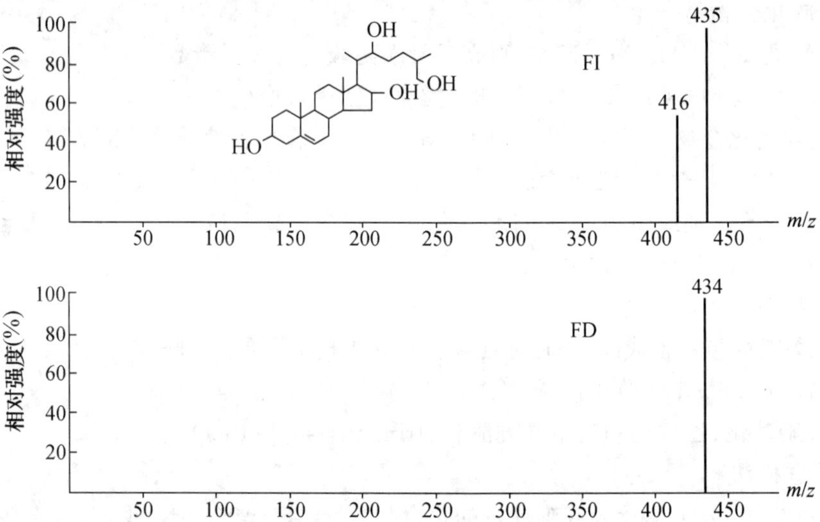


**图 4-4　胆甾-5 烯 3,16,22,26-四醇的 FI 和 FD 质谱图**

(3) 化学电离：加入试剂气体(如甲烷)，产生一次离子，再加入样品产生 $M+1$、$M-1$、$M-C_2H_5$、$M-C_3H_5$ 准分子离子。

(4) 快原子轰击(FAB-MS)：该法为温和的电离，特别适用于极性大的化合物，可获得强的分子离子峰，溶于基质(如甘油)的样品在高能离子束和快速原子轰击下被活化而裂解产生大量碎片离子，是近年质谱技术中最主要的发展之一。原理如图 4-5 所示。

(5) 电喷雾质谱(ESI-MS)：是一种很软的电离技术，被测分子不发生热降解而以准分子离子(quasi-moleular ion)的形式进入质谱计，可测出分子量而无碎片离子峰。准分子可有

M+Na、M+K、M+K+Na 和 M+H 等，如图 4-6。

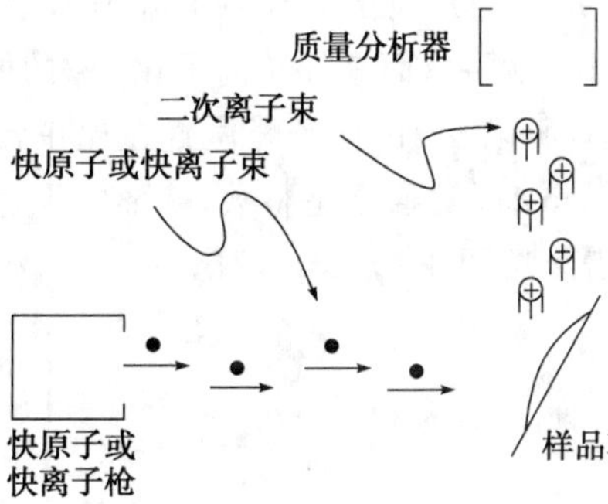


**图 4-5　快原子和快离子轰击质谱原理**

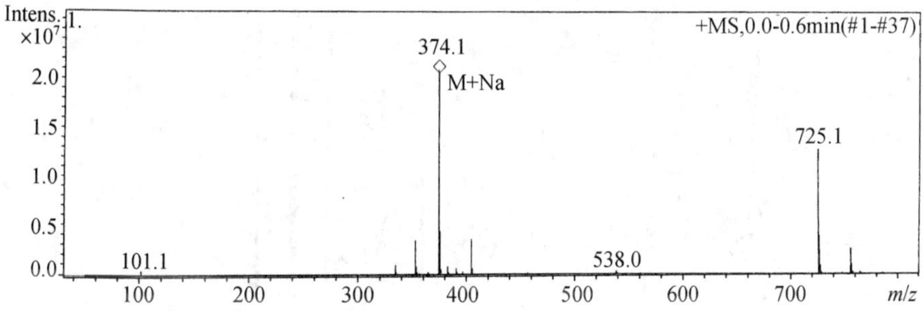


**图 4-6　化合物 WZ-16 的 ESI-MS 谱**

## 二、同位素离子(峰)

元素中 70%具有天然同位素，其在质谱图中出现多呈一簇峰，强度最大的峰两旁还有丰度较小质量的峰如 $M+1$、$M+2$……这些由同位素贡献产生的峰称同位素离子峰(isotopes ion peak)。

不同元素的同位素峰 $M:M+1:M+2$……的强度是不同的。用它可以确定分子式、原子的个数和种类。

| | |
|---|---|
| 如：Cl：$^{35}Cl:^{37}Cl$ | 3∶1 |
| $Cl_2$：$^{35}Cl:^{37}Cl:^{37}Cl_2$ | 9∶6∶1 |
| Br：$^{79}Br:^{81}Br$ | 1∶1 |
| S：$^{32}S:^{34}S$ | 100∶4.4 |
| C：$^{12}C:^{13}C$ | 100∶1.1 |

## 三、亚稳离子峰($m^*$)

在离子源中生成的质量为 $m_1$ 的离子，其中一部分内能较小，在 100μs 内可稳定存在，称稳定离子。这些离子进入质量分析器，然后被检测，在质谱 $m_1/z$ 处出峰为正常质谱峰；另一些 $m_1$ 离子内能较大，存在寿命很短($<10^{-7}$s)，称不稳定离子，它们在离子源内进一步裂解产生质量为 $m_2$ 的离子，在质谱 $m_2/z$ 处呈现峰，也为正常质谱峰；还有一些 $m_1$ 离子内能介于上述两种离子之间，存在寿命为 1～10μs 之内，称亚稳离子。通常离子在离子源中加速进入质量分

析器需约 1～2μs，因此，亚稳离子在离子源内不被裂解，而是在进入分析器之前一段无场区内发生裂解，失去一个中性碎片形成碎片离子 $m_2$，为了区别离子源中正常裂解形成的碎片离子 $m_2$，用 $m^*$ 表示，$m_2$ 与 $m^*$ 均由 $m_1$ 裂解而来，$m^*$ 离子比 $m_2$ 的能量要小，其在磁场中的偏转曲率半径要比 $m_2$ 的曲率半径小，所以 $m^*$ 的离子峰位置在比正常的 $m_2$ 离子峰位置偏低的质量区。亚稳离子峰(metastable ion peak)通常是整数，峰形常为宽峰，可跨几个质量数，强度约为基峰的 1%～3%，峰形和质谱图见图 4－7A、4－7B。

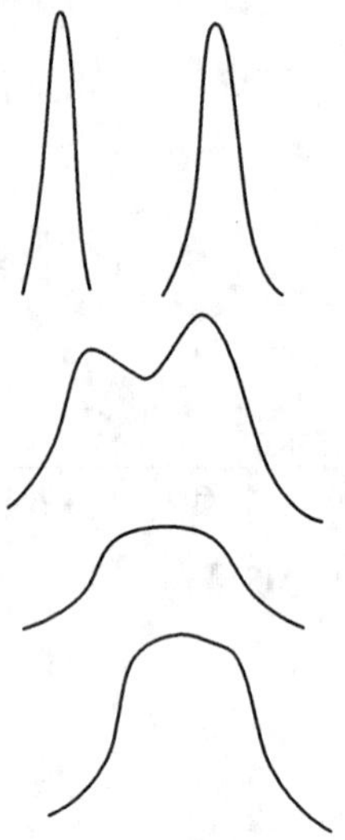

图 4－7A　亚稳离子的峰形

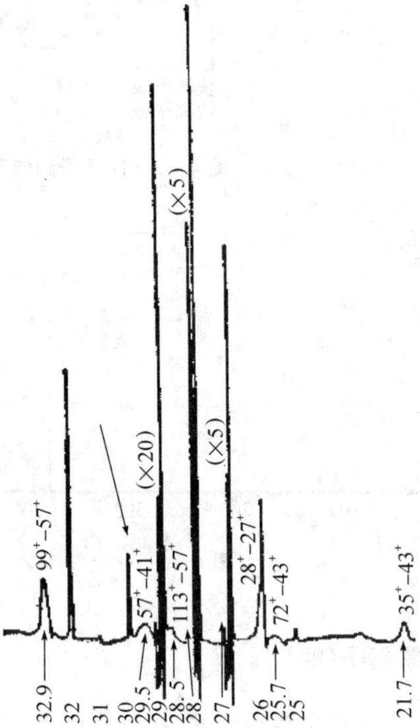


图 4－7B　十六烷的质谱
(示亚稳离子峰)

$m^*$ 与 $m_1$、$m_2$ 的关系可用下式表示：

$$m^* = \frac{m_2^2}{m_1},$$

即从 $m^*$ 可以找到 $m_1$ 和 $m_2$，当然也可以从 $m_1$ 和 $m_2$ 计算得 $m^*$。

计算所得的 $m^*$ 值常比实例的 $m^*$ 值小 0.1～0.4 μ，研究亚稳离子可应用于推测裂解过程即有机质谱反应的机理，这对结构的推断极为有用。

**例 2**：对氨基茴香醚 $m/z$ 123、108、94.8、80、59.2，根据亚稳离子可知裂解过程。

解：按公式计算

$\frac{(108)^2}{123}=94.8$，$\frac{(80)^2}{108}=59.3$。

从而可得出断裂途径分别为 $m/z$ 123 ⟶ $m/z$ 108；$m/z$ 108 ⟶ $m/z$ 80。

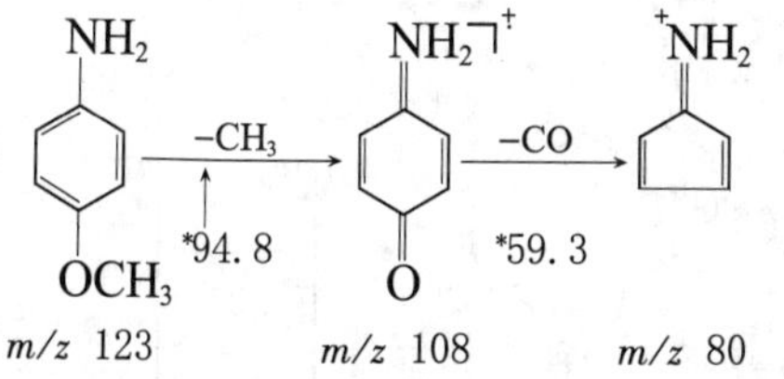


另有一化合物苯乙酮的裂解，$m/z$ 77 有两种途径：一是分子离子直接失去 $CH_3CO$（$M-43$），另一种是 $m/z$ 105 碎片离子失去 CO $m/z$ 28，实测得亚稳离子峰 $m/z$ 56.47 而确定为后一种裂解途径。

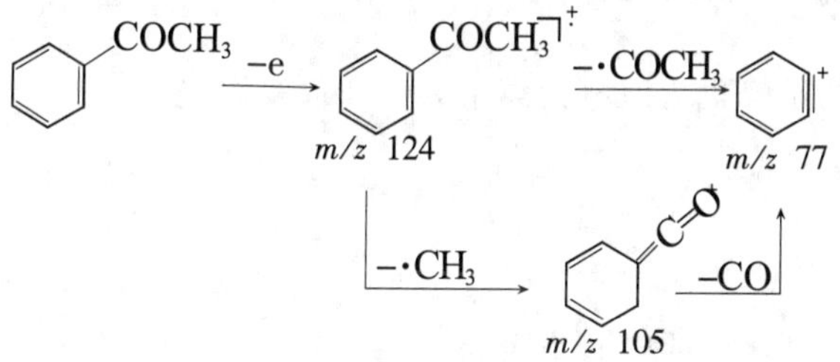


质谱图见 4－8，$m^* = \frac{77^2}{105} \approx 56.47$。

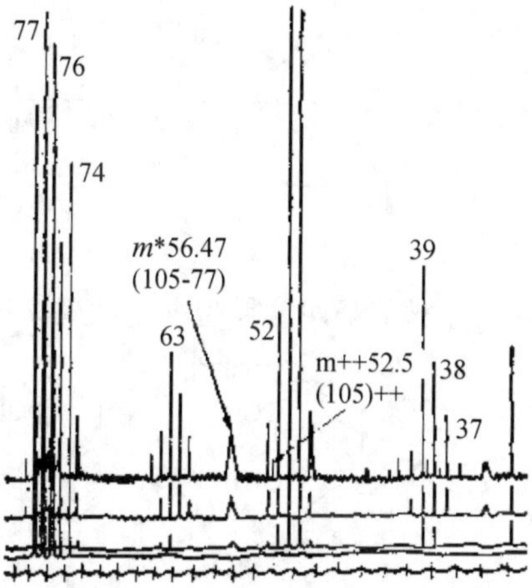


**图 4－8 苯乙酮质谱的一部分**

图内亚稳离子以 $m^*$ 表示

## 四、多电荷离子(峰)

失去一个以上电子所形成的正离子，称多电荷离子(multiply－charged ion)。失去 2 个电子产生双电荷离子，双正电荷离子峰位在单电荷离子的 1/2 质量位置，在稠环、有机金属化合物及含 Br、Cl 的化合物中可以找到。

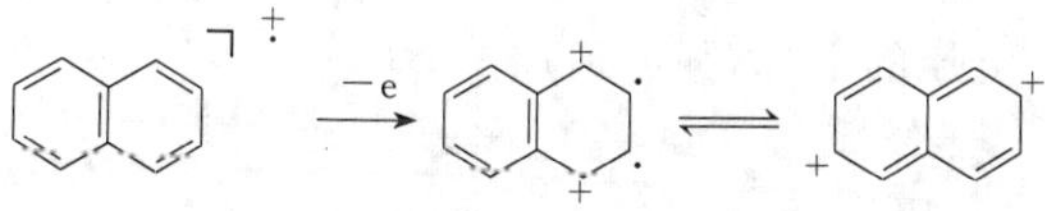


双电荷离子强度的次序为：芳香含氮＞芳香碳氢＞多烯＞饱和含硅＞烯烃＞饱和碳氢化合物。

如：天然产物来自大黄中的蒽醌类化合物有时也会出现双电荷离子。

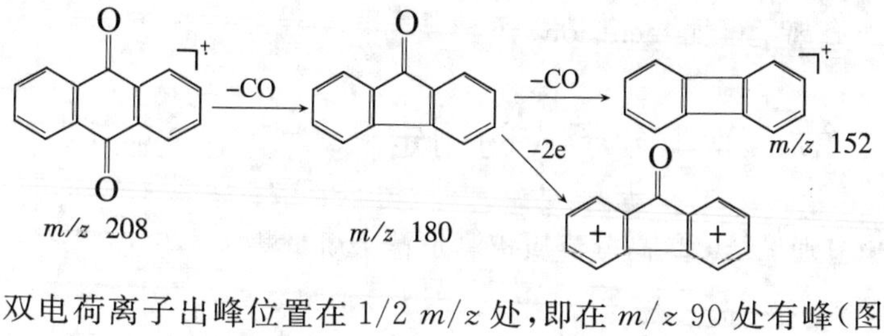


双电荷离子出峰位置在 1/2 $m/z$ 处，即在 $m/z$ 90 处有峰(图 4—9)。

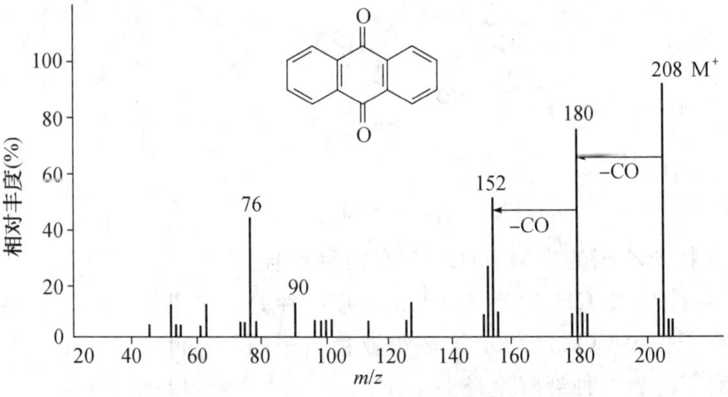


**图 4-9 蒽醌质谱图**

双苄基四氢异喹啉生物碱防己甲素的基峰也为双电荷离子 $m/z$ 198。

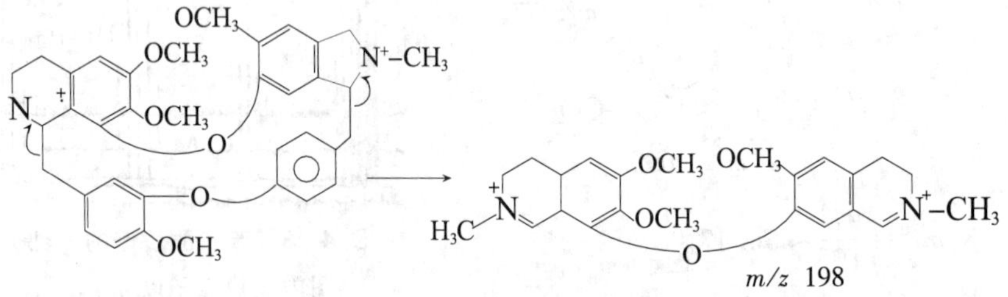


### 五、复合离子

离子与分子反应而成 $M+1$,$M^+$ 碎片离子。

$$CH_3OH + CH_3\overset{+\cdot}{O}H \longrightarrow CH_3OCH_2]^+ + CH_3\dot{O},\dot{C}H_2OH\cdot$$

醇与腈化合物中易出现。识别:随排斥电压的下降,强度增加。

### 六、重排离子

通过分子重排而形成的离子(rearrangement ion)。

### 七、碎片离子

由分子离子碎裂产生的所有离子(fragment ion)。

## 第三节 分子式的测定

有两种方法:① 同位素相对强度法;② 高分辨质谱测定精密质量法。

### 一、同位素相对强度法

有机化合物由 C、H、O、N、S、Cl、Br、F、I、P 等元素组成。这些元素都有同位素,会出现同位素峰。其中$^{13}C$、$^{2}H$、$^{15}N$、$^{33}S$、$^{17}O$、$^{29}S$ 与 $M+1$ 峰有关,$^{2}H$ 丰度很小可忽略;$^{34}S$、$^{18}O$、$^{37}Cl$、$^{81}Br$与 $M+2$ 峰有关。

因为自然界各元素的同位素比率是恒定的，如$^{13}C/^{12}C$为1.08等，所以能决定何种元素和原子个数。

当化合物含C,H,O,N,S时，

碳数：$n_C=\dfrac{\left(\dfrac{M+1}{M}\right)\%-0.78n_S-0.38n_N}{1.08}$　　氮数：$n_N=\dfrac{\left(\dfrac{M+1}{M}\right)\%-1.08n_C}{0.38}$

氧数：$n_O=\dfrac{\left(\dfrac{M+2}{M}\right)\%-0.006n_C^2-4.4n_S}{0.20}$

1.08、0.38、0.20分别为$^{13}C$、$^{15}N$、$^{18}O$的百分丰度，0.006为$n$个C对$M+2$的贡献。

当只有C、H、O时，C、O数分别为：

$$n_C=\frac{\left(\dfrac{M+1}{M}\right)\%}{1.08},\quad n_O=\frac{\left(\dfrac{M+2}{M}\right)\%-0.006n_C^2}{0.20}$$

重同位素与轻同位素天然丰度相对比值如下：

| $^{13}C$ | $^{2}H$ | $^{17}O$ | $^{18}O$ | $^{15}N$ | $^{33}S$ | $^{34}S$ | $^{37}Cl$ | $^{81}Br$ |
|---|---|---|---|---|---|---|---|---|
| 1.08 | 0.016 | 0.04 | 0.2 | 0.38 | 0.78 | 4.4 | 32.5 | 98 |

对于分子式不同的化合物因元素的种类和数目不同，所以$M+1$、$M+2$的强度百分比也不一样。通过$M+1$，$M+2$的百分比值可推知分子式。

具体操作为：从已知$M+1$、$M+2$、$M$中求得$\dfrac{M+1}{M}$、$\dfrac{M+2}{M}$的值。再查Beynon（贝农）质谱数据表。

**例3**：$M^+$ 166，$M+1=10.15\%$，$M+2=1.1\%$，求分子式。

解：从$M+2=1.1\%$可知不含Cl、Br、S元素，查贝农表，$M+1$为9～11的有9个：

| | $M+1$ | $M+2$ | | $M+1$ | $M+2$ |
|---|---|---|---|---|---|
| $C_7H_{10}N_4O$ | 9.29 | 0.59 | $C_9H_{10}O_3$ | 10.00 | 1.05 |
| $C_8H_{10}O_4N_2$ | 9.65 | 0.82 | $C_9H_{12}NO_2$ | 10.38 | 0.89 |
| $C_8H_{12}N_3O$ | 10.02 | 0.65 | $C_9H_{14}N_2O$ | 10.75 | 0.72 |
| $C_8H_{14}N_4$ | 10.4 | 0.49 | $C_9H_{10}N_3$ | 11.13 | 0.56 |
| $C_9H_2N_4$ | 11.28 | 0.58 | | | |

再根据N-律，$M=166$，N应为偶数，含偶数N符合的有5个，不含N有1个，共6个化合物。再来查$M+2\%$比值。接近1.1%的只有$C_9H_{10}O_3$。

**例4**：$M^+$ 151，$M+1(152)$　10.4%

$M+2(153)$　32.1%

$M+3(154)$　2.89%

求分子式。

解：根据$M+2$的同位素相对强度为32.1%，可知分子含一个氯原子。所以，151－35＝116，查Beynon表，$M+1$接近10.4%的有三个：

$C_8H_4O$　8.75

$C_8H_6N$　9.12

$C_9H_8$　9.85

因$M=151$是奇数，含一个N，所以只有$C_8H_6NCl$符合，为所求分子式。

另外可根据原子价总和规律，分子中不含 N，一价元素原子价总和为偶数，则 H 数应为奇数。

判别分子式 $C_8H_4OCl$，1 价 H、Cl 原子价总和为偶数，H 应为奇数，实际含 H 数为偶数，则不符合。

## 二、高分辨质谱精密质量法

有分子离子峰并有元素组成可直接知分子式，精密质量以 $^{12}C=12.000000$ 为标准，精确到±0.006～±0.002，对应化合物极少。

如前述例 1，$M^+$ 166 有 14 个化合物，$C_9H_{10}O_3$ 分子量 166.06299 只有一个。

# 第四节　阳离子的裂解

## 一、影响裂解的因素

（一）与键能大小有关

① 单键键能＜双键＜三键键能。

② 单键中，C—N、S、Br、Cl、I、O 键能较小，C—O、F 键能较大。

③ 键能小的易裂解，键能大的难裂解，所以单键易断裂，双、三键较难，芳香族和共轭双键等也难断裂，均有强的分子离子峰。

Br、I、醚、醇类化合物碎片离子峰强，分子离子峰弱。

（二）与形成碎片离子、中性碎片的相对稳定性有关，稳定性大，优先裂解

同样是 C—C 键，断裂也有不同。

例如：

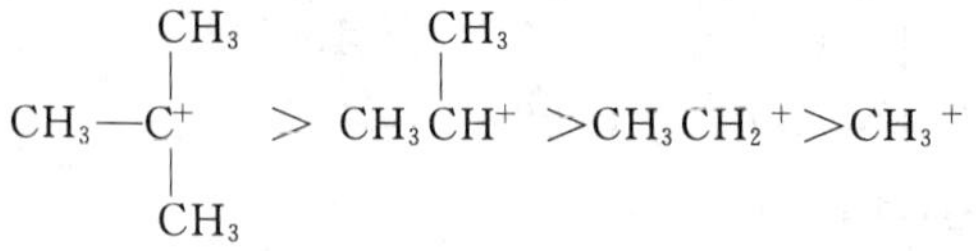


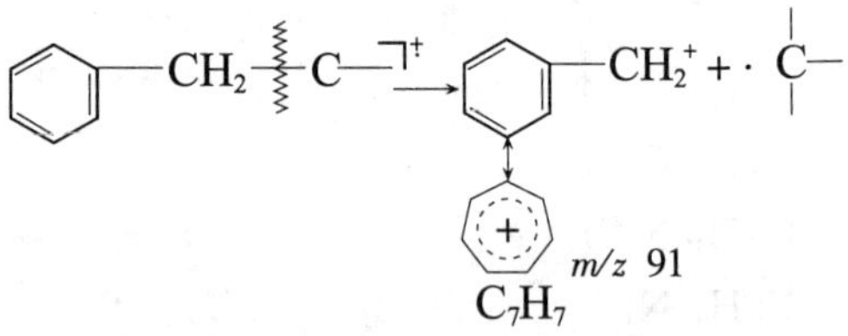


正电荷在环上分散非常稳定

（三）原子与基团的相对位置有利于脱去中性分子的优先裂解

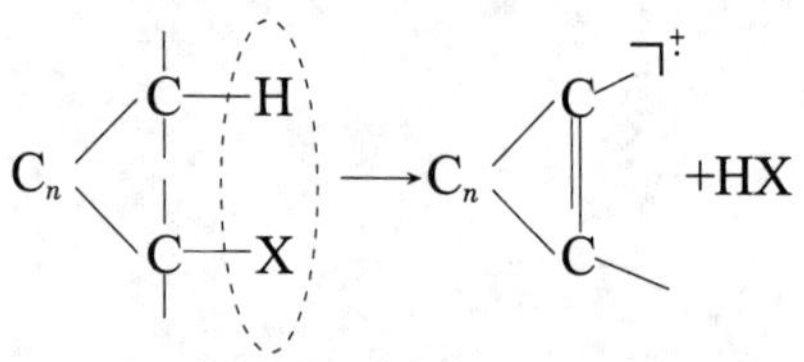


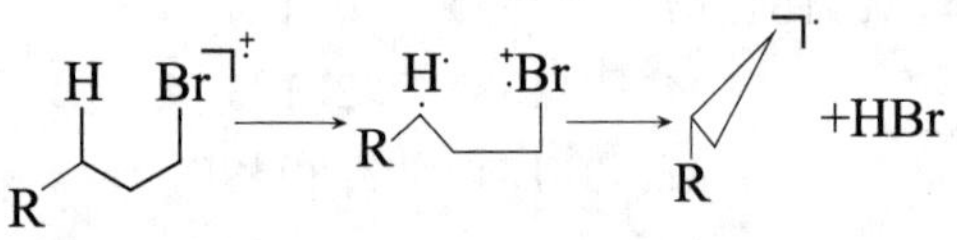


## 二、裂解类型（阳离子形成的途径）

主要有简单裂解、重排裂解、复杂裂解。

（一）简单裂解

仅一根化学键断裂，脱去一个游离基，形成一个阳离子。

当 $m/z$ 为偶数时，碎片离子质量为奇数；当 $m/z$ 为奇数时，碎片离子质量为偶数。

母离子含奇数个电子，产生碎片离子有偶数个电子；以母、子离子质量奇偶相反为特征，即母离子 $m/z$ 为奇数，子离子则为偶数；母离子为偶数个电子，产生碎片离子有奇数个电子。

单键裂解能直观地反映原来的分子部分结构，容易理解和掌握。引发简单断裂的机制有：自由基引发（$\alpha$ 断裂）、电荷引发（诱导效应，$i$ 断裂）和 $\sigma$ 断裂。

$$R'\text{—}CR_2\text{—}\overset{+\cdot}{Y}\text{—}R'' \xrightarrow{\alpha} R'\cdot + CR_2{=}\overset{+}{Y}R'' \qquad R\text{—}O\text{—}R' \xrightarrow{i} R^+ + \cdot OR$$

简单断裂可分为七种形式：

1. 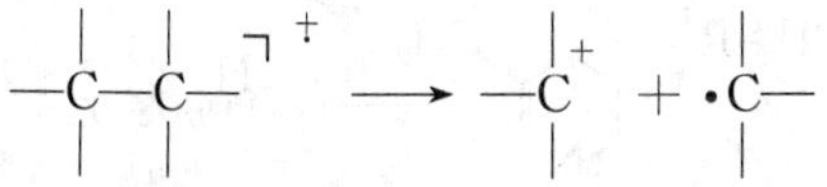

脂肪族尤是长 C 链的饱和烃，强度大碎片集中在低质量端，$n=3$、4、5 的离子稳定，峰高。形成系列峰 $m/z$ 29，43，57，71，85，99。$C_nH_{2n+1}$ 强峰和 27，41，55…$C_nH_{2n-1}$ 弱峰。

有支链时，同时出现反映支链取代的特征峰，如异十六烷（图 4－10）。脂环族侧链处裂解与上相似。

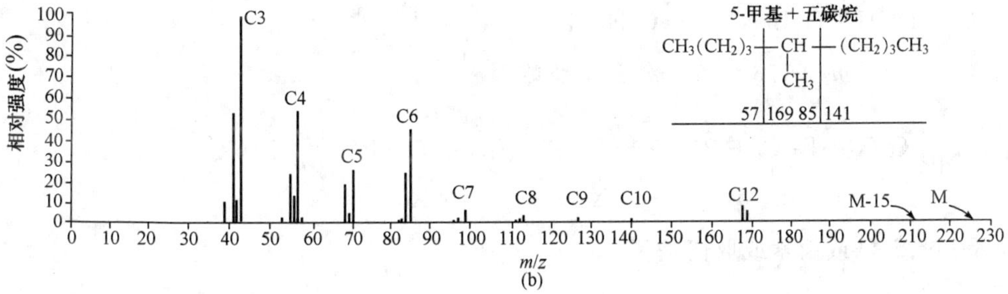


**图 4－10　异构 $C_{16}$ 烃类的质谱图**

2. 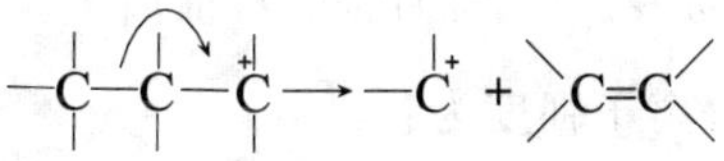

3. 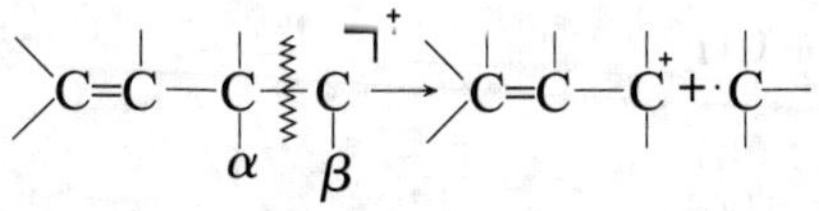

异戊烯正离子很稳定，凡具有异戊烯基结构的化合物均易形成 $m/z$ 69 的强峰。

例：香橙醇：

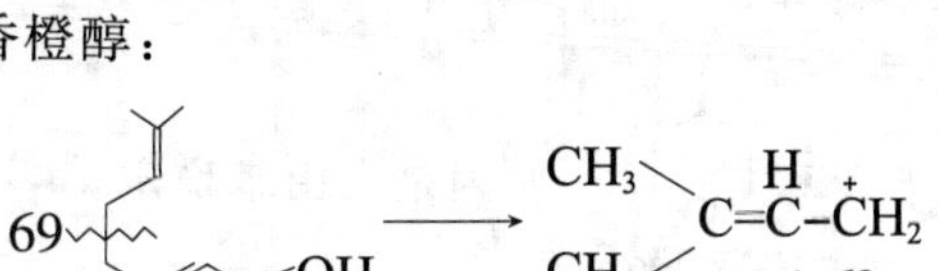

4. 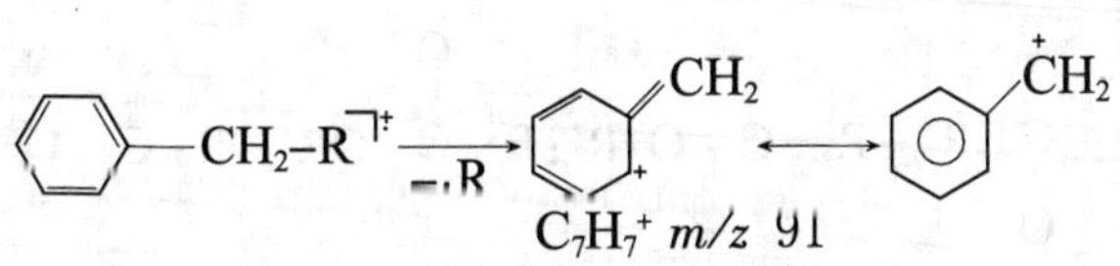

苄基型结构都可发生，形成较大的稳定性的 $C_7H_7^+$ $m/z$ 91。

苄基裂解产生特征离子，在天然产物苄基四氢异喹啉双苄基四氢异喹啉类生物碱的质谱中是最典型的代表。裂解后得一对互补离子，对结构确定有重要意义。

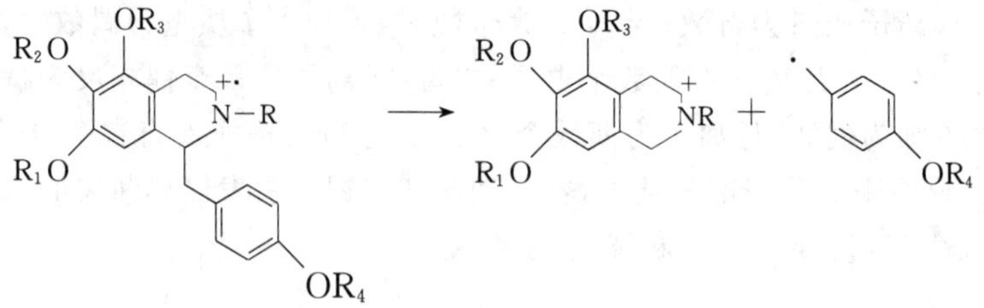


五元、杂环及γ取代吡啶发生相似的裂解。

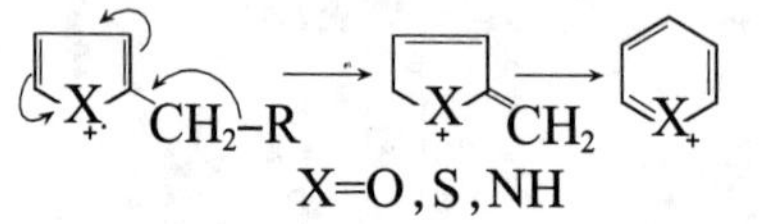


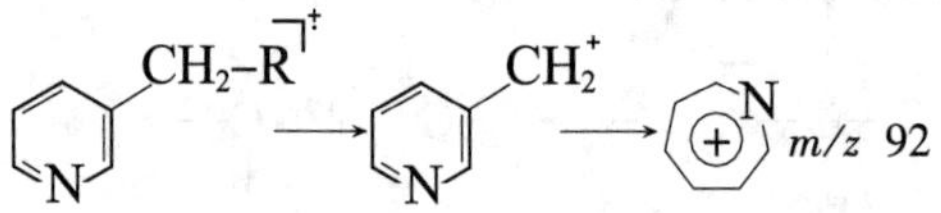


5. $-\overset{|}{\underset{|}{C}}-X\rceil^{+\cdot} \longrightarrow -\overset{|}{\underset{|}{C}}{}^{+} + X\cdot$ （X为卤素）

当同时有不同卤素存在，断键随电负性强而降低，电负性弱者先断裂。

$ClCH_2CH_2CH_2Br\rceil^{+} \xrightarrow{-Br} C_3H_6Cl$

*m/z* 156　　　*m/z* 77 强峰

6. 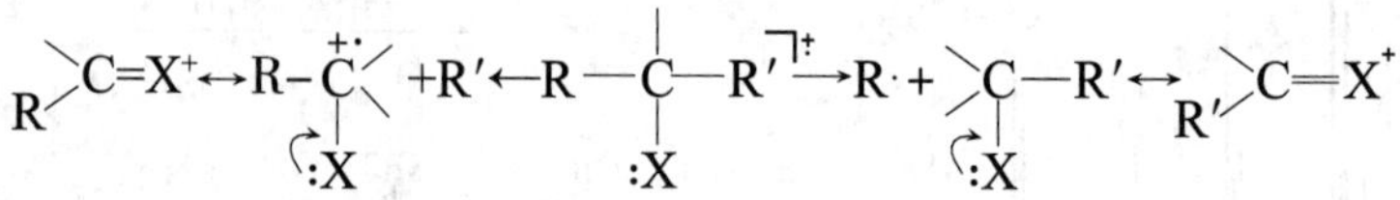


X＝N、S、O或卤素或取代基。

$CH_3-(CH_2)_8 \wr CH_2-OH \longrightarrow CH_2=\overset{+}{O}H$ *m/z* 31　为伯醇的特征离子。

$CH_3-(CH_2)_8 \wr CH_2-NH_2 \longrightarrow CH_2=\overset{+}{N}H_2$ *m/z* 30　为伯胺的特征离子。

当化合物中·—OH与$-NH_2$同时存在时，其裂解离子强度为：

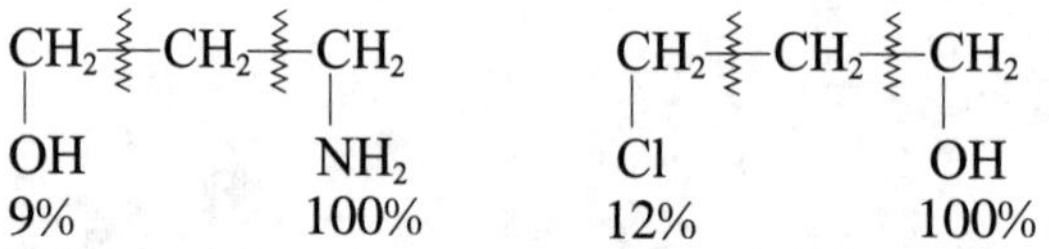


双键相连的单键不易断，通常进行β-裂解。如：

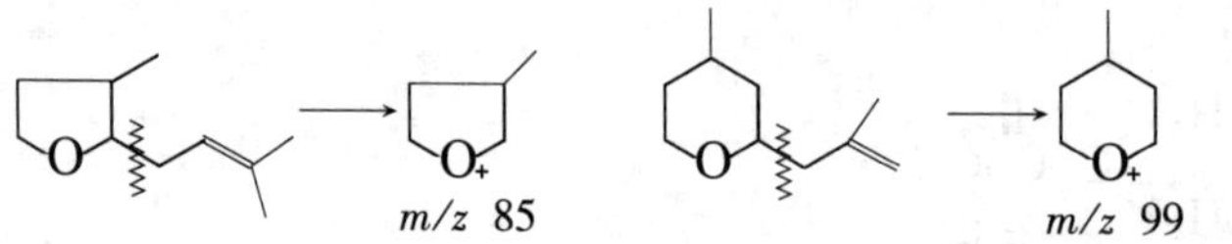


原因是自由基稳定。

7. 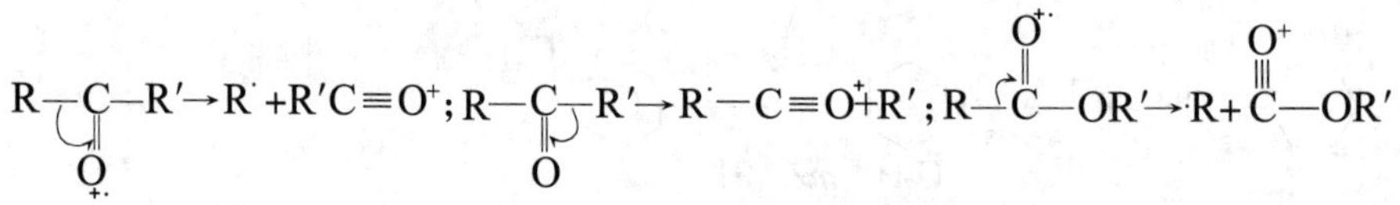


酮、醛、酯、酰胺均有此裂解。

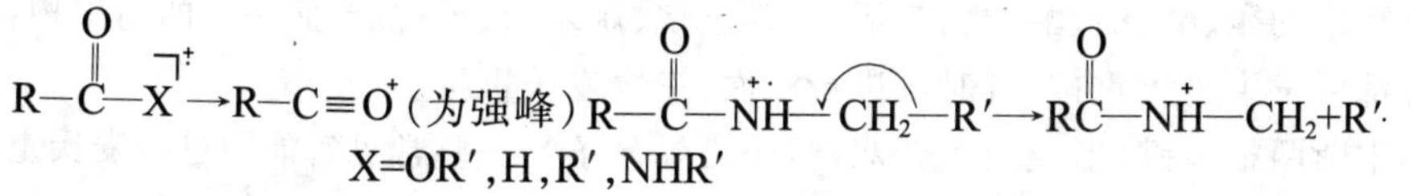


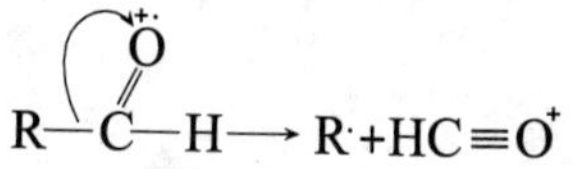

$m/z$ 29　为醛的特征离子。

（二）断两根以上化学键的裂解

1. 小环结构开裂

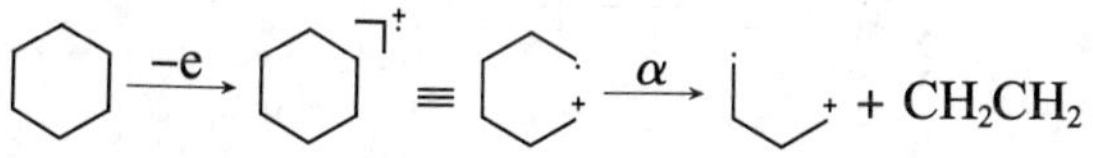

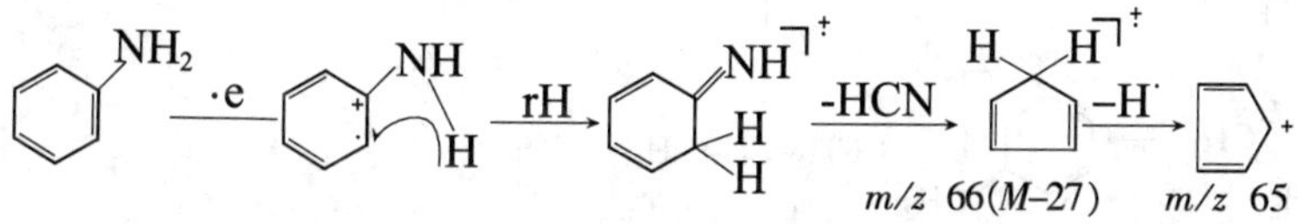


2. 逆狄尔斯-阿德尔反应(Retro Diels - Alder reaction，RDA 反应)

RDA 为 1,3 -丁二烯和乙烯缩合产生一个六元环烯化合物的逆反应，在许多化合物结构测定中特别重要。在带有双键的脂环化物、生物碱、黄酮、萜类、甾体等的质谱上经常可发生 RDA 裂解的离子峰，且所反应生成的两种碎片离子的质量之和等于分子离子的质量。

单萜：

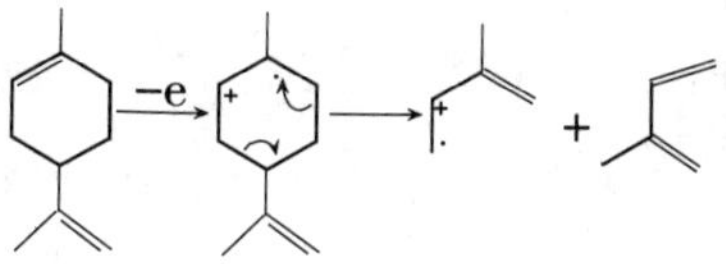

生物碱：

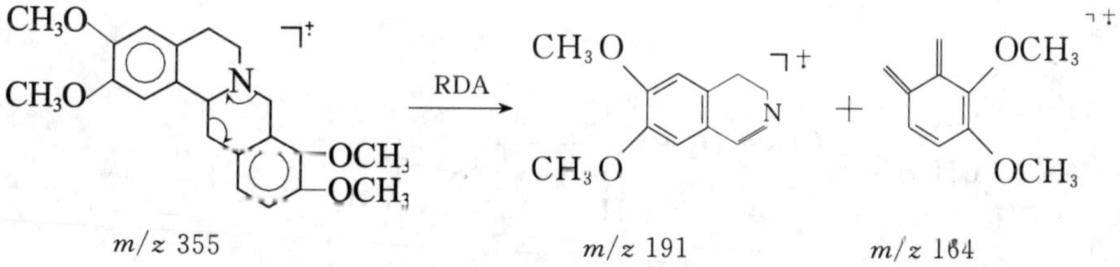


（三）重排开裂(rearrangement cleavage，rH)

断裂两根化学键，脱去一个中性小分子，同时发生重排。母离子与子离子带电荷和质量的奇偶前后一致。

重排反应有三种形式：

1. 麦氏重排(McLafferty rearrangement)

氢原子经过六元环迁移属六元过渡态的氢重排。通式：

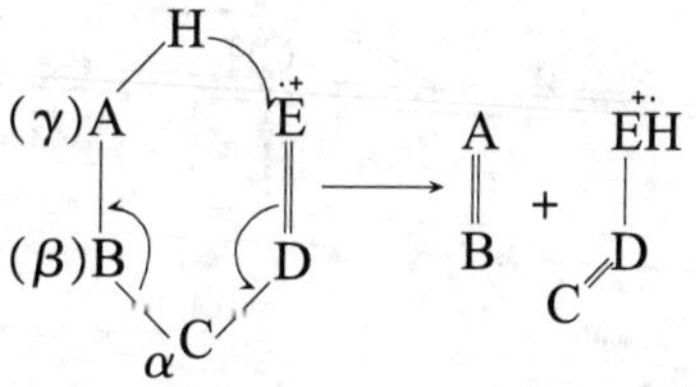

条件：具有 γ—H，结构相对于 γ—H 有双键(或三键)时都可以发生。

H 为 γ-位碳原(A)上的氢原子，A 元素可以是 C、H、O、N、S 的任何一种。

有机化合物中的酮、醛、酸、酯、酰胺、烯烃、环己烷、烷基苯、芳烷醚、肟……的衍生物，只要符合上述条件都可发生麦氏重排，有时可进行二次、三次麦氏重排。

重排过程中断两根单键，形成两个新双键，脱去烯分子。一些常见官能团进行麦氏重排所生成的重排离子(最小碎片质量数)见表 4－1。

酮：

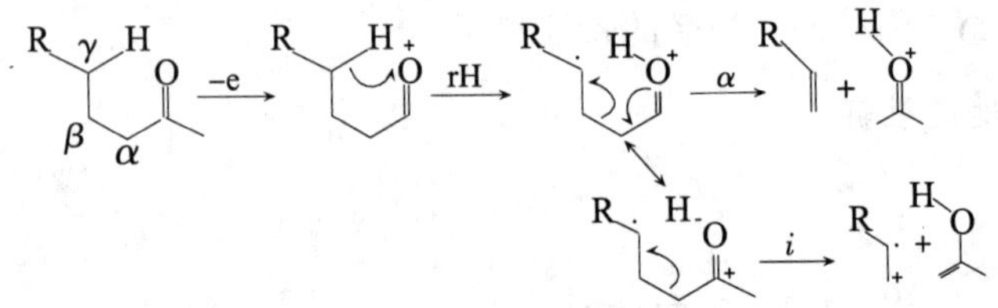

烷基芳烃：

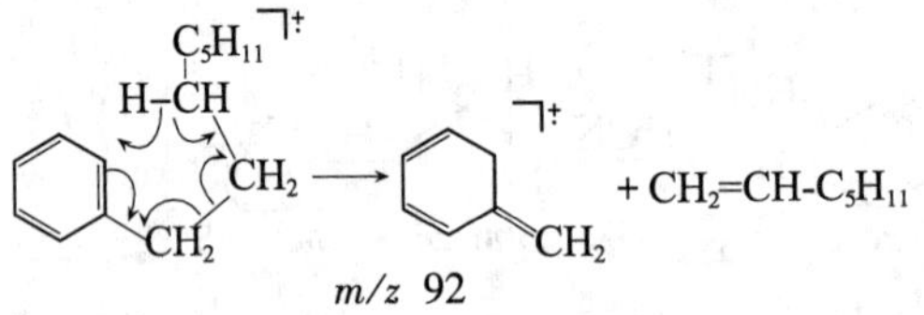

烯：$CH_3CH_2CH_2CH{=\!=}CH_2 \longrightarrow CH_2{=\!=}CH{-}CH_3^{\urcorner +} + CH_2{=}CH_2$

$m/z$ 70 $\qquad$ $m/z$ 42

酯：

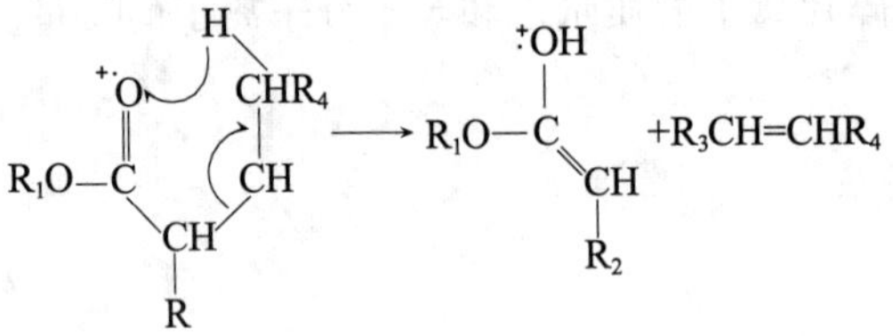

芳杂环烃：

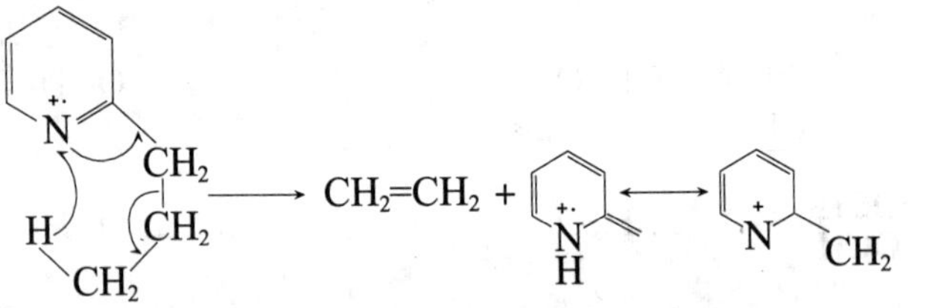

**表 4－1 McLafferty 重排离子(最低质量数)**

| 化合物类型 | 最小重排离子 | 质量数 | 化合物类型 | 最小重排离子 | 质量数 |
|---|---|---|---|---|---|
| 烯 | 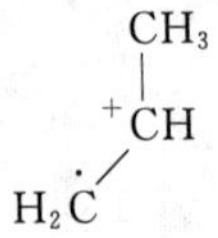 | 42 | 羧酸酯 | 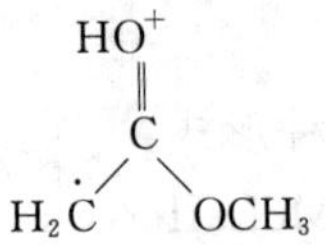 | 74 |
| 烷基苯 | 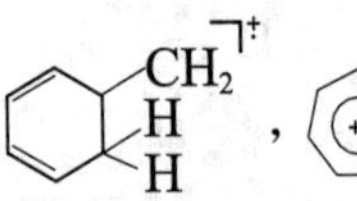 | 92 | 甲酸酯 | 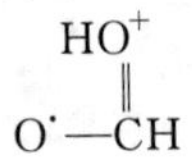 | 46 |
| 醛 | 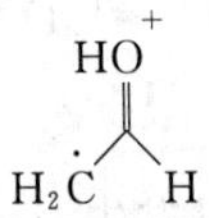 | 44 | 酰胺 | 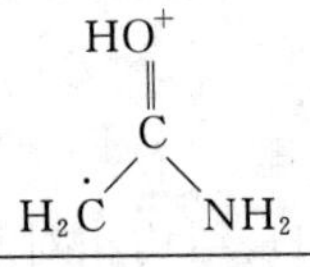 | 59 |

续表 4－1

| 化合物类型 | 最小重排离子 | 质量数 | 化合物类型 | 最小重排离子 | 质量数 |
|---|---|---|---|---|---|
| 酮 | 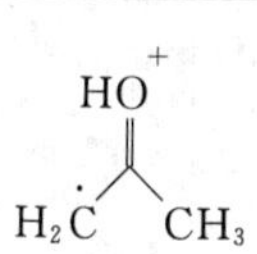 | 58 | 腈 | 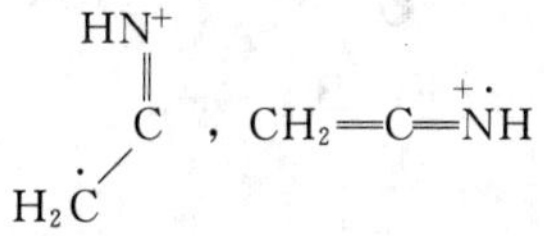 | 41 |
| 羧酸 | 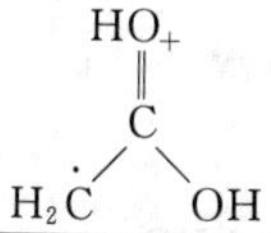 | 60 | 硝基化合物 | 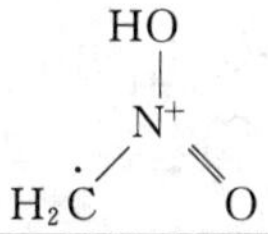 | 61 |

2. 氢重排到饱和的杂原子上，形成新键，而与杂原子相连的另一键开裂。

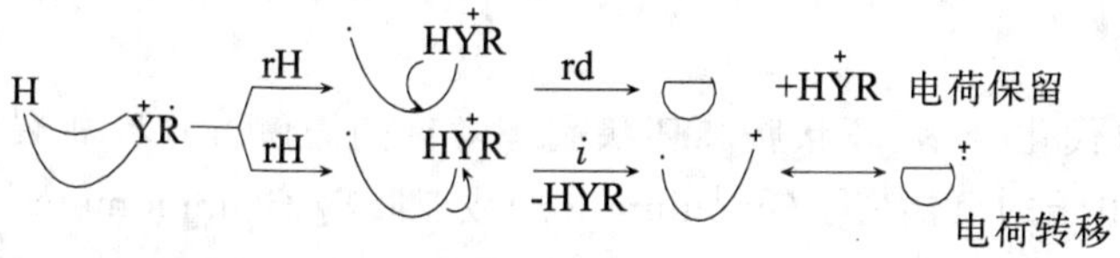


这种重排通过四元、五元或六元过渡态。

失去的中性分子为 $H_2O$、$CH_3OH$、$H_2S$、HCl、HBr、$H_2C=C=O$ 等。

例：

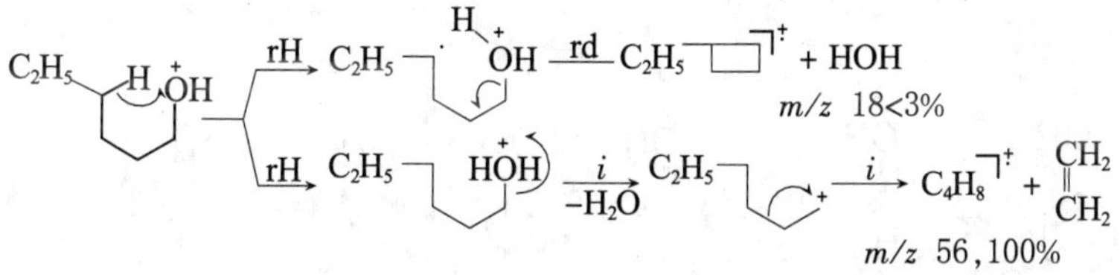


3. 邻位取代的芳香化合物能使氢原子特殊地迁移到被消除的原子或基团上形成中性分子，称为邻位效应(ortho effect)。

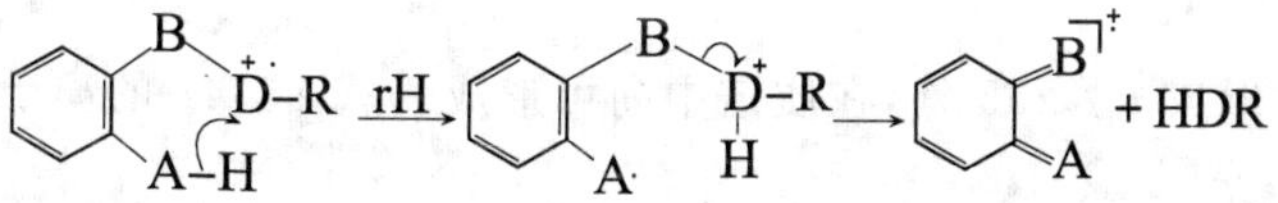


A = C,O,N,S　　　　　　　　D = O,N,S

消除的中性分子通常为水、醇、酸、硫化氢、硫醇、氨或胺等。

4. 其他重排

(1) 取代环化重排：在离子的某一原子形成新键，环化，同时丢失该原子上另一基团的反应称取代环化反应(displacement reaction, rd)。

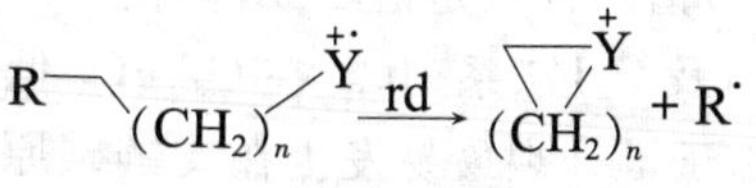


例：

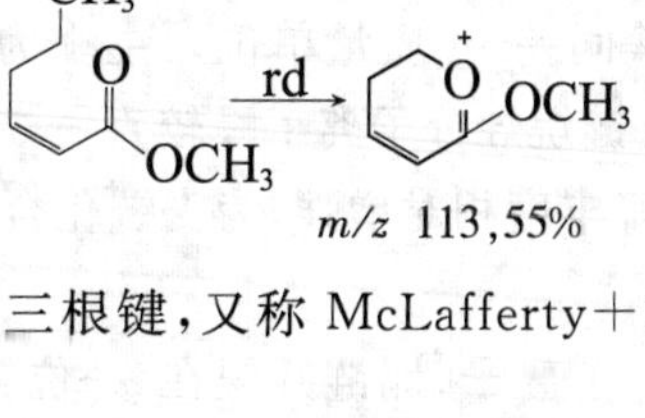


(2) 二次重排：有两个氢原子的重排，断三根键，又称 McLafferty＋1 重排，是酯类的特征裂解反应。

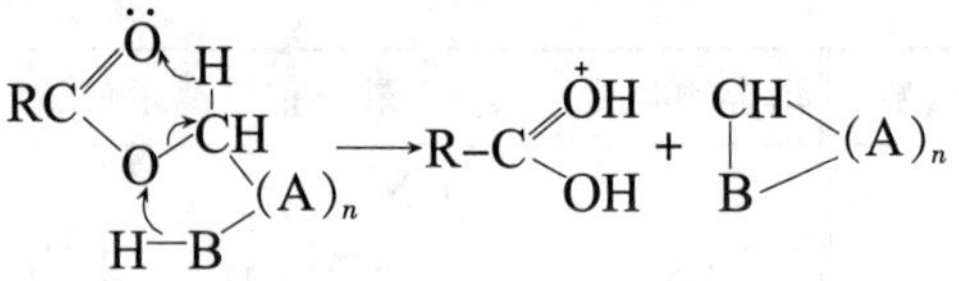

Y、A 为 C,S,O
$n$=0,1,2,3⋯
B 为 C,O

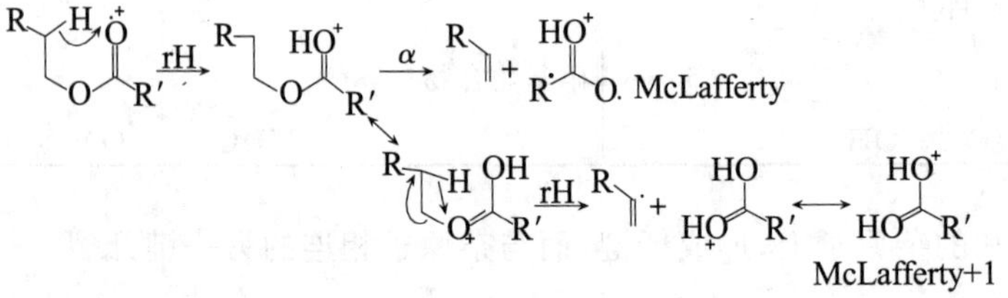

（四）复杂裂解

复杂裂解是环状醇、环状卤代化合物、环状胺和环状酮等常见的裂解方式。断裂两根环键，一个氢转移，生成稳定的偶电子的氧𬭩离子(oxonium ion)或亚胺离子(immonium ion)。

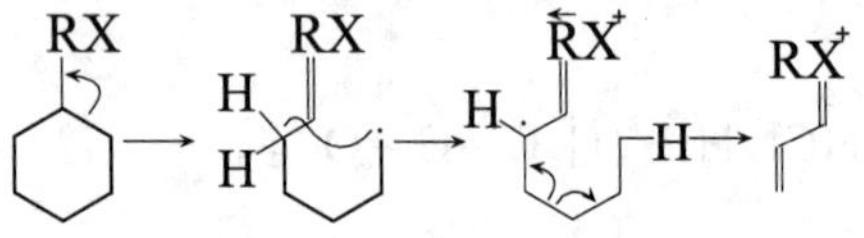

X=O,OH,OR,NH,$NH_2$

如环己醇：

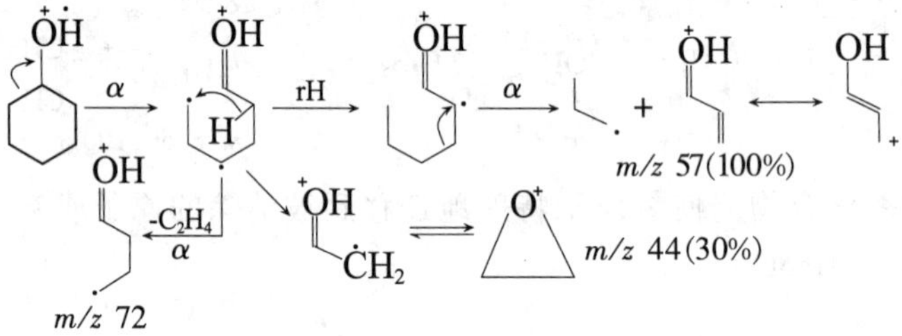

环己酮、环己胺如上类似，除形成 $m/z$ 55 外，在质谱中尚可形成 $m/z$ 83、42 的离子。

## 第五节 各类有机化合物的质谱

### 一、烃类

（一）饱和脂肪烃

直链饱和脂肪烃分子离子峰随碳链的增长强度减弱，质谱图特点是谱峰成群，由一系列峰簇(ceuster)组成。峰簇间差 14 质量单位。主峰为 $C_nH_{2n+1}^+$ 及 $C_nH_{2n}^+$ 系列峰，在 $C_3$～$C_4$ 低质量区往往出现最强峰。支链烷烃分子离子峰较直链烷烃弱，由于键开裂最易发生在支链碳原子的相关化学键上，其质谱峰丰度相对增强，为支链化合物的质谱特征(见图 4－3、图 4－10)。

（二）脂环烃

脂环烃有较强的分子离子，侧链开裂在 α－位置，环的断裂一种是失去一个中性分子，另一种是带有 H 的转移，失去一个自由基。

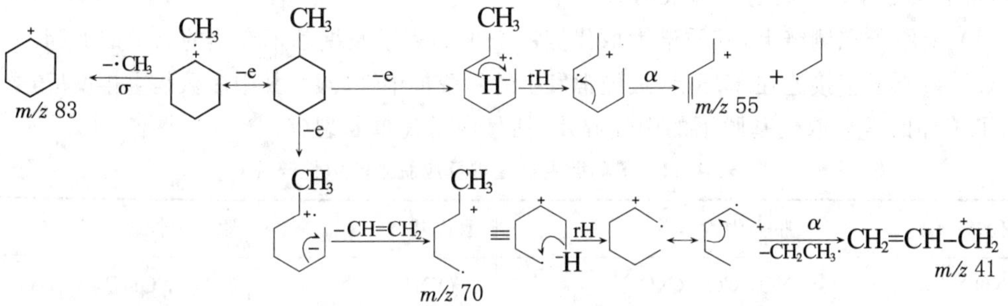


（三）烯烃

因分子离子有较大的稳定性，其分子离子峰强度比相应烷烃强，其裂解类型：

（1）烯丙键裂解，形成共振稳定结构的烯丙基阳离子，常为基峰。如：

$$CH_2{=}CHCH_2R \xrightarrow{-e} \overset{+}{C}H_2\dot{C}H{-}CH_2{-}R \xrightarrow[-R]{\alpha} \overset{+}{C}H_2{-}CH{=}CH_2 \longleftrightarrow CH_2{-}CH{=}\overset{+}{C}H_2$$

m/z 41

当结构中具有异戊烯基片段时则可出现 $m/z$ 69（$C_5H_9^+$）的强峰。

（2）麦氏重排，生成通式为 $C_nH_{2n}^{+\cdot}$ 的离子。

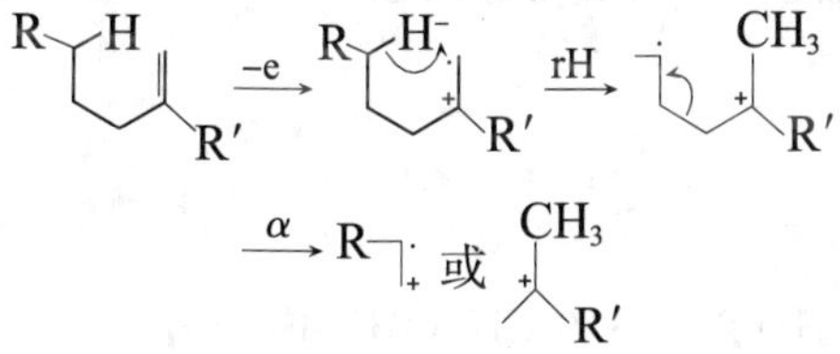

（四）芳烃

有较强的分子离子峰。有吸电子取代基的芳香化合物生成的 $m/z$ 为 38，40，50，51，63，64，74，75，76 等系列峰。有供电子基取代的芳香化合物可生成 $m/z$ 为 39，40，51，52，65，66，77，78，79 等系列峰，取代位置对质谱影响不大，直链芳烃苄基开裂生成 $m/z$ 91 峰，常为基峰。

当 α－C 上有烷基取代时，$m/z$ 为 $91+n\times14$。如：$n=1$，$m/z$ 105，$n=2$，$m/z$ 119。

主要裂解反应有：

（1）苄基开裂：形成稳定的䓬鎓离子（tropylium ion），$C_7H_7^+$ 常为基峰。

（2）麦氏重排（烷基碳数＞3）。

（3）α裂解：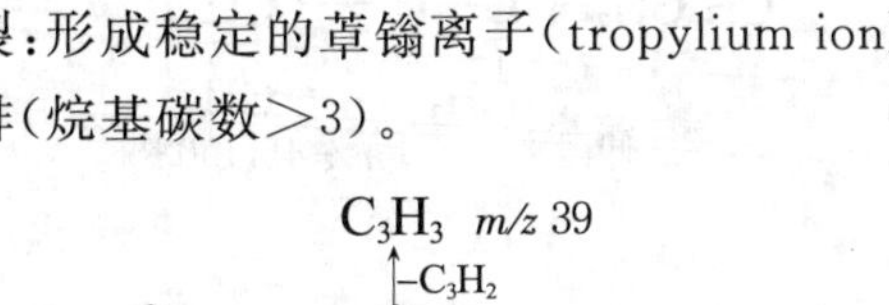（亚稳离子 $m^*$：33.8）

烷基苯的氢发生重排产生苯离子 $m/z$ 78 和 $C_6H_6+H$ 离子 $m/z$ 79。

（4）芳香环的双键发生 RDA 裂解。

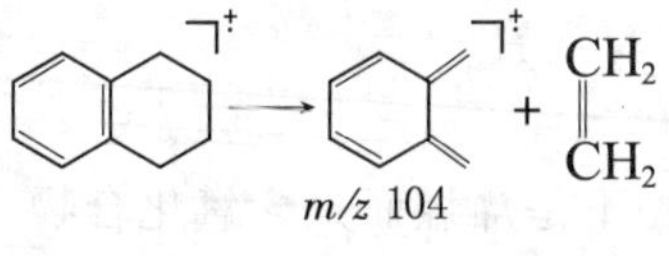

（五）杂原子取代的芳香族化合物

（1）杂原子在侧链上，其质谱为取代侧链产生的离子及烷基苯产生的离子的加和。

（2）杂原子直接连在苯环上，最经常发生的是脱掉中性碎片，其中多数是重排反应，表 4－2 列出了苯环的常见取代基脱下的中性碎片（括号内示简单断裂碎片）。

**表 4－2　苯环衍生物重排反应脱去的中性碎片**

| 取代基 | 脱去中性碎片 | 取代基 | 脱去中性碎片 |
|---|---|---|---|
| $-NO_2$ | NO，CO，($NO_2$) | $-OCH_3$ | $CH_2O$，CHO，($CH_3$) |
| $-NH_2$ | HCN | —OH | CO，CHO |
| $-NHCOCH_3$ | $C_2H_2O$，HCN | —SH | CS，CHS，(SH) |
| —CN | HCN | $-SCH_3$ | CS，$CH_2S$，SH，($CH_3$) |
| —F | $C_2H_2$ | | |

## 二、醇类

分子离子峰很弱（伯、仲醇）或无（叔醇），其强度随分子量的增加而递减。

（一）脂肪族饱和醇

1. α-裂解

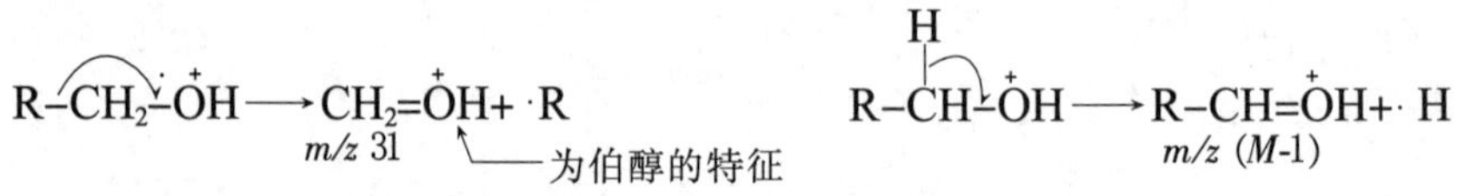


$m/z$ 31 峰较强，$(M-1)$ 峰强度$>M$ 峰，是醇的特征峰，在伯醇裂解中除 $M-1$ 峰，同时也出现 $M-2$、$M-3$ 峰。

仲醇和叔醇 α-裂解生成的系列峰分别是 $m/z$ 45、59、73 和 $m/z$ 59、73、87 等，$m/z$ 45 为仲醇的特征，$m/z$ 59 为叔醇的特征。

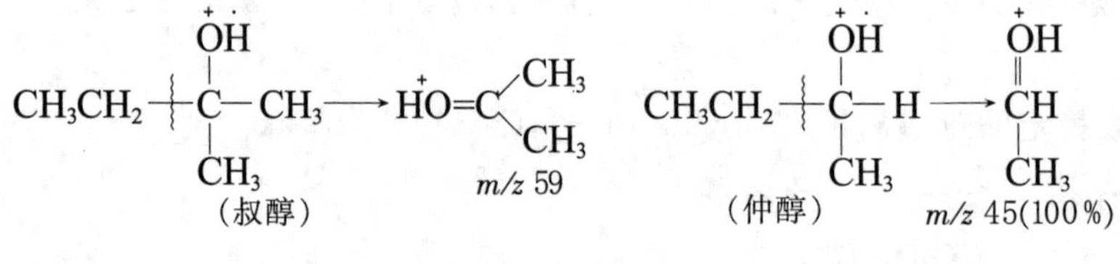


2. 脱水反应

电子轰击电离脱水，发生 1,3 和 1,4 消去脱水，主要为 1,4 消去，生成四元环后再经 H 的重排生成烯烃。

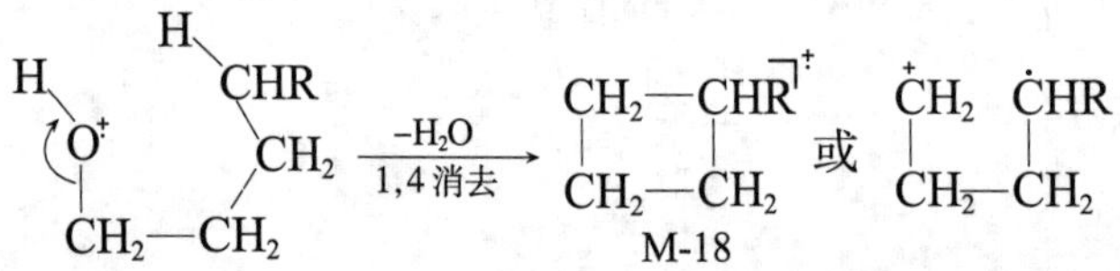


在质谱中存在 $m/z$ 31、45 或 59 时表明化合物不是烯烃而是含氧化合物。

4个C以上的长碳直链醇 $M-46$ 峰出现较多，进一步可生成 $[M-(18+28n)]^{+}$ 系列峰，$n=1,2,3,\cdots$

（二）脂环醇

α-裂解，脱水或脱氢。

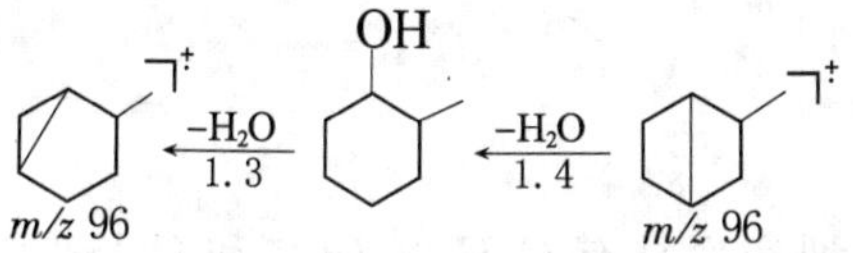

（三）芳香醇与苯酚

可产生 $m/z$ 77、78、79 一群芳香族峰，芳香醇裂解过程中生成醛、酮，出现 $M-2$、$M-3$ 的同时产生脱H的羟基草鎓离子。

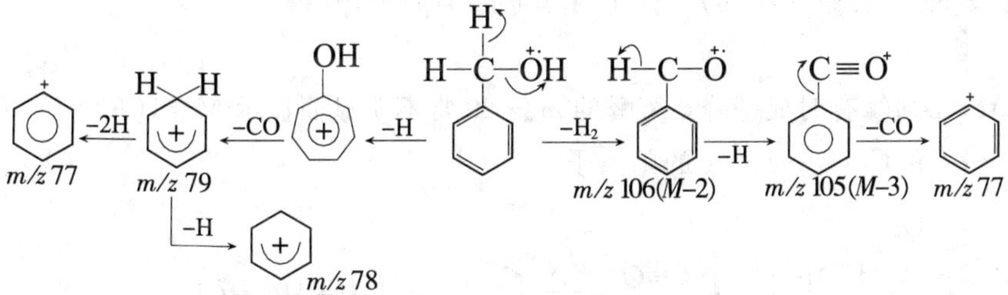

苯酚：分子离子峰强，其特征离子峰为 $(M-CO)^{+}$、$(M-HCO)^{+}$（$m/z$ 65）。

酚的邻位存在取代基时，会产生邻位效应。失去中性小分子，可与间位、对位异构体区别。

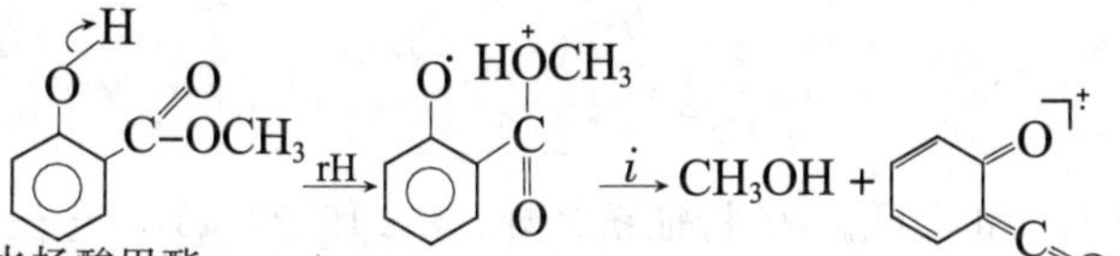

水杨酸甲酯

## 三、醚类

（一）脂肪醚

分子离子峰弱，$M+1$ 明显，会出现 $31+14n$ 的系列峰，$m/z$ 31、45、59、73……在图谱中往往是基峰或强峰，α-裂解失去较大的烷基形成 $C_nH_{2n+1}O^{+}$ 含氧碎片离子。

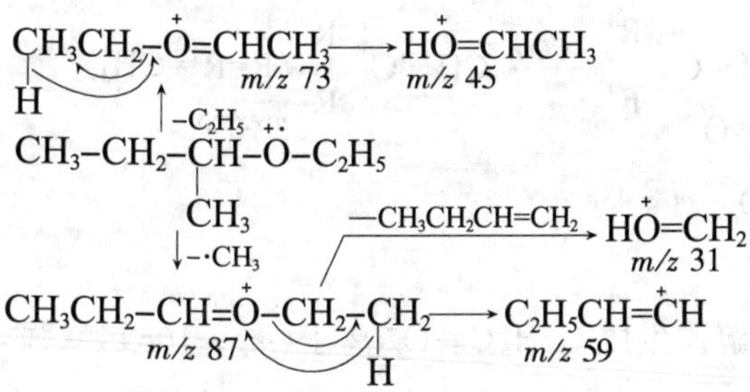

（二）芳香醚

分子离子峰强，β-键先断裂，生成的碎片可进一步裂解。

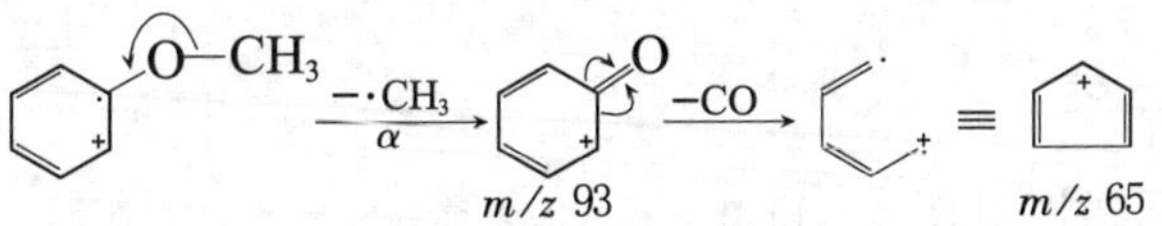

当烷基＞乙基时，还会发生 H 重排消去 $C_nH_{2n}$。得 $C_6H_5OH$ $m/z$ 94 的基峰。如：

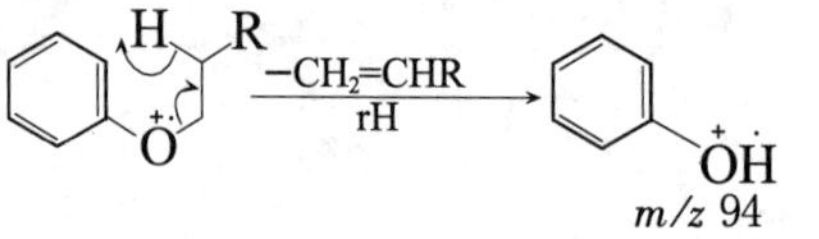


**四、醛类**

分子离子峰和 $M-1$ 峰都比较强，$\alpha$ 开裂与 $i$ 开裂产生具有 $C_nH_{2n+1}CO^+$ 和 $C_nH_{2n+1}^+$ 的特征系列峰。15，29，43，57…… $m/z$ 29 为醛的特征峰。

脂肪醛可发生 $\alpha$-裂解、$i$-裂解，丁醛以上的高级醛可发生麦氏重排，产生 $m/z$ 44 ($CH_2=CH-\overset{+}{O}H$)及经 $\beta$-裂解产生 $m/z$ 43($CH_2=\overset{+}{C}HO$)的碎片。

芳醛：

分子离子峰，$M-1$ 强峰有时成基峰。芳醛的 $m/z$ 29 常不明显而显示 $M-1(Ar-C\equiv O^+)$、$M-1-CO$ 的 $m/z$ 77 和 $C_4H_3^+$ $m/z$ 51 的阳离子。

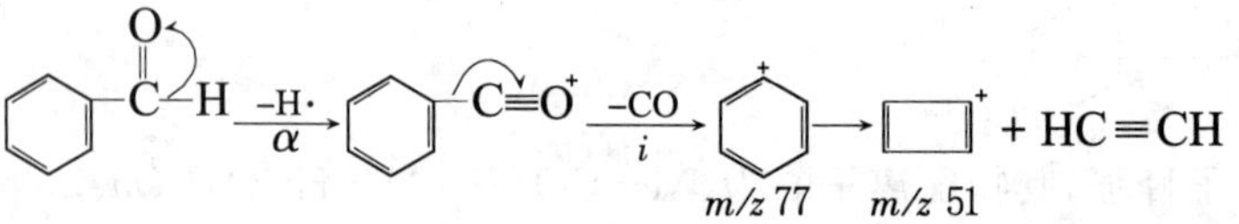


**五、酮类**

（一）脂肪族酮

分子离子明显，有组成为 $C_nH_{2n+1}CO^+$ 和 $C_nH_{2n+1}^+$ 的特征系列峰($m/z$ 15，29，43，57……)。其裂解主要有：$\alpha$-裂解、麦氏重排。当 R′＞丙基可进行二次麦氏重排，生成 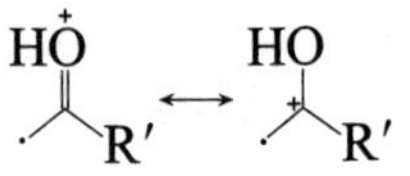 的阳离子及 $\gamma$ 裂解。

脂肪族不饱和酮的开裂为：

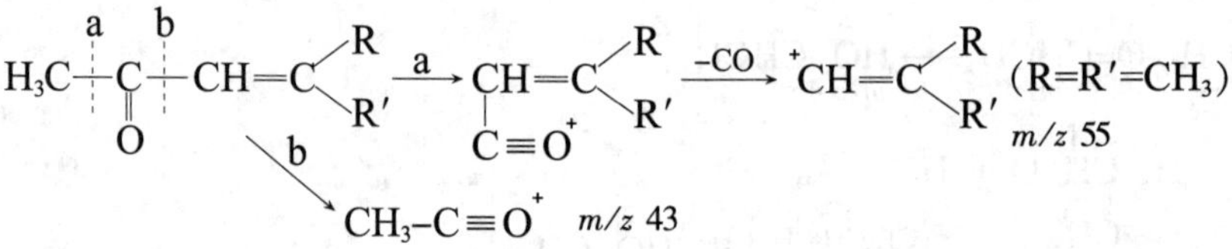


（二）芳香酮

分子离子峰强，主要开裂为羰基的 $\alpha$-裂解。生成 $C_6H_5C\equiv O^+$ 离子($m/z$ 105)，峰强，有时为基峰。

其再失去 CO 生成 $C_6H_5^{\urcorner +}$ $m/z$ 77 的碎片离子。

有 $\gamma$—H 也可以发生 McLafferty 重排。

（三）脂环酮

1. 单环酮化合物的裂解

以薄荷酮为例裂解如下，谱图见图 4－11。

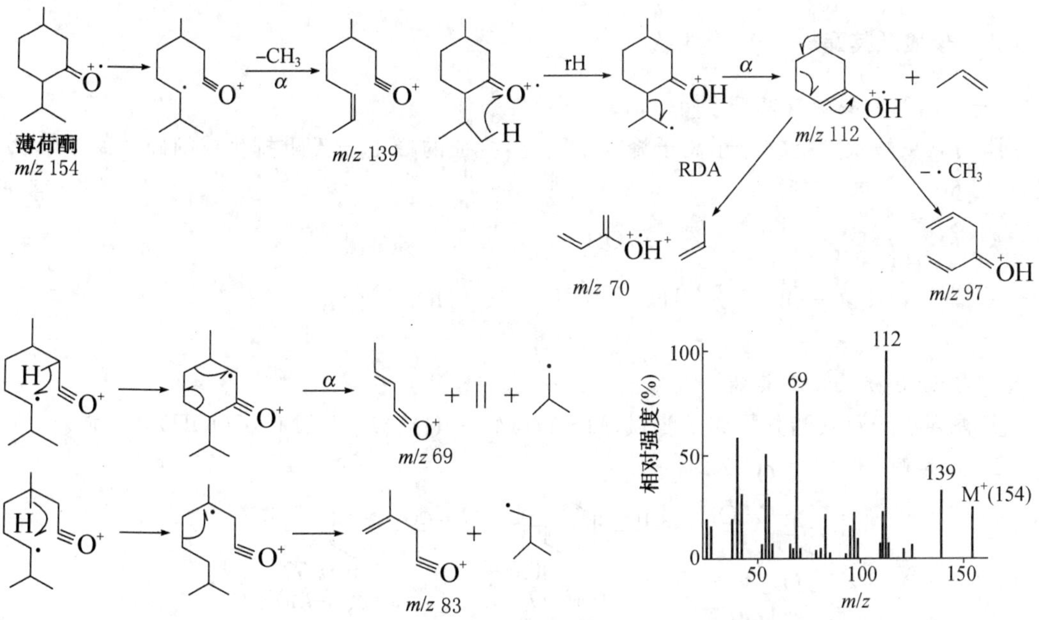


**图 4-11　薄荷酮的质谱**

2. 环状不饱和酮的开裂

环状不饱和酮的开裂较复杂，如 $\Delta^9$-10-甲基-2-八氢化萘酮的开裂为：

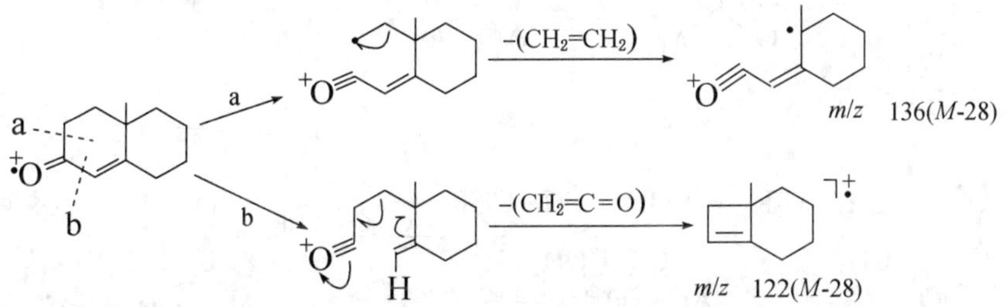


(三) 缩酮

缩酮形成 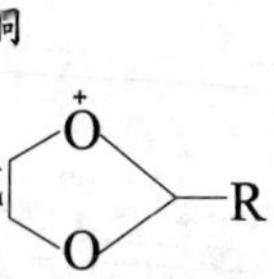 氧鎓离子。

(四) 醌类

1. 对醌、萘醌

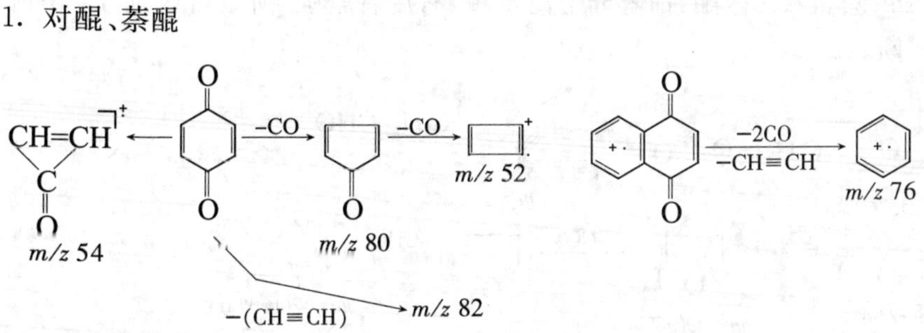


2. 蒽醌裂解

蒽醌开裂后产生 M−CO, M−2CO, M−(CH≡CH) 和 $m/z$ 的峰及苯的炔离子 $m/z$ 76。

## 六、羧酸及其酯

### （一）脂肪族羧酸及其酯

脂肪族羧酸及其酯的分子离子峰很不明显，特征的峰由麦氏重排生成的碎片离子峰所构成，$m/z$ 60。

例：

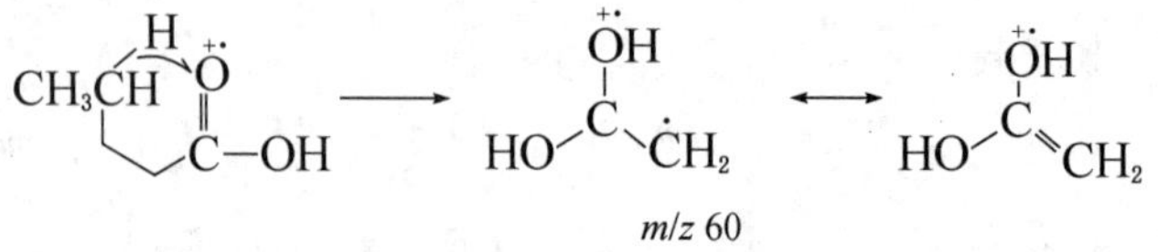


### （二）芳香族羧酸及其酯

芳香族羧酸及其酯分子离子峰强，$M-17$（M－OH）、$M-45$（M－COOH）峰也强。

1．α-裂解

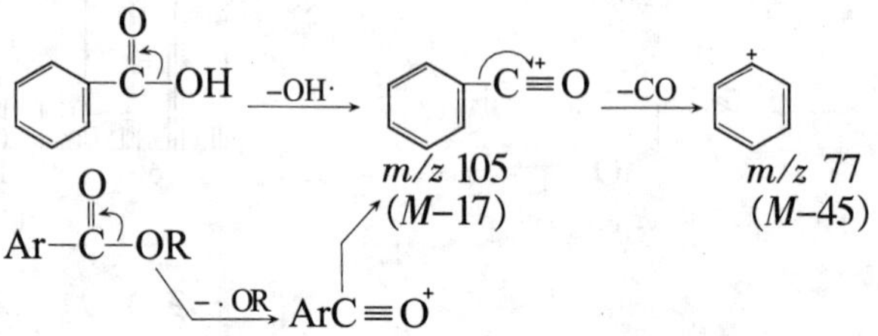


2．McLafferty 重排

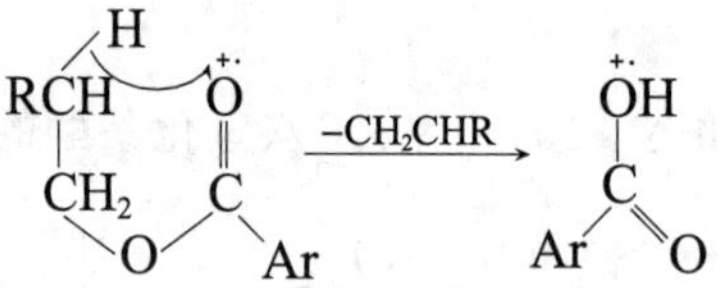


3．两个 H 转移重排

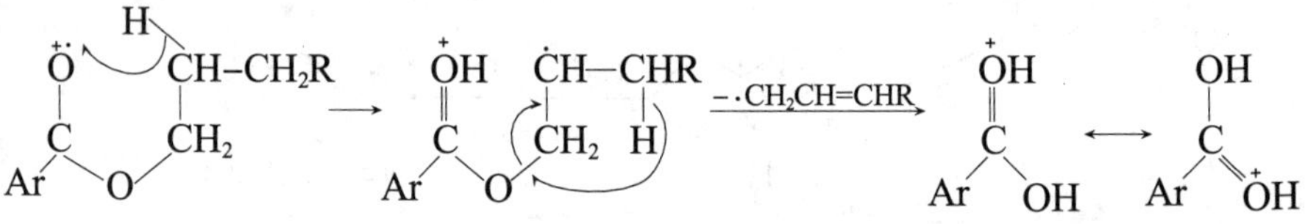


4．邻位效应

脱中性分子（见 P255“芳香醇与苯酚”，已述）。

## 七、内酯

常见的有五元内酯和六元内酯，前者分子离子峰弱，后者较强，所以可区别 γ 内酯和 δ 内酯，主要裂解为 α-断裂。

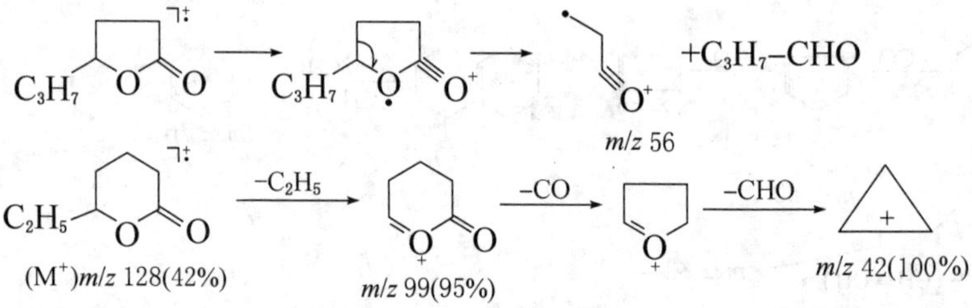

## 八、胺类

脂肪胺分子离子峰很弱，α-裂解伯胺 $m/z$ 30($CH_2NH^+$)为基峰。

芳胺分子离子峰显著，主要裂解生成 $M-27$(HCN)和 $M-28$ 的峰。苯胺能失去一个氢产生中等强度的 $M-1$ 峰。

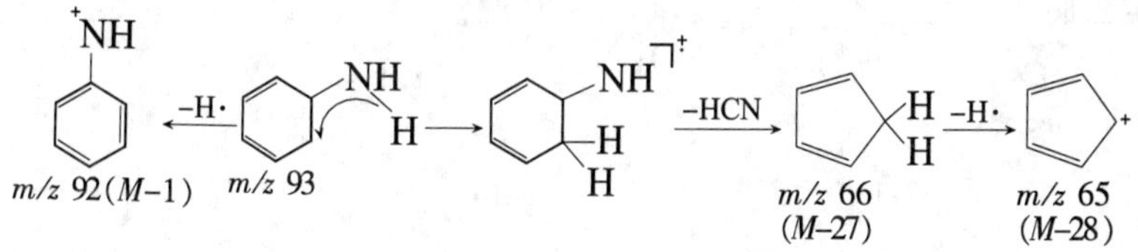


## 九、硝基化合物

芳香族硝基化合物，分子离子峰强，另外有 M－NO 和 $M-NO_2$ 的强峰。

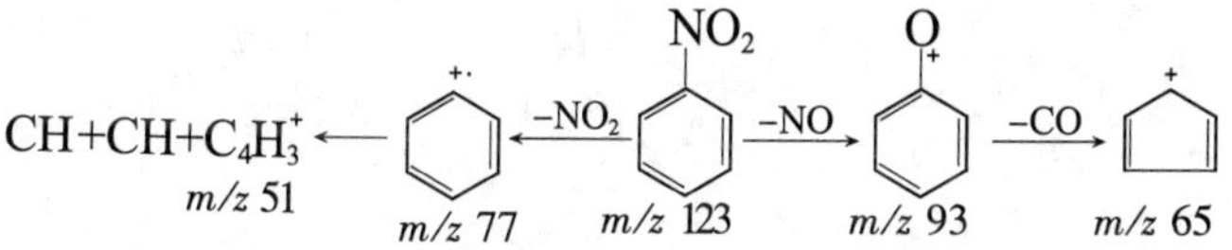


## 十、杂环化合物

分子离子峰较强，常见有吡啶、吡咯、呋喃、噻吩。质谱可失去含杂原子的碎片，生成 $C_3H_3^+$ $m/z$ 39与苯环的 $m/z$ 39 碎片一致。五元杂芳环也产生包含杂原子的碎片：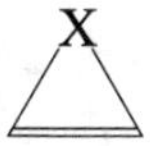(X＝NH，O，S)。

裂解方式如下：

(1)

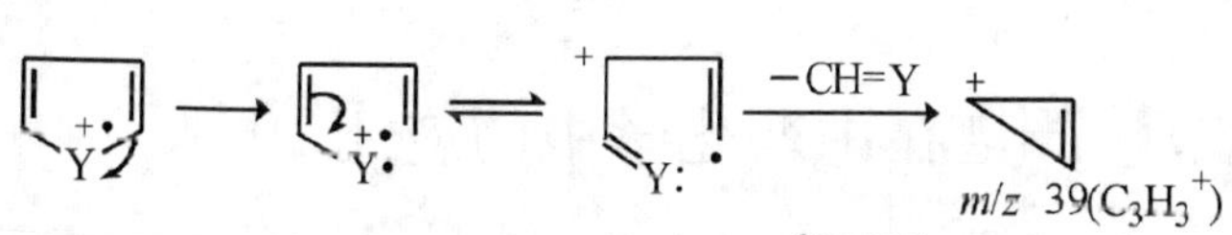


(2)

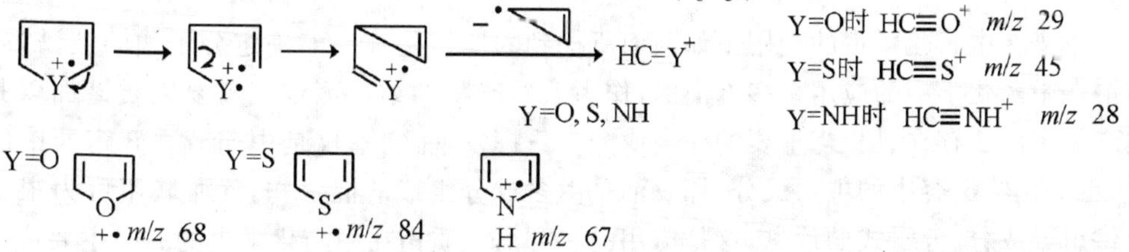


(3)

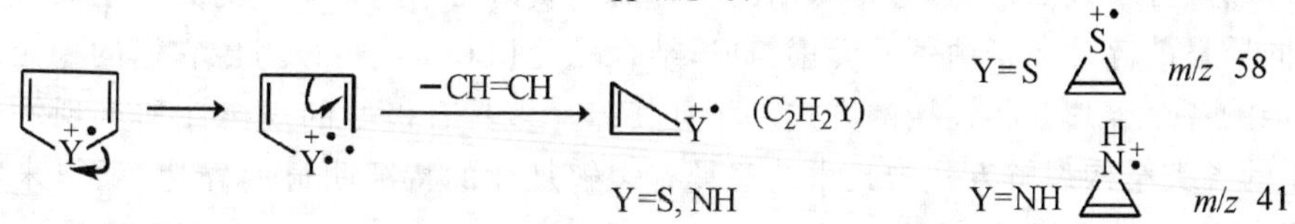


取代芳杂环，容易发生 β-开裂，开裂过程中，发生环的扩大，产生六元环。

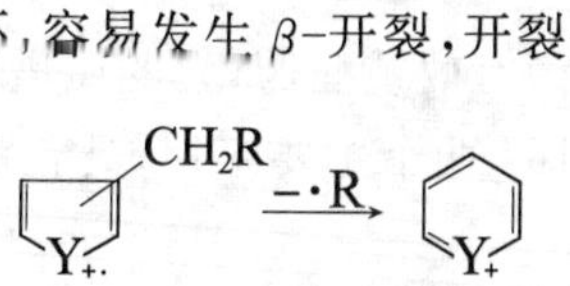


噻唑、噁唑和咪唑等有类似的开裂。3 位的 N 原子容易以腈(HCN)的形式脱离。

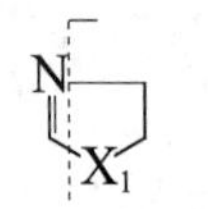


X=S,O,N

吡喃酮、香豆素、黄酮类的裂解为：

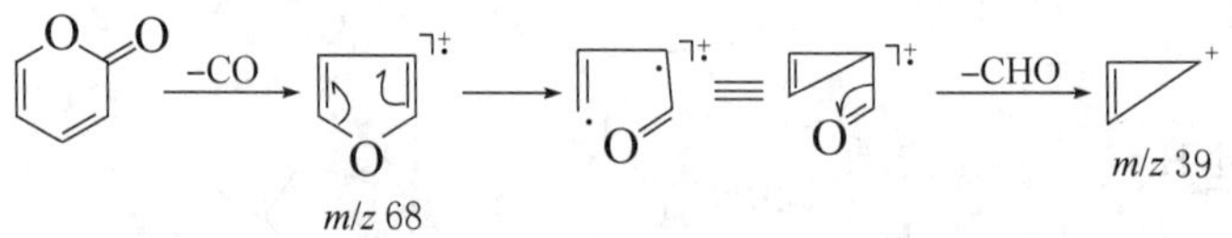


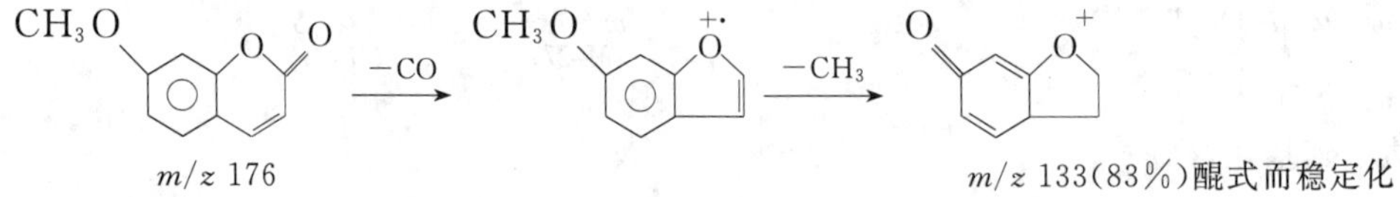


异黄酮和黄烷酮裂解为：

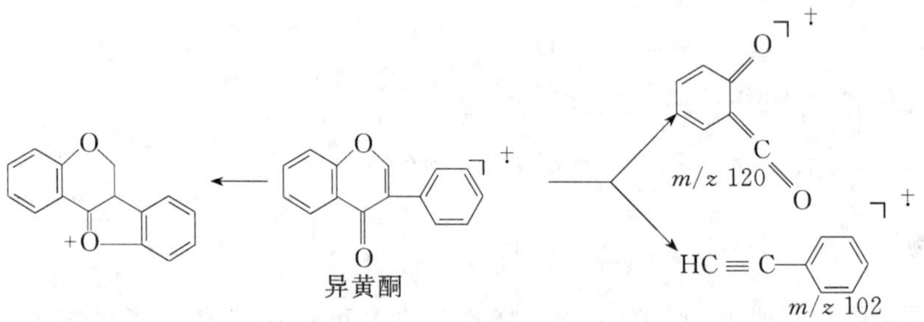


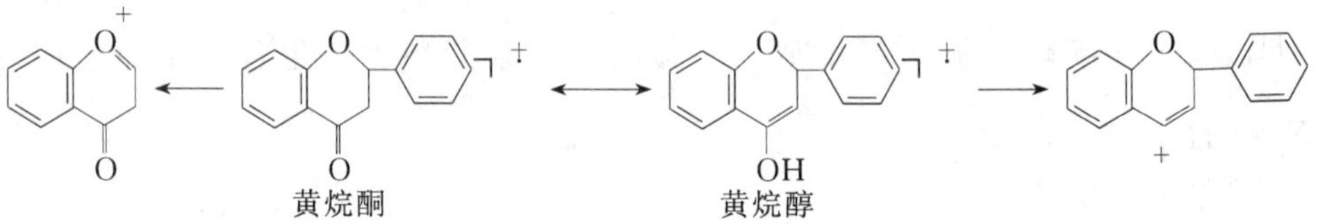


## 第六节　质谱在中药化学中的应用

质谱在中药化学中的应用正如前面所提到的质谱是唯一能确定分子式的波谱方法，因此质谱在中药化学中的应用是多方面的，作为天然产物的结构测定就需要以质谱加以验证。天然产物中广泛存在且相当重要的一类成分——挥发油，它不仅是中药芳香开窍药中的主要成分，也是化妆美容中的主要成分，挥发油是由多成分组成的混合物，气质联用可为很多挥发油提供组成成分、分子式的信息，这是应用的一方面。质谱在中药化学中的另一主要应用是解析结构，不同质量的碎片离子由不同元素组成，结合峰的相对丰度可以考虑它们的稳定性和断裂的难易，推测各个碎片互相连接的方式。而且其碎片多具有极好的规律性和重现性。所以可以从积累的各类结构裂解方式中找出一些具有裂解规律的特征明显的碎片离子，来解析化合物的结构。

**例 5**　四氢掌叶防己碱（tetrahydro－palmatine）为有效镇痛药，它的质谱如图 4－12，其裂解过程从 C 环发生 RDA 重排产生 $m/z$ 190 和 $m/z$ 164 两个主要碎片，具有重要的诊断价值。

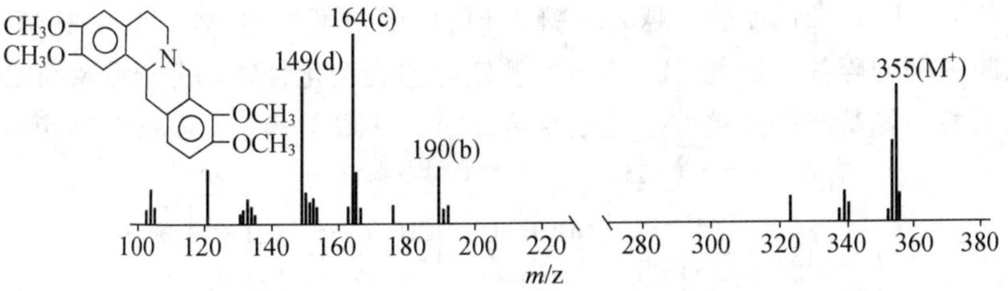


**图 4-12　四氢掌叶防己碱的质谱图**

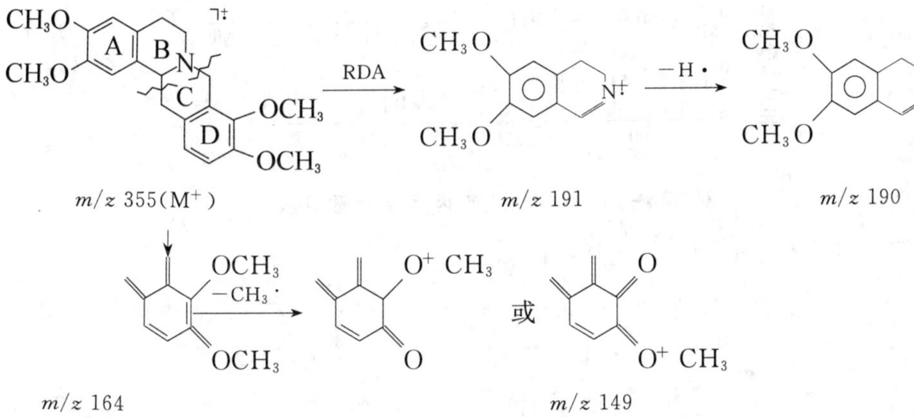


**例 6**　从马辛挥发油中分离得一黄色结晶，分子式为 $C_{10}H_{10}O_4$。质谱给出分子量为 194，根据化学反应、UV、IR、NMR 数据推断结构为：

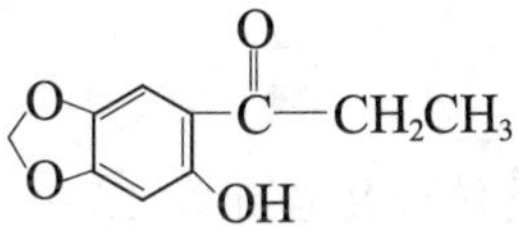

此结构是否成立？现可根据 MS 所显示的碎片离子质量 $m/z$ 有 194，177，166，165，137，107，100，79，53 作进一步验证。

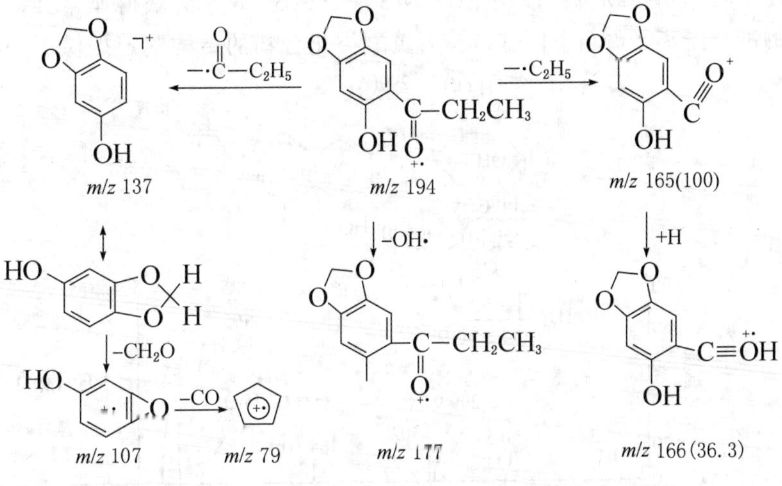


从主要碎片离子的裂解途径可获得解说，确认推断结构是可以认可的。

大量研究表明，糖苷、氨基酸、肽类、核酸、抗生素等化合物在 FD-MS 中均显示明显的[M−H]、[M+1]、[M+Na]、[M+K]、$[M+Na+K]^+$ 峰，并且随着发射丝电流强度的降低，碎片离子峰趋向减少，$[M+H]^+$ 峰强度越来越大。糖苷 FD 质谱中可见到 $[M+H]^+$ 或 $[M+Na]^+$ 的准分子还可依次脱去糖的碎片。因此 FD－MS 对测定上述类型化合物的分子量及确定糖链或肽链中糖与糖及氨基酸与氨基酸的连接顺序是很有帮助的。见图 4－13 及强心苷 Digitoxin 的裂解。

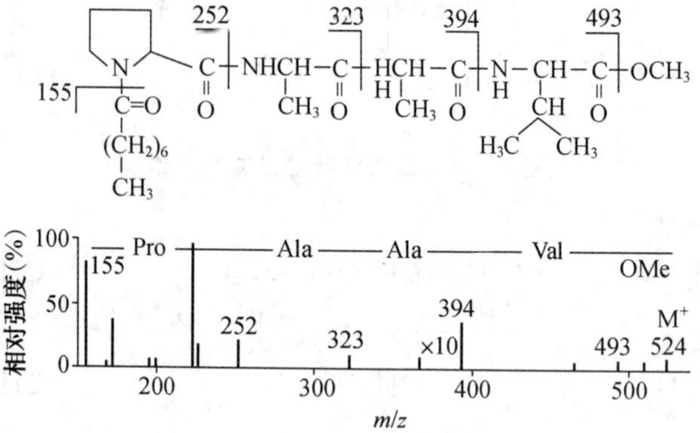


**图 4－13　N－癸酰－脯－丙－丙缬氨酸甲酯**

Digitoxin 的 FD－MS 的结构裂解：

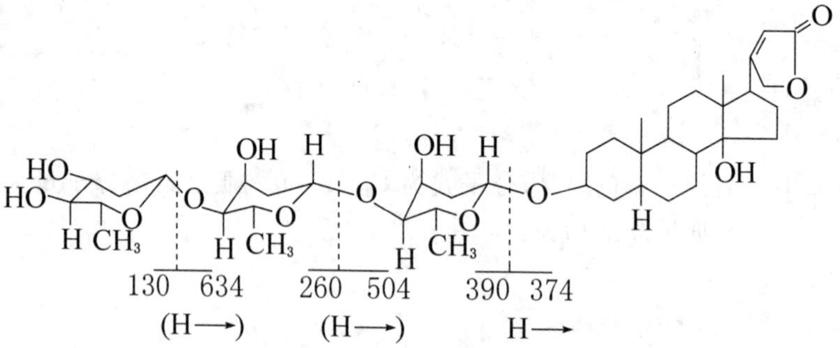


质谱在黄酮类结构测定中的应用，由于多数黄酮类化合物苷元在 EI－MS 中均有较强的分子离子峰。对极性强、难气化以及对热不安定的黄酮苷类化合物可先甲基化或转为三甲基硅烷化衍生物后测定。但是随着质谱中软技术如 FD－MS、FAB－MS 的广泛应用，黄酮苷类化合物即使不转为衍生物也可以用 FD－MS 法、FAB－MS 法获得非常强的分子离子峰及具有偶电子的准分子离子峰(图 4－14)。为黄酮类化合物的结构鉴定提供了一种重要手段。

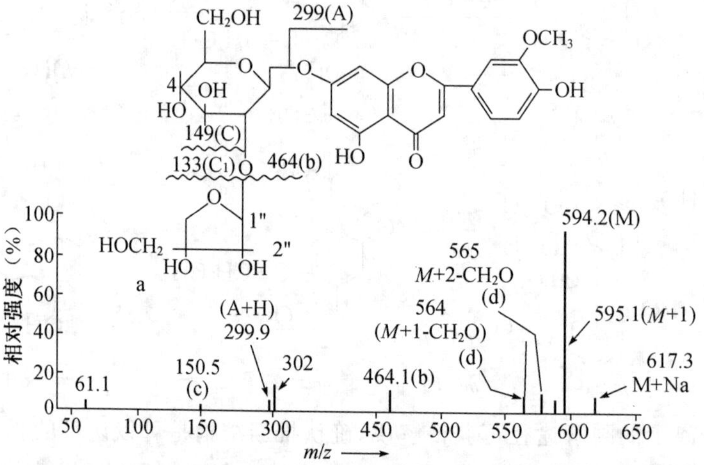


**图 4－14　grabellbioside 的 FD－MS 谱(发射丝电流强度为 20mA)**

裂解的主要途径有：

途径Ⅰ(RDA 裂解)：

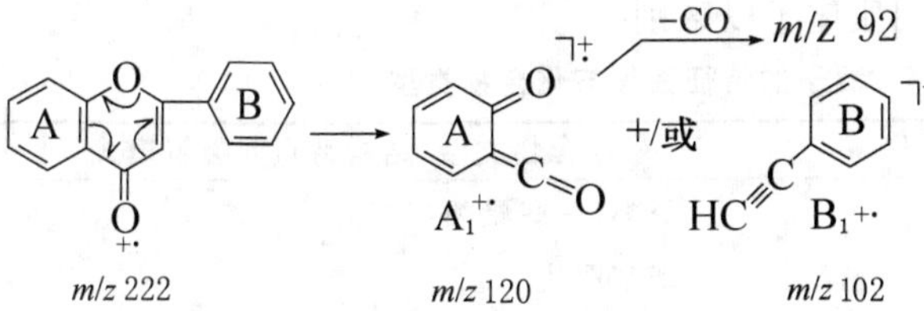

途径Ⅱ：

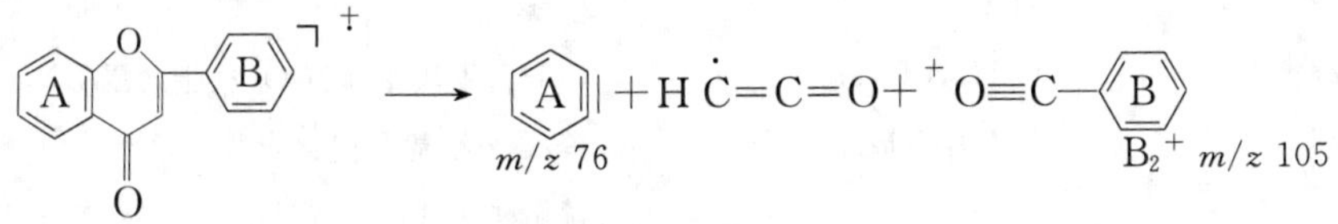

两种裂解保留了 A、B 环的基本骨架，且 $A_1^{+\cdot}$ 碎片与相应的 $B_1^{+\cdot}$ 碎片的质荷比之和等于分子离子($M^{+}$)的质荷比，故在鉴定工作上很有意义。

当 A、B 环有取代时，$A_1^{+\cdot}$ 与 $B_1^{+\cdot}$ 出现相应的 $m/z$(表 4-3)。

**表 4-3 一些黄酮类化合物的质谱数据($m/z$)**

| 化合物 | $A_1^{+\cdot}$ | $B_1^{+\cdot}$ |
|---|---|---|
| 黄酮 | 120 | 102 |
| 5,7-二羟基黄酮 | 152 | 102 |
| 5,7,4′三羟基黄酮 | 152 | 118 |
| 5,7-二羟基，4′-甲氧基黄酮(刺槐素) | 152 | 132 |

应当注意，黄酮在有四个以上氧取代基时，常常给出中强的 $A_1^{+\cdot}$ 及 $B_1^{+\cdot}$ 碎片；但是黄酮醇则不然，只能产生微弱的 $A_1^{+\cdot}$ 以及 $B_1^{+\cdot}$ 离子。有重要的鉴定意义。

3,6 及(或)8 位含有 C-异戊烯基的黄酮类，除一般黄酮裂解途径外还会产生新的离子。如 $C_4H_7^{+}$ 碎片并重排成稳定的草𬭩离子(Ⅱ)。

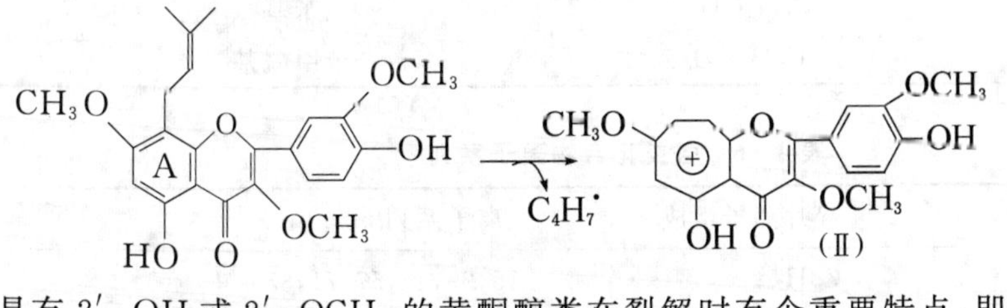

具有 2′-OH 或 2′-$OCH_3$ 的黄酮醇类在裂解时有个重要特点，即可以通过失去 OH 或 $OCH_3$·形成一个稳定的新五元杂环，得以确证。

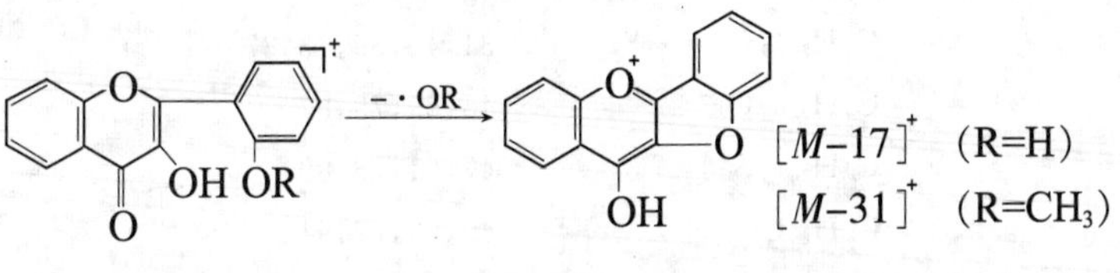

在降低发射丝电流强度为 20 mA 时，黄酮苷类化合物的 FD-MS，不仅可见强的分子离子峰，同时还可获得苷元、糖的裂解碎片，如 graveobioside A(图 4-14)$m/z$ 299 为苷元的碎片离子。当连接一个糖基时，$m/z$ 464。糖可继续裂解出现其碎片。

中药化学成分甲型强心苷元 $C_{17}$ 侧链为 $\Delta^{\alpha,\beta}\gamma$ 内酯，质谱产生 $m/z$ 111、$m/z$ 124、$m/z$ 163

和 $m/z$ 164 等含有 $\gamma$ -内酯环或内酯环加 D 环的碎片离子。

乙型强心苷元 $C_{17}$ 侧链为 $\Delta^{\alpha,\beta,\gamma}\delta$ 内酯，质谱裂解产生 $m/z$ 109、$m/z$ 123、$m/z$ 135、$m/z$ 136 等含 $\delta$ 内酯环的碎片。两者可用质谱予以区别。

**表 4-4 离子的特征丢失与化合物类型**

| 离子 | 失去碎片 | 化合物类型、结构特点或裂解模式 |
|---|---|---|
| $M-1$ | H | 醛类(一些醚类与胺类) |
| $M-15$ | $CH_3$ | 苯基取代 |
| $M-18$ | $H_2O$ | 醇类 |
| $M-28$ | $C_2H_4$,CO,$N_2$ | $C_2H_4$(麦氏重排)CO(从脂肪酮等) |
| $M-29$ | CHO,$C_2H_5$ | 醛类　乙基取代化合物 |
| $M-34$ | $H_2S$ | 硫醇 |
| $M-35$ $M-36$ | Cl,HCl | 氯化物 |
| $M-43$ | $CH_3COO$,$C_3H_7$ | 甲基酮,丙基取代物 |
| $M-45$ | COOH | 羧酸 |
| $M-60$ | $CH_3COOH$ | 羧酸酯、羧酸 |

**表 4-5 特征离子与化合物类型**

| 离子质量 | 元素组成 | 结构类型 |
|---|---|---|
| 29 | CHO | 醛 |
| 30 | $CH_2NH_2$ | 伯胺 |
| 43 | $CH_3CO$,$C_3H_7$ | $CH_3CO$,丙基取代物 |
| 29,43,57,71 等 | $C_2H_5$,$C_3H_7$ 等 | 亚烷烃 |
| 39,50,51,52,65,77 | 芳香族裂解 | 结构中含芳双环 |
| 60 | $CH_3COOH$ | 羧酸酯、羧酸 |
| 91 | $C_6H_5CH_2$ | 苄基 |
| 105 | $C_6H_5CO$ | 苯甲酰基 |

**表 4-6 各类化合物离子系列**

| 化合物类型 | 碎片离子组成 | 离子系列 $m/z$ 值 |
|---|---|---|
| 烷烃 | $C_nH_{2n+1}^+$ | 15,29,43,57,71,85 |
| 醛、酮 | $C_nH_{2n+1}CO^+$ | 29,43,57,71,85 |
| 胺 | $C_nH_{2n+2}N^+$ | 30,44,58,72,86 |
| 醇、醚 | $C_nH_{2n+1}O^+$ | 31,45,59,73,87 |
| 酸、酯 | $C_nH_{2n-1}O_2{}^+$ | 45,59,73,87 |
| 硫醇、硫化物 | $C_nH_{2n+1}S^+$ | 47,61,75,89 |
| 卤代烷 | $C_nH_{2n}Cl^-$ | 49,63,77,91 |
| 链烯、环烷基 | $C_nH_{2n-1}^+$ | 27,41,55,69,83,97 |
| 烯环烷 | $C_nH_{2n}^+$ | 28,42,56,70,84,98 |
| 芳香化合物 | $C_nH_{2n}$ | 28,39,50～52,63～65,75～78 |

**表 4－7　经常失去的碎片**

| 分子离子减去 | 失去的碎片 |
|---|---|
| 1 | H· |
| 15 | $CH_3\cdot$ |
| 17 | HO· |
| 18 | $H_2O\cdot$ |
| 19 | F· |
| 20 | HF |
| 26 | $CH\equiv CH$，$\cdot C\equiv N$ |
| 27 | $CH_2=CH\cdot$，$HC\equiv N$ |
| 28 | $CH_2=CH_2$，CO，(HCN＋H) |
| 29 | $CH_3CH_2\cdot$，·CHO |
| 30 | $NH_2CH_2\cdot$，$CH_2O$，NO |
| 31 | $\cdot OCH_3$，$\cdot CH_2OH$，$CH_3NH_2$ |
| 32 | $CH_3OH$，S |
| 33 | HS·，($\cdot CH_3$ 和 $H_2O$) |
| 34 | $H_2S$ |
| 35 | Cl· |
| 36 | HCl，$2H_2O$ |
| 37 | $H_2Cl$ or(HCl＋H) |
| 38 | $C_3H_2\cdot$，$C_2N$，$F_2$ |
| 39 | $C_3H_3$，$HC_2N$ |
| 40 | $CH_3C\equiv CH$ |
| 41 | $CH_2=CHCH_2\cdot$ |
| 42 | $CH_2=CHCH_3$，$CH_2=C=O$，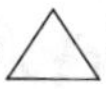，NCO，$NCNH_2$ |
| 43 | $C_3H_7\cdot$，$CH_3\overset{O}{\overset{\parallel}{C}}\cdot$，$CH_2=CH-O\cdot$，[$CH_3\cdot$ 和 $CH_2=CH_2$]，HCNO |
| 44 | $CH_2=CHOH$，$CO_2$，$N_2O$，$CONH_2$，$NHCH_2CH_3$ |
| 45 | $CH_3CHOH$，$CH_3CH_2O\cdot$，COOH，$CH_3CH_3NH_2\cdot$ |
| 46 | [$H_2O$ 和 $CH_2=CH_2$]，$CH_3CH_2OH$，$\cdot NO_2$ |
| 47 | $CH_3S\cdot$ |
| 48 | $CH_3SH$，SO，$O_3$ |
| 49 | $\cdot CH_2Cl$ |
| 51 | $\cdot CHF_2$ |
| 52 | $C_4H_4$ |
| 53 | $C_4H_5$ |
| 54 | $CH_2=CH-CH=CH_2$ |
| 55 | $CH_2=CHCHCH_3$ |
| 56 | $CH_2=CHCH_2CH_3$　$CH_3CH=CHCH_3$，2CO |
| 57 | $C_4H_9\cdot$ |
| 58 | ·NCS，(NO＋CO)，$CH_3COCH_3$ |
| 59 | $CH_3OC=O\cdot$，$CH_3\overset{O}{\overset{\parallel}{C}}NH_2$，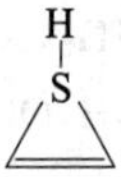 |
| 60 | $C_3H_7OH$ |
| 61 | $CH_3CH_2S\cdot$，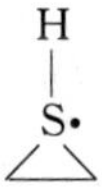 |
| 62 | [$H_2S$ 和 $CH_2=CH_2$] |
| 63 | $\cdot CH_2CH_2Cl$ |
| 64 | $C_5H_4$，$S_2$，$SO_2$ |
| 68 | $H_2C=\underset{}{\overset{CH_3}{\overset{\vert}{C}}}-\underset{H}{C}=CH_2$ |
| 69 | $CF_3\cdot$，$C_5H_9$ |
| 71 | $C_5H_{11}\cdot$ |
| 73 | $CH_3CH_2O\overset{O}{\overset{\parallel}{C}}\cdot$ |
| 74 | $C_4H_9OH$ |
| 75 | $C_6H_3$ |
| 76 | $C_6H_4$，$CS_2$ |
| 77 | $C_6H_5$，$CS_2H_2$ |
| 78 | $C_6H_6$，$CS_2H_2$，$C_5H_4N\cdot$ |
| 79 | Br·，$C_5H_5N$ |
| 80 | HBr |
| 85 | $\cdot CClF_2$ |
| 100 | $CF_2=CF_2$ |
| 119 | $CF_3-CF_2\cdot$ |
| 122 | $C_6H_5COOH$ |
| 127 | I· |
| 128 | HI |

**表 4-8　常见的碎片离子**

| $m/z$ | 离子* |
|---|---|
| 14 | $CH_2$ |
| 15 | $CH_3$ |
| 16 | O |
| 17 | OH |
| 18 | $H_2O$，$NH_4$ |
| 19 | F，$H_3O$ |
| 26 | $C\equiv N$ |
| 27 | $C_2H_3$ |
| 28 | $C_2H_4$，CO，$N_2$(空气)，$CH=NH$ |
| 29 | $C_2H_5$，CHO |
| 30 | $CH_2NH_2$，NO |
| 31 | $CH_2OH$，$OCH_3$ |
| 32 | $O_2$(空气) |
| 33 | SH，$CH_2F$ |
| 34 | $H_2S$ |
| 35 | Cl |
| 36 | HCl |
| 39 | $C_3H_3$ |
| 40 | $CH_2C\equiv N$，Ar(空气) |
| 41 | $C_3H_5$，$CH_2C\equiv N+H$，$C_2H_2NH$ |
| 42 | $C_3H_6$ |
| 43 | $C_3H_7$，$CH_3C=O$，$C_2H_5N$ |
| 44 | $CH_2CHO+H$，$CH_3CHNH_2$，$CO_2$，$NH_2C=O$，$(CH_3)_2N$ |
| 45 | $CH_3CHOH$，$CH_2CH_2OH$，$CH_2OCH_3$，COOH，$CH_3CH-O+H$ |
| 46 | $NO_2$ |
| 47 | $CH_2SH$，$CH_3S$ |
| 48 | $CH_3S+H$ |
| 49 | $CH_2Cl$ |
| 51 | $CHF_2$ |
| 53 | $C_4H_5$ |
| 54 | $CH_2CH_2C\equiv N$ |
| 55 | $C_4H_7$，$CH_2=CHC=O$ |
| 56 | $C_4H_8$ |
| 57 | $C_4H_9$，$C_2H_5C=O$ |
| 58 | $H_3C-C(=O)-CH_2+H$，$C_2H_5CHNH_2$，$(CH_3)_2NCH_2$，$C_2H_5NHCH_2$，$C_2H_2S$ |
| 59 | $(CH_3)_2COH$，$CH_2OC_2H_5$，$COOCH_3$，$NH_2C(CH_2)-O$ \| II，$CH_2OCHCH_3$，$CH_3CHCH_2OH$ |
| 60 | $CH_2C(=O)OH+H$，$CH_2ONO$ |
| 61 | $COOCH_3+2H$，$CH_2CH_2SH$，$CH_2SCH_3$ |
| 65 |  $\equiv C_5H_5$ |
| 66 | 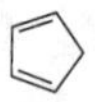 $\equiv C_5H_6$ |
| 67 | $C_5H_7$ |
| 68 | $CH_2CH_2CH_2C\equiv N$ |
| 69 | $C_5H_9$，$CF_3$，$CH_3CH=CHC=O$，$CH_2=C(CH_3)C=O$ |
| 70 | $C_5H_{10}$ |
| 71 | $C_5H_{11}$，$C_3H_7C=O$ |
| 72 | $C_2H_5C(=O)-CH_2+H$，$C_3H_7CHNH_2$，$(CH_3)_2N=C=O$ |
| 73 | 59的同系物 |
| 74 | $CH_2COOCH_3+H$ |
| 75 | $O=C-OC_2H_5+2H$，$CH_2SC_2H_5$，$(CH_3)_2CSH$，$(CH_3O)_2CH$ |
| 77 | $C_6H_5$ |
| 78 | $C_6H_5+H$ |
| 79 | $C_6H_5+2H$，Br |
| 80 | 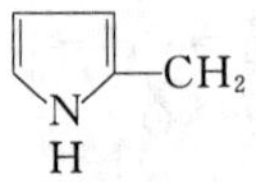，$CH_3SS+H$ |
| 81 | 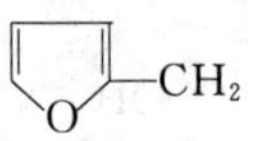，$C_6H_9$，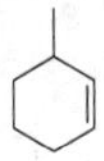 |
| 82 | $CH_2CH_2CH_2CH_2C\equiv N$，$CCl_2$，$C_6H_{10}$ |
| 83 | $C_6H_{11}$，$CHCl_2$，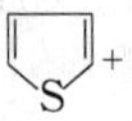 |
| 85 | $C_6H_{13}$，$C_4H_9C=O$，$CClF_2$ |
| 86 | $C_3H_7-C(=O)-CH_2+H$，$C_4H_9CHNH_2$ |
| 87 | $C_3H_7COO$，73的同系物，$CH_2CH_2COOCH_3$ |

续表 4-8

| m/z | 离子* |
|---|---|
| 88 | $CH_2COOC_2H_5+H$ |
| 89 | $COOC_3H_7+2H$, 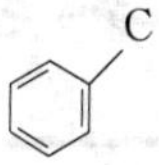 |
| 90 | $CH_3CHONO_2$, 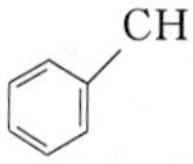 |
| 91 | 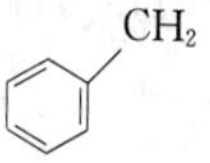, 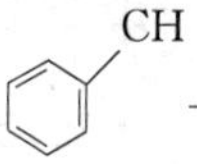 +H, 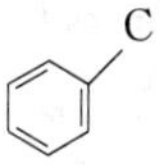 +2H<br>$(CH_2)_4Cl$, 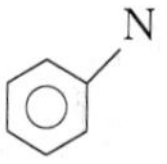 |
| 92 | 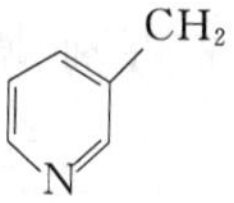, 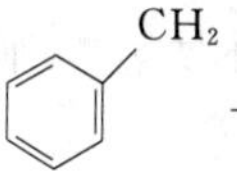 +H |
| 93 | $CH_2Br$, $C_7H_9$ 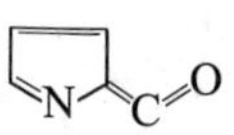, 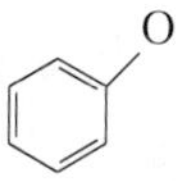,<br>$C_7H_9$(萜类) |
| 94 | ( 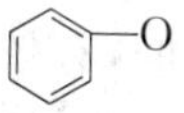 +H), 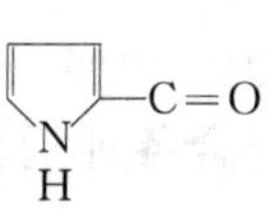 |
| 95 | 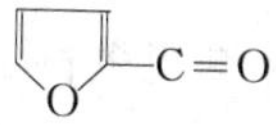 |
| 96 | $CH_2CH_2CH_2CH_2CH_2C{\equiv}N$ |
| 97 | $C_7H_{13}$ 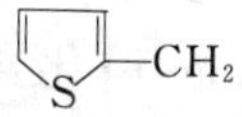 |
| 98 | 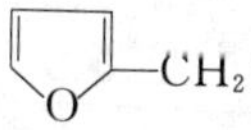 + H |
| 99 | $C_7H_{15}$, $C_6H_{11}O$ |
| 100 | $C_4H_9—\overset{O}{\overset{\|}{C}}—CH_2+H$, $C_5H_{11}CHNH_2$ |
| 101 | $COOC_4H_9$ |
| 102 | $CH_2COOC_3H_7+H$ |
| 103 | $COOC_4H_9+2H$, $C_5H_{11}S$, $CH(OCH_2CH_3)_2$ |
| 104 | $C_2H_5CHONO_2$ |
| 105 | 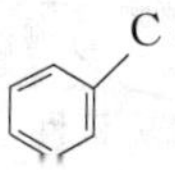 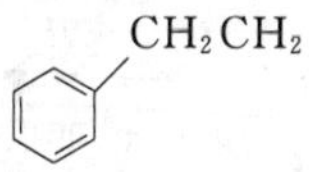 |
| 106 | 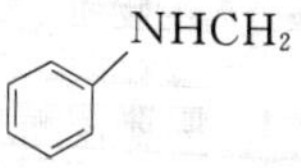 |
| 107 | 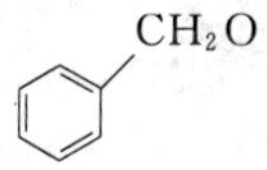 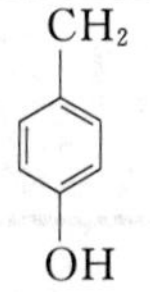 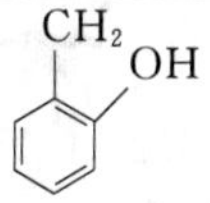 |
| 108 | 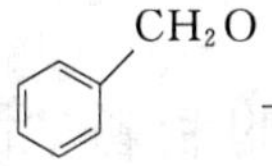 +H, 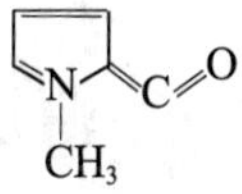 |
| 109 | 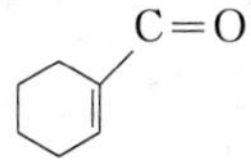 |
| 111 | 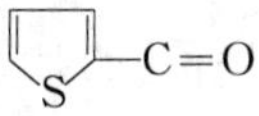 |
| 119 | $CF_3CF_2$ 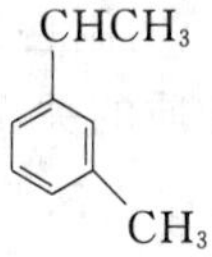 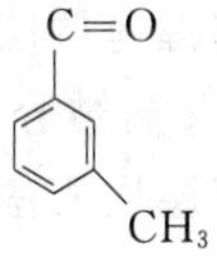 |
| 120 | 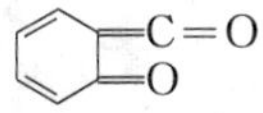 |
| 121 | 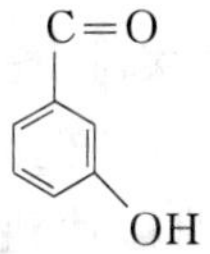 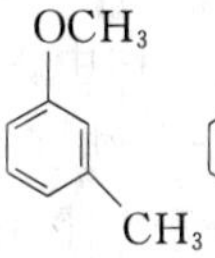 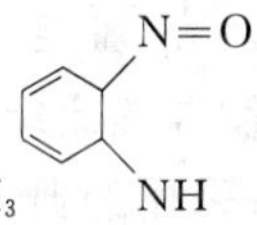 $C_9H_{13}$(萜) |
| 123 | 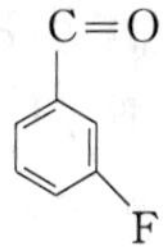 |
| 125 | 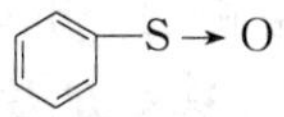 |
| 127 | I |
| 131 | $C_3F_5$, 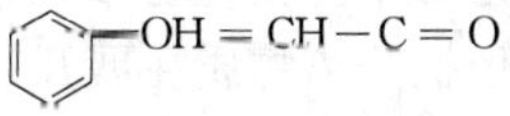 |
| 135 | $(CH_2)_4Br$ |
| 138 | 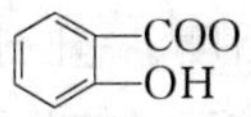 +H |
| 139 | 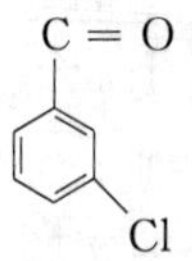 |
| 149 | 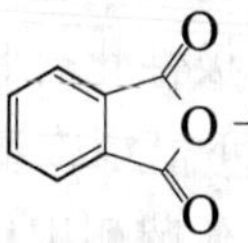 +H |
| 154 | 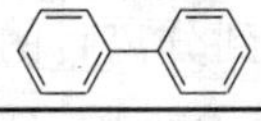 |

注：* 用碎片 $+nH$($n=1,2,3\cdots$ 表示的离子是涉及氢原子转移的重排而产生的离子)。

# 下　编　中药化学实验

## 实验一　薄层板的制备、活度测定及薄层层析、纸层析的应用

### 一、实验目的、要求

1. 掌握薄层层析法、纸层析法的基本原理。

2. 掌握薄层层析板的制备以及薄层层析、纸层析操作的基本方法。了解展开剂、吸附剂的选择以及与被分离物质的关系。

3. 薄层层析法、纸层析法鉴识中药中的化学成分。

### 二、层析分类与应用概述

中药的研究、鉴定工作中,需探讨中药中含有哪些化学成分及如何将中药中的有效成分提取、分离、精制并鉴定结晶纯度等等。但因中药化学成分复杂,许多成分结构类似,有效成分含量极少,仅仅采用经典方法往往难以达到目的,所以必须配合各种近代的分离方法,其中常用分离效率高、操作较简便的层析分离法(chromatography)。

由于有效成分的类型不同、性质不同,因此选择层析法的种类也不同。可参阅教科书相关内容。

本实验着重介绍薄层层析法(thin-layer chromatography, TLC)以及纸层析法(paper chromatography, PC)的应用。这些方法主要用于选择粗提取物的分离条件;化合物纯度的鉴定;制备一定量的某些化合物;或在薄层选用不同配比的混合溶剂。吸附层析主要考虑的是展开剂的极性,但被分离物质在展开剂中的溶解度也会影响到它的层析行为。

在一种吸附剂上用多种展开剂实验后如果分离不成功,可改用另一种吸附剂再来实验。分离的化合物在板上比移值($R_f$)在 0.2～0.8 为好。两组分之间 $R_f$ 差值大于 0.05,以免斑点重叠。

在吸附层析中,吸附剂的活度、展开剂的极性、被分离物质的极性,是层析条件的三要素,这三者的关系是互相联系的。

当 $A$ 指向中极性物质时,则 $B$ 就指向选用中等活度的吸附剂,$C$ 就指向中极性的展开剂。如分别转到 $A'$、$B'$、$C'$ 的位置,则又是另外一种情况(见图实验 1-1)。

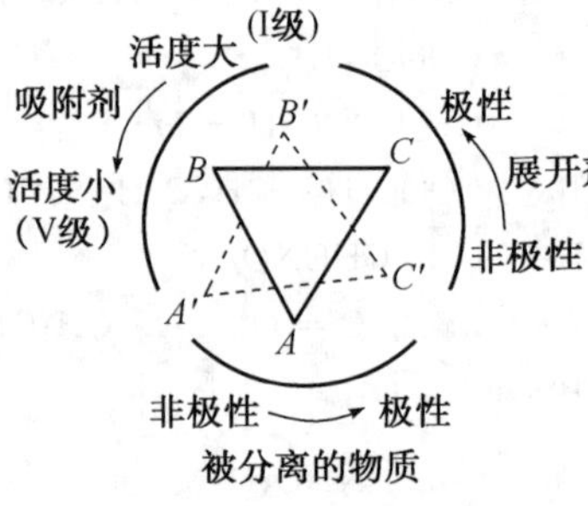


图实验 1-1　吸附层析中三要素的关系

分配薄层层析——有些强极性化合物,能被吸附剂强烈吸附,用洗脱能力很强的溶剂亦很难推动,这就必须选用分配层析。它是利用被分离物质在两相中(如水和非极性有机溶剂中)分配系数的不同而达到分离目的的。

分配薄层层析常用的载体有硅胶、硅藻土、纤维素等。

选择展开剂的根据是:被分离的物质在展开剂(固定相、流动相)中的溶解度相差最大的不

同比例组成的为首用试剂。化合物在流动相的溶解度愈大，则它在分配薄层上移动得愈远，比移值就愈大。流动相应先用固定相饱和。固定相种类有水、不同 pH 的缓冲液、亲水有机相(甲酰胺、乙二醇、丙二醇、聚乙二醇等)。流动相为含固定相(常用如水)的有机溶剂，有时为了防止弱酸、弱碱的离解，加入少量的酸或碱。

薄层层析展层后的斑点检出，通常先在可见光下观察，画出有色物质的斑点，然后在紫外光分析灯下观察有无吸收或荧光斑点，并记录其颜色、位置以及强弱，最后利用各化合物的特性反应，用喷雾器均匀地喷洒适当的显色剂，使层析谱显色。

络合薄层层析——在络合剂处理的吸附剂上进行吸附薄层层析行为时，不饱和化合物(络合物的供体)与络合剂(金属离子即络合剂的受体)形成 π 络合物。在层析时可按照被分离的化合物不饱和度的位置、几何异构等情况，所形成络合物的络合强度不一，导致比移值不同达到互相分离的目的。饱和脂肪酸不与受体络合，推向薄层最前沿；含双键的比含三键的吸附牢；末端双键或环外双键比不是这种类型的吸附牢。

由于硝酸银的存在影响一些显色剂的灵敏度，如碘蒸气。

## 三、一般操作技术

### (一) 薄层层析薄层板的制备

1. 不加粘合剂的薄层涂布法

(1) 氧化铝薄层：将吸附剂置于薄层涂布器中，调节涂布器的高度，向前推动，即得均匀薄层。本实验主要用下述简易操作涂布薄层，取表面光滑、直径均一的玻璃棒一支，依据所制备薄层的宽度、厚度要求，在玻璃棒两端套上厚度 0.3～1 mm 的塑料圈或金属环，以使玻璃棒向前推动时能保持平行方向。操作时，将氧化铝粉均匀的铺在玻璃板上，按图实验 1－2 所示方式推动。

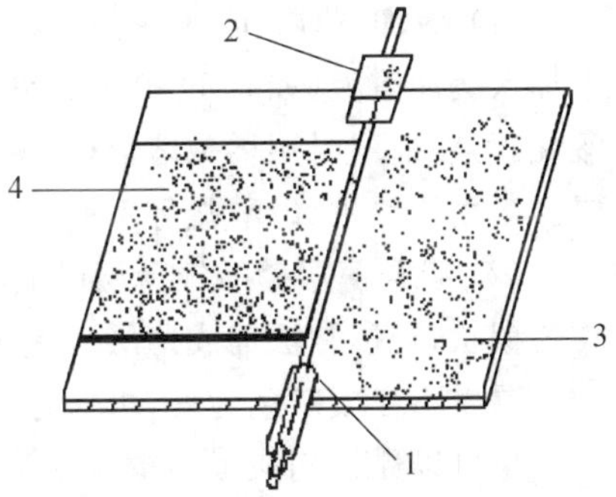


**图实验 1－2　无粘合剂氧化铝薄层的简易涂布法**

1. 调节薄层宽度、厚度的塑料圈或金属环
2. 防止玻璃棒左右滑动的固定环　3. 玻璃板
4. 氧化铝薄层

(2) 纤维素薄层：一般取纤维素粉 1 份加水约 5 份，在研钵中混合均匀后，倒在玻璃板上，轻轻振动，使涂布均匀，水平放置，待水分蒸发至近干，于(100±2)℃干燥 30～60 min 即得。

(3) 聚酰胺薄层：取锦纶丝(无色干净废丝即可)用乙醇加热浸泡 2～3 次，除去蜡质等。称取洗净的涤纶 1 g，加 85%甲酸 5 mL，在水浴上加热使溶，再加 70%乙醇 6 mL，继续加热使完全溶解成透明胶状溶液。将此溶液适量倒在水平放置的、用清洁液洗净的玻璃片上，并自然向周围摊匀，厚度约 0.3 mm，薄层太厚时，干后会裂开。将铺好的薄层水平放在盛温水的盘上，使盘中的水蒸气能熏湿薄层，盘子加玻璃板盖严密，薄层放置约 1 h 完全固化变不透明白色。再放数小时后，泡在流水中洗去甲酸。先在空气中晾干，后在烘箱中 80℃恒温加热活化 15 min，冷后置干燥器中贮存备用。

2. 加粘合剂的薄层涂布法

(1) 硅胶 G 薄层的涂布法：取硅胶 G 或硅胶 GF 1 份，置研钵中加水约 5 份研磨均匀，放置片刻，随即用药匙取一定量，分别倒在一定大小的玻璃片上(或倒入涂布器中，推动涂布、均匀涂布成 0.25～0.5 mm 厚度)，轻轻振动玻璃板，使薄层面平整均匀，在水平位置放置，待薄层发白近干，于烘箱中105℃烘干活化0.5～1 h，冷后贮于干燥器中备用。活化烘干温度时间可依需要调整。一般鉴识水溶性成分或一些极性大的成分时，所用薄层板只需在空气中自然干燥，不经活化即可贮存备用。

(2) 硅胶(H)羧甲基纤维素钠(CMC-Na)薄层：取羧甲基纤维素钠0.2 g，溶于25 mL水中，在水浴上加热搅拌使完全溶解。倒入研钵中加硅胶细粉（一般硅胶细粉过300目筛的约6～8 g，过200目筛的则需10～20 g），研磨成稀糊，照硅胶G薄层涂布法制备薄层。或取两块2.5 mm厚度的玻璃长板，中间夹一至几块2 mm厚的薄层用玻璃片，将适量硅胶糊倒在中间，用药匙适当涂匀，另取一块边缘较平整的玻璃片将硅胶刮平，推出薄层板，水平放置，自然晾干后再烘干活化贮存。

氧化铝G薄层、氧化铝羧甲基纤维素钠薄层的制备方法同上，一般所需氧化铝量比硅胶量稍多。

硅胶烧结薄层采用硅胶细粉混合一定量玻璃细粉，涂布在玻璃板上，在高温下将薄层烧结在玻璃板上，一般薄层厚度0.25 mm，薄层用后经处理，可以多次重复使用。

3. 特制薄层的制备

根据分离工作的特殊需要，可制成以下几种特制薄层。

(1) 酸、碱薄层和pH缓冲薄层：为了改变吸附剂的酸碱性，以改进分离效果，可在吸附剂中加入缓冲溶液（如0.1～0.5 mol/L草酸溶液）代替水制成酸性氧化铝薄层使用。硅胶微呈酸性，可在铺层时用稀碱溶液（如0.1～0.5 mol/L氢氧化钠溶液）代替水制成碱性的硅胶薄层。当用乙酸钠、磷酸盐等不同pH的缓冲液代水铺层时，即制成一定pH的缓冲的薄层。

(2) 络合薄层硝酸银薄层的制法：可在吸附剂中加入5%～25%硝酸银水溶液代替水制成均匀糊状，再按常法铺成薄层。制成薄层避光阴干，于105℃活化30 min后避光贮存。制成的薄层以不变成灰色为好，可保存三天内应用。

也可以先把硝酸银用少量水溶解，再加甲醇稀释成10%溶液。把预制好的硅胶G薄层浸入此溶液中约1 min，取出避光阴干按上法活化、贮存。

（二）点样

将样品溶液滴到已制备好的薄层上，点的直径不大于2～3 mm，样品滴加在距离薄层一端1～1.5 cm的起始线上，点与点之间的距离0.5～1 cm，展开剂用量以浸没薄层起始这边约为0.5 cm的高度的量。

一般定性时可用普通毛细管，定量可用微量注射器(1、10、50 μL)。

样品溶液应尽量选用易挥发的有机溶剂，以便点样后迅速挥发，以减少空气中水分对吸附剂活度的影响。如果样品为水溶液或不易挥发的溶剂，此时可用电吹风或红外灯加热，要注意不要破坏化合物。

点样量一般为几到十几微克。

斑点要集中，所以点样时应点在原点上，直径要小。

（三）展开剂的选择方法

前面已提到展开剂选择的原则。实际工作中还要经过实验来确定合适的展开剂。微量圆球技术（见柱层析）可对吸附薄层的展开剂进行初选。好的展开剂应要求能把混合物的成分很好地分开。

展开剂的质量对于分离结果的影响较大。溶剂要用三级(CP)或二级(AR)纯规格的溶剂，或将工业级的溶剂精制后应用。

薄层的展开必须在一个密闭的层析缸中进行,层析缸先用展开剂蒸气饱和,饱和后才能展开。实际应用小层析缸时由于空间小很快达到饱和,同时展开时间短,对分离效果影响小,边缘效应不明显。

常用溶剂性质表(附录 2)、共沸混合溶剂表(附录 4)供选择展开剂时参考。

展开方式最常用的是上行法,比下行法分离效果好,因展开剂移得较慢。除了单向展开外,由于单向第一次展开后几种成分分离得不太开,经过第二次转向展开后,就有可能分得更开些。对于成分复杂和化学结构相近的混合物,常用双向展开法分离。

展开时一般在室温进行,如果被分离物质见光易分解,则应用黑布(纸)罩上避光展开。展开完毕后,取出薄层板,用铅笔或小针划出展开剂前沿的位置,等展开剂挥散后进行斑点检出。

鉴定未知成分时用已知的标准品对照,书本上常见的 $R_f$ 值都是多次实验的平均值,只有在基本相同的实验条件下进行层析,才能得到相近的 $R_f$ 值。书本上的 $R_f$ 值可以作为一系列化合物在薄层上的相对位置以及它们之间分离的难易程度的参考。

(四)氧化铝、硅胶活度的测定

1. 氧化铝活度的测定

一般可用 4～5 种偶氮染料以薄层层析法进行测定。染料试剂的配制取偶氮苯(Azobenzene)60 mg,对甲氧基偶氮苯(P-Methoxyazobenzene)、苏丹黄(Sudan Ⅰ Benzene-azo-β-napthol)、苏丹红(Sudan Ⅲ Tetrazo-benzol-β-napthol)、对氨基偶氮苯(P-Amino-azobenzene)各 40 mg 分别溶于 100 mL 重蒸的四氯化碳中。

2. 实验方法

常法制备氧化铝薄层。以铅笔尖或毛细管在薄层板一端 2～3 cm 处间隔 1 cm 左右点上 5 个可以看清的小点,各吸取约 0.02 mL 染料试剂分别点于原点上,以四氯化碳为展开剂,展层时薄层板与容器底部交角为 10°～40°,展层后测出各斑点的 $R_f$ 值,从表实验 1-1 确定氧化铝的活度(一般高活性氧化铝活度使用本法时,结果往往偏低)。

另取氧化铝薄层板一块,置于水蒸气饱和的容器两三小时后取出,按上述方法测定活度,观察有无变化。

**表实验 1-1　氧化铝活度与偶氮染料 $R_f$ 值关系**

| 偶氮染料 | 氧化铝活度级 $R_f$ 值 | | | |
|---|---|---|---|---|
| | Ⅱ级 | Ⅲ级 | Ⅳ级 | Ⅴ级 |
| 偶氮苯 | 0.59 | 0.74 | 0.85 | 0.95 |
| 对甲氧基偶氮苯 | 0.16 | 0.49 | 0.69 | 0.89 |
| 苏丹黄 | 0.01 | 0.25 | 0.57 | 0.78 |
| 苏丹红 | 0.00 | 0.10 | 0.53 | 0.50 |
| 对氨基偶氮苯 | 0.00 | 0.03 | 0.08 | 0.19 |

3. 硅胶活度的测定

一般选用三种染料以薄层层析法进行测定。欧洲药典 1969 年记载用 0.01% 二甲基黄(Methyl-yellow,P-Dimethylaminoazobenzene)、苏丹红(Sudan Ⅲ)、靛酚蓝(Indophenolblue,1,4-Naphthoquinone-4-dimethyl amino aniline)的苯溶液各 10 μL,点于硅胶 G 或 H 薄层上,以苯为展开剂,展开 10 cm(约 20 min),三种染料应明显分离。靛酚蓝斑点应接近起始线,二甲基黄斑点应在当中，苏丹红斑点应在两者之间，认为薄层板活性符合要求。

4. 毛细管测定氧化铝、硅胶活度的方法

取 1.0 mm×75 mm 的毛细管，将其一端封闭，另一端开口，取一个滴帽在底部打个小洞，将毛细管开口端穿入滴帽内部，然后将滴帽内充满吸附剂轻轻拍打滴帽，使毛细管很快充满吸附剂（或按照测熔点法加入吸附剂），滴一滴苯在毛细管开口端（目的是防止吸附剂从毛细管中掉出来），将毛细管倒置，并切掉封闭端，在 0.02%～0.05%浓度的染料苯溶液中蘸一下，直至一滴染料溶液被吸附，然后将毛细管放入含有几毫升的苯溶液中，展开并计算 $R_f$ 值，从表实验 1－2 中查出活度级别。

染料：对氨基偶氮苯（P-Amino-azobenzene）；

对二氨甲基偶氮苯（P-dimethyl-amino-azobenzene）。

**表实验 1－2　氧化铝与硅胶的活度级别**

| | 含水量(%) | $R_f$ 值 | 级别 | | 含水量(%) | $R_f$ 值 | 级别 |
|---|---|---|---|---|---|---|---|
| 氧化铝 | 0 | 0 | Ⅰ | 硅胶 | 0 | 0.15 | Ⅰ |
| | 3 | 0.12 | Ⅱ | | 3 | 0.22 | |
| | 6 | 0.24 | Ⅲ | | 6 | 0.33 | |
| | 8 | 0.46 | Ⅳ | | 9 | 0.44 | |
| | 10 | 0.54 | Ⅴ | | 1 | 0.55 | Ⅱ |
| | | | | | 15 | 0.65 | Ⅲ |

## 四、薄层层析举例

（一）定性点滴反应

（1）样品：① 氨基酸混合液，② 四季青提取物，③ 薄荷油，④ 原儿茶酸乙醇液，⑤ 苦参乙醇液，⑥ 原儿茶醛乙醇液，⑦ 芦丁甲醇液，⑧ 小檗碱乙醇液，⑨ 甘草次酸乙醇液。

（2）检出试剂：① 三氯化铁，② 茚三酮，③ 氨性硝酸银，④ 碘化铋钾，⑤ 2,4-二硝基苯肼，⑥ 香草醛-硫酸（反应在薄层板或白瓷板穴内进行），⑦ 三氯化铝。

（3）实验方法：取硅胶 CMC-Na 薄层板 1～2 块或方形滤纸一条，用软铅笔按照下图画线，将各样品滴加于相应的格子中，再将各试剂分别自空白起逐格点加试剂，观察并记录反应变化。腐蚀性试剂可用带穴白瓷板或在试管中进行。

| 样品＼试剂 | ① | ② | ③ | ④ | ⑤ | ⑥ | ⑦ | ⑧ | ⑨ |
|---|---|---|---|---|---|---|---|---|---|
| ① | | | | | | | | | |
| ② | | | | | | | | | |
| ③ | | | | | | | | | |
| ④ | | | | | | | | | |

（二）鉴别中药中的化学成分

1. 单向展层

**例 1** ① 硅胶 CMC-Na 薄层(载玻片板)。

② 样品:薄荷油、薄荷脑的乙醇溶液。

③ 展开剂:石油醚;

乙酸乙酯;

石油醚-乙酸乙酯(85∶15)。

④ 显色剂:香草醛-硫酸(压板法)。

点样展层后稍干,反扣在一块同样大小并已涂布一层显色剂的玻璃板上,稍稍压一下,连玻璃板反转,使薄层面向上,观察颜色变化。由结果判断何种展开剂最适合分离薄荷油?

**例 2** ① 硅胶 CMC-Na 薄层(载玻片板)。

② 样品:四季青提取物;

原儿茶酸 1%乙醇溶液;

原儿茶醛 1%乙醇溶液。

③ 展开剂:石油醚;

氯仿;

甲醇;

氯仿-丙酮(8∶2);

氯仿-丙酮-甲醇-醋酸(7∶2∶0.5∶0.5)。

④ 显色剂:三氯化铁乙醇溶液。

由展层结果判断选用何种展开剂为合适?展开剂氯仿-丙酮-甲醇-醋酸(7∶2∶0.5∶0.5)中为何加醋酸?

2. 双向展层(图实验 1-3)

① 硅胶 CMC-Na 薄层板(8 cm×8 cm),不活化。在薄层板距两边各 1.5 cm 交点的地方点样品。

② 样品混合氨基酸(精氨酸、脯氨酸、亮氨酸的 1%水溶液)。

③ 展开剂:第Ⅰ向为正丁醇∶醋酸∶水(4∶1∶1,$V/V$);

第Ⅱ向为苯酚∶水(75∶25,$W/W$);

第Ⅰ向展开剂展层后,加热风使溶剂挥散,再将样品已展层的一向作为起始线,在第Ⅱ向溶剂系统中展开。

**图实验 1-3**

④ 显色剂:0.2%茚三酮乙醇液。

喷洒后,以电吹风加热(60～100℃)显色,观察各斑点的颜色变化,最后喷洒 2%硫酸镍水溶液固色。

3. 硝酸银-硅胶薄层

硝酸银硅胶糊的制备:用 20 g 硅胶 G 和 55 mL 水中含 5 g 硝酸银(8%)的溶液调制成糊,按常法铺薄层板(4 cm×7 cm,约 30 块)。避光阴干后,于 105℃活化 30 min 避光储存备用。

样品:龙脑(a);香橙醇(b);牻牛儿醇(c)。

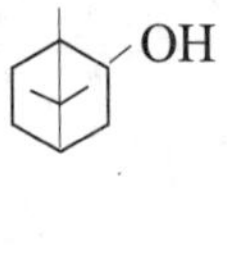

(a)

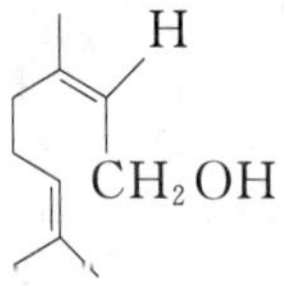

(b)

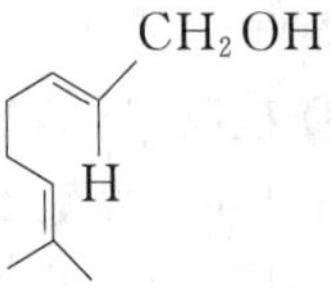

(c)

展开剂:环已烷-醋酸乙酯(1∶1或7∶3)。

显色:将薄层板展层后置红外灯下加热使其出现黑色斑点检出。

(三) *原位反应薄层*

原位反应薄层法是直接在薄层上进行有机反应。先将样品滴加在薄层板上,然后滴上试剂进行反应,再用适当的溶剂展开反应物。有时先在试管内进行反应,然后在薄层板上进行层析检识。根据原来化合物的 $R_f$ 值、层析行为,可供鉴别一个化合物或提供鉴定一个化合物极有价值的线索。应用这些特殊反应只消耗化合物极少量的样品却提供大量的线索,操作简单。如氧化、还原、脱水、水解、卤代、酶的催化作用、酯化、硝化、衍生物的制备、混合反应等均可在薄层板上进行。

1. 酯化反应

(1) 取原儿茶酸乙醇溶液,在一薄层上点加两个相同样点,其中一份样点的原点上,再加上试剂醋酐-吡啶(3∶1),待溶剂挥散,再重复点加试剂几次,干后,以氯仿-丙酮(8∶2)展层(用碘蒸气熏显色,可见其中点加醋酐吡啶试剂的样点已展开在前,而未加试剂的样点在起始线附近)。

(2) 取原儿茶醛乙醇溶液,在一薄层上点加两个相同样点,其中一份样点的原点上,再加上试剂醋酐-吡啶(3∶1),待溶剂挥散,再重复点加试剂几次,干后,以氯仿-丙酮(8∶2)展层,用2,4-二硝基苯肼显色。

2. 成盐反应

取原儿茶酸乙醇溶液,在一薄层的起始线上点加两个相同样点,其中一份样点的原点上,再点加10%碳酸氢钠溶液(另一份不加),以氯仿-丙酮-甲醇(8∶2∶1)展层,并用三氯化铁乙醇溶液喷雾显色,可见其中点加碳酸氢钠的样点 $R_f$ 值已经变化,未加碱的样点照常展开。

3. 苯肼反应

取原儿茶醛乙醇溶液,在一薄层的起始线上点加两个相同样点,其中一份样点的原点上,再点加2,4-二硝基苯肼,以热风促成腙反应,然后以氯仿-丙酮(8∶2)展层,可见出现两个红棕色斑点,在红棕色斑点下,喷三氯化铁试剂,又出现蓝紫色斑点。上面的红棕色斑点是原儿茶醛与2,4-二硝基苯肼所形成的腙,下面蓝紫色斑点是剩下的部分未成腙的原儿茶醛。

由原位反应的结果判断原来化合物的结构上有何基团特征?并绘出图谱。

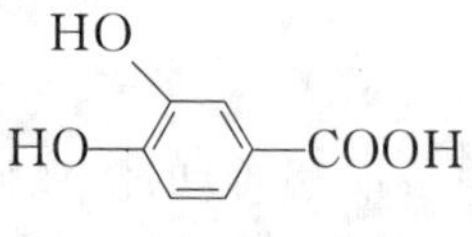

原儿茶酸

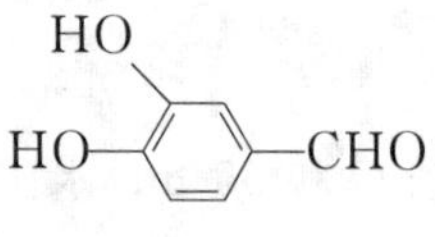

原儿茶醛

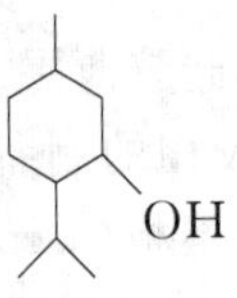

薄荷脑

## 五、纸层析原理、一般操作及应用

纸层析是以滤纸为支持,样品点样后在固定相与流动相间通过毛细现象向另一端展开,被分离物质在两相间分配系数不同而达到分离的层析方法。

展开剂的选择与分配薄层层析类似，被分离物质在展开剂系统中比移值在 0.05～0.85，两个化合物之间距离比移值最好大于 0.05。单个化合物的比移值最好在 0.4～0.6。

一般操作按展开剂展开方向可分为上行、下行、径向。上行法又可分为单向、双向。点样用的毛细管应细些使斑点成小圆形，直径 2～3 mm。点样浓度、数量不宜过大，防止斑点拉长、$R_f$ 值偏低。可使用标本缸展层，必须使缸内为展开剂饱和后再将滤纸放入（展开剂用量以浸没滤纸起始线约 1 cm 高度的量）展层。展开完毕，取出，溶剂前沿用铅笔画线做记号，滤纸阴干后斑点检测，除了不可用腐蚀性显色剂外其余同薄层层析。

应用在中药化学成分的定性点滴反应同薄层层析（腐蚀性酸不可在滤纸上检出）。

**例 3**　混合单糖的纸层析法。

层析滤纸按纤维长丝方向（纵向）切成适当大小的纸条，在一端 2 cm 处用铅笔画出起始线，在起始线上点样，点样斑点直径小于 0.3 cm，点间距 1～1.5 cm。

样品：2.5%葡萄糖、鼠李糖混合水溶液。

展开剂：正丁醇-醋酸-水（4∶1∶1 或 4∶1∶5，上层）。

显色剂：邻苯二甲酸-苯胺喷雾后于 105℃，加热 10 min。

**例 4**　多缓冲液和碱液纸层析法。

缓冲液滤纸的制备：取新华滤纸（3 cm×12 cm）一张，距下端 2 cm 处画起始线（见图实验 1-4），向上每隔 1.5 cm 划平行线并按照图示在各条带上涂布 pH 缓冲液和碱液，然后将其夹在两片滤纸中吸至半干使湿润指数为 1.5（指湿滤纸为干滤纸重的 1.5 倍），备用。

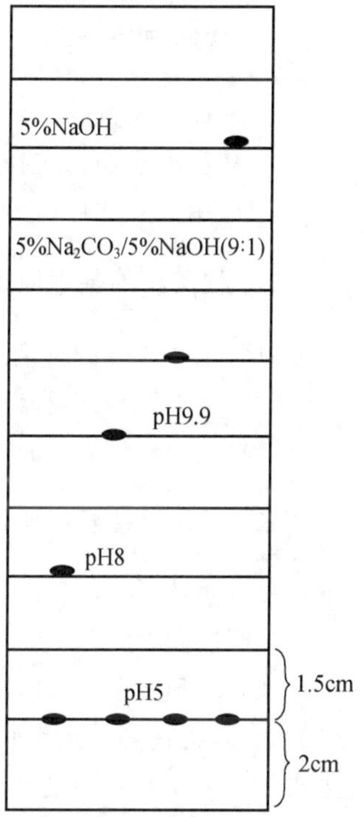

**图实验 1-4　多缓冲液纸层析**

样品：大黄素（Emodin）、大黄素甲醚（Physcion）、芦荟大黄素（Aloe-emodin）、大黄酸（Rhein）的氯仿溶液。

展开剂：氯仿。

显色剂：荧光检出、氨熏。

结果：记录图谱，并说明这些化合物酸度的强弱。

涂缓冲液时，pH 顺序相反结果会怎样？

多缓冲液纸层析：

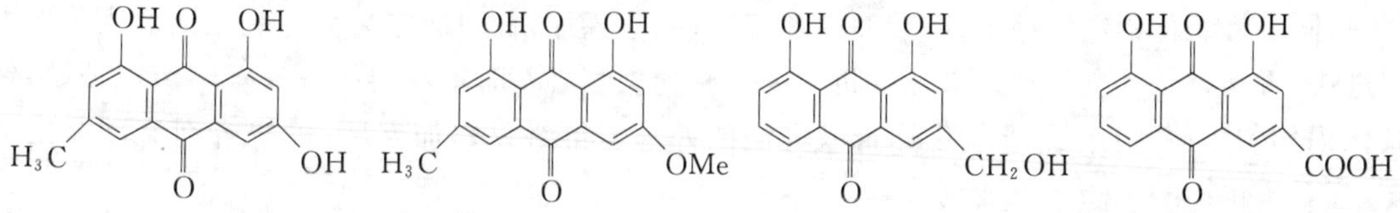


大黄素　大黄素甲醚　芦荟大黄素　大黄酸

[附]pH 缓冲液的配置：

pH 3：取 0.25 mol/L 磷酸氢二钠溶液 4.1 mL 加 0.11 mol/L 柠檬酸 15.89 mL 配成。

pH 5：取 0.25 mol/L 磷酸氢二钠溶液 10.30 mL 加 0.11 mol/L 柠檬酸 9.70 mL 配成。

pH 8：取 0.25 mol/L 磷酸氢二钠溶液 19.45 mL 加 0.11 mol/L 柠檬酸 0.55 mL 配成。

pH 9.9：取 0.27 mol/L 碳酸钠 5 mL 加 0.10 mol/L 碳酸氢钠 5 mL 配成。

# 实验二　柱层析在中药化学成分分离上的应用

## 一、实验目的、要求

1. 掌握柱层析的原理和操作的基本方法。
2. 初步了解如何选择洗脱剂、吸附剂及两者与被分离物质的关系。
3. 应用硅胶柱层析分离四季青中酚性成分。

## 二、柱层析的基本原理

中药化学成分的分离工作中常用本法分离得到单纯的化合物。可分为吸附柱层析和分配柱层析。基本原理同薄层层析。柱层析可用来分离制备，薄层层析和纸层析主要用于鉴定及少量制备。

## 三、氧化铝柱层析操作

1. 柱层析的装置

如图实验 2－1，一般是用一根均匀粗细的玻璃管，一端拉成小口或配有活塞，管子内径与柱长比例一般在 1∶10～1∶20。多种性质相近的成分的分离，可适当采用细长的层析柱。有时为了吸附某些成分而分离出某些成分可采用较粗短的层析柱。

为了防止溶剂的挥发及减少溶剂加入次数，层析柱上端可接分液漏斗，内贮层析用的洗脱溶剂。

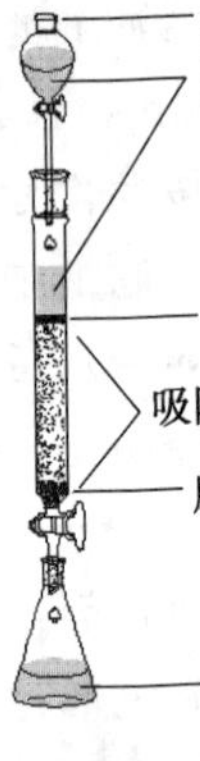


**图实验 2－1**
**柱层析装置**

2. 氧化铝的装柱

有许多装柱方法，一般先将干净层析柱底部塞一层脱脂棉花或玻璃丝，而后装入氧化铝，装入的方法分湿法和干法两种。

湿法装柱：一般先量取一定量的首用洗脱溶剂，将层析柱的活塞稍打开，使溶剂滴入接受器中，同时将氧化铝慢慢地加入，使其一面沉降，一面添加，直到加完为止。氧化铝加入速度不宜过快，否则将带入空气泡而破坏层析柱的紧密均匀。必要时可在层析管外轻轻给以振动，使氧化铝均匀下降，并有助于氧化铝带入气泡的外溢。待氧化铝加完后，仍使溶剂流动一定时候，直至氧化铝的沉降不再变动。

干法装柱：在柱子上端放一漏斗，使氧化铝均匀地经漏斗成一细流慢慢装入管内，中间不应间断，轻轻在管外壁振动，使填装均匀，全部加入后，上端应成水平面。

氧化铝的粒度一般为 100～160 目，用量一般采用样品量的 20～50 倍，根据被分离化合物的性质而定。有的混合物因极性极弱、组分较复杂而极性又相近，此时吸附剂用量可为样品量的 100～200 倍。为了尽量减少分离的化合物在层析柱中扩散，层析过程不宜间歇。

硅胶吸附柱层析时，硅胶粒度一般为100～160目或160目以上为宜，其用量一般为样品量的30～60倍，但较难分离者有时可选用500～1000倍。

硅胶吸附层析目前使用比较广泛，能用于非极性化合物，也能用于极性化合物。

3. 样品的加入(加样)

一般将样品溶于少量开始洗脱时使用的洗脱剂中，轻轻倒入已准备好的氧化铝柱上端，勿使氧化铝柱面受到扰动，否则影响层析效果。如果样品不易溶于首用溶剂，那么先将样品溶于能溶解的有机溶剂(低沸点者为佳)中，以少量(约5倍)氧化铝搅拌均匀，然后将有机溶剂挥发干净，在按一般装柱法，将带有样品的氧化铝装在层析柱中氧化铝的顶部，上端再覆盖少量氧化铝防止柱顶平面的变化。

4. 层析洗脱用的溶剂

根据被分离物质极性与溶解度、所选用的吸附剂性质来选择洗脱剂(常见溶剂的介电常数)。

选择洗脱剂：在氧化铝板(或硅胶板)上用同心圆方法选择展开剂，提供洗脱用的溶剂。几种展层类型见图实验2-2。

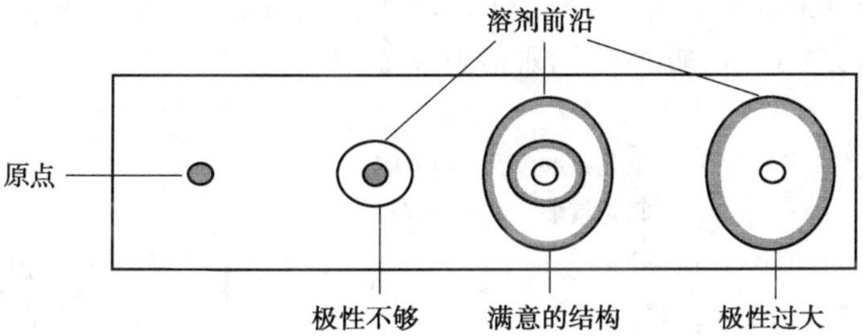


图实验2-2

先将要分离的样品用毛细管点样于小层析板上，吹干，然后用毛细管取溶剂(必须用几种展开溶剂，极性从小到大或配成混合溶剂来试验)，不同溶剂应在每一样点试验，当溶剂接触到每一样品点后，溶剂即向外扩散，这时混合样品中因极性大小随溶剂展开呈同心圆扩张，展层后在溶剂前沿用铅笔做记号，挥散展开剂后进行显色，由圆环的多少可以初略判断用哪一种溶剂来分离该化合物较合适。弱溶剂极性过大时展层后样品全部到前沿，当极性不够时展层后分离不开，这样经过多次试验可以找到合适的单一溶剂或混合溶剂来供分离。

一般说氯仿和苯是中极性溶剂，对分离广泛的化合物具有很好的选择性。正己烷、石油醚或苯最好首先使用。正己烷或石油醚用苯或乙醚来变动比例使溶剂成中极性以分离一般极性的化合物，极性大的物质最好用乙酸乙酯、丙酮或甲醇来分离。

洗脱剂按溶剂洗脱强度从低到高的次序进行选择，可使吸附在氧化铝柱上的不同化合物按极性从低到高逐个被洗脱出来，达到分离的目的。为了提高溶剂的分离能力，常用混合溶剂进行梯度洗脱，逐步加大洗脱剂的洗脱能力。实际操作过程中，根据薄层层析的判断，及初步层析的分析，操作步骤可以适当增减，或某个洗脱溶剂可以省略，简化操作步骤(例如四季青酚性化合物柱层析分离的洗脱剂)。

层析用溶剂可用分析纯或按一般溶剂处理方法进行处理。除去溶剂中某些极性较大的杂质(如氯仿中的乙醇)，以免影响层析的结果。除去溶剂中某些不挥发物质，以免污染洗脱物的纯度，并应注意溶剂中所含水分，以保证层析的顺利进行。

洗脱分离的注意点：

(1) 整个操作过程氧化铝(或硅胶)柱表面应保持一定高度的溶剂(洗脱剂)，不使柱面溶液流干。

(2) 一般采用等份收集洗脱流分，每份洗脱剂体积的毫升数一般与吸附剂重量相近。如果洗脱剂极性较大或样品各组分结构相似时，每份收集量要小。

(3) 洗脱时流速不应太快，否则柱中交换来不及达到平衡，影响分离效果。

(4) 由于氧化铝表面活性较大，有时会促进某些成分发生变化，应尽量在短时间内完成一个柱层析的分离，以免样品在柱上起异构化、氧化、皂化、水合以及脱氯化氢形成双键等反应。样品在柱上会扩散，也会影响分离效果。

## 四、实例

### (一) 常压柱层析

1. 四季青中酚性化合物(原儿茶酸，原儿茶醛)的分离

原儿茶酸(Protocatechuic acid $C_7H_6O_4$，3，4-二羟基苯甲酸)，无色针晶，熔点 198～200℃。易溶于水、乙醇、乙醚、丙酮、醋酸乙酯，难溶于苯、氯仿。

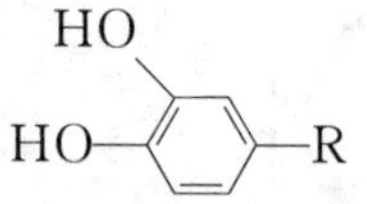

原儿茶酸　R=COOH

原儿茶醛　R=CHO

原儿茶醛(Protocatechuic aldehyde　$C_7H_6O_3$，3，4-二甲基苯甲醛)，植物体内存在量少，不稳定，易氧化，熔点 153～154℃。

【操作步骤】

(1) 硅胶(100～160 目，活度，Ⅴ级)6 g，干法装柱。

(2) 样品：5 mg 加洗脱剂 5 mL 加热溶解后过滤，用吸管吸取滤液加入柱顶。

(3) 洗脱剂：石油醚/醋酸乙酯(4∶6)(先配 50 mL，然后再酌量配)。

(4) 收集洗脱剂：用小三角瓶收集每份 10 mL(共收集 10 份)。

(5) 检出：取硅胶 CMC-Na 小板一块如下图画小格，用毛细管吸取各份洗脱液分别滴在各小格内，然后用毛细管取检出试剂滴在检品处，观察结果，另一格子只滴出试剂进行空白对照。检出试剂按醛的一般检验方法，采用 2，4-二硝基苯肼对原儿茶醛形成腙，呈橙色为正反应。

| | | | | | | | | | | | | | | | |
|---|---|---|---|---|---|---|---|---|---|---|---|---|---|---|---|
| 试剂空白 | | | | | | | | | | | | | | | |
| 样品＋试剂 | | | | | | | | | | | | | | | |
| 样品空白 | | | | | | | | | | | | | | | |

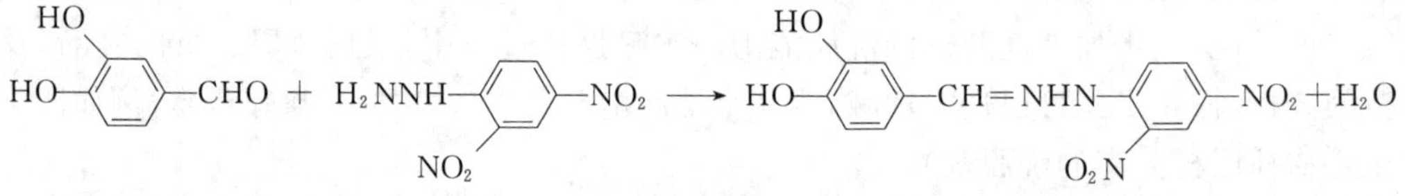

当检出洗脱液至无肼的橙色斑点出现时改用氨性硝酸银试剂检出原儿茶酸。当正反应时应使银-氨络离子的溶液中的银离子被原儿茶酸的邻二酚烃基还原成金属银呈黑色斑点反应。可加热促使分解。

从反应结果可判断出哪几个流分含有原儿茶醛，哪几个流分含原儿茶酸或为空白流分？然后将这些流分分别浓缩后点样进行薄层层析检出。薄层层析条件：硅胶 CMC-Na 薄层板。展开剂：氯仿：丙酮：甲醇：醋酸＝7：2：0.5：0.5。显色剂：25％的三氯化铁乙醇溶液显色。按展层结果合并相同流分，常压回收洗脱液至小体积，抽松后用乙醇为溶剂重结晶。抽滤得晶体，取少量晶体以少量乙醇溶解后再进行薄层层析，展层，观察是否为单体，就可以测熔点进行初步鉴定。已知或未知化合物可作红外吸收光谱图与标准图谱对照证明。

记录各流分的点滴反应、薄层层析的结果(绘出图谱)，写出所得单体的熔点数据。并初步判断所得化合物是什么化合物。

2. 穿心莲中二萜内酯化化合物(穿心莲内酯，新穿心莲内酯)的分离

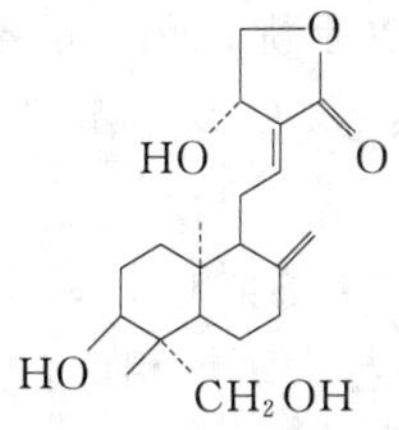

穿心莲内酯

穿心莲内酯(Andrographolide，$C_{20}H_{30}O_6$，穿心莲乙素)，无色方形或长方形结晶，熔点 230～231℃，$[\alpha]_D^{20}$ −126°，味极苦。可溶于甲醇、乙醇、丙酮、吡啶中，微溶于氯仿、乙醚，难溶于水及石油醚。

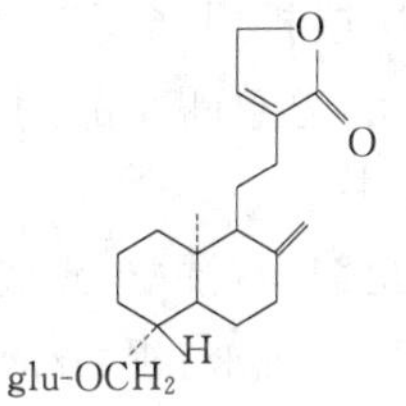

新穿心莲内酯

新穿心莲内酯(Neo-andrographolide，$C_{26}H_{40}O_8$，穿心莲丙素，穿心莲新苷)，无色柱状结晶，熔点 168～169℃，$[\alpha]_D^{22.5}$ −45°，苦味。可溶于甲醇、乙醇、丙酮、吡啶，微溶于氯仿和水，不溶于乙醚和石油醚。

**【操作步骤】**

取中性氧化铝(100～200 目，加入 8％水振摇均匀使活度呈Ⅵ级)6 g(按样品：吸附剂＝1：300 量)，先加入二氯甲烷，并打开柱下口活塞，湿法装柱。

取穿心莲内酯为主的精制品 20 mg 置于蒸发皿内，用刮刀压碎后加 0.4 mL 的甲醇溶解，再加入中性氧化铝半牛角勺(约 0.3 g)，拌匀后在红外灯下干燥，并用刮刀压成散粒，然后加到柱顶，呈均匀薄层带。将一滤纸片(直径小于层析柱的内径)打小孔，平铺在样品层上。首用洗脱剂要保留柱顶。

按梯度洗脱，先以二氯甲烷洗脱，用小三角瓶收集洗脱液。硅胶板上检查内酯成分出现时开始(用毛细管吸取的洗脱液点在硅胶薄层板上，用 Kedde 试剂(3,5-二硝基苯甲酸碱性试液)检出，加热后出现紫色斑点)收集第一流分，每流分收集 10 mL。继以二氯甲烷：无水乙醇＝20：1 洗脱，再改为二氯甲烷：无水乙醇＝9.6：0.4 洗脱，再以甲醇洗脱，最后用 50％甲醇洗脱。分别浓缩各馏分至小体积。然后每份点样于硅胶 CMC-Na 板上，并用对照品(穿心莲内酯，新穿心莲内酯)对照。展开显色条件：硅胶 CMC-Na 板，氯仿/甲醇(10：1)展开，Kedde 试剂喷雾，加热后显紫红色斑点。从 TLC 结果检查样品究竟含有几种穿心莲二萜内酯类化合物？记录 TLC 图谱结果。

**【说明】**

柱层析时所用的仪器要干燥：

| | | | |
|---|---|---|---|
| 层析柱， | 1 支； | 小三角烧杯， | 15 只； |
| 吸管， | 1 支； | 蒸发皿， | 1 只； |
| 小漏斗， | 1 只； | 量筒， | 100 mL 1 只； |
| 玻璃棒， | 1 根； | 量筒， | 10 mL 1 只。 |

（二）低压柱层析

大黄酚、大黄素甲醚、大黄素的分离。

大黄素(Emodin)，橙黄色长针晶(丙酮)，m. p. 255～257℃，能升华。几乎不溶于水，能溶于乙醇，可溶于 $Na_2CO_3$、$NH_4OH$ 和 NaOH 水溶液。溶解度(g/100 mL)乙醚 0.14，氯仿0.071，苯 0.041，四氯化碳 0.01(25℃)。

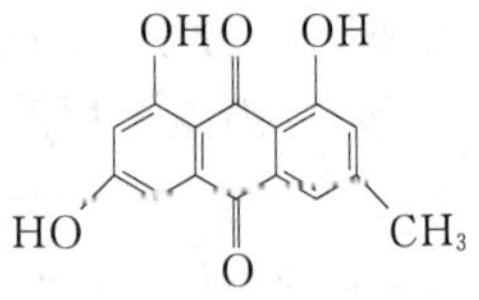


大黄酚(Chrysophanol)，金黄色六角形片状结晶(丙酮)或针状结晶(乙醇)，m. p. 196℃，能升华。几乎不溶于水，微溶于冷乙醇，易溶于沸乙醇，可溶于苯、氯仿、乙醚、丙酮、冰醋酸、NaOH 及热 $Na_2CO_3$ 溶液，不溶于 $NaHCO_3$、$Na_2CO_3$ 水溶液，难溶于石油醚。

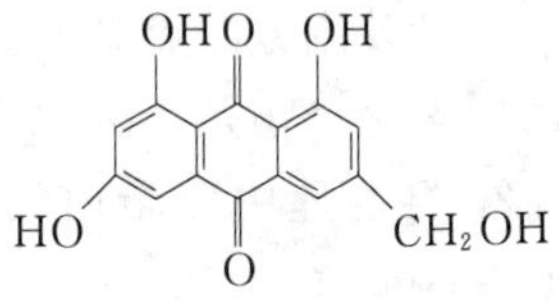


大黄素-6-甲醚(Physion)，橙黄色针晶，m. p. 207℃，能升华。溶解性与大黄酚相似，可溶于 NaOH 水溶液。

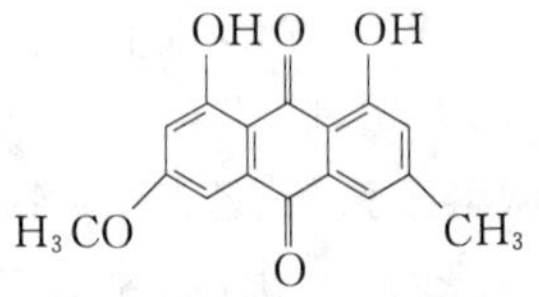


【操作步骤】

(1) 薄层层析用硅胶 H 10 g，湿法装柱。

(2) 样品：总蒽醌粗品约 5 mg，加少量丙酮恰好溶解后，取少量硅胶拌和均匀，在红外线灯下烘干，上柱。

(3) 洗脱剂：石油醚-醋酸乙酯(9∶1)、(8∶2)，醋酸乙酯，乙醇。

(4) 收集洗脱液：视色带情况收集每流分的量。

(5) 压力：$N_2$，49 kPa。

(6) 浓缩每流分至小体积。

(7) 检查

TLC：石油醚-醋酸乙酯(9∶1)。

PC：石油醚以水饱和。

对照品：大黄素、大黄酚、大黄素-6-甲醚乙醇溶液。

显色：可见光下显亮黄色斑点；

紫外分析灯下显亮黄色斑点；

氨熏显红色斑点；

3%NaOH 溶液或 $Na_2CO_3$ 溶液喷后显红色斑点。

(8) 记录：TLC、PC 结果，附图谱，检查每组份样品的纯度。

（三）干柱层析法

从华中五味子 Schisandra sphenanthera Rehd. et wils 中分离五味子酯丁(Schisantherin D)。

【操作步骤】

(1) 层析用酸性氧化铝(120～200 目，3～6 级)240 g，装于直径 2.5 cm×40 cm 的聚乙烯薄层膜柱中。

(2) 样品 1.4 g 溶于 10 mL 苯-醋酸乙酯(6∶1)中，溶液加样。

(3) 苯-醋酸乙酯(6∶1)展层至柱顶。

(4) 按 TLC 的 $R_f$ 值推算谱带位置，也可以将一个展带再分成头、中、尾三段，用刀片切成段。

(5) 各段分别置于适当的层析柱内，以醋酸乙酯洗脱，分别浓缩。

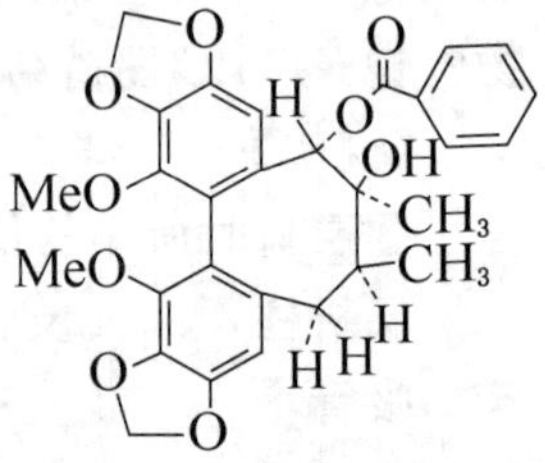


五味子酯丁

(6) TLC 检查纯度：

酸性氧化铝板(Ⅲ～Ⅳ级)。

苯-醋酸乙酯(6∶1)。

碘蒸气显色。

## 实验三　离心薄层层析的应用

应用离心薄层层析分离大黄素-6-甲醚、大黄酚和分离丹参色素。

### 一、应用离心薄层层析法分离大黄酚、大黄素-6-甲醚

大黄酚、大黄素-6-甲醚两化合物极性相近，相互分离较为困难，有人曾采用磷酸钙柱层析，以石油醚展层，下层黄色带洗脱后以甲醇重结晶可得大黄酚，上层黄色带洗脱后以甲醇重结晶可得大黄素-6-甲醚。但较费时，使用洗脱剂量大。本实验利用 LBC-3 型离心薄层层析仪快速分离大黄酚和大黄素-6-甲醚。

【操作步骤】

(1) 常规方法于转子上涂以 1 mm 厚的硅胶 CMC-Na(25～30 g 的硅胶 G，加入 80～100 mL 0.4%CMC-Na 水溶液，在乳钵中调匀辗磨成糨糊状)制备而成，阴干(约 24 小时)于 70～90℃烘箱中活化 2 h，然后用 1 mm 的刮板器修整边缘备用。

(2) 将制备好的薄层板装于 LBC-3 型离心薄层层析仪上，装样前，薄层板先用洗脱剂预洗使洗脱剂达到饱和并除去硅胶中的杂质。

(3) 取大黄酚、大黄素-6-甲醚的混合物 15 mg 溶于 1 mL 氯仿中，用 2 mL 的注射器吸取 0.5 mL 直接进样(先启动转子)，使样品在转子内层形成窄带。

(4) 用石油醚(或环已烷)∶醋酸乙酯(25∶1)洗脱，以 1.5 mL/min 的流速(可借助于流量计控制)送入，每收集 2～4 mL 为一流分。以硅胶 TLC 检测每一流分，合并 $R_f$ 值相同流分，回收。以 TLC 和 m.p. 检查纯度，计算回收率。

(5) 检测条件

TLC：石油醚(30～60℃)∶醋酸乙酯(9∶1)。

PC：石油醚以水饱和。

显色方法：

可见光下显黄色斑点；

紫外线下显亮黄色斑点；

氨熏显红色；

3%NaOH 溶液或 $Na_2CO_3$ 溶液喷后显红色。

### 二、丹参色素的分离

丹参色素多为橙色、红色至棕红色的化合物，少数为黄色。这些化合物极性相似，采用一般的柱层析方法较难分离得到单体。

本实验采用离心层层析的技术进行分离。

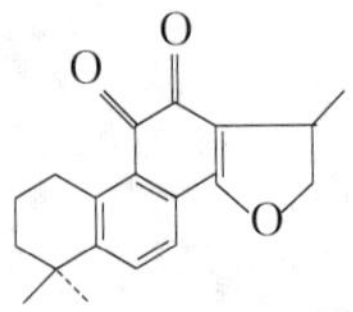

隐丹参酮（Cryptotanshinone）
丙酮中得橙红色结晶
熔点 180～182℃

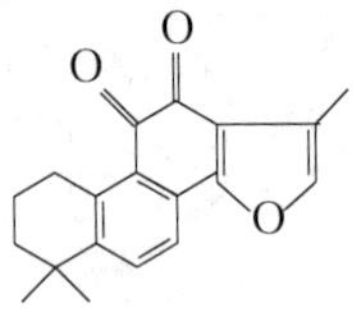

丹参酮ⅡA
乙醇重结晶得红色针晶
、熔点 204～206℃

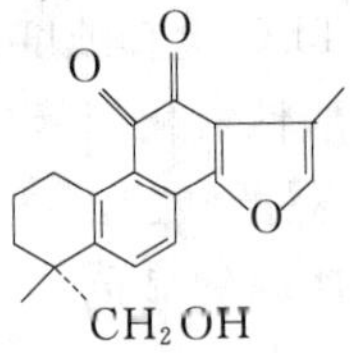

丹参酮ⅡB
无水乙醇重结晶得红色细柱结晶，熔点 202～204℃

【操作步骤】

(1) 硅胶 CMC-Na 离心薄层板(1 mm 厚)。

(2) 总丹参醌混合物 20 mg 溶于 2 mL 氯仿，用注射器进样，使在转子内层形成均匀窄带。

(3) 洗脱剂：环己烷-醋酸乙酯(99∶1)、(98∶2)、(97∶3)……依次洗脱。流速为 1.5 mL/min。

(4) 收集：按色带情况收集洗脱液。

(5) 检查

TLC：硅胶 CMC-Na 板。

展开剂：石油醚-醋酸乙酯(9∶1)。

可见光下观察色斑。

(6) 记录：TLC 结果。

## 实验四　重结晶、测定熔点及溶解度实验

内容有：重结晶技术(半微量操作)、测熔点(显微测熔点、Thiele 管测熔点、电加热测熔点)和中药成分溶解度试验(单纯化合物)。

### 一、重结晶(复结晶)

重结晶是粗品纯化的一种有效手段，一个固体天然化合物达到一定的纯度，在一定的条件下，就会呈结晶状，从而使结晶和母液分开达到进一步分离纯化的目的。纯品的晶体大小和形状与温度、溶剂浓度有关。有时结晶也是混合物，需反复重结晶，才达到纯粹单一的结晶。

【操作步骤】(半微量结晶)

称取酒石酸(*dl*-酒石酸，m. p. 204℃)0.01 g，置于 25 mL 圆底烧瓶中加入 10 mL 水或乙醇在水浴上加热使溶解，趁热滤过。滤液静置，冷至室温，呈结晶析出，如不析出结晶，略浓缩至瓶内壁边缘出现白色固体时，再略加少量溶液使固体恰好溶解，静置，冷至室温，结晶析出。用 Hirsh 漏斗抽滤收集产物，将晶体放在表面皿上于干燥箱中干燥，称重，测定熔点。

记录：________g，m. p. ________℃，收率________%。

操作时注意点：

混合溶剂法重结晶，将粗品溶于少量第一溶剂(使结晶易溶解的溶剂)中，然后加入恰好使溶液变成轻微浑浊状所需要的足量溶剂，静置，冷至室温，结晶析出。同上操作收集晶体，必要时按同样方法将产物进行第二次重结晶。

## 二、熔点测定

熔点是中药成分化合物纯度鉴定方法之一。纯化合物一般都有一定的熔点和较小的熔点距(≤2℃)。化合物的熔点是一个大致范围,在此范围内由固相变成液相,有时伴有分解,当化合物中有少量杂质时会使实测熔点值降低。验证两个化合物是否相同时,可测定混合熔点。一些中药成分的分解点距比较长或不易看清楚;有些则在加热过程中色泽逐渐变深,最后到分解,看不清收缩点;有些立体异构体和结构非常相似的混合物熔距也很短;还有些中药成分有双熔点特性,即在某一温度已经全部熔化,当温度继续上升时又固化,再在某一更高温度时又熔化或分解。

通过实验学会观察中药成分在熔融前发生的变化。有些化合物熔融时样品变色,即发生分解成为分解点,用以代替熔点。化合物在熔融前的瞬间会正常地发生软化或收缩。有些化合物在熔融前放出结晶溶剂。实际的熔距开始于能看到第一滴液体之时,直至所有固体全部液化时的温度。升华物必须将毛细管封闭起来测定熔点。

【操作步骤】

1. Thiele 管熔点测定法

一端封闭的毛细管(1 mm×100 mm)2 根。

粉末状(结晶压成)样品楔入毛细管中,量不应该超过管柱的 1～2 mm 高。

升温,用酒精灯文火加热,在接近熔点时应减慢加热速率(1℃/min)。

记录

样品名称:____________________

液化开始时温度:____________________

全部液化(或变色)时温度:____________________

熔距:____________________

2. 电加热熔点测定法(详细见说明书)

开关置于"开"的位置,把加热控制钮开到某一位置,对于已知物可设低于熔点 10℃为加热控制点,当升温至设置控制点时,改成 2～3℃/min,观察化合物熔点、熔距。

3. 显微熔点测定法

中药成分样品量少,本法的优点是样品消耗量少,可测定 mg～μg 的微量和半微量样品的测定。显微镜下能精确观察化合物受热的变化过程(水合物的脱水、结晶溶剂的放出及多晶型物质的晶型转化、升华、分解)。仪器型号多种。显微镜的载片台设计成可以电热,通过可变电阻控制到所需升温速度(一般已知物控制在低于熔点 10℃)。加热台的旁测孔中插温度计,当临近熔点时每分钟以 2～4℃升温。当显微镜视野中晶体的棱角和棱边变圆时的温度作为始熔,当所有的晶体消失时的温度作为熔融的温度终点。分解点则可见晶体消失并变色。

测定混合熔点时,各取两种样品晶体少许,放到显微镜的载玻片上,彼此靠近,用盖玻片轻轻压动一下,使其紧密接触。同上法测定。

升华物的熔点测定应在封闭管中进行。

## 三、溶解度试验

通过溶解度和光谱分析两者能得到中药成分的结构信息。本试验仅作有机溶剂中的溶解度试验,主要用来确定重结晶、光谱分析、化学反应应用的溶剂。

【试验步骤】

1. 测定化合物在水中的溶解度

水中溶解度就是指 3 mL 水中溶解 100 mg 化合物。化合物应研成细粉状,可以加温热。

2. 测定化合物在有机溶剂中的溶解度

常用的有机溶剂,如四氯化碳、乙醇、甲醇、乙醚、氯仿、丙酮等,按水的溶解度试验方法进行。使用有机溶剂时的溶解度标准为测定核磁共振谱用的氘代溶剂,溶解度应为 25%(重量/体积)。作为化学反应的介质溶剂,溶解度为 10%(重量/体积)。中药成分的溶解度,可通过各种有机溶剂,分在冷时和热时的溶解度。重结晶用的溶剂常选用在加热时能全溶,放冷时能析出的溶剂。

记录

样品名称:______________________________

冷时溶解于:______________________________

热时溶解于:______________________________

# 实验五　衍生物的制备

通过乙酰化反应、还原反应、氧化反应、水解反应、生物碱成盐等制备各种衍生物。其目的是用来进行中药成分结构改造,使产生新的基团来识别未知物的结构特征;用来修饰天然物的结构,寻找生理活性更大的化合物;用来分离原来难分离的中药成分;用来沟通未知物的结构,使生成已知天然物来确定未知物;用来通过对某种天然物制备成某些天然资源不足的具活性天然物,这样就可以弥补某些天然资源的不足。

## 一、乙酰化反应

中药成分的酰化反应,常指将酰基(脂肪族酰基或芳香族酰基)引入醇类、酚类化合物的氧原子上制取酯类化合物。常用的酰化剂有羧酸(对伯醇、仲醇)、酸酐、酰氯(对酚羟基、叔羟基衍生物),催化剂有硫酸、对甲苯磺酸、无水醋酸钠、吡啶。本反应可在室温进行,为了加快反应速度,多采用加热回流的方法。

*槲皮素五乙酰化物的制备*

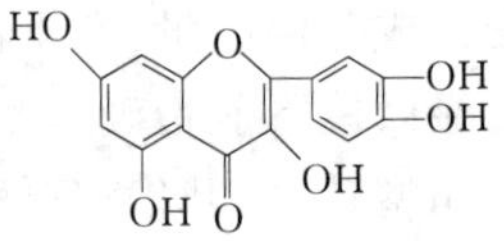

槲皮素

槲皮素(Quercetin,$C_{15}H_{10}O_7 \cdot 2H_2O$),黄色结晶,熔点 313～314℃,无水物熔点 316℃。溶于热乙醇(1∶23)、冷乙醇(1∶300),可溶于冰醋酸、吡啶、乙酸乙酯、丙酮等溶剂,不溶于石油醚、苯、乙醚、氯仿和水中。

【操作步骤】(仪器要干燥)

取槲皮素 200 mg,置于 50 mL 圆底烧瓶中,加入 4 mL 无水吡啶,上接空气冷凝管,于水浴上加温,振摇使完全溶解,再加入 5 mL 醋酐,摇匀,于水浴上加热反应 30 min,放冷,将反应液在搅拌下倾入 150 mL 冰水中,并搅拌至油滴消失、固体沉淀析出止,抽滤析出的白色沉淀并用水洗至中性,固体干燥,用 95%乙醇重结晶,得细针状结晶。测定其熔点,并与文献记载的五乙酰槲皮素的熔点(193～195℃)对比。恒温干燥器内干燥后,送做红外吸收光谱与标准图谱对照,TLC 进行纯度检查。

TLC:硅胶 CMC-Na 板。

氯仿-甲醇(9.5∶0.5)。

$AlCl_3$ 1%乙醇溶液喷雾显色。

记录：TLC图谱、熔点、产率。

## 二、还原反应

中药成分的还原反应主要是在金属催化剂(Pt、Pd、Ni等)的存在下，通入氢气进行的加氢反应和化学还原反应(金属复氢化物还原剂如 $LiAlH_4$、$KBH_4$、$NaBH_4$ 等。金属还原剂如Fe＋酸，Zn＋酸，Na＋醇等)。

$NaBH_4$($KBH_4$)，在常温下遇水、醇都较稳定，但它们不溶于乙醚。在中性反应液中有时加入少量碱有促进反应的作用。在用水为溶剂的还原反应中，反应完成时应先加入水稀释，加酸中和，再温热或加入丙酮以分解过量的 $NaBH_4$，再用溶剂从硼酸和它的盐溶液中抽提反应物。

延胡索乙素的制备

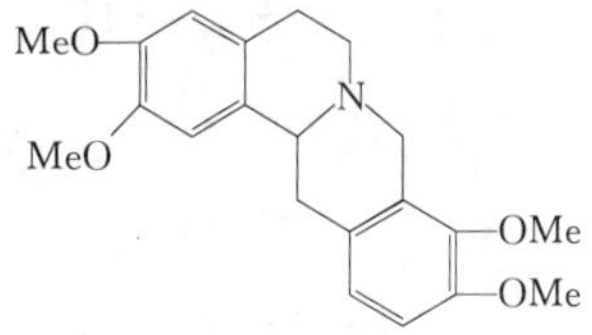

延胡索乙素(消旋四氢巴马汀、Tetrahydropalmatine)，系叔胺碱，其游离碱 $C_{21}H_{25}O_4N$ 熔点146～148℃。不溶于水，能溶于热乙醇(在冷乙醇中溶解度较小)，易溶于氯仿、苯、乙醚中。

左旋四氢巴马汀即颅痛定(Rotundine)，熔点141～142℃，$[\alpha]_D^{16}-287.5°$(C 1.1 氯仿)。本品在华千金藤(StepHania sinica Diels)及圆叶千金藤(S. rotunda Lour)的块根(山乌龟)中含量较多。

1. 金属复氢化物还原法

精制氯化巴马汀用50%甲醇溶解，加入固体 $KBH_4$ 约0.2 g，直到甲醇液迅速由黄变白或微黄色。滴加HCl至pH为2，并加热使多余的 $KBH_4$ 分解，再趁热滴加 $NH_4OH$ 使反应液成碱性，立即析出鳞片状四氢巴马汀粗晶，抽滤得结晶，红外灯下干燥，再用 EtOH-$H_2O$ 重结晶，得精制四氢巴马汀。干燥称重______g，薄层层析检查纯度。熔点______℃。

2. 金属还原法

取氯化巴马汀精制品1 g，置50～100 mL圆底烧瓶中加蒸馏水10 mL、浓硫酸0.5 mL、锌粉0.7 g(工业生产应分批加入)，直火加热保持沸腾，反应4～5 h(反应过程中溶液颜色逐渐变淡直至无色)，反应完毕，趁热倾出上层清液，再用蒸馏水少许(1～2 mL)稍加热洗涤反应瓶及锌渣1～2次，合并溶液，放冷即有延胡索乙素酸性硫酸盐析出。抽滤，取结晶置于25 mL锥形瓶中，用70%乙醇10 mL加热溶解。趁热抽滤，再用少量乙醇(1～2 mL)洗涤容器，向热溶液(约60℃)中滴加氨水至pH为9立即析出鳞片状结晶，抽滤，用蒸馏水洗，(此处所得结晶加水能否溶解？加氯仿呢？)干燥得延胡索乙素游离碱，烘干。

3. 巴马汀原位还原反应

在硅胶CMC-Na薄层板的起始线上点自制的巴马汀乙醇液、对照品巴马汀乙醇液及四氢巴马汀乙醇液，然后再在自制的巴马汀的原点上加点2% $KBH_4$ 甲醇液2～3次，吹干，氨缸饱和后，以氯仿-甲醇(3∶1)展开，改良碘化铋钾试液显色。巴马汀 $R_f$ 值0.4左右，四氢巴马汀 $R_f$ 值约0.9。进行原位反应的巴马汀如彻底氢化，应和对照品四氢巴马汀的 $R_f$ 值一致，如反应不彻底，则出现两个斑点，其 $R_f$ 值分别与对照品巴马汀及四氢巴马汀一致。

## 三、氧化反应

中药成分的氧化反应是指分子中增加氧或失去氢的反应。常用的氧化剂，有无机氧化剂($KMnO_4$、铬化合物、硝酸、含卤氧化剂、$SeO_2$等)、过氧化物氧化剂($H_2O_2$、过氧苯甲酸等)，有机氧化剂及其盐(DMSO、四醋酸铝、异丙醇铝等)。

重铬酸盐氧化，在酸性条件下，重铬酸盐分解成铬酸，氧化芳香环侧链、仲醇化合物。

$Cr_2O_7^{2-} + H_2O \rightleftharpoons 2HCrO_4^-$，铬酸氧化仲醇的过程是先生成中间体铬酸酯，然后铬酸酯在路易斯酸催化下分解，并发生电子对的转移而氧化成酮。

龙脑氧化制备樟脑：

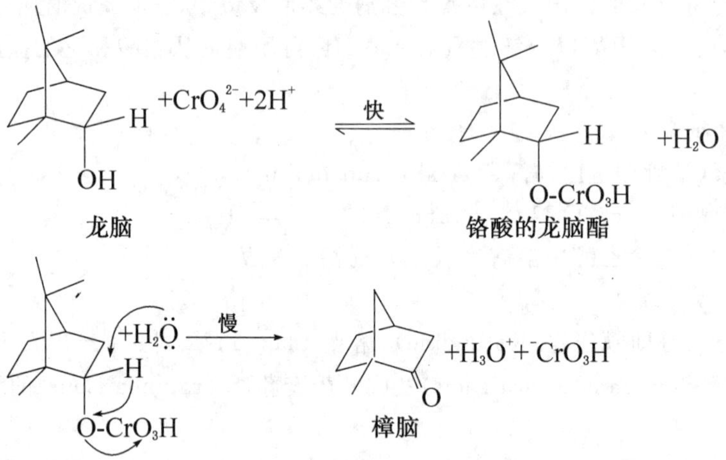


龙脑(Borneol)为龙脑科植物龙脑香(Dryobalanops aromatica Gaertn)的树脂，是单环单萜类化合物。六面体状晶体，具特殊香味，微有升华性。熔点208℃，沸点212℃。几乎不溶于水，可溶于乙醇(176/100，*W/W*)，溶于乙醚、石油醚(约1∶6)、苯(约1∶5)、丙酮等。

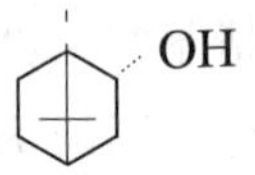


龙脑 $C_{10}H_{18}O$

*MW*=154.24

樟脑(Camphor)为白色结晶性粉末或无色透明硬块，有特殊芳香气味，初辛后凉，室温下渐渐挥发，亦可随水蒸气挥发，易升华。用少量乙醇、乙醚等有机物湿润，易研成细粉。熔点：179.75℃(*d*-Camphor)，178.6℃(*l*-Camphor)，沸点：204℃(升华)。溶解性：25℃时1 g约溶于800 mL水中(溶液显浑浊)、1 mL乙醇、1 mL乙醚、0.5 mL氯仿、0.4 mL苯、0.4 mL丙酮、1.5 mL松节油、0.5 mL冰醋酸，可溶于二硫化碳、石油醚、高级醇、固定油或挥发油，亦可溶于浓无机酸、苯酚等。

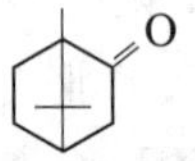


樟脑 $C_{10}H_{16}O$

*MW*=152.23

【操作步骤】

(1) 氧化剂溶液的配置：取1 g $Na_2Cr_2O_7$溶于4 mL蒸馏水，然后用小滴管小心地加浓硫酸0.8 mL，将此溶液置于冰浴中备用。

(2) 原料液的制备：取龙脑0.5 g用2 mL乙醚溶解，然后将此溶液置于冰浴中冷却备用。

(3) 取(1)制备液，用滴管将(1)慢慢滴至(2)液中。混合时注意在水浴中摇动5 min。

(4) 将(3)混合液移至250 mL分液漏斗中，并将锥形瓶进行荡洗，先用10 mL乙醚，后用10 mL蒸馏水，两次荡洗液并入分液漏斗中。

(5) 分别用10 mL乙醚进行萃取三次，将三次萃取液(醚层)合并，移至分液漏斗。

(6) 将上述乙醚液用 10 mL 5%$NaHCO_3$萃取，分出水层。

(7) 再用 10 mL 水洗涤醚层一遍，分出水层。

(8) 将乙醚液转移至一干燥锥形瓶中，加少量无水硫酸钠彻底干燥脱水，然后过滤。

(9) 回收滤液至出现固体，刮下，称重。

(10) 将含产物的粗晶移入升华器，在减压下进行升华纯化。

(11) 纯化得到的樟脑，刮下，称重。

工艺流程：

① 配置氧化剂溶液
② 配置龙脑乙醚液萃取 } —③ 滴加混合（振摇）→ 混合液 —④ 移入分液漏斗→ —⑤ 乙醚→

醚液 —⑥ 5%$NaHCO_3$ 萃取 分出水层→ 醚层 —⑦ 水洗→ 醚液 —⑧ 干燥 过滤→ 滤液 —⑨ 浓缩→

樟脑粗晶 —⑩ 升华纯化→ 纯品 → 刮下称重

【注意事项】

(1) 本次实验萃取次数较多，故萃取操作是实验的关键，应注意：① 分液漏斗应事先检漏。② 振摇不宜过猛，乙醚和水混合，猛烈振摇产生较大气压，应注意不时打开活塞放气。③ 分层时应静置一段时间，以保证分层较完全。

(2) 学会正确使用升华器：① 受热应均匀，局部温度不宜过高（外消旋樟脑 m. p. 174℃，减压条件下 115℃就能升华，温度过高会使产物分解）。② 冷凝水不宜太急，防止冲出，污染产物。

本次实验使用大量乙醚，注意防火。

## 四、水解反应

苷类化合物由苷元和糖基组成，苷键易被酸水解为苷元和糖基。双糖类也可水解成单糖。原生苷被酶水解去掉末位糖而产生次生苷。某些特殊的苷，如酚苷、酯苷等均易为稀碱水解。

1. 酶解　取样品 100 mg，加 40 mg 苦杏仁酶及 10～20 mL 水溶解后放置室温（或 37℃左右）2 昼夜，时时振摇，配合薄层层析检查，至酶解完全后用氯仿等溶剂提取，蒸去氯仿可得苷元。水溶液中含有单糖，如双氢黄酮苷酶解可得双氢黄苷元和糖。

苦杏仁酶的制备：取苦杏仁种子 100 g，捣碎后用乙醚浸泡两次（每次约 100 mL）以去除油脂，经乙醚处理后的苦杏仁种子挥去乙醚并除去种皮后。加 0.1 mol/L 氨水 250 mL 及水150 mL 浸泡过夜，纱布过滤。滤渣再用 0.1 mol/L 氨水 2/3 量浸泡一次，合并两次浸泡液，加醋酸至 pH 为 4，滤去析出的蛋白质，滤液加 95%乙醇 200 mL，滤去析出的沉淀。于溶液内再加四倍量 95%乙醇，放入冰箱，次日滤取析出的苦杏仁酶，用 95%乙醇洗一次后即置干燥器中干燥备用。

2. 酸水解　一般取苷样品 1 g 加 10%盐酸（或 2%硫酸）100 mL，用小火加热微沸回流水解 30～120 min，（观察水解液的变化，为什么？）冷后滤取析出物，水洗去过量酸液，干燥得苷元，用 50%乙醇重结晶。酸水解的温度、时间等条件对每种苷都不一样，应通过小试摸索。

记录

样品名称：________________________________

酸水解条件及水解过程的现象：____________________

苷元得率：________________________________

## 五、制备结晶性的衍生物或盐

植物体内有些游离生物碱、皂苷、多糖、蛋白质经常不能结晶或不容易结晶，给纯化、鉴定工作带来不便，单晶 X-衍射测定时常需要化合物加上重原子，因而要制备结晶性衍生物或盐，如生物碱可以制成各种有机酸或无机酸的盐，有机酸可以制成钾、钠、钙、铵等盐，单糖类的羰基可以制成脎类化合物。有些化合物本身不溶于水，为了临床上的需要，制成水溶性衍生物。

1. 生物碱无机盐的制备

常用盐酸、氢溴酸、过氯酸、硝酸等。粗提取物或粗生物碱加 95%乙醇于水浴锅上加热使溶解，滤液用酸(当用浓硝酸时先用乙醇稀释成 1∶4 浓度)小心中和至 pH 6.5～7(或用刚果红试纸变蓝色说明成酸性)，勿过量。放置、观察结晶析出(也可以小心加入乙醚产生浑浊，再加少量乙醇恰澄清，放置析出)。

2. 穿心莲内酯亚硫酸氢钠加成物的制备

称取穿心莲内酯 0.5 g，置 50 mL 圆底烧瓶中，加 95%乙醇 5 mL 以及计算量的亚硫酸氢钠溶液(约 4%亚硫酸氢钠水溶液)，加热回流 30 min，回收乙醇至无醇味，加水 5 mL 水浴加热溶解残留物，用滴管吸取水溶液，用三角漏斗过滤。水溶液用氯仿洗涤三次。分出水层移入蒸发皿中，置水浴上蒸发至近干。加 95%乙醇溶解，溶解液置 50 mL 圆底烧瓶中抽松。

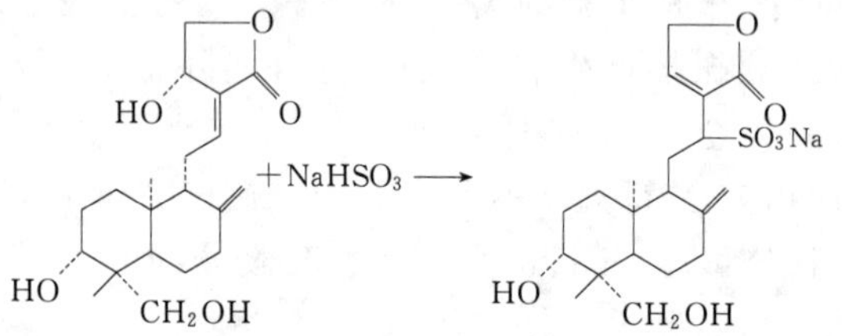


m. p. 226～227℃(dec)

3. 糖脎的制备及鉴定

苷酸水解除去苷元后的水解母液小心用 5%NaOH 中和，滤除棕红色沉淀物，滤液减压浓缩至 30 mL，加入盐酸苯肼 1 g、醋酸钠 2 g，于沸水中加热 30 min，析出黄色的混合糖脎，停止加热，冷却后滤取结晶。取少许置显微镜下观察，鼠李糖脎为菊花形聚针晶，葡萄糖脎为扫帚状聚针晶。糖脎结晶用水洗涤，干燥后，使溶于丙酮(用 5～7 mL)，过滤，滤液加适量水使成 30%丙酮液，葡萄糖脎即析出。抽滤后以少量丙酮结晶一次，干燥后测熔点应为 209℃。滤去葡萄糖脎后的母液，再加水稀释，鼠李糖脎即析出，以稀乙醇重结晶，m. p. 185℃。

# 实验六　中药化学成分的鉴别

## 一、生物碱

样品制备：取药材的水溶液加 2%盐酸(或 1%醋酸)至酸性，或取药材乙醇提取物加同上酸溶液溶解部分，置小试管中，分别滴加下列生物碱沉淀剂 1～2 滴，观察两液接触面的变化现象并记录(沉淀、浑浊、结晶、颜色)。本反应也可用毛细管取样品点于薄层板上，再滴加试剂观察变化(与空白对照)。

沉淀试剂

碘化铋钾(Dragendorff)试剂：出现橘红色或黄色沉淀。

碘化汞钾(Mayer)试剂：出现白色或淡黄色沉淀。

硅钨酸(Bertrand)试剂：出现淡黄色或灰白色沉淀，在薄层板上反应时，加热后出现黑色斑点。

苦味酸(Hager)试剂：样品液需调至中性后加试剂，出现黄色晶形沉淀。

记录

样品名称：________________________________

结果现象：________________________________

薄层层析：

硅胶 CMC-Na 薄层板。

样品：巴马汀，小檗碱，药根碱，延胡索乙素。

展开剂：氯仿-甲醇(3∶1)，展开前薄层板先在氨缸中饱和 5 min。或氨水放在小烧杯中，置于展开缸中。

显色：先在紫外灯下观察荧光，然后再以改良碘化铋钾试液显色。

如果用中性或碱性氧化铝薄层，展开剂可用氯仿。

记录：薄层层析图谱，说明各化合物的极性大小。

## 二、酚类、鞣质(用水或乙醇浸出液进行检查)

(一) 1%三氯化铁水或乙醇试剂

试液应为酸性，滴加试剂，出现蓝、墨绿或蓝紫色，也可以在滤纸上进行。

(二) 三氯化铁-铁氰化钾试剂

1%三氯化铁水溶液，1%铁氰化钾水溶液，临用时等体积混合。将试液点在滤纸上，滴加试剂，立即呈明显的蓝色斑点。但时间长后背景也渐呈蓝色。

(三) 明胶试剂

0.5%的明胶水溶液加等量的 10%NaCl 溶液。试液滴加试剂产生沉淀，证明含有鞣质。

## 三、有机酸(用水或乙醇浸出液进行检查)

pH 试纸检查：应呈酸性。

溴甲酚绿试剂：1%溴甲酚绿乙醇(70%乙醇)溶液。将试液点于滤纸上，滴加试剂立即在蓝色的背景上显黄色斑点，若不明显，再喷洒氨水，然后暴露在盐酸气体中，背景逐渐由蓝色变为黄色，而有机酸盐的斑点仍为蓝色进一步证明。

## 四、氨基酸、蛋白质、肽(用在 60℃ 以下加热浸出的水溶液检查)

(一) 茚三酮(Ninhydrin)试剂

0.2%茚三酮乙醇溶液。试剂滴于滤纸上，滴加试剂后在 110℃左右的烘箱中放置 2 min，如有氨基酸、肽应呈紫红色或蓝色斑点，少数呈黄色斑点。

(二) 双缩脲反应(Biuret reaction)试剂

1%硫酸铜水溶液和 40% NaOH 水溶液等量混合。取 1 mL 水浸液加入试剂 1～2 滴，振摇，冷时显紫红色，可能有蛋白质或肽。

## 五、糖、多糖和苷(用水或稀醇溶液检查)

(一) 酚醛缩合反应(α-萘酚试剂、Molish 试剂)

10% α-萘酚乙醇溶液，浓硫酸。试液置试管内，加入试剂 1～2 滴，振摇后，倾斜试管，沿管壁加入浓硫酸数滴，在两液的接触面产生紫红色环即有还原糖。

（二）费林氏反应（Fehling 试剂）

溶液 1：69.3 g 结晶硫酸铜溶于 1000 mL 水中。

溶液 2：349 g 酒石酸钾钠及氢氧化钠 100 g，溶于 1000 mL 水中。

上述两溶液如不澄清可滤过。临用前等体积混合。

水试液加费林氏液等量，摇匀，沸水浴加热 2～3 min，如果产生砖红色氧化亚铜沉淀，证明含有还原糖。

若试液不含还原糖，可加 6 mol/L HCl 酸化，加热煮沸数分钟至 30 min，冷后仔细观察有无絮状沉淀，如果有，表明可能含有苷或低聚糖。将滤液加 $Na_2CO_3$ 溶液中和至碱性，然后再加等量费林氏液，摇匀，沸水浴加热 2～3 min，如产生氧化亚铜沉淀，表明苷或多糖已水解产生还原糖。此时氧化亚铜沉淀比水解前增加。

（三）氨性硝酸银试剂（Tollens 试剂）

5%硝酸银溶液 2 mL 置洁净试管内，加入 1 滴 10%氢氧化钠溶液，逐滴加入 20%氨水，同时不断振摇，直到氧化银沉淀恰好溶解为止。氨不可过量。

注意：本试剂应临用前配置，因为久置会分解，并沉积高度爆炸性沉淀！

试液点在滤纸上，再点上新鲜配置试剂，100℃加热 5～10 min，如呈深褐色，证明含有带醛基的还原糖。

（四）苯胺-邻苯二甲酸盐

0.93 g 苯胺、1.66 g 邻苯二甲酸溶于 100 mL 水饱和的正丁醇中。试液点于滤纸上，再点上试剂，105℃加热 10 min，还原糖呈桃红色，有时也显棕色斑点。呈红色为戊醛糖和 2-己酮糖酸，显棕色为己醛糖和 5-己酮糖酸。

（五）醋酸铅水溶液、碱式醋酸铅水溶液

为进一步确定是苷类。将试液加醋酸铅饱和水溶液，如果产生沉淀，可能含有有机酸、粘液质、鞣质、蛋白质和苷类。沉淀完全后，滤去沉淀，滤液加碱式醋酸铅饱和水溶液，如果沉淀就可能含有苷类。

（六）碘液或碘化钾-碘试液（Wager 试剂）

5%碘的氯仿溶液。1 g 碘及 10 g 碘化钾，溶于 50 mL 水中，加热，加 2 mL 醋酸，用水稀释到 100 mL。

为进一步证明是多糖，取试液的浓缩水溶液 1 mL，加 5 倍量乙醇使产生沉淀，加热过滤，并用少量热乙醇洗涤。将此沉淀溶于 3 mL 水中，进行多糖试验。取此溶液 1 mL 加少量碘液或 Wager 试剂，如呈褐色即为糊精、蓝黑色为地衣糖。

（七）皂苷

1. 溶血试验

取清洁试管两支，其中一支加入蒸馏水 0.5 mL，另一支加入穿山龙的水浸出液 0.5 mL，然后分别加入 0.5 mL 0.8% NaCl 水溶液，摇匀，再加 1 mL 2%红血球悬浮液，充分振摇，观察溶血现象。

根据下列标准判断试验结果：

全溶——试管中溶液透明为鲜红色，管底无红色沉淀物。

不溶——试管中溶液透明为无色，管底沉积大量红血球，振摇立即发生浑浊。

2. 泡沫试验

取穿山龙的水浸出液 2 mL 置小试管中。用力振摇 1 min，如产生大量泡沫，而且放置

10 min 后没有显著消失，表明含有皂苷。另取试管两支，各加入穿山龙热水溶液 1 mL，一管内加入 2 mL 0.1 mol/L 氢氧化钠溶液，另一支加入 2 mL 0.1 mol/L 盐酸溶液，将两管塞紧用力振摇1 min，如果两管泡沫高度相近，表明为三萜皂苷；如含碱液管比含酸液管的泡沫高过数倍，表明含甾体皂苷。

（八）皂苷元

将所提取的薯蓣皂苷元进行下列试验：

1. 磷钼酸试剂（3%～10%乙醇液）

薯蓣皂苷元乙醇液点于滤纸片或硅胶板上，点加磷钼酸试剂，略加热，颜色变蓝色，与空白对照。

2. 三氯醋酸试剂（Rosen-Heimer）

薯蓣皂苷元结晶少许置干燥试管中，加同量固体三氯醋酸放在 60～70℃ 恒温水浴加热，数分钟后由红变为紫色，为甾体皂苷。若加热至 100℃ 变色红变紫，应为三萜皂苷。

3. 硫酸-醋酐试剂（Liebermann-Burchard）

薯蓣皂苷元结晶少许，置白瓷板上，加硫酸-醋酐试剂 2～3 滴，观察颜色由红→紫→蓝，放置后变污绿色。

4. 浓硫酸试剂

薯蓣皂苷元结晶少许，置白瓷板上，加浓硫酸 2 滴，观察颜色变化，由红紫久置后变污绿色。

薄层层析

薄层板：硅胶 CMC-Na 板。

样品：薯蓣皂苷元粗品、乙醇重结晶母液、薯蓣皂苷元精制品乙醇液。

对照品：薯蓣皂苷元标准品乙醇溶液。

展开剂：石油醚-乙酸乙酯（7∶3）。

显色剂：5%磷钼酸乙醇液，喷雾后加热，显蓝色斑点。

（九）黄酮类

1. 盐酸-镁粉反应

取样品（芦丁、槲皮素）1 mg 置于试管中，加 90%乙醇 2 mL，水浴加热溶解，滴加浓盐酸 2 滴，再加镁粉约 50 mg，溶液由黄色变为红色。

2. 氨熏

取水溶液试样滴于滤纸，在浓氨水瓶上熏，立即置紫外灯下观察，呈亮黄色荧光斑点。

3. 1%三氯化铝乙醇溶液

将水溶液滴在滤纸上再滴上试剂，呈黄色斑点，干后置紫外灯下观察呈亮黄色荧光斑点。

4. 硼氢化钾（钠）反应

专门还原二氢黄酮而呈现红至紫色。

取橙皮苷溶于 50%乙醇液 1 mL，置于试管内，加硼氢化钾数粒（米粒大），再滴加浓盐酸，观察颜色变化。

5. 醋酸镁反应

取样品（芦丁、橙皮苷）数毫克，溶于 50%乙醇中，在试管中或点样于滤纸上，加 1%醋酸镁甲醇液，黄酮类（芦丁）呈黄色荧光，二氢黄酮类（橙皮苷）呈天蓝色荧光。

6. 浓硫酸反应

取芦丁数毫克置有孔白色瓷板上，滴加浓硫酸后成盐，显橙色，加酸溶解后，加较多量水稀释后转为浅黄色，并析出芦丁黄色沉淀物。

7. 锆-柠檬酸反应

取槲皮素、黄芩素各 0.1 mg 分别置于试管中，加甲醇于水浴上加热溶解，再分别加 2%二氯化锆 3～4 滴，凡有 3—OH 的黄酮即呈鲜黄色，然后分别加 2%柠檬酸甲醇液 3～4 滴，具有 $C_3$—OH 的黄酮黄色不褪，仅具有 $C_5$—OH 的黄酮黄色减退。

8. 1%三氯化铁乙醇液

取试液滴于滤纸上，再滴试液，观察颜色(酚羟基反应)。

(十) 香豆素

1. 荧光

秦皮的极稀溶液发生蓝色荧光，加氨水后，呈显著黄色(成盐)。

2. 1%三氯化铁水溶液

秦皮的水溶液，加 1%三氯化铁水溶液数滴，呈蓝绿色，若再加氨水，转为污红色。

3. 异羟肟酸铁反应(羟胺反应)

取 1%香豆素甲醇液 1 mL，置小试管中，加新鲜的 1 mol/L 盐酸羟胺甲醇液 0.5 mL，加 2 mol/L氢氧化钾甲醇液 0.5 mL 使溶液呈碱性，在水浴上微热，冷却后加含 1% $FeCl_3$ 的 1%盐酸液1～2滴，然后滴加 5%盐酸使溶液呈微酸性，若有紫红色呈现，表明含有香豆素及其他内酯化合物和酯类化合物。

4. Gibb 氏反应

此反应必须有游离酚羟基，且它的对位无取代，才显阳性。本试剂在弱碱性条件下与酚羟基对位活性氢缩合成蓝色物。

试剂　甲：0.5% 2,6-二氯苯醌-4-氯亚胺的乙醇液。

　　　乙：硼酸-氯化钾-氢氧化钠缓冲液(pH9.4)。

用毛细管将 7,8-二羟基香豆素，7-羟基香豆素乙醇溶液滴在滤纸上，吹干再用毛细管滴试剂甲，待干，再滴加试剂乙，正反应即呈深蓝色-蓝色。

5. 4-氨基安替比林-铁氰化钾(Emerson)

检查酚类。

A：2% 4-氨基安替比林乙醇溶液。

B：8% 铁氰化钾水溶液或用 0.9% 4-氨基安替比林和 5.4%铁氰化钾水溶液。

方法：将试液滴于滤纸上，先喷洒 A，再喷洒 B，即呈色，或再放入密闭缸内，缸内放 25%氢氧化铵，即产生橙红至深红色。

6. 内酯化合物的开环闭环反应

取 1 mL 乙醇浸出液，加 2 mL 1%氢氧化钠，于沸水浴中煮 3～4 min，液体较未加热前清澈，说明开环。再加 2%盐酸酸化，液体变混浊，说明闭环。有时产生沉淀。

(十一) 强心苷

显色反应可由苷元及 2,6-去氧糖两部分产生。

1. 强心苷元具有甾体母核反应，也具有不饱和五元内酯的反应

甲型强心苷在碱性醇溶液中能与活性次甲基试剂作用而呈色。

亚硝基铁氰化钠-氢氧化钠(Legal 试剂)：检查不饱和内酯、甲基酮或活性次甲基，常用于强心苷等。

显色剂：1 g 亚硝基铁氰化钠溶于 100 mL 2 mol/L 氢氧化钠-乙醇(1∶1)的水溶液。

显红色或紫色斑点。

2. 3,5-二硝基苯甲酸(Kedde 试剂)

检查强心苷，α，β-不饱和内酯。

显色剂：1 g 3,5-二硝基苯甲酸溶于 50 mL 甲醇，加入 1 mol/L 氢氧化钾 50 mL。

强心苷呈紫红色斑点。

3. Baljet 反应

取毛花洋地黄总苷于试管中，加适量冰醋酸溶解，加上新鲜配置的 1 滴 2%三氯化铁水溶液摇匀，沿管壁注入 0.5 mL 浓硫酸，观察界面和醋酸层的颜色的变化。如有 2,6-去氧糖存在，醋酸层渐呈蓝色。

呫吨氢醇(Xanthydrol)反应：取毛花洋地黄总苷的乙醇液滴在硅胶板上，再加呫吨氢醇试液 1 滴，电吹风加热 3 min，呈红色。

(十二) 挥发油

香草醛-浓硫酸试剂：5%香草醛浓硫酸乙醇液(或 0.5 mL 香草醛)溶解于 100 mL 硫酸-95%乙醇(4∶1)中。

# 实验七　中药化学成分预试验

中药所含的化学成分种类很多，因此在研究一种中药的有效成分时，首先要大致知道其中含有哪些类型的化学成分，如生物碱、皂苷、黄酮类等等。这就需要进行各类化学成分的系统定性预试验或根据研究的需要进行单项预试法来初步判断。

预试验是采用中药初步提取，分离后加检出各类化学成分的试剂，观察反应，判断结果。由于植物提取法大多数颜色较深，各种检出反应的颜色变化在试管内观察时难以判断正或负反应。此时可采用试液滴于纸片或层析板上，再滴加试剂起反应，观察颜色反应。进一步可采用层析法，初步将各类成分分开后，再喷雾显色剂，再加判断，灵敏度可进一步提高。

## 一、试样的制备

(一) 水浸液

取中药粗粉 5 g 加水 50 mL，在 50～60℃的水浴上加热 1 h 后过滤，滤液作下列试验。

(1) 糖：酚醛缩合反应；
　　费林氏反应。

(2) 有机酸：# pH 试纸检查；
　　# 溴甲酚绿试剂。

(3) 酚类：# 1% $FeCl_3$ 试剂。

(4) 鞣质：# 1% $FeCl_3$ 试剂；
　　明胶试剂。

(5) 氨基酸：# 茚三酮试剂。

(6) 蛋白质：双缩脲反应。

(7) 苷类或多糖：酚醛缩合反应；加 6 mol/L 盐酸酸化，加热煮沸数分钟，冷后仔细观察有无絮状沉淀；费林氏试剂，观察水解前后 $Cu_2O$ 沉淀有无增加。

(8) 皂苷:泡沫试验。

(9) 生物碱:碘化铋钾试剂;

硅钨酸试剂。

(无标记的在试管内进行,带"#"的在滤纸或硅胶 CMC-Na 薄层上进行,下同)

(二) 乙醇提取液

取中药粗粉 10 g,加 5～12 倍量 95%乙醇,水浴上加热回流提取 1 h,过滤,滤液留2 mL作下表中(1)项试验,其余回收乙醇至无醇味,并浓缩成浸膏。浸膏分成两部分,加少量 2%盐酸捏溶过滤,分出酸液,作(2)项试验。附于滤纸上的一部分再以少量乙醇溶解,溶液作(3) 项试验。烧瓶内的一部分以少量乙酸乙酯溶解,溶液置分液漏斗中加适量 5%NaOH 振摇,使酚性物质及有机酸等转入下层水溶液中,剩下乙酸乙酯为中性部分,用蒸馏水洗去碱性即可备用,将乙酸乙酯液 2～3 mL 在水浴上蒸干,以 1～2 mL 乙醇溶解作(4)项试验。

(1) 项试验

| 检查项目 | 酚类 | 鞣质 | 有机酸 |
|---|---|---|---|
| 试剂名称 | # 1% $FeCl_3$ | # 1% $FeCl_3$ | 溴甲酚绿试剂 |
| 结　果 | | | |

(2) 项试验

| 检查项目 | 生物碱 | | | |
|---|---|---|---|---|
| 试剂名称 | 碘化铋钾 | 硅钨酸 | 鞣酸 | 苦味酸 |
| 结　果 | | | | |

(3) 项试验

| 检查项目 | 黄酮 | | 蒽醌 | | |
|---|---|---|---|---|---|
| 试剂名称 | # 1% $AlCl_3$ | 盐酸镁粉 | # 10%NaOH | # 0.5% $Mg(Ac)_2$ | # 氨熏 |
| 结　果 | | | | | |

(4) 项试验

| 检查项目 | 香豆素与萜类内酯 | 强心苷 |
|---|---|---|
| 试剂名称 | 开环与闭环反应<br># 氨基安替比林-铁氰化钾呈色反应<br># 羟胺反应 | # Kedde 试剂<br># 三氯醋酸试剂<br>苦味酸试剂 |
| 结　果 | | |

[注]如原料为叶类,含有很多叶绿素,可以将乙醇滤液加水稀释成 70%的浓度,摇匀后,倒入分液漏斗中,加等量石油醚或汽油振摇,使叶绿素转移到上层石油醚中,分出 70%乙醇液,按上法继续操作。

（三）石油醚提取液

取中药粗粉 1 g，加 10 mL 石油醚（沸程 60～90℃）。放置 2～3 h，过滤，滤液置表面皿上任其挥发，残留物进行下列试验：

| 检查项目 | 甾体或三萜类 | 挥发油和油脂 |
|---|---|---|
| 试剂名称 | 醋酐浓硫酸试剂<br>#25%磷钼酸试剂 | 石油醚提取液滴于滤纸片上，观察有无油斑并在加热后能否挥发 |
| 结果 | | |

氰苷的检查。

中药及一些植物幼苗含有氰苷成分，如误服或服用过量会引起中毒，检查方法有：

（1）苦味酸钠试验：取中药粗粉 0.2 g，置于试管中，加入 3～5 mL 5%硫酸溶液，摇匀混合，在试管口置一条浸泡过苦味酸钠盐溶液的滤纸条，然后塞紧试管口（滤纸不要接触溶液），试管于沸水浴上加热十几分钟，如纸条呈红色表示有氰苷。

（2）微量升华试验：利用微量升华法将中药中可升华成分分出，在显微镜下观察结晶形状，可进行微量化学试验。

## 二、中药化学成分的预试

除上述颜色反应及沉淀反应外，如能配合层析方法，不仅可以减少成分间的干扰，而且可以根据其极性及溶解性（通过所用展开剂及 $R_f$ 值判断）较为正确地判断中药的化学成分。

各类成分的层析预试条件大致如下，尚可根据具体对象适当调整展开剂的比例。

| 化合物类别 | 层析种类 | 展开条件 | 检出试剂 |
|---|---|---|---|
| 酚类化合物 | 硅胶-TLC | 氯仿-丙酮（8∶2） | 1% $FeCl_3$ 乙醇 |
| 有机酸 | 硅胶-TLC | 氯仿-丙酮-甲醇-醋酸 | 溴甲酚绿 |
| 氨基酸 | PC | 正丁醇-醋酸 水（4∶1∶1，上层）酚以水饱和 | 茚三酮 |
| 生物碱 | 硅胶-TLC | 氯仿-甲醇（9∶1）氨熏 | 改良碘化铋钾 |
| 强心苷 | PC 滑石粉-TLC（甲酰胺为固定相） | 氯仿-丙酮-甲醇-甲酰胺（8∶2∶0.5∶0.5） | 呫吨氢醇 |
| 甾体三萜 | 硅胶-TLC | 氯仿-丙酮（8∶2） | 硫酸-醋酐 5%硫酸乙醇 |
| 蒽醌 | 硅胶-TLC | 环己烷-乙酸乙酯（7∶3） | 氨熏 |
| 挥发油 | 硅胶-TLC | 石油醚<br>石油醚-乙酸乙酯（85∶15） | 香草醛-浓硫酸 |
| 香豆素 | 硅胶-TLC | 正丁醇-醋酸-水（4∶1∶1） | 用 5%KOH 甲醇液喷后紫外灯下观察荧光现象 |

续上表

| 化合物类别 | 层析种类 | 展开条件 | 检出试剂 |
| --- | --- | --- | --- |
| 黄酮苷 | PC | 醋酸-水(15∶85) | |
| 苷元 | | 正丁醇-醋酸-水(4∶1∶1) | 三氯化铝 |
| 糖 | PC | 正丁醇-醋酸-水(4∶1∶1) | |
| | | 乙酸乙酯-吡啶-水(2∶1∶2) | 苯胺-邻苯二甲酸 |

中药制剂成分的预试

1. 供试液的一般制备法

(1) 注射剂：取两支注射剂，其中一支加 2 mol/L 盐酸溶液，使 pH 小于 3，另一支加 2 mol/L氢氧化钠溶液，使 pH 大于 12，分别观察注射剂的颜色及澄明度的改变情况，从而了解制剂中含有脂溶物的酸碱性，然后分别用乙醚或乙酸乙酯提取两次，每次 2～3 mL，回收溶剂后加 0.1 mL 溶解残渣，如不能溶解可加入乙醇-氯仿混合液使用，此溶液及有机溶剂提取后的水液(调 pH 至中性)供检查成分之用。也可按中药煎剂中成分预试的方法制备供试液(见后)或直接将注射剂浓缩后供用。

中药煎剂预试法中供试液制备流程如下：

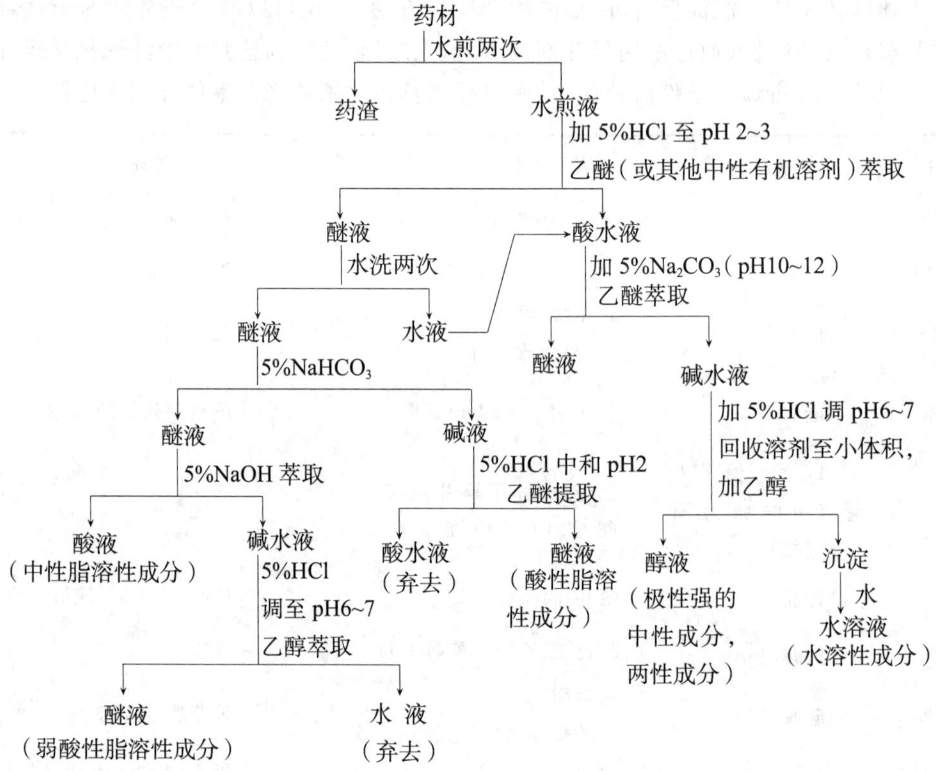


注：醚液在进行成分检查时，将醚蒸去醇溶液后进行。

(2) 丸、片剂等固体制剂：如为药材粉末直接制成的固体制剂，一般取 5～10 g，粉碎后用 75%乙醇加热提取 1～2 次，过滤，滤液回收至无醇味，再用乙醚或乙酸乙酯提取 2 次，每次2～3 mL，将制剂的成分分为脂溶性部分，有机溶剂提取液回溶剂后加 0.1 mL 乙醇或乙醇-氯仿混合液溶解，将此两部分供试验。如为浸膏制成的固体制剂，其提取方法相同，但制剂的取用量减为 1 g 左右，制剂外有包衣的，先除去包衣，内心粉碎后提取。此外固体制剂的提取方法，也可用乙醇提取，回收醇后调 pH，再按中药水煎剂成分预试法中的提取方法处理。

(3) 醇浸出制剂：取 5～10 mL 制剂，回收醇后按上述固体制剂预试法中的提取方法进行。

2. 薄层点滴反应

取硅胶 CMC-Na 薄层板（或普通滤纸）用软铅笔画成方格，按上述制剂制备的供试液的每一部分用毛细管滴于同一排的小方格中，然后再将各种检出制剂用毛细管滴于每一行的方格中，观察并记录反应结果，再根据各种阳性结果推断制剂的各部分中可能含有的化学成分类型，必要时可选用一些专用试剂进行试管反应或点滴反应，以助结果的判断。点滴反应采用的通用试剂为：三氯化铁，三氯化铁-铁氰化钾，氨性硝酸银，溴甲酚绿，香草醛-浓硫酸，醋酐-硫酸，2,4-二硝基苯肼，三氯化铝，氢氧化钠，碘化铋钾，对二甲氨基苯甲醛-盐酸，茚三酮，碘蒸气，荧光。

# 实验八　掌叶防己碱的提取及其衍生物的制备

掌叶防己碱，又称巴马汀（Palmatine），硫酸延胡索乙素又称消旋四氢巴马汀硫酸盐（*dl*-tetrahydropalmatine sulphate）.

延胡索乙素（Corydalis B）为镇痛安定药，用于缓解胃肠系统的疾病所引起的疼痛、临产阵痛、头痛、失眠等。用延胡索乙素为主要药物制成的药物制剂有“元胡止痛片”等。

13-甲基巴马汀（13-methylpalmatine），又称去氢紫堇碱（dehydrocorydaline），或去氢延胡索甲素，临床可用于治疗冠心病和胃溃疡等症。用其为原料制成的药物制剂有“可达灵片”等。

中药延胡索（元胡，Corydalis yanhusuo W. T. Wang）的块根属荷包牡丹科紫堇属植物，其主要镇痛有效成分为去氢紫堇碱，但是其含量很少，为扩大药物资源，可用某些植物含其脱氢化合物巴马汀较多的特点，将其中的巴马汀提取后，再经氢化反应，制备延胡索乙素，或经化学结构的改造，将巴马汀转化为 13-甲基巴马汀，以供临床应用。在中国华南一带的防己科天仙藤（Fibraurea recisa Paerre）的根茎即为一种巴马汀含量较高的植物。

黄藤曾列入《本草纲目》，现代民间作为清热消炎药，常用于治疗外伤感染、扁桃体炎、咽喉炎、结膜炎、热痢及黄豆等。

## 一、实验目的和要求

1. 掌握季铵生物碱的特性及其一种提取方法。
2. 熟悉生物碱沉淀反应的条件和方法。
3. 掌握制备生物碱结晶性盐的方法和精制。
4. 掌握四氢巴马汀的制备方法。
5. 熟悉巴马汀转化为 13-甲基巴马汀的过程，认识生物碱结构改造的重要性。

## 二、黄藤中已知成分的理化性质

黄藤根茎及根中所含成分主要为巴马汀，还含少量药根碱、伪非洲防己碱、黄藤素甲、黄藤素乙、内酯及甾醇。又谓其根茎、根及树皮含小檗碱。

（一）掌叶防己碱（巴马汀，palmatine）

本品是季铵原小檗碱型生物碱，溶于水、乙醇，几乎不溶于氯仿、乙醚、苯等溶剂。掌叶防己碱盐酸盐即氯化巴马汀（palmatine chloride）$C_{21}H_{22}O_4N \cdot Cl \cdot 3H_2O$ 为橙黄色针状结晶。

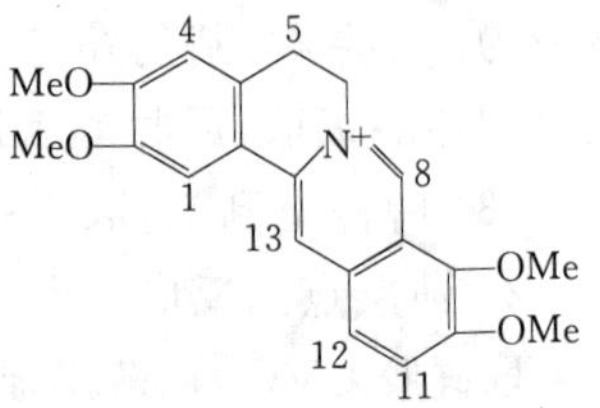


UV $\lambda_{max}^{EtOH}$ nm(lg ε)：224(4.47)，265(4.43)，337(4.44)，430(3.78)。

$^1$H-NMR(δ)：3.97，4.03，4.09，4.23(4×3H，4*s*，4×$OCH_3$)。

3.26(2H，*t*，$C_5$H)，4.89(2H，*t*，$C_6$H)，6.96(1H，*s*，$C_4$H)，7.54(1H，*s*，$C_1$H)，7.94(2H，*s*，$C_{11,12}$H)，8.44(1H，*s*，$C_{13}$H)，9.51(1H，*s*，$C_8$H)。

MS *m/z*：352($M^+$)，337，332，307。

（二）药根碱（雅脱碱，jatrorrhizine）

本品是具酚羟基季铵原小檗碱型生物碱，其理化性质与巴马汀相似，但较容易溶于苛性碱液中，其盐酸盐在水中的溶解度也比盐酸巴马汀大，可因此性质分离。药根碱盐酸盐为铜色针状结晶，m.p. 204～206℃，其苦味酸盐为呈黄色柱状结晶，m.p. 217～220℃(dec)，其分子式为 $C_{20}H_{20}O_4N$。

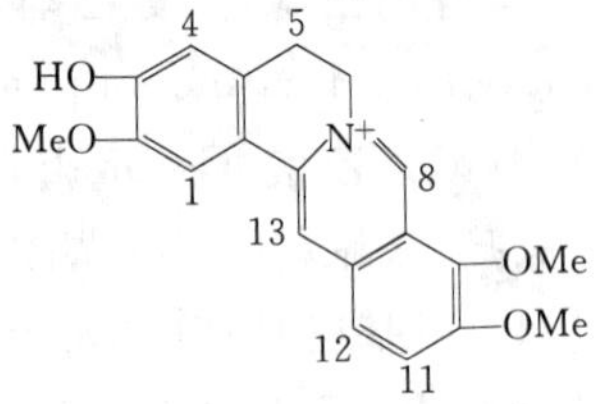


UV $\lambda_{max}^{EtOH}$ nm(lg ε)：226(4.47)，265(4.43)，349(4.48)，430(3.78)。

$^1$H-NMR(δ)：4.12(3H，*s*，$C_2$ $OCH_3$)，4.18(3H，*s*，$C_{10}-OCH_3$)，4.32(3H，*s*，4 $C_9-OCH_3$)。7.07(1H，*s*，*J*=9Hz，$C_{12}$H)，7.61(1H，*s*，$C_1$H)，7.97(1H，*J*=9Hz，$C_{12}$H)。8.08(1H，*d*，*J*=9Hz，$C_{11}$H)，8.52(1H，*s*，$C_{13}$H)，9.58(1H，*s*，$C_8$H)。

MS *m/z*：388($M^+$)，337，322，150。

IR $\nu_{amx}^{KBr}$ $cm^{-1}$：3400。

（三）小檗碱（黄连素，berberine）

本品是季铵原小檗碱型生物碱，其游离碱为黄色长针结晶，$C_{20}H_{18}O_4N \cdot OH \cdot 5\frac{1}{2}H_2O$，m.p. 145℃，在 100℃干燥，失去结晶水而转成棕黄色，小檗碱能缓缓溶于水(1：20)、乙醇(1：100)，较易溶于热水、热乙醇、热甲醇，微溶于丙酮、氯仿、苯，几乎不溶于石油醚中，小檗碱与氯仿、丙酮、苯均能形成加合物。

小檗碱盐酸盐 $C_{20}H_{18}O_4N \cdot Cl \cdot H_2O$，m.p. 205℃(dec)，微溶于冷水，较易溶于沸水，其硝酸盐及氢碘酸盐，极难溶于水(冷水约为 1：2000)。小檗碱的中性硫酸盐，磷酸盐，醋酸盐在水中溶解度较大。小檗碱的盐类在水中的溶解度：

| | |
|---|---|
| 盐酸小檗碱 | 1：500 |
| 硫酸小檗碱 | 1：30(酸性盐 1：100) |
| 枸橼酸小檗碱 | 1：125 |
| 磷酸小檗碱 | 1：15 |

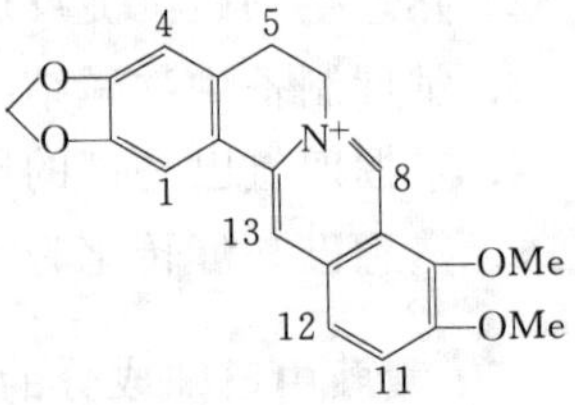

UV $\lambda_{max}^{EtOH}$ nm(lg ε)：226.5(4.61)，263(4.41)，344(4.36)，423(3.37)。

$^1$H-NMR(δ)：4.16(3H，s，$OCH_3$)，4.29(3H，s，$OCH_3$)，6.10(2H，s，$OCH_2O$)，6.90(1H，s，$C_4H$)，7.48(1H，s，$C_1H$)，7.94(1H，d，$C_{12}H$)，8.05(1H，s，$C_{13}H$)，9.55(1H，s，$C_8H$)。

MS m/z：336($M^+$)。

（四）伪非洲防已胺碱(pseudocolumbamine)

本品为具酸羟基的季铵伪原小檗碱型生物碱，能溶于水、乙醇、甲醇，不溶于乙醚、苯等溶剂。其 $C_{20}H_{20}O_4N \cdot Cl \cdot 2H_2O$ 呈黄色短针晶，m.p.>300℃(dec)。

UV $\lambda_{max}^{EtOH}$ nm(lg ε)：204(4.25)，228(4.14)，242(4.26)，266(4.34)，289(4.64)，314(sh,4,39)，342(4.25)，377(3.82)。

UV $\lambda_{max}^{EtOH+NaOH}$ nm(lg ε)：207(4.21)，244(4.30)，284(4.56)，295(4.53)，313(sh 4.25)，347(4.09)。

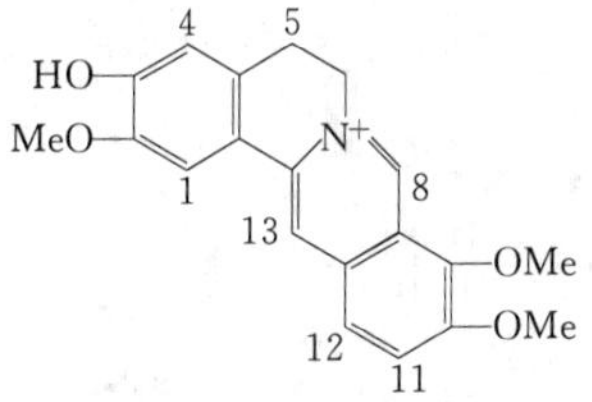


$^1$H-NMR(δ)：4.09(3H，s，$C_3-OCH_3$)，4.20(3H，s，$C_{10}-OCH_3$)，4.25(3H，s，$C_{11}-OCH_3$)，3.34(2H，t，$C_5H$)，4.87(2H，t，$C_6H$)，7.03(1H，s，$C_{12}H$)，7.51(2H，s，$C_{4,9}H$)7.71(1H，s，$C_9H$)，8.38(1H，s，$C_{13}H$)，9.09(1H，s，$C_8H$)。

MS m/z：339($M^+$)。

（五）四氢巴马汀(tetrahydropalmatine)

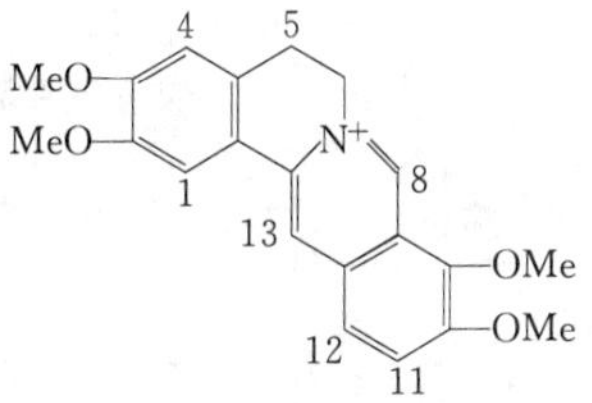


元胡索乙素为消旋四氢巴马汀，是叔胺原小檗碱型生物碱，其游离碱 $C_{21}H_{25}O_4N$，m.p. 146～148℃，不溶于水，能溶于热乙醇(在冷乙醇中溶解度较小)，易溶于氯仿苯乙醚中。元胡索乙素的酸性硫酸盐为无色针状结晶，m.p. 245～246℃，在冷水中溶解度较小，在热水中较大，其中性硫酸盐为长柱状结晶，m.p. 220℃，酸性硫酸盐为长柱状结晶，m.p. 270℃，在水中溶解度中性硫酸盐较酸性硫酸盐为大，其盐酸盐难溶于水。

左旋四氢巴马汀即为颅痛定(rotundine)，m.p. 141～142℃。

UV $\lambda_{max}^{EtOH}$ nm(lg ε)：282(3.83)，263(3.83)。

$^1$H-NMR(δ)：3.82(12H，s，4×$OCH_3$)，3.54，4.22(2H，q，J=16Hz，$C_8H$)，6.58(1H，s，$C_4H$)，6.70(1H，s，$C_1H$)，6.75，6.84(2H，AB-q，J=8Hz，$C_{11,12}H$)，8.05(1H，s，$C_{13}H$)，9.55(1H，s，$C_8H$)。

MS m/z：355($M^+$)，354(61.0)，190(30.2)，164(96.8)，149(78.6)。

**三、巴马汀提取及延胡索乙素制备的方法**

巴马汀为季铵生物碱，溶于水和极性大的有机溶剂(如甲醇、乙醇)，所以可用甲醇、乙醇或水进行分离。巴马汀是有机碱，尽管它带正电荷，但和水的亲和力仍小于 NaCl。NaCl 和水的强亲和力，降低了巴马汀在水中的溶解度，使它被挤出。

巴马汀盐酸盐在冷水中溶解度小(比盐酸小檗碱略大)，可以用此性质进行分离。

方法一

1. 流程

黄藤粗粉 —[浸出] 1%HAc→ 浸出液 —[中和盐析] NaOH NaCl→ 巴马汀 —[精制] 80%乙醇热溶后加盐酸→

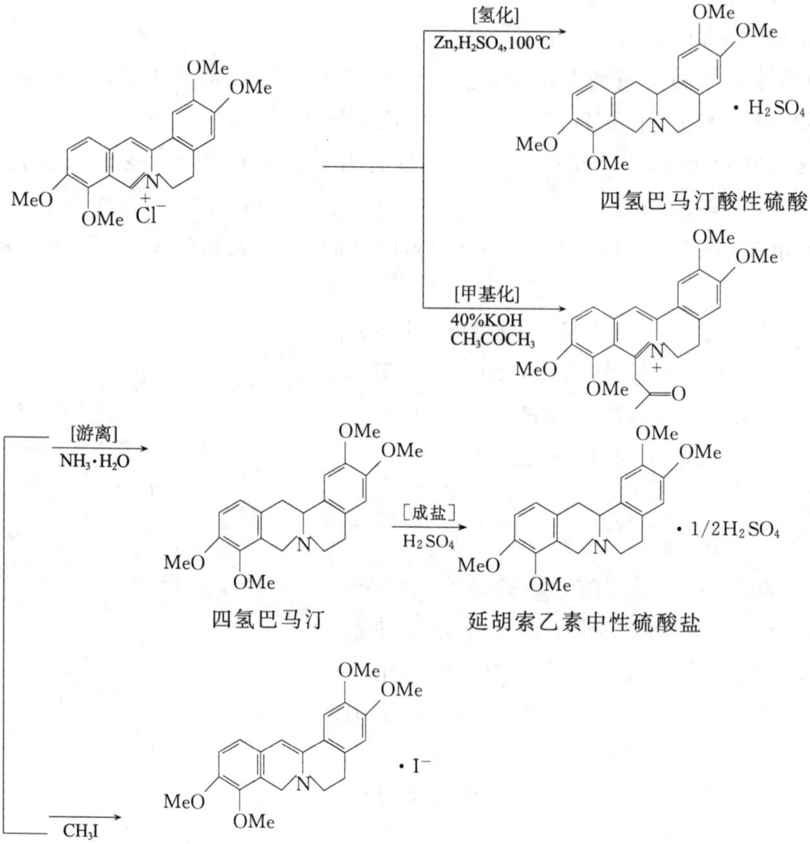


13-甲基巴马汀碘化物

（去氢延胡索，去氢紫堇碱）

2. 工艺

(1) 浸出：取黄藤粗粉 100 g，用 1%的醋酸冷浸（以浸没原料为度，约 500 mL）1～2 天，尼龙布过滤，药渣再加 1%醋酸冷浸一天，合并滤液（留取 1 mL 作生物碱定性反应）。

(2) 盐析中和：滤液用 40%NaOH 液调节 pH 9 同时加入 7%精制食盐，即有黄色不溶物析出，80℃保温，使沉淀凝聚，静置，倾出上层清液，用菊型滤纸过滤得巴马汀游离碱粗品，烘干。

(3) 精制：将粗巴马汀，加入 80%乙醇 100 mL，加热回流使溶，约 10 min，乘热抽滤，残渣中再加少量乙醇同法处理一次，抽滤，最后用滴管取乙醇淋洗布氏漏斗上不溶物，合并滤液并向滤液中滴加 6 mol/L 盐酸溶液至 pH 2 放置，即有金黄色针状结晶析出，抽滤，再用乙醇重结晶一次，方法：将氯化巴马汀粗结晶置三角烧瓶内，加入 95%乙醇使结晶刚好溶解（在水浴上加热），抽滤得澄清液，加塞放置析晶。若滤液在抽滤时也析出结晶，可将它在水浴上加热结晶全溶再加瓶塞放置，这样析出的结晶好。若滤液的体积太大，可浓缩至瓶壁边略显固体时加塞析晶。母液适当浓缩，又可析出一部分氯化巴马汀。

(4) 甲基化。

(5) 丙酮巴马汀的制备：巴马汀氯化物 5.0 g，溶于 75 mL 水，加入 350 mL 丙酮；再加 40%KOH 75 mL，于分液漏斗振摇，静置分层，分出上层丙酮液。碱水层用 150 mL 丙酮再提取一次。合并丙酮液。于 55℃水浴上减压浓缩至几乎无丙酮，冰箱内过夜。从水液中析出黏稠的红色沉淀。倾出清液，水洗沉淀至无丙酮。沉淀经真空冷冻干燥即得。得率是多少？

13-甲基巴马汀碘化物的制备：将 3.9 g 丙酮巴马汀中加 20 mL 氯仿和 2.5 mL 碘甲烷。混合物移入封管中，100℃加热 1 h。待温度降至室温后，将内容物移至烧瓶中，蒸去溶剂，抽干。残渣用 100 mL 二氯甲烷回流 1 h，乘热抽滤，将除去不溶物的滤液蒸干，加甲醇 75 mL，过滤，得黄绿色粉末，即为 13-甲基巴马汀粗品。甲醇-二氯己烷混合液中重结晶，得黄色短棒状结晶，干燥后测熔点。

(6) 成盐：称取精制氯化巴马汀的还原产物元胡索乙素游离碱 0.5 g，置于 25 mL 锥形瓶（或小烧杯）中加 90%乙醇 4 mL，在水浴上加热使溶解，滴加 5%硫酸乙醇液至刚果红试纸呈淡蓝色（pH 约为 5）放冷析晶。将微黄柱状结晶，滤集于 50℃以下干燥，即延胡索乙素中性硫酸盐。可用水重结晶一次，干燥后测熔点。

以醋酸小样提取，一般得率 1%～2%，用乙醇回流浸提得率 3%～4%，取黄藤粗粉 100 g，用 95%乙醇回流浸取三四次合并乙醇浸出液，回收乙醇至 120 mL，即可按(3)精制的方法操作，加盐酸得氯化巴马汀。

提取工艺说明：

黄藤中含有多糖类物质溶于水，往往影响水浸液盐析及中和后的过滤，故宜在静置后再倾去大量澄清液，再用布袋过滤收集沉淀。原料药材不易粉碎太细。

氯化巴马汀为金黄色针状结晶，并有强烈的黄色荧光，四氢巴马汀为无色片状结晶，不具荧光，因此反应液的颜色可作为还原终点的判断，还原开始时，反应液为橙黄色，随着还原反应的进行，反应液的颜色逐渐退去，至淡米色或无色时即可作为反应的终点

四氢巴马汀较易氧化成巴马汀，所以制备过程应尽快连续操作。

四氢巴马汀的盐酸盐及酸性硫酸盐在水中的溶解度较小，故一般制成水溶液性较大的中性硫酸盐，供配制注射剂使用。

13-甲基巴马汀碘化物的制备中，用二氯甲烷回流 1 h 经抽滤后的不溶物是一种黄色粉末，为此反应的副产物巴马汀碘化物。

方法二

1. 流程

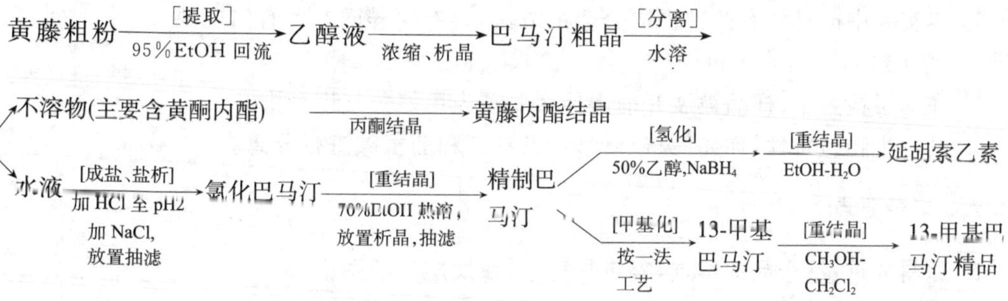

2. 工艺

(1) 提取：黄藤粗粉 20 g，用 95%的 EtOH 回流 2 次，每次 1 h，乙醇用量为 100 mL。合并两次醇提取液，浓缩至 3～4 mL，用吸管转移到 5 mL 小锥形瓶中，放置，析晶，抽滤得巴马汀粗晶。

(2) 分离：将巴马汀粗晶用 10 mL 水溶解后，抽滤。不溶物主要为黄藤内酯。滤液滴加 HCl 至 pH 2，再加 10%NaCl 进行盐析放置，析出黄色不溶物，抽滤得氯化巴马汀粗晶。

(3) 精制：用 70%EtOH 热溶氯化巴马汀粗晶，过滤，滤液析晶，抽滤，得精制氯化巴马汀。干燥称重________g，测 m. p. 。

按方法一中工艺(6)项下的步骤进行。干燥称重________g，熔点________℃。薄层检查纯度。

3. 巴马汀原位还原反应

在硅胶 CMC-Na 薄层板的起始线上点自制的巴马汀乙醇液，及对照品巴马汀乙醇液及四氢巴马汀乙醇液，然后再在自制的巴马汀的原点上加点 2% $KBH_4$ 甲醇液 2～3 次，吹干。氨缸中饱和后，以 $CHCl_3$-$CH_3OH$(3∶1)展开，改良碘化铋钾试液显色。巴马汀 $R_f$ 值 0.4 左右，四氢巴马汀的 $R_f$ 值约 0.9。进行原位反应的巴马汀如氢化彻底，应和对照品氢化巴马汀的 $R_f$ 值一致，如反应不彻底，则出现 3 个斑点，其 $R_f$ 值与对照品巴马汀及四氢巴马汀一致。

## 四、薄层层析

硅胶 CMC-Na 薄层。

样品：巴马汀、小檗碱、药根碱、延胡索乙素，制备巴马汀后的母液，盐析后的水母液。

展开剂：氯仿-甲醇(3∶1)，展开前薄层板先在氨缸中饱和 5 min。

显色：先在紫外灯下观察荧光，然后再喷以改良碘化铋钾试液显色。

如果用中性或碱性氧化铝薄层，展开剂可用氯仿。

记录：薄层层析图谱。说明各母液中还有什么化合物。

## 五、思考题

1. 生物碱的溶解度有何规律？生物碱的溶解度与其结构有什么关系？

2. (1) 在用乙醇、酸性乙醇、水、酸水、碱化后用苯提取中，哪些适用于脂溶性生物碱的提取，哪些适用于季铵生物碱的提取？为什么？

(2) 如果要提取小檗碱，用 1%HCl 水是否合适？为什么？

(3) 除本实验所用的方法之外，一般生物碱的提取与分离方法还有哪些？

3. 本实验中巴马汀有两种提取分离的方法，各有何异同？各有何优缺点？哪些步骤可以改进，以利于提高产品的质和量？

4. 在薄层检查中，样品被展开前为什么要预先用氨蒸气进行饱和？

5. 利用生物碱特性，你如何将小檗碱、巴马汀和药根碱进行分离？

## 六、记录要点

1. 原料的重量，产品的熔点，得量与得率，薄层层析的图谱。

2. 简明扼要的记录实验过程和出现的问题。

# 实验九　芦丁的提取、分离及鉴定

芦丁(rutin)亦称芸香苷(rutinoside)，广泛存在于植物界中，其中以槐米和荞麦叶的含量较高，可作为提取芦丁的原料。

槐花米系豆科植物，Sophora japonica 的花蕾，自古作为止血药。槐花米中所含主要成分芸香苷有减少毛细血管的通透性作用，临床上主要为防止高血压病的辅助治疗药物。此外，芦丁对于放射性伤害所引起的出血症亦有一定作用。

## 一、实验的目的和要求

1. 以芦丁为实例学习黄酮类成分的提取分离方法。

2. 掌握黄酮类成分的主要性质及黄酮苷、苷元和糖部分的鉴定方法。

3. 通过槲皮素紫外吸收光谱的测定及应用化学位移确定黄酮类羟基位置的方法。

4. 通过槲皮素与其五乙酰化合物的红外光谱测定说明该化合物的功能基团，并与标准谱对照。

## 二、槐花米中已知主要成分的理化性质

槐花米中芦丁的含量可高达 20%，另含少量的皂苷，皂苷水解后，可得到桦皮醇(betulin，$C_{30}H_5O_2$)及槐二醇(sophoradiol，$C_{30}H_{50}O_2$)。

### (一) 芦丁(芸香苷 rutin)

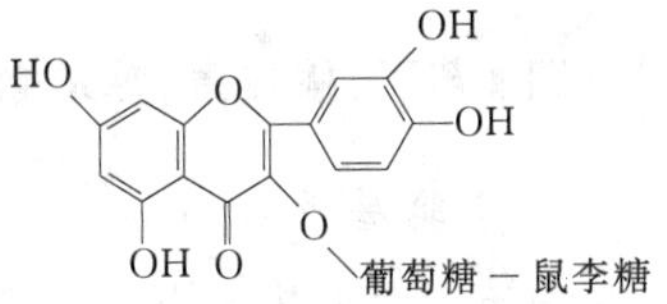


芦丁为淡黄色细小针状结晶，$C_{27}H_{36}O_{16}\cdot 3H_2O$，m. p. 为 177～178℃，无水物 m. p. 190℃(不完全)，214～215℃发泡分解。芦丁溶于热水(1∶200)，难溶于冷水(1∶8000)，溶于热甲醇(1∶7)、冷甲醇(1∶100)、热乙醇(1∶30)、冷乙醇(1∶300)，难溶于乙酸乙酯、丙酮，不溶于苯、氯仿、乙醚及石油醚等溶剂。易溶于碱液中呈黄色，酸化后又析出。

### (二) 槲皮素(quercetin)

槲皮素即芸香苷苷元，为黄色结晶，$C_{13}H_{10}O_7$，m. p. 313～314℃，无水化合物熔点 316℃。槲皮素溶于热乙醇(1∶23)，冷乙醇(1∶300)。可溶于冰醋酸，吡啶，乙酸乙酯，丙酮等溶剂。不溶于石油醚，苯，乙醚，氯仿和水中。

### (三) 皂苷

皂苷易溶于水、吡啶，能溶于甲醇。经酸水解后得桦皮醇及槐二醇，均溶于苯、乙醚、氯仿、丙酮、乙酸乙酯、乙醇、甲醇。

## 三、自槐花米中提取芦丁

### (一) 提取方法

方法一：取槐花米 40 g(完整)，置于 100 mL 烧杯中，用冷水快速清洗去泥沙等杂质沥干水，加 0.4%硼砂水沸溶液 400 mL，直火加热微沸，当 pH 数值改变成微酸性时，以石灰乳调至 pH 8，继续加热微沸 30 min，随时补充水分，同时保持 pH 8，静置约 5～10 min，倾出上清液，用尼龙布过滤，重复提取一次，合并滤液，将滤液用 6 mol/L 盐酸调至 pH 3 左右，再加尼泊

金，放置过夜，抽滤用水洗 3～4 次，空气自然干燥得粗芦丁。

方法二：取槐花米 20 g，置于 500 mL 圆底烧瓶中，加乙醇 150 mL，加热回流 1 h，稍冷后抽滤，滤渣再加乙醇 100 mL 回流 1 h，合并乙醇提取液，放冷，析出絮状沉淀。过滤，滤液浓缩至 50 mL，放置过夜，析出结晶，滤去母液继续浓缩一半，放置又析出结晶. 合并结晶，用乙醚 30～50 mL 分次洗去脂溶性成分（油脂，叶绿素等），再用丙酮 10 mL 洗涤一次，得粗芦丁。

（二）重结晶方法

方法一：取粗芦丁 2 g，加乙醇 50～60 mL 加热溶解，趁热抽滤，将滤液浓缩至 20～30 mL，放置，析出结晶，母液再浓缩一半，又析出结晶。合并结晶再用乙醇重结晶一次。

方法二：取粗芦丁 2 g，加去离子水或蒸馏水 400 mL，加热煮沸至溶解，趁热抽滤（以滑石粉助滤），放置过夜析晶（或放冷析晶），抽滤，得精制芦丁。

思考题：提取芦丁工艺中影响产量和质量的因素是什么？为什么加硼砂水溶液？

记录：粗芦丁得率多少？精制芦丁得率多少？熔点是多少？

（三）芦丁的水解

取芦丁 1 g，加 2% $H_2SO_4$ 80 mL，小火加热微沸回流 30～60 min。开始加热 10 min 为澄清溶液，逐渐析出黄色小针状结晶，即槲皮素，抽滤取结晶（保留滤液 20 mL，以检查其中所含单糖），加 50% 乙醇（按 1 g 90 mL 量）加热回流使槲皮素粗晶溶解，趁热抽滤，放置结晶，抽滤得精制品，在减压下 110℃ 干燥可得槲皮素无水物。测熔点，进行纸层析法鉴定。

思考题：芦丁水解不完全时将产生什么结果？

记录：芦丁的水解产物是什么？主要产物得率？熔点？

## 四、芦丁，槲皮素，糖及槲皮素衍生物的鉴定

（一）纸层析

新华一号层析滤纸。

样品：自制芦丁，槲皮素。

对照品：芦丁，槲皮素。

展开剂：（1）正丁醇-醋酸-水（4∶1∶5 上层或 4∶1∶1）。

（2）25% 醋酸水溶液。

（3）85% 醋酸水溶液。

显色：（1）可见光下观察，再在紫外灯下观察。

（2）经氨气熏后再观察。

（3）喷三氯化铝试剂后再观察。

（二）芦丁和槲皮素的聚酰胺薄层鉴定

样品：自制芦丁，槲皮素。

展开剂：乙醇-水（7∶3）。

显色：同（一）纸层析的方法。

（三）糖的检出——纸层析法

取上述滤出槲皮素时保留的水解滤液 20 mL，加 $Ba(OH)_2$ 细粉（约 2 g）中和至 pH 7，滤除生成的 $BaSO_4$ 沉淀（可用滑石粉助滤），滤液浓缩至 1 mL，供纸层析法点样用。

展开剂：正丁醇-醋酸-水（4∶1∶5 上层或 4∶1∶1）。

对照品：葡萄糖，鼠李糖水溶液。

显色剂：苯胺邻苯二甲酸试剂喷后，105℃烘 10 min，显棕色或棕红色斑点。

（四）槲皮素五甲醚的制备

取槲皮素结晶 400 mg 置于 150 mL 三颈瓶中，加 50 mL 无水丙酮，装上电动搅拌器、冷凝管及温度计，加热回流搅拌，每间隔一适当时间加入无水碳酸钾 0.2 g 和硫酸二甲酯 0.2 mL，大约 1.5 h 后加完 4 g 无水硫酸二甲酯，继续加热回流搅拌直至溶液黄色完全消退为止，约需 4～5 h，停止加热，取下烧杯，反应液经过滤，沉淀用热丙酮洗涤数次，合并洗，滤液，蒸馏回收部分丙酮，留存 10～15 mL，放置，渐渐析出无色结晶，表示过量的硫酸二甲酯存在，应加 5%NaOH 数滴，振摇使硫酸二甲酯水解，此时又可析出一小部分结晶（检查所析出结晶对 1%$FeCl_3$ 的反应，甲基化完全者呈负反应），合并，以乙醇重结晶，得槲皮素五甲醚（m. p. 152～153℃）。甲基化不完全者时对三氯化铁试液呈正反应，主要产品为 3，7，3′，4′甲醚，m. p. 161～161.5℃。

（五）槲皮素的降解

取槲皮素 50 mg，置于 50 mL 的圆底烧瓶中，加水 50 mL、乙醇 6 mL、KOH 2 g，置水浴上加热回流 10 h，蒸去乙醇，加水 50 mL 溶解，用稀盐酸酸化至 pH 2～3，用乙醚萃取 3 次，合并乙醚液，回收乙醚，至小体积供薄层层析点样用。

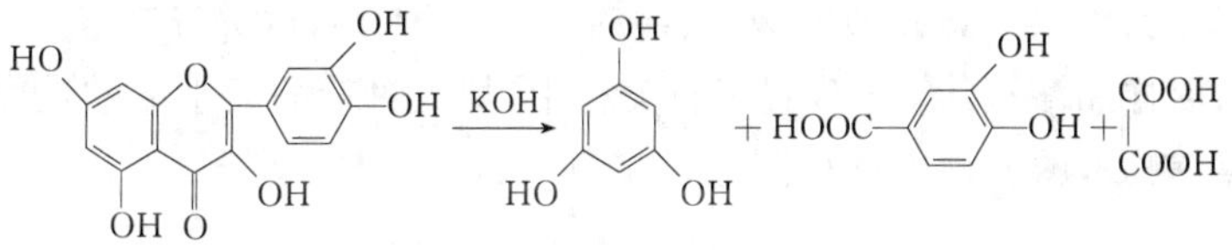


（六）槲皮素降解产物的薄层层析

硅胶 CMC-Na 薄层。

对照品：原儿茶酸（protocatechuic acid），间苯三酚（phloroglucinol）。

展开剂：氯仿-丙酮-醋酸（8∶2∶0.5）。

显色剂：三氯化铁试剂。

**思考题**

1. 芦丁和槲皮素用不同展开剂系统展开层将出现什么结果？为什么？
2. 芦丁和槲皮素聚酰胺薄层将出现什么结果？为什么？
3. 试比较槲皮素红外光谱图和五乙酰基槲皮素红外光谱图的差异。
4. 记录：

   芦丁和槲皮素的纸层析，聚酰胺薄层层析结果。

   糖的检出纸层析结果。

（七）紫外吸收光谱测定槲皮素

1. 原理

利用紫外吸收光谱，测定黄酮化合物在加入各种电解质或络合剂后吸收峰的位移，根据位移的情况，以判断该化合物羟基的位置。

2. 试剂配制

无水甲醇：用分析纯的甲醇，加入 10%CaO，放置 24 h 后并加热回流 1 h，回流时冷凝管顶端应安装 $CaCl_2$ 干燥管，然后蒸馏得无水甲醇。

甲醇钠溶液：取 0.25 g 金属钠，剪碎，小心地加入无水甲醇 50 mL 中，放置 24 h 后全溶。

氢氧化钠溶液：取 2.5 g 氢氧化钠，加 10 mL 水溶解。

三氯化铝溶液：2.5 g 无水三氯化铝小心地加入无水甲醇 50 mL 中，放置 24 h 后全溶。

醋酸钠：用无水粉状醋酸钠。

硼酸饱和液：将无水硼酸加入适量无水甲醇，制成饱和溶液。

依照上述方法制备的贮备液可放置 6 个月。

3. 测定方法

黄酮羟基位置的测定：

精密称取黄酮样品（槲皮素）约 1.2 mg，用无水甲醇溶解，再稀释至 100 mL。

黄酮光谱：取样品溶液约 3 mL 置于石英杯（1 cm）中，在 200～300 nm 波段内进行扫描。重测一次，视光谱的再现性。

氢氧化钠光谱：取样品溶液约 3 mL 置于石英杯中，加入氢氧化钠溶液 2～3 滴立即测定。放置 5 min 后，再进行测定。

甲醇钠光谱：取样品溶液约 3 mL 置于石英杯中，加入甲醇钠溶液 5～7 滴后，立即测定。放置 5 min 后，再进行测定。

三氯化铝光谱：在盛有约 3 mL 样品溶液的石英杯中，加入三氯化铝溶液 6 滴，放置 1 min 后进行测定。测定后，加入 3 滴盐酸溶液（浓盐酸：水＝1：1），再进行测定。

醋酸钠光谱：取样品溶液约 3 mL 置于石英杯中，加入过量的无水醋酸钠固体，摇匀；杯底剩有 2 mm 的醋酸钠后，两分钟内进行测定。

4. 测定结果

槲皮素加位移试剂结果见下表实验 9－1。

**表实验 9－1　槲皮素加位移试剂结果表（$\lambda_{amx}^{MeOH}$ nm）**

| 加入试剂 | 编号 | Ⅱ峰 | Ⅰ峰 | 位移值 | 羟基 |
|---|---|---|---|---|---|
| 无水甲醇 | 1 | 256 | 371 | | |
| NaOH | 2 | | 430 | Ⅰ峰 Δ59 | 4′－OH |
| NaOH 5′ | 2′ | 分解 | 分解 | | 3,4′－OH |
| MeONa | 3 | | 416 | Ⅰ峰 Δ45 | 3－OH |
| MeONa 5′ | 3′ | 分解 | 分解 | | 3,4′－OH |
| $AlCl_3$ | 4 | 270 | 450 | Ⅰ峰 Δ79 | 3,5 及 3′,4′－OH |
| $AlCl_3$,/HCl | 4′ | 265 | 425 | Ⅰ峰 Δ54 | 3′,4′－OH |
| NaAc | 5 | 277 | 387 | Ⅱ峰 Δ21 | 7－OH |
| $NaOAc/H_3BO_3$ | 6 | 259 | 385 | Ⅰ峰 Δ14 | 3′,4－OH |

摩尔吸收系数的测定：根据已测定的黄酮光谱，测量吸收峰的波长和吸收峰前后 20 nm 的波长范围。然后取样品溶液约 3 mL，置于 1 cm 的石英杯中，用紫外光谱仪，仔细测量在上述波长范围内的各波长的吸收值，反复测定 3 次。

记录：

位移测定结果。

测定摩尔吸收系数在吸收峰前后 20 nm 波长范围内，依次测定波长和吸收值，用方格纸作图，精确地测出吸收峰的波长和吸收值，记录测定结果。

# 实验十　薯蓣皂苷元的提取、分离和精制

## 一、目的要求

1. 学习中草药中皂苷类成分的提取、精制和鉴别。
2. 掌握甾体皂苷元的提取方法。
3. 掌握甾体皂苷元的检识方法。
4. 掌握索氏提取器的应用。

## 二、化学成分概述

已知穿山龙(Dioscrea nipponica Mak.)根中含薯蓣皂苷(Dioscin, $C_{45}H_{72}O_{16}$; m. p. 288℃, $[\alpha]_D$ −95℃)等多种甾体皂苷。根中还含有少量的25-异-螺甾-3,5-二烯(25-D-Spirosta-3,5-diene,即去氧-$\Delta^{3,5}$-替告皂苷元)。薯蓣皂苷元(diosgenin),白色结晶,不溶于水,可溶于一般有机溶剂和醋酸,m. p. 204～207℃(丙酮)或202～204℃,$[\alpha]_D^{25}$ −129°(C 1.4,氯仿)。

$\lambda_{max}^{H_2SO_4}$ nm(log ε):334(3.86),412(4.11),512(3.52)。

| $^1$H-NMR(δ): | 16α—H | 26—H | 27—H | 21—H | 19—H | 18—H |
|---|---|---|---|---|---|---|
| δ($CDCl_3$): | | 4.38～3.45 | 0.79 | 0.92 | 1.03 | 0.79 |
| δ(Benzene): | | 4.57～3.57 | 0.67 | 1.20 | 0.92 | 0.83 |

## 三、提取分离方法

### (一) 原理

薯蓣皂苷元在植物体内与葡萄糖、鼠李糖结合成薯蓣与皂苷,经酸水解后成薯蓣皂苷元(diosgenin, $C_{27}H_{42}O_3$)和单糖。因薯蓣皂苷元不溶于水,留存于植物残渣中,故可用有机溶剂直接从植物原料残渣中提出。

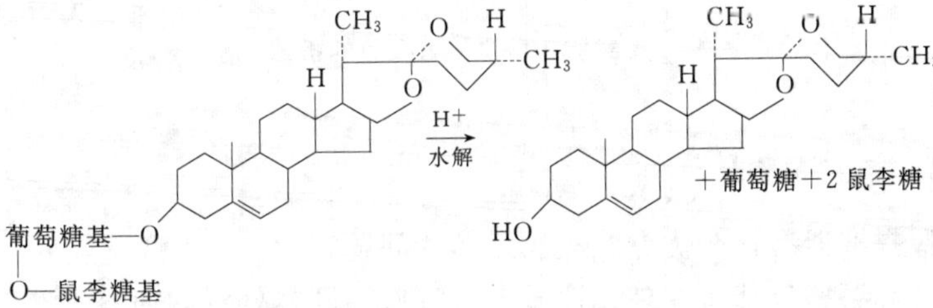


### (二) 薯蓣皂苷元的提取工艺

取穿山龙25 g,切成碎片,置500 mL圆底烧瓶中,加8%酸水(水∶浓硫酸=230/20,V/V),然后直火加热(石棉网上),回流6 h(开始时用小火,防泡沫冲出),倒去酸水,加入常水洗涤两次,然后将药渣倒在乳钵内,加固体$Na_2CO_3$粉研磨,调pH至中性,需水洗,过滤,滤渣研碎,低温干燥(不超过80℃),将该干燥滤渣装入滤纸筒后置索氏提取器中,用石油醚(沸程60～90℃)300 mL,在水浴上回流提取3 h。提取液经常压回收(水浴上)石油醚至约10～15 mL时停止,用吸管转入小锥形瓶中,冷却,析出结晶,抽滤,固体用少量新鲜石油醚洗涤两次,抽滤即

得薯蓣皂苷元粗品，粗品用20～30 mL 95%乙醇加热溶解(色深时可加1%～2%活性炭脱色)，抽滤，滤液放置析出结晶。滤集结晶，烘干测定熔点，m.p. 204～207℃。

(三) 操作注释

1. 原料经酸水解后，应充分洗涤至中性，以免烘干时炭化。

2. 由于使用的石油醚极易挥发和燃烧，故应以水浴加热，水浴温度不宜过高，回流速度不宜过快，应注意防火。

3. 回流前，烧瓶内要加止爆剂。

4. 索氏提取器(脂肪抽出器)为实验中常用的提取仪器(见图实验10-1)，通过溶剂蒸发、冷凝及仪器中的虹吸，使药渣中的物质每次经受纯溶剂的溶解而被提取，效率极高，同时可节省溶剂。一般受热易分解或变色的物质或高沸点溶剂提取，本仪器不适用。

滤纸筒的折法：(见图实验10-2)

滤纸筒高度以超过索氏提取器的虹吸管1～2 cm为准。

滤纸筒内径应小于索氏提取器的内径。

提取药材滤渣(含皂苷元)的装置是将滤渣倒入滤纸筒，不要散在筒外面，其量装入滤纸筒后应低于虹吸管。轻轻压实，然后在其上置一薄层脱脂棉。

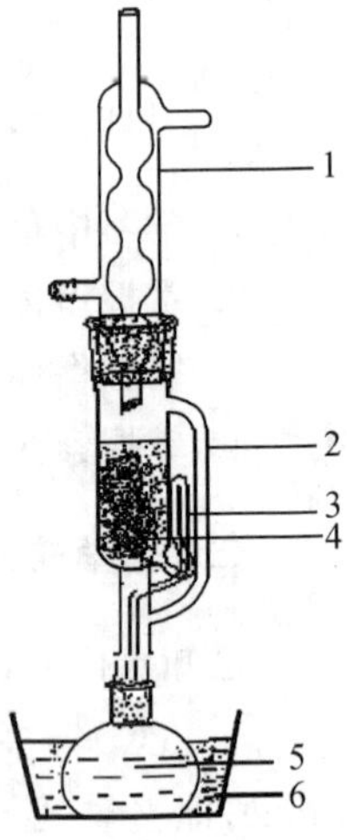


**图实验10-1**
**索氏提取器**

1. 冷凝管 2. 溶剂蒸气上升管 3. 虹吸管 4. 装有药粉的滤纸袋 5. 溶剂 6. 水浴

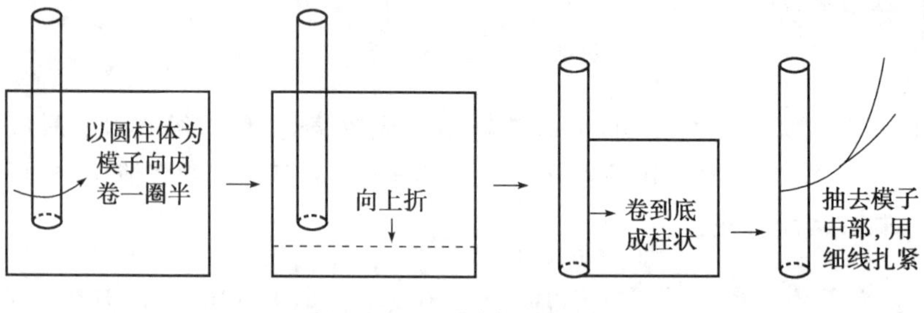


**图实验10-2 滤纸筒的折法**

## 四、思考题

1. 使用索氏提取器有什么优点？应注意哪些问题？
2. 薯蓣皂苷和薯蓣皂苷元在理化性质上有哪些不同之处？如何鉴别？
3. 设计一种从穿山龙中提取皂苷的方法，并说明提取依据。

## 五、记录

薯蓣皂苷元单体的初步鉴定结果(TLC，m.p.)，皂苷元与皂苷鉴别试验的结果。

# 实验十一　氧化苦参碱的提取和鉴定

中药苦参是豆科植物苦参(Sophora Flavescens Ait)的干燥根,味苦,性寒,有清热燥湿、杀虫等作用。临床上用于治疗痢病、黄疸和皮肤瘙痒症。近年还发现其具有抗肿瘤、升白、抗病毒性肝炎等药理作用,苦参中主要含生物碱,此外还有黄酮类成分。

## 一、苦参中主要已知生物碱的结构和性质

1. 氧化苦参碱(oxymarine)$C_{12}H_{24}N_2O_2$,白色棱晶,易溶于水、甲醇、乙醇、氯仿,不溶于乙醚、苯。熔点 207～208℃(不含结晶水),162～163℃(含一个结晶水),77～78℃(含多个结晶水),结晶水可在真空干燥下除去,可与许多金属离子如 $Fe^{2+}$、$Cu^{2+}$、$Cr^{3+}$ 等生成沉淀,$[\alpha]_D+47.7°$(乙醇)。

2. 苦参碱(matrine)$C_{15}H_{24}N_2O$,在轻石油醚中结晶时,由于温度等条件不同,可以得到 $\alpha$、$\beta$、$\delta$ 三种结晶(熔点分别为 76℃、87℃、84℃)和一种流体即 $\gamma$ 型。通常室温下结晶得到的是 $\alpha$ 型,易溶于水、甲醇、乙醇、氯仿,溶于苯,在乙醚中溶解度小。$[\alpha]_D+39.11°$(乙醇)。

3. 脱氢苦参碱(槐果碱)(sophocarpine)$C_{15}H_{24}N_2O$,白色棱晶,熔点 80～81℃,易溶于甲醇、乙醇、氯仿,略溶于苯和乙醚,在水中溶解度小。$[\alpha]_D-29.44°$(乙醇)。

4. 槐定(sophoridine)$C_{15}H_{24}N_2O$,白色棱晶,熔点 106～108℃,为苦参碱的一种立体异构体。

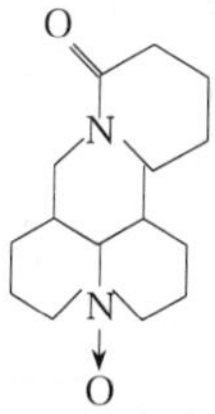

氧化苦参碱

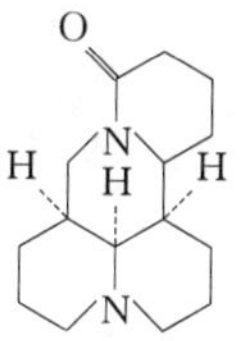

苦参碱

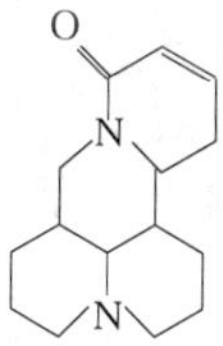

槐果碱

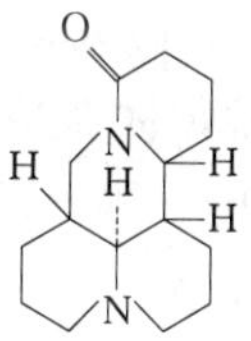

槐定

## 二、实验目的与要求

1. 通过苦参生物碱的提取掌握用渗滤法和离子交换法提取生物碱的方法。
2. 掌握沙氏提取器的使用方法。
3. 掌握氧化铝吸附薄层层离法和柱层层离法鉴定和分离生物碱的方法。

## 三、原理

氧化苦参碱为喹诺里西汀类生物碱,叔胺氮氧化合物与酸成盐溶于水与非生物碱分开,提取的生物碱盐的阳离子部分与 $H^+$ 型树脂发生交换生物碱吸附在柱上,吸附有生物碱的树脂,碱化呈游离生物碱,可被氯仿等有机溶剂提取。

$R-SO_3-Na^+ + HCl \longrightarrow R-SO_3^- -H^+ + NaCl$

B(示游离生物碱)$+H^+Cl^- \longrightarrow [BH]^+Cl^-$

$RSO_3^-H^+ + [BH]^+Cl^- \longrightarrow RSO_3^-[BH]^+ + HCl$

## 四、实验方法

(一) 酸水提取和离子交换

1. 渗漉法

取苦参 400 g，加入适量 0.5%(*W*/*V*)的盐酸湿润后放置 1 h，装入漉筒内渗滤，加入溶剂进行渗漉至流出液显示弱生物碱反应或无生物碱反应止，然后将所获得的渗漉液通过磺酸型 $H^+$ 型离子树脂柱进行交换，待经过树脂柱的滤液呈生物碱反应或微弱的反应时，停止交换，将树脂倒入烧杯中，用蒸馏水洗涤几次，滤干，树脂放入搪瓷盘中自然晾干。

2. 浸提法

300 g 药材用 0.5 mol/L HCl(*W*/*V*) 6 倍量浸泡 48 h，浸出浸液，再处理 1～2 次，两次浸液合并。按 1 过树脂柱项下进行。

(二) 总生物碱的洗脱

将晾干的树脂放入烧杯中，加 14%氨水，搅匀，使温度适宜(树脂充分膨胀，但又无过剩的水)，约用氨水 30～60 mL，静置 20 min 后，装入沙氏提取器中，用 400 mL 95%的乙醇回流洗脱 4～5 h(或用氯仿回流提取 5～8 h)，回收溶剂至干，所得浸膏用 70～80 mL 氯仿溶解，并转入分液漏斗，充分静置后，弃掉上层油状物，过滤氯仿溶液后用无水硫酸钠干燥，回收氯仿至干，残留物用 2～3 倍量丙酮处理，即析出固体粉末，放置，过滤，得生物碱粗品，丙酮重结晶一次得浅黄色产品。

(三) 苦参生物碱的氧化铝薄层鉴定

样品：氧化苦参碱标准品，粗品，母液。

溶剂系统：氯仿-甲醇=19∶1(二次展开)。

石油醚-乙醚-甲醇=9∶9∶1。

显色剂：改良碘化铋钾(改良 dragendorff)。

(四) 氧化苦参碱的分离与纯制

取 0.2 g 氧化苦参碱粗品用少量氧化铝搅拌，30 g 氧化铝(80～120 目，Ⅰ～Ⅲ)装柱(1×45)，先加 30 mL 氯仿洗脱，再用氯仿和甲醇(99∶1)混合溶剂洗脱。速度 1 mL/min，每 10 mL收集一份，经薄层检识，将氧化苦参碱的流分合并，回收溶剂至干，用少量丙酮溶解，放置析晶，得氧化苦参碱纯品，薄层检识后，测定熔点。

苦参总碱 0.1 g 进行低压柱层析

吸附剂：薄层用硅胶 15 g(已用 $NH_3 \cdot H_2O$ 减活)。

洗脱剂：$CHCl_3$ 50 mL，$CHCl_3$-MeOH(98∶2)100 mL，(95∶5)100 mL，MeOH 100 mL 流速 1 mL/min，10 mL 收集一份。

(五) 氧化苦参碱的还原

取氧化苦参碱粗品 1.0 g，溶于 15 mL 10%盐酸水溶液中，放入 1.0 g 锌粉，室温放置，不时摇动，放置 24 h 后过滤，浓度调到 pH=9～10，用 500 mL 乙醚分多次提取。合并乙醚溶液，无水硫酸钠干燥过夜，回收乙醚淡黄色黏稠体放置于冰箱中，得浅黄色固体，再经石油醚重结晶得白色结晶，测熔点。

薄层检识：

氧化铝干板(120 目以上)。

样品：苦参碱标准品，氧化苦参碱标准品，苦参碱。

溶剂系统：氯仿∶甲醇＝8∶2。

显色剂：改良碘化铋钾溶液。

附：阳离子交换树脂的处理

1. 预处理及转型

将 100 g 聚苯乙烯磺酸钠型树脂(交联度 1%～7%，粒度范围 16～50 目)放入烧杯中，用 80℃蒸馏水温热使之充分膨胀 1 h，后加入 2 mol/L 盐酸 300 mL 洗，浸泡过夜(注意开始要搅动几次)。次日把树脂装入层离柱，并使全部酸液流过树脂柱，用蒸馏水洗至中性至无氯离子反应为止，可用于生物碱交换。

2. 再生

将已洗去生物碱的树脂，置渗滤筒中，加 2 倍的 2 mol/L 盐酸浸泡过夜，次日树脂上面的盐酸慢慢流过树脂，用水洗至中性，然后用 5%的氢氧化钠浸泡 1～2 h，时常搅拌，倾倒上层碱液，树脂用馏水洗至中性，在空气中晾干，留作下一次使用。

## 五、思考题

1. 酸水法及离子交换树脂法提取分离生物碱的原理。
2. 应如何检查：
   (1) 渗滤液中是否含有生物碱？
   (2) 渗滤液中生物碱是否可以被交换在树脂上？
   (3) 离子交换树脂是否已达到饱和？
3. 氧化铝薄层层析的原理是什么？适用于什么成分的分离鉴定？
4. 当用硅胶薄层板层析时应如何操作？

# 附　　录

## 附录1　薄层层析及纸层析常用显色剂配制及显色方法

### 通用试剂

(1) 重铬酸钾-硫酸：检查一般有机物。

喷洒剂：5 g 重铬酸钾溶于 100 mL 40%硫酸中。

薄层检查：喷洒后加热到 150℃至斑点出现。

(2) 荧光素-溴：检查不饱和化合物。

喷洒剂：0.1 g 荧光素溶于 100 mL 乙醇中。

溴试剂：5%的溴的四氯化碳溶液。

喷洒后处理：喷洒荧光素溶液后，放置存有溴溶液的缸内，可于紫外线分析灯下检查荧光，荧光素与溴化形成曙红(Eosin)(无荧光)，而不饱和化合物则成溴加成物，保留了原有荧光；若点样较多，则呈黄色斑点，底板呈红色。

(3) 碘：检查一般有机物。

方法：① 层析谱放密闭缸内或瓷盘内，缸内预先放有碘结晶少许，大部分有机化合物呈棕色斑点。

② 层析谱放碘蒸气中 5 min(或喷 5%碘的氯仿溶液)，取出置空气中，待过量的碘蒸气全部挥发后，喷 1%淀粉的水溶液，斑点转成蓝色。

(4) 硫酸：通用。

喷洒剂：5%的浓硫酸-乙醇溶液，或 15%浓硫酸-正丁醇溶液，或浓硫酸-醋酸(1∶1)。

喷洒后处理：空气中干燥 15 min，再热至 110℃直至出现颜色或荧光。

(5) 硝酸银-氢氧化铵(Tollen-Zaffaroni)试剂：检查还原性物质。

溶液Ⅰ：0.1%硝酸银；溶液Ⅱ：5 mol/L 氢氧化铵。

喷洒剂：Ⅰ和Ⅱ以 1∶5 混合(临用前混合)。

喷洒后处理：105℃加热 5～10 min，至深黑色斑点出现。

(6) 磷钼酸或磷钨酸、硅钨酸：检查还原性物质，类脂体，生物碱，甾体。

喷洒剂：5%～10%磷钼酸或磷钨酸或硅钨酸乙醇溶液。

喷洒后处理：120℃加热至斑点出现。

沉淀试剂：1 g 硅钨酸溶于 20 mL 水中，加 10%盐酸至 pH 2。

### 生物碱

(7) 硫酸铈-硫酸：检查生物碱及含碘化合物。

喷洒剂：0.1 g 硫酸铈混悬于 4 mL 水中，加入 1 g 三氯醋酸，加热至沸，逐滴加入浓硫酸至澄清。

喷洒后处理：110℃加热数分钟至斑点出现。

(8) 碘化铋钾(Dragendorff)试剂：检查生物碱及其他含氮化合物。

取碘化铋钾 7.3 g,加冰醋酸 10 mL,再加蒸馏水 60 mL 振摇溶解。作显色剂时需用冰醋酸稀释 3～4 倍。

(9) 碘化汞钾(Mayer)试剂:检查生物碱。

制备液:1.36 g 氯化汞和 5 g 碘化钾各溶于 20 mL 水中,等体积混合并用水稀释至 100 mL。

喷洒液:制备液加 1/10 体积的 17%盐酸。

喷洒后处理:观察斑点,并于紫外线荧光分析灯下检出。

(10) 碘-碘化钾(Wagner)试剂:检查生物碱。

1 g 碘及 10 g 碘化钾,溶于 50 mL 水中,加热,加 2 mL 醋酸,再用水稀释至 100 mL。可作纸层板显色剂,也可作沉淀试剂。

**酚类,鞣质**

(11) 三氯化铁:检查酚类及鞣酸。

喷洒剂:1%～5%三氯化铁的水溶液或乙醇溶液,并加盐酸少许。鞣酸呈红色斑点,酚类呈蓝色或绿色斑点。

(12) 铁氰化钾-三氯化铁:检查酚类,芳香胺类及还原性物质。

喷洒剂:1%铁氰化钾水溶液,2%三氯化铁水溶液。临用前等体积混合。

喷洒后处理:喷洒后酚性物质呈蓝色斑点。再喷 2 mol/L 盐酸,能使颜色加深,纸色谱可用稀盐酸洗去喷洒液。

(13) 4-氨基安替比林-铁氰化钾(emerson 反应):检查酚类。

喷洒剂:Ⅰ. 2% 4-氨基安替比林乙醇溶液。

Ⅱ. 8% 铁氰化钾水溶液。或用 0.9% 4-氨基安替比林和 5.4%铁氰化钾水溶液。

方法:先喷洒Ⅰ,再喷洒Ⅱ,即显色,或再放入密闭缸中,缸内放 25%氢氧化铵,即产生橙色至深红色。

(14) 对氨基苯磺酸,重氮盐(Pauly 试剂):检查酚类,芳香胺类及能偶合的杂环化合物。

喷洒剂:4.5 g 对氨基苯磺酸,加热溶于 45 mL 12 mol/L 盐酸中,用水稀释至 500 mL,取 10 mL稀释液用冰冷却,加 10 mL 冷 4.5%亚硝酸钠水溶液,0℃放 15 min(此试剂于 0℃可保存 3 天),用前加等体积 1%碳酸钠水溶液。

一般重氮化试剂,也可用联苯胺、对硝基苯胺等。

(15) 对甲苯磺酸:检查甾体,黄酮,鞣质。

喷洒剂:20%对甲苯磺酸氯仿溶液。

喷洒后处理:100℃加热数分钟,紫外线分析灯下检查荧光斑点。

**含氧杂环及蒽醌类**

(16) 三氯化铝:检查黄酮体。

喷洒 1%三氯化铝乙醇液于紫外线荧光分析灯下检示,呈黄色荧光。

(17) 碱式醋酸铅:检查黄酮体。

喷洒剂:饱和碱式醋酸铅(或饱和醋酸铅)水溶液。

于紫外线荧光分析灯下检查荧光斑点。

(18) 醋酸镁:检查蒽醌苷,苷元及黄酮体。

喷洒剂：0.5%醋酸镁甲醇溶液。

方法：90℃加热 5 min，呈红色至紫色斑点。

(19) 氢氧化钾：检查香豆素，蒽醌苷及苷元。

喷洒剂：5%～10%氢氧化钾的甲醇溶液。

于日光及紫外线荧光分析灯下检示斑点。

**萜类，甾体**

(20) 三氯化锑(Carr-Price 试剂)：检查甾体，萜类，皂苷类。

喷洒剂：25 g 三氯化锑溶于 75 g 氯仿中(亦可以用氯仿或四氯化碳的饱和溶液)。

喷洒后处理：100℃加热 5 min，于紫外线荧光分析灯下检示荧光。

(21) 五氯化锑：检查甾体，萜类，皂苷。

喷洒剂：五氯化锑-氯仿或四氯化碳(1∶4)，用前新鲜配制。

喷洒后处理：120℃加热点出现，并于紫外线荧光分析灯下检示。

(22) 香兰醛-硫酸：检查高级醇类，酚类，甾体，萜类，芳香油。

喷洒剂：1 g 香兰素溶于 100 mL 浓硫酸，或 0.5 g 香兰醛溶于 100 mL 硫酸-乙醇(4∶1)中。

喷洒后处理：室温或 120℃加热观察显色斑点。

(23) 4-二甲氨基苯甲醛，醋酸，磷酸(E.P.试剂)：检查薁 Azulene 及薁前体 Proazulene。

喷洒剂：0.25 g 4-二甲氨基苯甲醛，溶于 50 mL 醋酸、5 g 85%磷酸和 20 mL 水的混合液中(棕色瓶中保存数月)。显蓝紫色斑点，薁前体于 80℃加热 10 min 出现蓝紫色斑点。

(24) 氯胺 T-三氯醋酸：检查强心苷。

喷洒剂：Ⅰ. 3%氯仿 T 水溶液新鲜制备。

Ⅱ. 25%三氯醋酸乙醇溶液(能保存数天)。

10 mLⅠ加 40 mLⅡ，用前混合。

喷洒后处理：110℃加热 7 min，紫外线荧光分析灯下检示呈蓝色或黄色荧光。

(25) 亚硝基铁氰化钠-氢氧化钠(Legal 试剂)：检查不饱和内酯、甲基酮或活性次甲基，常用于强心苷。

喷洒剂：1 g 亚硝基铁氰化钠溶于 100 mL 2 mol/L 氢氧化钠-乙醇(1∶1)的水溶液。

显红色或紫色斑点。

(26) 3,5-二硝基苯甲酸(Kedde 试剂)：检查强心苷及 $\alpha$,$\beta$-不饱和内酯。

喷洒剂：1 g 3,5-二硝基苯甲酸溶于 50 mL 甲醇，加入 1 mol/L 氢氧化钾 50 mL。强心苷呈紫红色斑点。

**糖类**

(27) 邻苯二甲酸苯胺：检查还原糖。

喷洒剂：0.93 g 苯胺，1.66 g 邻苯二甲酸溶于 100 mL 水饱和的正丁醇中。

喷洒后处理：105℃加热 10 min。

(28) 2,3,5-Triphenyl-tetrazolium chloride (T.T.C.)：检查还原糖及其他还原物质。

溶液Ⅰ：4%(T.T.C.)甲醇溶液；溶液Ⅱ：1 mol/L 氢氧化钠。

喷洒液：Ⅰ，Ⅱ临用前等体积混合。

喷洒后处理：100℃加热 5～10 min，得红色斑点。

(29) Keller-Kiliani 试剂：检查 α-去氧糖，常用于强心苷。

试液：100 mL 冰醋酸加三氯化铁试液 0.5 mL 混合均匀。

试样 1 mg 加试液 2 mg 溶解后，沿试管管壁滴入浓硫酸 2 mL，接触面即显棕色，渐变浅绿、蓝色，最后冰醋酸层全部燃呈蓝色。

(30) 1,3-二羟基萘-磷酸：检查糖类。

喷洒液：0.2%1,3-二羟基萘(naphthoresorcinol)乙醇溶液 100 mL，与 10 mL 85%磷酸混合。

(31) 费林溶液(Fehling)：检查还原糖。

溶液Ⅰ：69.3 g 结晶硫酸铜溶于 1000 mL 水中。

溶液Ⅱ：酒石酸钾钠 34.6 g，氢氧化钠 10 g，加水至 100 mL。

上述两溶液如不清可滤过。临用前等体积混合。

**氨基酸**

(32) 茚三酮：检查氨基酸及氨基糖。

喷洒剂：0.3 g 茚三酮溶于 100 mL 正丁醇，加入 3 mL 醋酸；或 0.2 g 茚三酮溶于 100 mL 乙醇(或丙酮中)。

喷洒后处理：110℃加热至斑点出现。

(33) 吲哚醌：检查氨基酸和一些肽。

喷洒剂：0.2%吲哚醌(Isatin)丙酮溶液，含 4%醋酸；或用 100 mL 1%吲哚醌丙酮溶液加 10 mL 醋酸。

喷洒后处理：100～110℃加热 10 min。

(34) 1,2-萘醌-4-磺酸钠(Folin 试剂)：检查氨基酸。

喷洒剂：新鲜制备 0.02 g 1,2-萘醌-4-磺酸钠，溶于 100 mL 5%碳酸钠中。

喷洒后处理：室温放置，不同氨基酸出现不同颜色。

**有机酸**

(35) 酸碱指示剂：检查有机酸。

喷洒剂：0.05%溴酚蓝(或溴甲酚绿，或溴麝香草酚蓝)的乙醇溶液。

(36) 氧化还原显色剂：检查有机酸。

喷洒剂：Ⅰ. 0.075%溴甲酚绿及 0.025%溴酚蓝的无水乙醇液。

Ⅱ. 0.5%高锰酸钾及 1%碳酸钠。10 倍的蒸馏水液。

临用前，取Ⅰ和Ⅱ按 1：1 混合后喷洒。

喷洒后处理：稳定时间为 5～10 min，对不同的有机酸在纸谱上呈现不同颜色。

(37) 吖啶 (acridine)：检查酸。

喷洒剂：0.005%的吖啶乙醇溶剂。

紫外线分析灯下呈黄色荧光。

(38) 芳香胺-还原糖：检查酸。

喷洒剂：芳香胺(如苯胺 5 g)和还原糖(如木质糖 5 g)溶于 50%含水乙醇中。

喷洒后处理：125～130℃加热出现棕色斑点。

# 附录2　常用溶剂性质

| 溶剂名称及结构 | 沸点 | 介电常数 | 溶解度(20～25℃) | |
|---|---|---|---|---|
| | | | 溶剂在水中 | 水在溶剂中 |
| 正己烷 $C_6H_{14}$ | 30～65℃ | 1.80 | 不溶 | 不溶 |
| 石油醚 | 69℃ | 1.58 | 0.00095% | 0.0111% |
| 环己烷 | 81℃ | 2.02 | 0.010% | 0.0055% |
| 二氧六环 | 101℃ | 2.21 | 任意混溶 | |
| 四氯化碳 $CCl_4$ | 77℃ | 2.24 | 0.077% | 0.010% |
| 苯 | 80℃ | 2.29 | 0.1780% | 0.063% |
| 甲苯 | 111℃ | 2.37 | 0.1515% | 0.0334% |
| 间二甲苯 | 137℃ | 2.38 | 0.0176% | 0.5402% |
| 二硫化碳 $CS_2$ | 46℃ | 2.64 | 0.294% | <0.005% |
| 乙醚 $C_2H_5OC_2H_5$ | 35℃ | 4.34 | 6.04% | 1.468% |
| 醋酸戊酯 $CH_3COOC_5H_{11}$ | 149℃ | 4.75 | 0.17% | 1.15% |
| 氯仿 $CHCl_3$ | 61℃ | 4.81 | 0.815% | 0.072% |
| 醋酸乙酯 $CH_3COOC_2H_5$ | 77℃ | 6.02 | 8.08% | 2.94% |
| 醋酸 $CH_3COOH$ | 118℃ | 6.15 | 任意混溶 | |
| 苯胺 | 184℃ | 6.89 | 3.38% | 4.76% |
| 四氢呋喃 | 66℃ | 7.58 | 任意混溶 | |
| 苯酚 | 180℃ | 9.78(60℃) | 8.66% | 28.72% |
| 1,1-二氯乙烷 $CH_3CHCl_2$ | 57℃ | 10 | 6.03% | <0.2% |
| 1,2-二氯乙烷 $CH_2ClCH_2Cl$ | 84℃ | 10.4 | 0.81% | 0.15% |
| 吡啶 | 115℃ | 12.3 | 任意混溶 | |
| 叔丁醇 $(CH_3)_3COH$ | 82℃ | 12.47 | 任意混溶 | |
| 正戊醇 $n$-$C_5H_{11}OH$ | 138℃ | 13.9 | 2.19% | 7.41% |
| 异戊醇 $(CH_3)_2CH_2CH_2OH$ | 131℃ | 14.7 | 2.67% | 9.61% |
| 仲丁醇 $CH_3CHOHC_2H_5$ | 100℃ | 16.56 | 12.5% | 44.1% |
| 正丁醇 $n$-$C_4H_9OH$ | 118℃ | 17.8 | 7.45% | 20.5% |
| 环己酮 | 157℃ | 18.3 | 2.3% | 8.0% |
| 甲乙酮 $CH_3COC_2H_5$ | 80℃ | 18.5 | 24% | 10.0% |
| 异丙醇 $(CH_3)_2CHOH$ | 82℃ | 19.92 | 任意混溶 | |
| 正丙醇 $n$-$C_3H_7OH$ | 97℃ | 20.3 | 任意混溶 | |
| 醋酐 $(CH_3CO)_2O$ | 140℃ | 20.7 | 微溶 | |
| 丙酮 $CH_3COCH_3$ | 56℃ | 20.7 | 任意混溶 | |

续表附录 2

| 溶剂名称及结构 | 沸点 | 介电常数 | 溶解度(20～25℃) | |
|---|---|---|---|---|
| | | | 溶剂在水中 | 水在溶剂中 |
| 乙醇 $C_2H_5OH$ | 78℃ | 24.3 | 任意混溶 | |
| 甲醇 $CH_3OH$ | 64℃ | 33.6 | 任意混溶 | |
| *N*,*N*-二甲基甲酰胺 $HCON(CH_3)_2$ | 153℃ | 37.6 | 任意混溶 | |
| 乙腈 $CH_3CN$ | 82℃ | 37.5 | 任意混溶 | |
| 乙二醇 $CH_2OHCH_2OH$ | 197℃ | 37.7 | 任意混溶 | |
| 甘油 $CH_2OHCHOHCH_2OH$ | 390℃ | 42.5 | 任意混溶 | |
| 甲酸 HCOOH | 101℃ | 58.5 | 任意混溶 | |
| 水 | 100℃ | 80.4 | 任意混溶 | |
| 甲酰胺 $HCOONH_2$ | 211℃ | 101 | 任意混溶 | |

# 附录 3　分离各类成分的溶剂系统和显色剂

| 化合物类型 | 溶剂系统 | 显色剂 |
|---|---|---|
| 脂肪酸及其酯类 | 乙醚-乙烷-甲醇(25∶74∶1)<br>乙醚-乙烷(30∶100)<br>二乙醚-石油醚(5∶95)<br>已烷-苯(65∶35)<br>已烷-苯(5∶5) | 50％硫酸<br><br>5％邻铂酸的 4％盐酸醇溶液 |
| 蜡酯类 | 二乙醚-乙醚(5∶95) | |
| 胆固醇类 | 石油醚-二乙醚(4∶1)<br>二乙醚 | 5％硫酸 |
| 含氧脂肪酸 | 二乙醚-石油醚(4∶1) | |
| 甾醇类 | 异丙醇-氯仿(1.5∶98.5)<br>氯仿<br>已烷-乙醚(4∶1)<br>已烷-苯(5∶3)<br>石油醚-苯(5∶3)<br>石油醚-氯仿-醋酸(75∶25∶0.5) | 50％硫酸 |
| 五环三萜 | 苯-5％盐酸<br>醋酸乙酯<br>苯 | 5％硫酸和 5％醋酸 |
| 单甾烃类 | 已烷<br>苯 | 五氯化锑氯仿溶液 |

续表附录 3

| 化合物类型 | 溶剂系统 | 显色剂 |
|---|---|---|
| 萜醇类 | 己烷-乙醚(4：1)<br>己烷-苯(5：3)<br>石油醚-氯仿-醋酸(75：25：0.5) | 50%硫酸三氯化锑氯仿溶液 |
| 挥发油 | 己烷-醋酸-氯仿(6：2：2)<br>甲苯-醋酸乙酯(7：3) | 1%香英兰醛浓硫酸溶液 |
| 内酰胺衍生物 | 醋酸乙酯 | 碘 |
| 雌性激素 | 异辛烷-氯仿-乙醇(40：70：10) | 50%硫酸 |

# 附录 4　共沸混合溶剂

| 序号 | 溶剂 | %(重量比) | 沸点℃ | 介电常数<br>±0.0525℃ |
|---|---|---|---|---|
| 1 | 乙酸乙酯<br>环己烷 | 46.0<br>54.0 | 71.6 | 3.95 |
| 2 | 异丙醇<br>二异丙醚 | 16.3<br>83.7 | 66.2 | 5.75 |
| 3 | 乙酸甲酯<br>环己烷 | 83.0<br>17.0 | 54.9 | 5.80 |
| 4 | 乙醇<br>氯仿 | 8.0<br>92.0 | 59.4 | 6.05 |
| 5 | 乙醇<br>四氯化碳 | 16.0<br>84.0 | 65.0 | 6.30 |
| 6 | 乙醇<br>苯 | 31.70<br>68.3 | 68.0 | 7.50 |
| 7 | 乙醇<br>庚烷 | 48.0<br>52.0 | 72.0 | 9.50 |
| 8 | 甲醇<br>氯仿 | 12.6<br>87.4 | 53.4 | 9.80 |
| 9 | 甲醇<br>二氯甲烷 | 7.3<br>92.7 | 37.8 | 10.50 |
| 10 | 乙醇<br>苯<br>环己烷 | 30.4<br>10.8<br>58.8 | 65.05 | 6.56 |

续表附录 4

| 序号 | 溶剂 | %(重量比) | 沸点℃ | 介电常数<br>±0.0525℃ |
|---|---|---|---|---|
| 11 | 甲醇<br>乙酸乙酯<br>环已烷 | 17.8<br>48.6<br>33.6 | 50.8 | 8.35 |
| 12 | 甲醇<br>丙酮<br>环已烷 | 16.0<br>43.5<br>40.5 | 51.1 | 13.25 |
| 13 | 甲醇<br>乙酸乙酯 | 17.7<br>82.3 | 53.9 | 10.75 |
| 14 | 丁酮<br>庚烷 | 73.0<br>27.0 | 77.0 | 10.75 |
| 15 | 甲醇<br>苯 | 39.1<br>60.9 | 57.5 | 13.40 |
| 16 | 丙酮<br>环已烷 | 67.5<br>32.5 | 58.0 | 13.75 |
| 17 | 乙醇<br>甲苯 | 68.0<br>32.0 | 76.5 | 17.25 |
| 18 | 丁酮<br>氯仿 | 83.0<br>17.0 | 79.9 | 17.30 |
| 19 | 丙酮<br>四氯化碳 | 87.4<br>12.6 | 56.0 | 19.30 |
| 20 | 甲醇<br>丙酮 | 12.0<br>88.0 | 56.4 | 22.05 |
| 21 | 水<br>乙醇 | 4.0<br>96.0 | 78.2 | 25.40 |
| 22 | 甲醇<br>乙酸甲酯<br>氯仿 | 21.6<br>27.0<br>51.4 | 56.4 | 13.65 |
| 23 | 乙醇<br>丙酮<br>氯仿 | 10.4<br>24.3<br>65.3 | 63.2 | 13.90 |
| 24 | 甲醇<br>丙酮<br>氯仿 | 23.0<br>30.0<br>47.0 | 57.5 | 19.30 |

# 附录 5　萃取水溶液用的溶剂*

| | b. p.(℃) | 可燃性** | 毒性** | 备注 |
|---|---|---|---|---|
| 苯 | 80.1 | 3 | 3 | 易成乳浊液***；很适宜从缓冲液中提取生物碱及酚类 |
| 2-丁醇 | 99.5 | 1 | 3 | 高沸点；很适宜从缓冲液中提取水溶性物质 |
| 正丁醇 | 118.0 | 1 | 3 | 水饱和后使用，为常用从水中萃取中等极性物质的溶剂 |
| 四氯化碳 | 76.5 | 0 | 4 | 易干燥；很适宜非极性物质 |
| 氯仿 | 61.7 | 0 | 4 | 能形成乳浊液易干燥 |
| 二乙醚 | 34.5 | 4 | 2 | 能吸收大量水；优良的通用溶剂 |
| 二异丙醚 | 69 | 5 | 2 | 长期储存后能形成爆炸性过氧化物；很适宜从磷酸盐缓冲的溶液中提取羧酸 |
| 乙酸乙酯 | 77.1 | 3 | 1 | 吸附大量水；很适宜极性物质 |
| 二氯甲烷 | 40 | 0 | 1 | 会形成乳浊液，易干燥 |
| 正戊烷 | 36.1 | 4 | 1 | 烃类易于干燥 |
| 正己烷 | 69 | 4 | 1 | 对于极性物质均为不良溶剂 |
| 正庚烷 | 98.4 | 3 | 1 | |

*本表中大部分数据取自 A. J. Gordon and R. A. Ford, The Chemist's Companion (wileyinterscience, New York, 1972)一书。

**4 代表毒性最大或最易燃。4>3>2>1；0 代表不燃。

***用有机溶剂萃取水溶液时会形成乳浊液，即使有可能分离也会变得很困难。溶液呈碱性时，这种乳浊液更易形成；加稀硫酸(如果可以的话)可以破坏这种乳浊液；将水相用盐饱和($NaCl$, $Na_2SO_4$ 等)；加几滴醇或醚(尤其当有机层是 $CHCl_3$ 时)；将混合物进行离心，这是最成功的方法之一。

# 附录 6　用于有机溶剂的中等强度的干燥剂

| 干燥剂 | 容量* | 速率** | 备注 |
|---|---|---|---|
| $CaSO_4$ | $1/2H_2O$ | 极快(1) | 以商品名 Drieritt 出售，加或不加颜色指示剂；非常有效，干时，指示剂($CoCl_2$)呈蓝色，吸水后变成粉红色(容量 $CoCl_2 \cdot 6H_2O$)；适用的温度范围为 −50～+86℃。某些有机溶剂能使 $CoCl_2$ 沥出或改变颜色(如丙酮，醇类，吡啶等) |
| $CaCl_2$ | $6\ H_2O$ | 极快(2) | 不是很有效；只用于烃或卤代烃(与含氮和含氮化合物形成溶剂化物，络合物，或发生反应) |
| $MgSO_4$ | $7\ H_2O$ | 极快(4) | 出色的通用干燥剂；非常惰性但可能呈弱酸性(避免用于对酸极敏感的化合物)，可能溶于某些有机溶剂 |
| 4A 分子筛 | 高 | 快(30) | 非常有效；建议先用普通干燥剂后用此物(见下述有关分子筛的详情)，3A 分子筛也是出色的干燥剂 |

**续表附录 6**

| 干燥剂 | 容量* | 速率** | 备注 |
| --- | --- | --- | --- |
| $Na_2SO_4$ | $10H_2O$ | 慢(290) | 非常温和,非常有效,便宜,高容量;很适于初步干燥,但不可以使溶剂受热 |
| $K_2CO_3$ | $2H_2O$ | 快 | 对于酯腈酮,特别是醇,是良好的干燥剂,不可以用于酸性化合物 |
| NaOH ,KOH | 极高 | 快 | 高效,但只适用于不会使它们溶解的惰性溶液;特别适用于胺 |
| $H_2SO_4$ | 极高 | 极快 | 极为有效,但只限于用来干燥饱和烃或芳香烃或卤代烃(硫酸会与烯或其他碱性化合物作用而使之损失) |
| 氧化铝或硅胶($SiO_2$) | 极高 | 极快 | 特别适用于烃,应该研细;用过后加热($SiO_2$为 300℃,$Al_2O_3$为 500℃)就可以重新活化 |

注:* 每摩尔干燥剂吸收的水摩尔数(最大量)。

** 相对速率,速率前五行中括号内的数字是指苯的相对干燥速率——数字小的表示干燥快;溶剂改变的时候,吸水率低的干燥剂的次序会发生变化。